HEIDELBERGER JAHRBÜCHER

1999

XLIII

Herausgegeben
von der
Universitätsgesellschaft
Heidelberg

Springer
Berlin
Heidelberg
New York
Barcelona
Hongkong
London
Mailand
Paris
Singapur
Tokio

HELMUTH KIESEL
Herausgeber

RAUSCH

Mit Beiträgen von
Dieter Dölling · Knut Eming · Horst-Jürgen Gerigk
Helmuth Kiesel · Sandra Kluwe · Fritz Peter Knapp
Klaus-Peter Köpping · Roman Luckscheiter
Manfred Müller-Küppers · Rolf Verres
Michael Wink

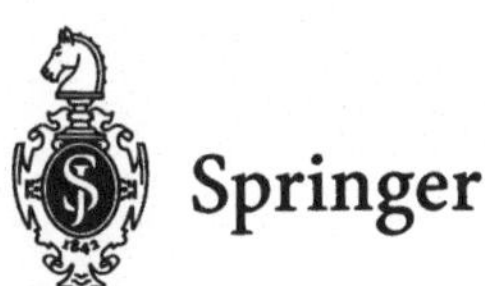

Springer

SCHRIFTLEITUNG/HERAUSGEBER
Professor Dr. Helmuth Kiesel
Germanistisches Seminar der Universität, Hauptstraße 207–209,
69117 Heidelberg

REDAKTION
Dr. Knut Eming

Die Heidelberger Jahrbücher erschienen seit 1808 unter den folgenden Titeln:
Heidelbergische Jahrbücher der Literatur. Jg. 1–10. 1808–1817
Heidelberger Jahrbücher der Literatur. Jg. 11–65. 1818–1872
Neue Heidelberger Jahrbücher. Jg. 1–21. 1891–1919
Neue Heidelberger Jahrbücher. Neue Folge. 1924–1941. 1950–1955/56
Heidelberger Jahrbücher. I ff. 1995 7 ff.
Die Verleger waren bis 1814 Mohr & Zimmer, bis 1820 Mohr & Winter, 1821–1828 Oswald, 1829–1839 Winter, 1840–1872 Mohr, 1891–1956 Koester, seit 1957 Springer, alle in Heidelberg

Mit 33 Abbildungen, davon 17 in Farbe

ISBN-13:978-3-540-66675-2 e-ISBN-13:978-3-642-60249-8
DOI: 10.1007/978-3-642-60249-8

SATZ UND DATENKONVERTIERUNG: Ulrich Kunkel Textservice, Reichartshausen
UMSCHLAG: Erich Kirchner, Heidelberg
DRUCK UND BINDEARBEITEN: Konrad Triltsch, Graphischer Betrieb, Würzburg
Gedruckt auf säurefreiem Papier
SPIN: 10739415 08/3143-5 4 3 2 1 0

Inhaltsverzeichnis

Mitarbeiter dieses Bandes

Prof. Dr. Dieter Dölling, Direktor des Instituts für Kriminologie, Universität Heidelberg, Friedrich-Ebert-Anlage 6–10, 69117 Heidelberg

Dr. Knut Eming, Philosophisches Seminar, Universität Heidelberg, Schulgasse 6, 69117 Heidelberg

Prof. Dr. Horst-Jürgen Gerigk, Russische Literatur und Allgemeine Literaturwissenschaft, Slavisches Institut, Universität Heidelberg, Schulgasse 6, 69117 Heidelberg

Prof. Helmuth Kiesel, Direktor des Germanistischen Seminars, Universität Heidelberg, Hauptstr. 207–209, 69117 Heidelberg

Sandra Kluwe, Germanistisches Seminar, Universität Heidelberg, Hauptstr. 207–209, 69117 Heidelberg

Prof. Dr. Fritz Peter Knapp, Germanistisches Seminar, Universität Heidelberg, Hauptstr. 207–209, 69117 Heidelberg

Prof. Dr. Klaus-Peter Köpping, Südasien-Institut, Universität Heidelberg, Im Neuenheimer Feld 330, 69120 Heidelberg

Roman Luckscheiter (MA), Germanistisches Seminar, Universität Heidelberg, Hauptstr. 207–209, 69117 Heidelberg

Prof. Dr. Manfred Müller-Küppers, Emeritus der Universität Heidelberg, Merianstr. 30, 69151 Neckargemünd

Prof. Dr. med. Dipl.-Psych. Rolf Verres, Abteilung für Medizinische Psychologie, Psychosomatische Klinik, Bergheimer Str. 20, 69115 Heidelberg

Prof. Dr. Michael Wink, Institut für Pharmazeutische Biologie, Universität Heidelberg, Im Neuenheimer Feld 364, 69120 Heidelberg

Jenseits von Eden

Eine Einführung in die Ideen- und Kulturgeschichte des Rauschs

von Helmuth Kiesel und Sandra Kluwe

‚Rausch', nach dem Brockhaus ein „aufs höchste gesteigerter, meist als beglückend erlebter emotionaler Zustand",[1] kann auf natürliche Weise entstehen: durch Erregungen physischer, ästhetischer oder religiöser Art; er kann aber auch künstlich erzeugt werden: durch Drogen. Die Symptome der durch Rauschmittel erzeugten ‚psychedelischen' Zustände bestehen einerseits in individuell differierenden Wahrnehmungsstörungen (Verlust der raumzeitlichen Orientierung, Einschränkung der Selbstkontrolle, Enthemmung), andererseits in der Intensivierung und Multiplikation der Wahrnehmungen und Gefühle.

Wortgeschichtlich geht das Lexem ‚Rausch' zurück auf mhd. ‚rusch' mit der konkreten Bedeutung ‚rauschende Bewegung, Anlauf, Angriff'.[2] Die übertragene Wortbedeutung ‚Trunkenheit' ist erst seit dem 16. Jahrhundert belegt;[3] das Grimmsche Wörterbuch vermerkt, der uneigentliche Sinn gehe auf *„eine äuszerung des trinkerwitzes"* zurück, *„der die zahllosen abstufenden bezeichnungen für zustände der trunkenheit im deutschen geschaffen"* habe, *„sei es, dasz sie an das rauschen im kopfe anknüpft, das sich in gewissen vorgerückten stunden einzustellen pflegt, oder an die geräuschvolle lustigkeit der zecher"*.[4] Eine *abstufende* Bezeichnung ist das Sem ‚Rausch' insofern, als es nicht die *„sinnlose betrunkenheit"* nennt, *„sondern das angetrunkensein mit blosz getrübtem bewusztsein"*, also die „halbe trunkenheit".[5] Ist ‚Trunkenheit', ob Volltrunkenheit oder Halbtrunkenheit, gegenüber der eigentlich-konkreten Bedeutung von ‚rusch', dem akustischen Rauschen bzw. der Akusto-Motorik des Heranrauschens, ein Uneigentliches, so verliert sich dieser figurative Sinn

---

[1] *Brockhaus*, Bd. 15, 466.
[2] Lexer, *Mittelhochdeutsches Taschenwörterbuch*, 174.
[3] Vgl. Kluge, *Etymologisches Wörterbuch*, 670.
[4] Grimm, *Deutsches Wörterbuch*, Bd. 14, Sp. 303.
[5] Ebd.

in den folgenden Jahrhunderten zusehends; schließlich ist die Metapher nicht mehr als solche kenntlich und wird ihrerseits zum Eigentlichen, das ein Uneigentliches hervorbringt: den ‚Rausch' in der Bedeutung ‚*seelische* Trunkenheit'.[6]

Diese zweite, in den Bereich des Psychisch-Mentalen verweisende Übertragung erfolgt nicht voraussetzungslos, sondern keimt aus einem wohlbestellten onomasiologischen Feld hervor: Sie erwächst auf der Grundlage eines ‚concept', einer ‚Idee', an die man sich seit den Anfängen der Sprache mit immer neuen Ausdrücken anzunähern versucht hat. Der im folgenden unternommene Versuch, den komplexen Bedeutungsgehalt des Wortes ‚Rausch' einzukreisen, kann sich daher nicht mit der lexikographischen Aufzählung partieller Synonyme begnügen, sondern hat deren *ideen- und kulturgeschichtliche* Basis mitzubedenken, die in zwei Schritten referiert wird: Der erste Abschnitt gilt der Zeitspanne von der *Antike* bis zur *Renaissance*; sodann geht es – etwas ausführlicher – um die Geschichte des Rauschs in der literarischen *Moderne*. Da die Herausbildung der Moderne mit der Genese und Krisis des neuzeitlichen Subjekts einhergeht und sich die Individualität der Schreibenden infolgedessen immer schärfer profilierte, muß das ideengeschichtliche Referat in diesem zweiten Teil durch skizzenhafte Autoren-Portraits ergänzt werden.

Den Auftakt soll indessen die Frage nach überzeitlichen und überindividuellen Charakteristika bilden, wobei der gemeinsame Nenner des ‚Dionysischen', der ‚Selbstvergessenheit', des ‚Taumels', des ‚Enthusiasmus', der ‚Ekstase' der Mystik oder der Ecstasy des Techno-Kults, die allesamt bedeutungsverwandt mit dem ‚Rausch' sind, versuchsweise unter den Titel der *Entgrenzung* gestellt werden soll. Fungiert doch jedes Rauschgift als Gegengift zu jener verbotenen Frucht des Garten Eden, deren Genuß den Menschen in gut und böse, göttlich und allzumenschlich, unsterblich und vergänglich aufspaltete und das Bedürfnis nach Entgrenzung dieser widerstreitenden Seinssphären allererst hervorbrachte.

Wenn nun das Wort ‚Grenze' – im übertragenen Sinne – die „begrenztheit menschlicher kräfte, namentlich des erkenntnisvermögens"[7] bezeichnet – man mag hier an Goethes ‚Grenzen der Menschheit' denken –, wenn ferner das privative Präfix ‚Ent-' ein „gelindes gegen und wider" bezüglich solcher Grenzen ausdrückt, so ist mit der *Ent/grenzung* ein Impuls der Grenz-Überschreitung, der Transzendenz markiert, dem die Grenze gleichwohl eingeschrieben bleibt: Auch der Rausch vermag die ontologische Differenz zwischen dem Bedingten und dem Unbedingten, zwischen dem allzumenschlichen Sein und dem Vor-Schein von Göttlichem allenfalls vergessen zu ma-

---

[6] Vgl. ebd., Sp. 304.
[7] Ebd., Bd. 9, Sp. 136.

chen, nicht aber zu überwinden. Die Entgrenzung bleibt also – vor allem zeitlich – begrenzt, und dies gilt nicht nur für die bereits aufgewiesene Dimension des Metaphysischen, sondern auch in existentieller, kognitiver und in ästhetischer Hinsicht. So währt die *existentielle* Entgrenzung, also die Auflösung des principium individuationis, nur für den Zeitraum eines – freilich als ewig empfundenen – Augenblicks, wie ja auch die durch psychoaktive Substanzen bewirkte Nivellierung der Ichdemarkation eine begrenzte Dauer hat. Die *kognitive* Entgrenzung wiederum, der es um die Vermittlung von Anschauung und Reflexion, Mythos und Logos zu tun ist, sieht sich an das transcendens einer ‚intuitiven Erkenntnis' oder ‚intellektualen Anschauung' verwiesen, die zu ‚haben' sich außer den prometheischen Frühidealisten wohl kaum jemand je Hoffnungen gemacht hat. Die Vertreter einer *ästhetischen* Entgrenzung setzen denn auch nicht mehr auf die Anschauung des Absoluten, sondern auf die absolute, die sozusagen anschauendere Anschauung, in der, wie es in Rilkes 1900 entstandenem Gedicht ‚Fortschritt' heißt, alle Bilder „immer angeschauter" sind.[8]

Diese absolute Anschauung gestaltet sich als Syn-Ästhesie, als „visionäre Synopsis eigentlich höchst unverbundener Dinge",[9] und ist ihrer Genese nach an einen Zustand der Ekstase gebunden, den die alten Griechen und vor ihnen die Lyder, Phryger und Thraker ‚dionysisch' genannt haben. Es handelt sich bei diesem dionysischen Zustand um einen Taumel, *„eine sinnliche oder seelische erregtheit oder entzückung, bei der man wie berauscht seiner sinne nicht mehr oder nicht ganz mächtig ist"*.[10] Während des Frühlingsfests der Anthesterien hatte dieser dionysische Rausch einen kultischen Status inne: Gefeiert wurde der ‚Hieros Gamos', die Heilige Hochzeit von Himmel und Erde, eine Feier, die gleichzeitig mit den Pithoigien, dem ‚Öffnen der Weinfässer', begangen wurde.

Das wichtigste *literarische* Zeugnis des Dionysoskults ist Euripides' Tragödie ‚Die Bakchen' (408 v. Chr.), die erst nach dem Tode des Autors aufgeführt wurde. Seine Fortsetzung fand der Dionysos-Kult in den Bacchanalien der Römer – vom 5. bis 2. Jahrhundert nahmen die Orgien derart überhand, daß sich der Senat 186 v. Chr. gezwungen sah, restriktive Maßnahmen zu ergreifen.[11] Nichtsdestoweniger prägte der kollektive Rausch das gesellschaftliche Selbstverständnis des alten Rom bis in die Kaiserzeit. Auch das Erstarken der stoischen Lehre bewirkte keine Sublimierung; schließlich war die ‚Ekpyrosis' der Stoa, die feurige Entgrenzung der Einzelseele an die Weltseele, selbst ekstatisch dimensioniert – es ist so auch wenig überraschend, daß der

8 Rilke, *Sämtliche Werke 1*, 402.
9 Koopmann, *Entgrenzung*, 76.
10 Grimm, *Deutsches Wörterbuch*, Bd. 21, Sp. 202.
11 Vgl. Kupfer, *Die künstlichen Paradiese*, 15.

Philosophenkaiser Marc Aurel (121–180), jedenfalls nach Aussage seines Leibarztes Galen, drogensüchtig war, wie anscheinend die meisten römischen Kaiser und auch einige namhafte Philosophen, darunter Plotin (203–269).[12]

Eine Wende tritt um 313 ein, als das Christentum von Kaiser Konstantin zur Staatsreligion erhoben wird und die fortschreitende Entmythologisierung zur Eindämmung auch des Dionysischen führt. So klassifiziert Augustinus (354–430) die mit dem Rausch einhergehende ‚Selbstvergessenheit' als Sünde: als „heilsbedrohende Ferne vom eigenen wahren Selbst und letztlich auch von Gott".[13] Zugleich aber eröffnet die in Augustins ‚Confessiones' geschilderte Vision von Ostia den Darstellungsraum einer ekstatischen Gotteserkenntnis – die spätantike und mittelalterliche *Mystik* schließen hier unmittelbar an.[14]

Die entscheidende Legitimation dürften diese Entgrenzungstendenzen aus dem ontotheologischen Offenbarungsmodell der Heiligen Schrift bezogen haben: Schon das Alte Testament begreift den Propheten als Sprachrohr Gottes (vgl. etwa Hesekiel 24, 27) und prägt eine Inspirationslehre aus, die in der Konzeption des ‚spiritus sanctus', des göttlichen Pneumas, Eingang in die Dogmatik findet. Dabei ist nicht zu übersehen, daß die prophetische Begeisterung Analogien zur ‚inflammatio', zum ‚impetus divinus' der antiken Inspirationspoetik aufweist,[15] wie sie durch Platon – sowohl affirmativ als auch kritisch – tradiert worden war.[16] Indem der herrliche Ursprung des biblischen Urtextes für gewiß genommen wird und die Schreiber als Verkünder des göttlichen Wortes auftreten, verschafft das Christentum der Korrelierung von Poiesis und Pneuma eine neue Grundlage: In der Renaissance wird die genuin theologische Konzeption ins Poetologische gewendet, indem etwa Julius Cäsar Scaliger (1484–1558) den Dichter als ‚alter deus' begreift – ein Dichter wie Torquato Tasso (1544–1595) kann gar den Beinamen ‚divino' tragen. Allerdings ist diese Vergöttlichung des Dichters, die in der Geniezeit des 18. Jahrhunderts neu aufleben wird, bereits in der Renaissance stark umstritten: Einerseits gilt der ‚furor divinus' als Gewähr für die Wahrheit dichterischer Sprache, andererseits wird der enthusiastischen Poesie – zumal der heidnischen – Psychagogie vorgeworfen.

Dieser Vorwurf wurde – unter dem Titel der ‚Häresie' – auch gegenüber den oben erwähnten *Mystikern*, den Vertretern einer *religiösen* Entgrenzung, häufig erhoben. Ist doch die mystische Erfahrung nicht frei von ekstatischen

---

[12] Vgl. ebd., 16.

[13] *Historisches Wörterbuch*, Bd. 9, Sp. 545.

[14] Selbstverständlich ist die mystische Gottesbegegnung kein ausschließlich christliches Phänomen: Auch im islamischen Sufismus, im Schamamismus und Buddhismus fungieren Entgrenzungserlebnisse als Medium der Transzendenz.

[15] Vgl. Grimm, *Deutsches Wörterbuch*, Bd. 1, Sp. 1291.

[16] Vgl. zum folgenden Rüfner, *Homo secundus Deus*.

Elementen, also vom ‚Heraustreten' aus der Vernunft: von jenem ‚heiligen Wahnsinn', der schon für Platon unabdingbare Voraussetzung der πνευματικη θεωρια / pneumatike theoria war, also der durch Anamnesis vermittelten Ideenschau.[17] Plotin entwickelt hieraus die Konzeption einer ‚unio mystica', worin sich der Schauende und der Geschaute in einer höheren, den Logos transzendierenden Einheit begegnen, die der syrische Mystiker Pseudo-Dionysos Areopagita (5. Jh.) unter den Titel der ‚Liebe' stellt: Es sei die göttliche Liebe, die nicht dulden wolle, daß die Menschen sich selbst gehören und die um dessentwillen eine Ekstasis bewirke.[18] Demgegenüber hebt Bernhard von Clairvaux (1091–1153) die Flüchtigkeit der irdischen ‚extasis' hervor, die den Menschen mit der schmerzlichen Einsicht konfrontiere, von der dauerhaften ‚visio' in der Immanenz ausgeschlossen zu sein; ‚Extasis' und ‚visio' fungieren dabei als Grundelemente von Bernhards Lehre der ‚deificatio'.[19]

Thomas von Aquin (1225–1274) nennt als partielles Synonym der extasis den ‚raptus', der den Menschen auf übernatürliche, allerdings gewaltsame Weise über sich selbst erhebe. Aquins Zeitgenosse Bonaventura spricht hier vom ‚excessus'; Meister Eckart (≈1260–1328) schließlich erkennt in der ‚extasis mentis' das subjektive, durch göttliche Erleuchtung hervorgebrachte Korrelat einer objektiven höheren Weisheit. Die stark affektiv besetzte extasis grenzt bei ihm an die als lustvoll empfundene ‚Selbstvergessenheit': Meister Eckhart zufolge kann der menschliche Geist nur in einem selbstvergessen-ekstatischen Erkennen zur Gottesschau gelangen. Nikolaus von Kues (1401–1464) knüpft hier an und fügt die Selbstvergessenheit in seine Reflexionsmystik eines ‚ascensus rationalis' ein, worin der Intellekt, im Erkennen Gottes, sein eigenes Erkennen erkennend übersteigt. Kritisch betrachtet, handelt es sich bei der so gearteten Selbst-Transzendenz freilich um einen extremen Subjektivismus, der „in der Rückkehr zu sich selbst sich selbst aufheben und mit dem Absoluten identisch werden, das heißt aber, selbst zum Absoluten werden will".[20] Bevor die unio mystica, die Einheit mit dem Absoluten, erreicht werden kann, ist allerdings die ‚via negativa' zu durchschreiten. Es handelt sich um einen Reinigungsweg, der unter Ausschaltung der Sinne, d.h. bei Schließung sämtlicher Körperöffnungen: bei geschlossenen Lippen,[21] Augen, Ohren eine vollständige Entbindung von den Bedingtheiten der Außenwelt und damit eine Freisetzung des eigentlichen Selbst ermöglichen soll. Eine grundsätzliche Unterscheidung zwischen der die triebhaften Sinne ausschaltenden Ideenmystik und der den Geist ausschaltenden Rauschmystik ist

---

[17] *Historisches Wörterbuch,* Bd. 2, Sp. 434.

[18] Vgl. ebd.

[19] Vgl. ebd.

[20] Diemer, *Mystik,* 198.

[21] Vgl. griech. ‚mýein': ‚die Lippen zusammenpressen' als Etymon von ‚Mystik'.

daher unumgänglich,[22] wiewohl die stark erotischen Züge der Frauenmystik [Hildegard von Bingen (1098–1179), Mechthild von Magdeburg (1212–1283)] und der bräutlichen Marienmystik eine randscharfe Sonderung nicht immer zulassen. Dies gilt auch für Johannes vom Kreuz (1542–1591), den Beichtvater der spanischen Mystikerin Teresa von Avila (1515–1582), dessen geistliche Texte an die spätbarocke Liebespoesie erinnern. Als – freilich typisierter – „PATER ECSTATICUS, auf und ab schwebend" findet der spanische Mystiker, der schon zu Lebzeiten ‚doctor extático' genannt wurde, Eingang in die ‚Bergschluchten'-Szene von Goethes ‚Faust II',[23] mithin in einen Text, der Liebe und Mystik in eine halb neuplatonische, halb mariologische Einheit überführt.[24]

Ob man die „*unio mystica et physica*" der Ecstaticorum, Profundorum, Seraphicorum und Marianorum deswegen gleich als „Hysterie" alternder Jungmänner und -frauen demaskieren muß?[25] Bei aller nietzscheanischen Scharfsichtigkeit scheint die oben getroffene Unterscheidung zwischen Ideen- und Rauschmystik ihre Berechtigung gleichwohl nicht einzubüßen, und das nicht zuletzt deswegen, weil die Ideenmystiker – wie auch die (meisten) Künstler – das natürliche Potential der Gemüts- und Körperkräfte, physiologisch: die natürliche Produktion an Neurotransmittern[26] ausschöpfen, während die Rauschmystiker der Stimulation durch psychoaktive Substanzen bedürfen.[27] Damit ist die Frage nach den Rausch-Mitteln oder Rausch-Giften gestellt.[28]

An erster Stelle ist hier der *Alkohol* zu nennen. Bereits in Gräbern aus neolithischer Zeit wurden Wein- und Bierkrüge gefunden;[29] in der Antike ist der Gott der Entgrenzung immer zugleich Gott des Weins.[30] Zweitens ist das *Opium*

---

22 Vgl. Diemer, *Mystik*, 200.

23 Goethe, *Faust*, 356 f.

24 Vom „heiligen Liebeshort" ist die Rede (Vers 11853), ein „glühendes Liebesband" wird gewunden (Vers 11856), „ewiger Liebe Kern" glänzt auf (Vers 11865), wo das „Ewig-Weibliche" uns hinanzieht (Vers 11872).

25 Nietzsche, *Jenseits von Gut und Böse*, 614.

26 Besonders wichtig sind die Neurotransmitter oder Botenstoffe Adrenalin, Noradrenalin, Serotonin und Dopamin, die das Lustzentrum des Gehirns aktivieren: einen Nervenstrang, der sich vom Mittelhirn über das Zwischenhirn bis zum Nucleus Accumbus des für Emotionen zuständigen Limbischen Systems erstreckt.

27 Es ist erwähnenswert, daß die chemische Struktur der psychoaktiven Substanzen eine sehr weitreichende Ähnlichkeit mit derjenigen der natürlichen Botenstoffe aufweist. Man mag sich angesichts dieser Gegebenheit fragen, warum künstlich erzeugt werden muß, was als natürliches Reservoir bereits vorhanden ist. Vgl. zu dieser Thematik auch Huxley, *Die Pforten der Wahrnehmung*, 27: „Die Fähigkeit, jederzeit das zu sehen, was wir übrigen nur unter dem Einfluß von Meskalin sehen, ist dem Künstler angeboren".

28 Vgl. zum folgenden: Kupfer, *Die künstlichen Paradiese*, 223 ff.

29 Vgl. ebd., 14, ferner: Kupfer, *Göttliche Gifte*, 11 ff.

30 Es wird vermutet, daß das Bier der Antike aus Bilsenkraut, nicht aus Hopfen gewonnen wurde und daher ein psychedelisches Substrat enthielt.

anzuführen – die in Pfahlbaukulturen vorgefundenen Mohnkapseln lassen darauf schließen, daß dieses Rauschgift schon in der Jungsteinzeit bekannt war. *Haschisch*, das aus dem Blütenharz des indischen Hanfs gewonnene „Kraut der Armen“, *Kokain* sowie *Meskalin*, das Alkaloid der mexikanischen Kaktee Peyotl, das intensive Farbvisionen auslöst,[31] sind weitere pflanzliche Drogen großer Verbreitung. Von ihnen zu unterscheiden sind die *synthetischen Drogen* wie das von Albert Hofmann entwickelte LSD oder Ecstasy, die Droge der Techno-Bewegung.

Reicht die Benutzung von Rauschmitteln, freilich nicht von chemischen, bis an die Anfänge der Menschheitsgeschichte zurück, so lassen sich hinsichtlich der Voraussetzungen und Motive entscheidende Veränderungen feststellen. Historisch fällt der einschneidendste konzeptuelle Wandel mit dem Beginn der philosophisch-literarischen Moderne zusammen.[32] Deren Datierung ist bekanntlich umstritten und kann vielleicht ohnehin nur problemgeschichtlich, d.h. in bezug auf spezifische Probleme wie dasjenige der Subjekt-Objekt-Spaltung, aus dem der Entgrenzungsimpuls hervorging, bestimmt werden. Aus problemgeschichtlicher Sicht also ändert sich die Einstellung gegenüber dem Rausch zu genau dem Zeitpunkt, als die rationalistische Ineinssetzung von Sein und Denken, wie sie Descartes vornahm, zweifelhaft wird, d.h. mit dem Beginn der Gegenaufklärung, die sich, literarhistorisch gesehen, auf zweifache Weise Bahn bricht: einmal im Gefühls-Kult der Empfindsamkeit, der im Subjektivismus der Romantik neu auflebt, zum anderen in den Entgrenzungstendenzen des Sturm und Drang, die im Expressionismus der Jahrhundertwende Nachhall finden. Beiden Spielarten der Gegenaufklärung eignet eine latent *eskapistische* Motivation, die, Alexander Kupfer zufolge, in vormoderner Zeit kaum eine Rolle gespielt hatte, weil hier das Verhältnis von Ich und Welt noch nicht wirklich als problematisch empfunden wurde.[33]

Als erstes Beispiel einer modernen Rausch-Literatur sei die Hymne ‚Wandrers Sturmlied‘ von Goethe genannt, die vermutlich 1772 entstand und sich mit ihren Klopstock verpflichteten freien Rhythmen an den dionysischen Dithyrambus anzunähern versucht. Der gleich zu Beginn apostrophierte „Genius“ wird denn auch eindeutig mit Dionysos identifiziert. Dieser setzt die schöpferischen Kräfte des Dichter-Genies allererst frei und bewirkt ein die

---

[31] Vgl. hierzu den Essay von Aldous Huxley: *Die Pforten der Wahrnehmung*.

[32] Vgl. zum ‚Moderne‘-Begriff Vietta, *Literarische Moderne*, 17–20. Vietta unterscheidet fünf Moderne-Modelle: erstens die Gleichsetzung von Moderne und Neuzeit, zweitens die Entfaltung des Moderne-Bewußtseins in Abgrenzung zur Antike (Querelle des Anciens et des Modernes), drittens den Beginn der Moderne mit der Wende zum 20. Jh., viertens die Verortung der Moderne in der Spät- und Nachromantik (E.T.A. Hoffmann, Heine) sowie im französischen Symbolismus, fünftens die deutsche Frühromantik als Ausgangspunkt der Moderne (das von Vietta präferierte Modell).

[33] Vgl. Kupfer, *Die künstlichen Paradiese*, 11.

Individuation sprengendes ‚Heraustreten' des identischen Ich aus sich selbst: „Ekstase und Enthusiasmus gehören im dionysischen Gottesdienst zusammen; wer im Gott sein will, muß sich verlassen, um sich im Gott wiederzufinden. Stirb und werde!"[34] Dabei erfordert der „Sturm", Metapher des poietischen Pneumas, nicht so sehr Mut, sich des eigenen Verstands zu bedienen, als vielmehr Glut, um das Übermächtig-Himmlische ins eigene Herz hinüberzuretten.

Dem Herzenskult der Originalgenies korrespondieren mystisch-spiritualistische Tendenzen der *Philosophie*, die auch mit der Mäßigung der Stürmer und Dränger und ihrer Institutionalisierung zu Weimarer Klassikern nicht aussetzen. Vielmehr bricht sich zeitgleich zu der mit Kant an den Höhe- und Wendepunkt gelangten Aufklärungsphilosophie ein Irrationalismus Bahn, der bereits durch den Theosophen Emanuel Swedenborg(1688–1772), der auf Baudelaires Poetik der ‚correspondances' entscheidenden Einfluß ausübte, vertreten worden war und bei Marquis de Saint-Martin (1743–1803), Johann Kaspar Lavater (1741–1801) sowie den Strömungen des Mesmerismus und Somnambulismus Nachhall fand. Auch in der Literatur lassen sich Einflüsse nachweisen – so zeugt das Werk Heinrich von Kleists von einer intensiven Auseinandersetzung mit dem Somnambulismus, der dem Autor durch den heute eher unbekannten, damals sehr populären Schelling-Schüler Gotthilf Heinrich Schubert vermittelt worden war. Auch die Entdeckung des Unbewußten gehört in diesen Zusammenhang – hier ist vor allem an Karl Philipp Moritz, den Verfasser des ersten psychologischen Romans: des ‚Anton Reiser', zu denken (die ersten Bände erschienen 1785/86), der mit seinem ‚Magazin zur Erfahrungsseelenkunde' an Rousseaus ‚Confessions' (1781) und die pietistischen Praktiken der Selbstanalyse anschloß.

Die Weimarer Klassik drängte sowohl den Innerlichkeitskult der Empfindsamkeit als auch das dionysische Element des Sturm und Drang zurück. Doch wurde im Januar 1994 ein bis dato unbekanntes Goethe-Manuskript entdeckt, worin der Dichter-Staatsmann von einem Drogenexperiment berichtet, das er gemeinsam mit Schiller und drei Studenten durchgeführt habe. Das Erkenntnisziel war ein zweifaches: Erstens wollte Goethe – via Haschisch – „näheren Aufschluß über das pflanzliche Prinzip im menschlichen Wissen" erlangen;[35] zweitens galt es, den praktischen Nutzen des Rauschmittels zu testen: Auf dem Gipfel der Ekstase sollte zu Papier und Feder gegriffen werden, was auch geschah – allerdings war das Ergebnis erbärmlich: Goethe, dessen Bewußtseinserweiterung im wesentlichen darin bestand, sich wie ein Goldfisch im kalten Glase zu fühlen, kam über zwei äußerst dürftige Sonette nicht hinaus, Schillers Bravourleistung war eine Ballade mit dem eindrucksvollen Beginn:

---

[34] Kaiser, *Das Genie und seine Götter*, 133.
[35] Kupfer, *Die künstlichen Paradiese*, 48.

„Ein frommer Knecht war Fridolin / Ergeben der Gebieterin“. Die Geruchsdroge der faulenden Äpfel scheint da doch ungleich effektiver gewesen zu sein.

Blieb das Haschisch-Erlebnis Schillers und Goethes Episode, so machten die Frühromantiker – namentlich Novalis und Jean Paul – einen ungleich exzessiveren Gebrauch von Rauschmitteln.[36] Auch hier ließen sich die Einflüsse der Gegenaufklärung, präziser: der Kritik an der Transzendentalphilosophie als geistesgeschichtlicher Hintergrund geltend machen. So trat Jacobi mit seinem ‚salto mortale‘ für die Erfahrung des Unbedingten im Darstellungsraum einer ‚vernehmenden Vernunft‘ ein, während die Naturmetaphysik und philosophische Mystik des mittleren und späten Schelling dem Gedanken der ‚Ekstasis‘ einen programmatischen Status zuschreiben wollte.

Eine Sonderstellung innerhalb der frühmodernen Dialektik der Aufklärung nimmt das Werk Hölderlins ein. Dieser stellte die Entgrenzung an das Dionysische, das ‚Offene‘, ‚Aorgische‘ unter den Vorbehalt einer ‚trunkenen Nüchternheit‘ und goß Explosiv-Stoffe – etwa „das Ungeheure, wie der Mensch und der Gott sich paart“ –[37] in eine streng ausgearbeitete Form. Der Umschlag des Entgrenzungs-Taumels in die Erkenntnis der Begrenzung, der Allmacht in die Ohnmacht hat so seinen gesetzlichen, genau kalkulierten Ort – in der Penthemimeres des elegischen Distichons beispielsweise – und prägt überdies ein eigenes Strukturprinzip aus: das der Palinodie. Hölderlins Gesänge, und zumal die ‚vaterländischen‘, sind nämlich immer zugleich Gegengesänge – die ‚gegenrhythmischen Unterbrechungen‘,[38] harten Fügungen sowie das Fragmentarisch-Offene sind die äußeren Symptome jener gedichtimmanenten Selbstzerstörung, von der die Ode ‚Stimme des Volks‘ sagt: „er selbst, / Der Mensch mit eigner Hand zerbrach, die / Hohen zu ehren, sein Werk der Künstler“.[39]

Der Romantik ist das Spannungsverhältnis von Ratio und Ekstasis, an dem Hölderlins Dionysos-Exerzitien sich aufrieben, zwar immer noch eingeschrieben; dennoch ist Alexander Kupfer zuzustimmen, wenn er diese Epoche –

[36] Vgl. ebd., 130–162.

[37] Hölderlin, *Anmerkungen zum Oedipus*, 856.

[38] Ders., *Anmerkungen zur Antigonä*, 913.

[39] Ders., *Gedichte*, 310. Jochen Schmidt, *Hölderlins später Widerruf*, hat die These vertreten, daß Hölderlins späte Überarbeitung seines Odenwerks (‚Chiron‘, ‚Blödigkeit‘, ‚Ganymed‘) geradezu einen „Widerruf“ des angemaßten Priestertums enthielten. Silvio Vietta, *Die literarische Moderne*, 81 zufolge läßt die „tiefe Gebrochenheit, ja Verzweiflung der Sprache Hölderlins“ diese Sprache „als tiefsten poetischen Ausdruck der Ambivalenz von Utopieversprechen und Utopieverlust am Beginn der literarischen Moderne“ erscheinen. Ob die Selbstzerstörung des Werks zwangsläufig in eine Selbstzerstörung des poietischen Geistes münden mußte, entzieht sich dem Urteil.

gemeinsam mit der Décadence des Fin de Siècle – als „Renaissance des Dionysischen“ bezeichnet.[40]

Auch die englische Romantik gehört in den Einflußbereich einer ‚Renaissance des Dionysischen‘. Mit Ausnahme von William Wordsworth haben alle englischen Romantiker mit Drogen experimentiert, so Lord Byron, Samuel Taylor Coleridge, Sir Walter Scott, Percy Bysshe Shelley, John Keats – namentlich aber Thomas De Quincey (1785–1859). De Quinceys ‚Confessions of an English Opium-Eater‘, die 1821 als anonyme Veröffentlichung in der September- und Oktober-Nummer des ‚London Magazine‘ erschienen – eine deutsche Ausgabe folgte 1856 –, können gar als Debüt einer Rauschliteratur im engeren Sinne gelten, d.h. einer Drogenliteratur.

Gattungspoetisch handelt es sich bei De Quinceys ‚Confessions‘ um einen autobiographischen Essay, wobei zu betonen ist, daß die Jugenderlebnisse des Autors, die den ersten Teil der Schrift ausmachen, nicht bloß den Katalysator der im zweiten Teil beschriebenen Opiumerfahrungen abgeben, sondern daß umgekehrt die ‚Pleasures‘ und ‚Pains of Opium‘ in den Dienst der Persönlichkeitserforschung gestellt werden – Rousseaus ‚Confessions‘ klingen nicht nur dem Titel nach an. Die 1845 publizierte Schrift ‚Suspiria de Profundis‘ macht diese Akzentuierung vollends deutlich: De Quincey entfaltet hier eine ‚Palimpsest-Theorie‘, wonach die Psyche einem mehrfach überschriebenen Pergament gleicht, dessen oberster Text die gegenwärtigen Bewußtseinsinhalte offenlege, während die subkutanen Schichten vergangener Ideen, Bilder und Gefühle verborgen blieben und eines Rauschmittels bedürften, um erneut sichtbar zu werden.

De Quinceys Vorstöße in den Bereich einer mental wie moralisch unhygienischen, durchaus nicht mehr dem Schönen, Wahren und Guten, vielmehr der hemmungslosen Selbsterkundung gewidmeten Kunst stießen auf große Begeisterung. Die ‚Schwarze Romantik‘, die von E.T.A. Hoffmann (1776–1822) initiiert worden war und das Phantastische, Gespenstische und Grausame literaturfähig gemacht hatte, wurde damit erweitert um den Bereich des Psychedelischen, der Phänomenologie des Trips; Edgar Allan Poes (1809–1849) Horrorliteratur baute diesen Ansatz aus.

Daß Rauschmittel im Laufe des 19. Jahrhunderts immer mehr an Bedeutung gewinnen, ist allerdings nur bei einem Bruchteil der Bevölkerung, eben bei den Literaten, auf das Bedürfnis des ‚Romantisierens‘ oder der Entgrenzung ans Unbewußte zurückzuführen. Der eigentliche sozialgeschichtliche Hintergrund ist vielmehr in der Industrialisierung und der fortschreitenden Verelendung der Arbeiterschaft zu sehen: Das Opium etwa ersparte dem Arbeiter den Arzt, auch war es ein Mittel, die Brutalität der kapitalistischen Ausbeutung erträglich zu machen. Das am häufigsten verwendete Rausch-

[40] Kupfer, *Die künstlichen Paradiese*, 25.

mittel war freilich der Alkohol. Nicht zufällig wurden der Arbeiter, der seinen hart verdienten Wochenlohn noch am Zahltagsabend in der Destille versäuft, und die Arbeiterfrau, die deswegen auch zur Flasche greift, zu vielbeschworenen Gestalten der naturalistischen Literatur. Darüber hinaus kursierte zur Zeit des Naturalismus die These, daß Alkoholismus erblich sei und zwangsläufig zur Degenerierung von ganzen Familien führe. Hiervon handelt besonders eindrucksvoll Gerhart Hauptmanns „soziales Drama" ‚Vor Sonnenaufgang' (1899).

Als um 1870 neben der sich immer stärker ausbreitenden Abhängigkeit von Alkohol, Opium und Laudanum auch die Morphinsucht aufkam, wurde in Deutschland das erste „Opiumgesetz" erlassen, das 1925 erweitert wurde und auch den Gebrauch von Cannabis unter Strafe stellte.[41]

Diese Sanktionen freilich gehören, literaturgeschichtlich betrachtet, nicht mehr in den Bereich der Romantik, sondern der Décadence, des Fin de Siècle: jener komplexen Stilrichtung der Jahrhundertwende, die zugleich für eine Lebenshaltung, eine Weltanschauung oder Anti-Weltanschauung steht und den Französischen Symbolismus und Ästhetizismus ebenso in sich begreift wie die Jungwiener Nervenkunst.

Es ist die Schule der Parnassiens, die der Thematik des Rauschs und seines Gebrauchswerts für die Poesie erstmals einen größeren Stellenwert einräumte. So schrieb Théophile Gautier, durch dessen Vorwort zum Roman ‚Mademoiselle de Maupin' (1835) die Formel ‚l'art pour l'art' populär wurde, 1838 eine Erzählung mit dem Titel ‚La pipe d'opium'. An exzessiven Alkoholgenuß gewöhnt, sprach Gautier seinen Rauschvisionen gleichwohl jeden künstlerischen Nutzen ab, wie aus seiner Erzählung ‚Le Club des Hachichins' hervorgeht. Diese Erzählung beruht auf Drogen-Experimenten, die Gautier gemeinsam mit einem Kreis von Dichtern und Künstlern, den Gautiers Hausgenosse, der Maler Ferdinand Boissard, einmal wöchentlich zu sich einlud, unternommen hatte. Balzac, Flaubert, Baudelaire, Daumier, Nerval sowie der Nervenarzt Jacques-Joseph Moreau de Tours bildeten den harten Kern dieses Kreises.

Die Zusammenkünfte des Clubs endeten vermutlich 1845; Baudelaire, der sich in einer tiefen seelischen Krise befand, hatte sich schon vorher zurückgezogen. Gleichwohl waren die Séancen des Clubs eine Art Vorschule gewesen für Baudelaires späteres literarisches Projekt der ‚Paradis artificiels', die 1860 erschienen, also zu einem Zeitpunkt, als sich Baudelaire bereits von der Droge distanziert hatte. Schon 1851 nämlich hatte Baudelaire einen Essay vorgelegt, der die Wirkung des Haschisch nicht nur beschrieb – dies mit einer unerhörten Detailliertheit und Eindringlichkeit –, sondern auch kritisierte. ‚Du Vin et du Haschisch comparés comme moyens de multiplication de l'individualité'

---

[41] Vgl. ebd., 26.

überschrieben, erschien der Essay am 7., 8., 11. und 12. März 1851 in der Zeitschrift ,Le Messager de l'Assemblée'. Wie der Titel signalisiert, nahm Baudelaire eine Gegenüberstellung zweier Arten von Rauschmitteln vor: Auf der einen Seite steht der die Geselligkeit fördernde Wein, den Baudelaire, gestützt durch zwei herzerwärmende Trinker-Anekdoten, „profondément humain" nennt, auf der anderen Seite das antisoziale, isolierenden Größenwahn hervorrufende Haschisch: Die raumzeitliche Entgrenzung, die maßlose Erhöhung des Selbstgefühls („L'homme est *passé* dieu"),[42] die das Haschisch bewirke, sei mit einer Preisgabe des freien Willens erkauft („Mais c'est la volonté qui est attaquée, et c'est l'organe le plus précieux")[43] und führe die Gefahr der Depersonalisation, des Identitätsverlusts, herauf.[44]

Im Sommer 1857 entsteht eine zweite, von Grund auf veränderte Fassung des Essays: Der Lobgesang auf den Wein wird gestrichen, die Kritik am Haschisch verschärft. Als erste Folge des dreiteiligen Werks ,Les Paradis artificiels. Opium et Haschisch' erscheint die Neufassung unter dem Titel ,De l'Idéal artificiel' – Le Haschisch' am 30. September 1858 in der ,Revue contemporaine'. Die beiden anderen Folgen stellte Baudelaire unter den auf De Quincey anspielenden, ihn zugleich desavouierenden Titel ,Enchantements et Tortures d'un Mangeur d'opium'. Den Ausführungen zum Haschisch selbst aber, die in die Abschnitte ,Qu'est-ce que le Haschisch?', ,Le Théâtre du Séraphin', ,L'Homme-Dieu' und ,Morale' gegliedert sind, geht eine Betrachtung über ,Le Goût de l'Infini' voran, worin der Drogengebrauch als Ausdruck eines fehlgeleiteten metaphysischen Bedürfnisses gedeutet wird. Das ,Idéal artificiel', das durch Haschisch und Opium erreichbar scheint, denunziert Baudelaire daher als „faux idéal";[45] auch zögen die „jouissances morbides", die man sich durch Rauschmittel verschaffe, „des châtiments inévitables" nach sich.[46]

Der skeptische Grundzug des ,Poème du Haschisch' ist damit bereits umrissen. An späterer Stelle bezeichnet Baudelaire die Wirkkraft der Droge gar als despotisch:[47] „La liberté disparaît"; seiner Handlungsfähigkeit beraubt, verwandle sich der Berauschte in einen „roman fantastique qui serait vivant au lieu d'être écrit".[48] Auf diese Weise wird der Droge zwar ein großes poetisches, also künstlerisch-produktives Potential zugesprochen,[49] allerdings han-

---

[42] Baudelaire, *Oeuvres*, 428.
[43] Ebd., 430.
[44] Vgl. ebd., 429.
[45] Ebd., 440.
[46] Ebd., 439.
[47] Ebd., 455.
[48] Ebd., 457.
[49] Vgl. ebd., 467.

delt es sich hierbei um eine „perfection diabolique“,[50] überdies eine solche, die nicht weniger flüchtig ist als der Rausch, denn eine Direkt-Übersetzung in objektiven Geist: eine Verschriftlichung ist schon deswegen unmöglich, weil die Hände des Berauschten, Baudelaire zufolge, wie aus Butter sind, mithin unfähig, einen Stift zu führen.[51] Die eigentliche Stoßrichtung des Essays zielt denn auch darauf, die Kunst an die Stelle der Droge zu setzen: sich auf die Evokationskraft der Poesie, ihrer Klänge und Bilder zurückzubesinnen, statt bei der „noire magie“ Zuflucht zu nehmen und Gefahr zu laufen, ein künstliches Paradies um den Preis des „salut éternel“ zu erkaufen: „Mais l'homme n'est pas si abandonné, si privé de moyens honnêtes pour gagner le ciel, qu'il soit obligé d'invoquer la pharmacie et la sorcellerie“.[52]

Und doch: Baudelaire war der Droge verfallen und blieb es –[53] am 7. Februar 1864 erschien im ‚Figaro‘ ein Prosagedicht, das unter dem provokanten Titel ‚Enivrez-vous‘ geradezu einen – wiewohl sublim ironisierten – Widerruf des ‚Poème du Haschisch‘ bot: „Il faut être toujours ivre [...]. De Vin, de poésie ou de vertu, à votre guise, Mais enivrez-vous.“[54] Der Grund für die Notwendigkeit des Rauschs scheint, abgesehen von der psychischen Notwendigkeit, dem *ennui* zu entfliehen, in der antibourgeoisen Lebenshaltung des Dichters zu liegen: Baudelaire, *der* Bohemien des Quartier Latin, *der* Dandy der Ile St. Louis, betrachtete sich von jeher als sozial Geächteten, als ‚poète maudit‘[55] und sah es als seine heilige Pflicht an, das Geschlecht der Biedermänner zu schockieren, den holdselig in der Mitte beschiedenen Monsieur Prudhomme auf die exzentrische Bahn zu stoßen.

Die Nachfolge Baudelaires trat der junge Arthur Rimbaud (1854–1891) an. 1871, mit gerade einmal siebzehn Jahren, schrieb er seine ‚Lettres du voyant‘, die nicht zu Unrecht als Manifest der literarischen Moderne gelten. An den Dichter-Kollegen Paul Demeny schreibt der Gymnasiast: „Je dis qu'il faut être *voyant*, se faire *voyant*. Le Poète se fait voyant par un long, immense et raisonné *dérèglement* de *tous les sens*“.[56] Diese Entgrenzung aller Sinne kennt keinerlei moralische Vorbehalte, keine Selbsterhaltungs-Maximen mehr, sondern sucht „das Unbekannte“, die Transzendenz in jenem „Je“, das zugleich „un autre“,[57] wenn nicht ein ganz Anderer ist, und sucht sie um jeden Preis: „Il [le poète] arrive à l'*inconnu*, et quand, affolé, il finirait par perdre

---

50 Ebd., 470.
51 Ebd., 427.
52 Ebd., 477.
53 Vgl. Kupfer, *Göttliche Gifte*, 107 ff.
54 Baudelaire, *Oeuvres*, 338.
55 Dieser Begriff wurde durch Paul Verlaines (1844-1896) Essaysammlung ‚Les Poètes maudits‘ in Umlauf gebracht.
56 Rimbaud, *Seher-Briefe*, 24.
57 Brief an Georges Izambard, Rimbauds Literaturlehrer des letzten Schuljahrs (ebd., 10).

l'intelligence de ses visions, il les a vues! Qu'il crève dans son bondissement par les choses inouïes et innombrables: viendront d'autres horribles travailleurs; il commenceront par les horizons où l'autre s'est affaissé!"[58]

Zeitgleich mit den Seher-Briefen entstand das berühmte Gedicht ‚Le bâteau ivre', worin das trunkene Schiff als Metapher des berauschten Bewußtsein figuriert:

„[...] Et dès lors, je me suis baigné dans le Poème
De la Mer, infusé d'astres, et lactescent,
Dévorant les azurs verts; où, flottaison blême
Et ravie, un noyé pensif parfois descend;

Où, teignant tout à coup les bleuités, délires
Et rythmes lents sous les rutilements du jour,
Plus fortes que l'alcool, plus vastes que nos lyres,
Fermentent les rousseurs amères de l'amour! [...]"[59]

1873 folgt die mit „reizenden Mohnblumen"[60] gekrönte Glutprosa von ‚Une saison en enfer': jenes Extrakt eines höllischen Daseins, das der 19jährige in einer finalen Steigerung des „*dérèglement* de *tous les sens*" aus sich herauspreßte, um sich für immer von der Dichtung zurückzuziehen.

Die Tragik des modernen Poeten, der sich zum Gott – sei es zu einem himmlischen, sei es zu einem satanischen – entgrenzen will und diesen Anspruch am Rande des Wahnsinns behaupten zu müssen glaubt, war bereits in Nietzsches 1872 erschienener Schrift ‚Die Geburt der Tragödie' zur Darstellung gelangt. Dem Dionysischen der attischen Tragödie nachfragend, entwikkelt der junge Nietzsche eine „Kunst des *diesseitigen* Trostes",[61] eine „Artisten-Metaphysik",[62] die sich als Revolte gegen die Weltverachtung des Christentums sowohl wie gegen den Pessimismus der Décadence versteht, den Nietzsche – seinem Konzept eines ‚heroischen Nihilismus' entsprechend – in einen „Pessimismus der *Stärke*" verwandeln will.[63] Dieser aber verdankt sich

---

[58] Ebd., 26.

[59] Ebd., 48/50. In der Übersetzung von Paul Celan (ebd., 49/51):
„[...] Des Meers Gedicht! Jetzt konnt ich mich frei darin ergehen,
Grünhimmel trank ich, Sterne, taucht ein in milchigen Strahl
Und konnt die Wasserleichen zur Tiefe gehen sehen:
Ein Treibgut, das versonnen und selig war und fahl. //
Die Rhythmen und Delirien, das Blau im rauchigen Schleier,
Verfärbt sind sie im Nu hier, versengt sind sie, verzehrt:
So brannte noch kein Branntwein, kein Lied und keine Leier,
Wie hier das bittre Rostrot der Liebe brennt und gärt! [...]"

[60] Rimbaud, *Une Saison*, 7.

[61] Nietzsche, *Geburt der Tragödie*, 18.

[62] Ebd., 11.

[63] Ebd., 9.

einer dialektischen Durchdringung von Traum und Rausch; es ist die „Duplizität des *Apollinischen* und des *Dionysischen*", die den tragischen Mythos allererst hervorbringt.[64] Dabei steht das Apollinische für die „maßvolle Begrenzung", die sich aus der Gebundenheit an das principium individuationis ergibt,[65] während das Zerbrechen dieses Prinzips – etwa unter dem „Einfluß eines narkotischen Getränkes" – „jene dionysischen Regungen" auslöse, „in deren Steigerung das Subjektive zu völliger Selbstvergessenheit hinschwindet".[66] Somit wird das Individuum in der ‚wonnevollen Entzückung'[67] des dionysischen Rauschs zwar vernichtet, zugleich aber erlöst durch eine „mystische Einheitsempfindung",[68] durch das Aufgehen im „geheimnisvollen Ur-Einen".[69]

Erst der apollinisch geformte Geist der Griechen freilich vermag, so Nietzsche, die „Zerreißung des principii individuationis" von der „überschwänglichen geschlechtlichen Zuchtlosigkeit": von der barbarischen Orgie zu einem *künstlerischen* Phänomen zu sublimieren:[70] Die dionysische Musik bringe eine „leibliche Symbolik" hervor: „nicht nur die Symbolik des Mundes, des Gesichts, des Wortes, sondern die volle, alle Glieder rhythmisch bewegende Tanzgebärde".[71] Allerdings könne die „Gesamtentfesselung aller symbolischen Kräfte" nur gelingen, wenn sich der Mensch auf der „Höhe der Selbstentäußerung" befinde, wie sie durch den Melos und Rhythmus in eins setzenden dionysischen Dithyrambus bewirkt werde:[72] „Im dionysischen Dithyrambus wird der Mensch zur höchsten Steigerung aller seiner symbolischen Fähigkeiten gereizt; etwas Nieempfundenes drängt sich zur Äußerung, die Vernichtung des Schleiers der Maja, das Einssein als Genius der Gattung, ja der Natur".[73]

In seinem der Tragödienschrift vorangestellten, 1886 im Rückblick verfaßten ‚Versuch einer Selbstkritik' beschreibt Nietzsche die ‚Geburt der Tragödie' als „ein Jugendwerk voller Jugendmut und voller Jugend-Schwermut, unabhängig, trotzig-selbständig auch noch, wo es sich einer Autorität und eignen Verehrung zu beugen scheint".[74] In der Tat bedeutet das Dionysische nicht nur die Hingabe an den Gott, sondern auch einen als rauschhaft erlebten extremen Machtzustand des Subjekts, kurz: den ‚Willen zur Macht': „Der Lust-

---

64 Ebd., 21.
65 Ebd., 23.
66 Ebd., 24.
67 Ebd.
68 Ebd., 25.
69 Ebd..
70 Ebd., 27.
71 Ebd., 28.
72 Ebd.
73 Ebd.
74 Ebd., 11.

zustand, den man *Rausch* nennt, ist exakt ein hohes *Macht*gefühl":[75] das Gefühl, über ein „*Mehr von Kraft*" zu verfügen, das mit der Potenzierung der raumzeitlichen Wahrnehmung, mit der „*Verfeinerung*" der Anschauung überhaupt verbunden sei.[76] Auf diese Weise werde eine „‚intelligente' *Sinnlichkeit*" geschaffen, die, so Nietzsche, „neue Organe, neue Fertigkeiten, Farben, Formen" hervorbringt, kurz: „Verschönerung" bewirkt.[77]

Die Dezentrierung des subjektiven *Bewußtseins* ist demnach mit einer Konzentrierung des *ästhetischen* Vermögens gepaart, derart, daß die Auflösung der Ich-Grenzen die Entgrenzung an die Sinnes-Welt herbeiführt – eine Dialektik, die in Richard Wagners Oper ‚Tristan und Isolde' auf die Formel „selbst – dann / bin ich die Welt" gebracht wird.[78] Spätestens mit Thomas Manns 1901 entstandener, 1903 publizierter Novelle ‚Tristan', die das „Selbst dann bin ich die Welt" an exponierter Stelle zitiert,[79] wird das Oszillieren zwischen principium individuationis und psychophysischem Monismus[80] ein zentrales Thema auch der Literatur.

Etwa zeitgleich mit der Entstehung von ‚Tristan' beginnt Robert Musil mit der Arbeit an seinem Roman ‚Der Mann ohne Eigenschaften'. Der Umschlag des Ratioiden in den ‚anderen Zustand' (Gegenstand des Nachlaß-Kapitels „Atemzüge eines Sommertags"), die wechselseitige Konturierung des ‚Wirklichkeitssinns' und des ‚Möglichkeitssinns', wie sie dieser Roman vor Augen führt, kann nahezu als Präfigurierung jener ‚Dialektik der Aufklärung' betrachtet werden, die 1944, zwei Jahre nach Musils Tod, erstmals von sich reden machte.

Entstehungsgeschichtlich weist Musils Roman indessen in die Zeit des Futurismus und Expressionismus zurück – eine Epoche, die sich nicht nur in ihren Themen und Motiven, sondern auch in ihrer Sprache ganz dem Prinzip der Ekstase verschreibt. Die Befreiung des Wortes aus den Banden der tradierten Grammatik, die Unterminierung der Syntax und ihre Entgrenzung zu einem Montage- und Telegrammstil sowie die visionären Bildkompositionen mit ihrer Farb- und Klangsymbolik gehören zu den wichtigsten Merkmalen der expressionistischen Sprachkunst. Ob diese Merkmale in einem möglichen Zusammenhang mit der Einnahme von Rauschmitteln stehen, ist im folgenden näher zu erwägen, wobei das Werk der Autoren Georg Trakl und Gottfried Benn als Prüfstein dienen soll.

---

[75] Nietzsche, *Aus dem Nachlaß*, 755.
[76] Ebd.
[77] Ebd.
[78] Wagner, *Tristan und Isolde*, 49.
[79] Mann, *Tristan*, 239.
[80] Vgl. hierzu die Studie von Monika Fick.

Daß Georg Trakl die Wirkung von Chloroform[81] und Veronal,[82] vermutlich auch von Äther, Morphin, Opium, Kokain und Meskalin,[83] derjenigen handelsüblichen Rauschmittel also, die er sich als Apothekerlehrling problemlos zu beschaffen vermochte, aus eigener Erfahrung kannte, ist belegbar. Daß der Drogengenuß oder seine Nachwirkungen einen direkten Einfluß auf seine Lyrik hatten, kann indessen nicht behauptet werden. Zwar liegt der im Rausch bzw. in der Poesie auf je andere Weise gesuchten Erlösung ein- und dieselbe existentielle Verzweiflung zugrunde, nämlich die Verzweiflung über „das namenlose Unglück, wenn einem die Welt entzweibricht";[84] gleichwohl scheinen die Flucht in die Fülle des Wohllauts[85] und die Flucht in das Tosen der Sinne nicht simultan statt zu haben, vielmehr scheint das eine dem anderen entgegenzuwirken, wie Trakls Selbstkommentar zur letzten Zeile des Gedichts ‚Trompeten' andeutet: Eine „Kritik des Wahnsinns, der sich selbst übertönt,"[86] nennt Trakl diesen Vers, und so mag das in die Fessel der Form geschlagene Gedicht[87] eine „unvollkommene Sühne" auch und gerade für den Rausch sein.[88]

Ganz anders bei Gottfried Benn,[89] dessen 1943 verfaßter Essay ‚Provoziertes Leben' ein klares Plädoyer für den Drogengebrauch von Künstlern ist. Nicht zufällig sind es Kategorien der Aisthesis, mit denen Benn die Wirkung der Droge beschreibt und preist: „Schwellenverfeinerung: Eindrucksansturm, Fremdanregbarkeit, gerichtet auf etwas Universales, ein Allgefühl –: „Gefühl des Mittags".[90] Die Zitate aus dem Buch ‚Cosmic Consciousness'[91] von Ri-

---

[81] Brief an Karl von Kalmár, August / erste Hälfte September 1905 (Trakl, *Dichtungen*, I, 469): „Seit acht Tagen bin ich krank – in verzweifelter Stimmung. Ich habe anfangs viel, ja sehr viel gearbeitet. Um über die nachträgliche Abspannung der Nerven hinwegzukommen habe ich leider wieder zum Chloroform meine Zuflucht genommen."

[82] Vgl. etwa Brief an Erhard Buschbeck vom 4. Januar 1913 (*Dichtungen*, 499).

[83] Vgl. Basil, *Georg Trakl*, 15.

[84] Brief an Ludwig von Ficker, Ende November 1913 (*Dichtungen*, 530).

[85] Vgl. Brief an Hermine von Rauterberg vom 5. Oktober 1908 (*Dichtungen*, 472): „[...] und ich lausche, ganz beseeltes Ohr, wieder auf die Melodien, die in mir sind, und mein beschwingtes Auge träumt wieder seine Bilder, die schöner sind als alle Wirklichkeit! Ich bin bei mir, bin meine Welt! Meine ganze, schöne Welt, voll unendlichen Wohllauts."

[86] Brief an Erhard Buschbeck, zweite Hälfte November 1912 (*Dichtungen*, 495).

[87] Immerhin pflegt Trakl Entscheidungen wie die, ob ein Beistrich zu stehen oder nicht zu stehen habe, logisch zu begründen [Vgl. Brief an den Kurt Wolff Verlag, Ende Mai/Juni 1913 (*Dichtungen*, 518)], auch die vielzitierte „bildhafte Manier, die in vier Strophenzeilen vier einzelne Bildteile zu einem einzigen Eindruck zusammenschmiedet" [Brief an Erhard Buschbeck, zweite Hälfte Juni 1910 (*Dichtungen*, 478)], beruht, wenn man Trakls Selbstaussage Glauben schenken will, auf einem genau reflektierten Kompositionsprinzip.

[88] Ebd., 463 (Aphorismus 2).

[89] Benns Verhältnis zu Drogen und Entgrenzung ist Gegenstand folgender Forschungsbeiträge: Rothmann, *Zu Benns Drogenlyrik*; Sahlberg, *Gottfried Benns Ekstasen*.

[90] Benn, *Provoziertes Leben*, 312.

chard Maurice Bucke, einem der Initiatoren von New Age, die Benn hier und andernorts in diesem Essay zu einem Hymnus auf Regression und Entgrenzung montiert, kulminieren in dem Satz „Gott ist eine Substanz".[92] Natürlich ist hier nicht die ‚substantia' Thomas von Aquins gemeint, sondern die psychoaktive Substanz: die Droge. Diese als göttlich aufzufassen und beispielsweise im Peyotl-Kaktus den Gott Mescalito am Werke zu sehen,[93] ist ein typischer Zug des mythischen Denkens, das sich auf ähnliche Weise in der Lehre der Upanischaden offenbart: Das „Tat-twam-asi" („das bist du"), die Grundformel dieser Lehre, besagt, daß die unsichtbare ‚Substanz' in dem Kern der Frucht eines Feigenbaumes das Urschöpferische ist, aus dem dieser Baum erwuchs und woraus alles andere hervorgegangen ist. Auch das Selbst (atman) ist mit dieser Ur-Substanz identisch: Es gibt eine Einheit jenseits der Individuation.[94] Mit dieser frohen Botschaft soll das mythische Denken, sei es das der Upanischaden, der Indianer oder unserer Ur-Ur-Ahnen, jene „Trennung von Ich und Welt", die Benn als „schizoide Katastrophe", als „abendländische Schicksalsneurose" wertet, überwinden helfen und an ihre Stelle „das mythische Kollektiv als Lebensgrund, als unreflektiertes Existenzgefühl" setzen. Dieses soll in einem „bildergesättigten Glauben"[95] sowie im Ritus verwurzelt werden: im rituellen Drogenkonsum, der überdies den Wert der Rasse zu steigern vermöge. Durch den „Ausbau visionärer Zustände, etwa durch Meskalin oder Haschisch", könne nämlich, so Benn, „der Rasse" ein „Zustrom von Erkenntnissen und von Geist" vermittelt und auf diese Weise eine „neue schöpferische Periode" entbunden werden.[96] Inwiefern Benn selbst seinem Plädoyer für eine Stimulation der künstlerischen Kreativität durch Drogen folgte, ist offen. In einem Brief an Ernst Jünger vom 19. November 1951, also nach der Hoch-Zeit von Ritus und Rasse, betont Benn jedenfalls, daß er, obwohl dies oft, aber „zu Unrecht" behauptet werde, Drogen weder nehme noch genommen habe, mit Ausnahme einer „kurzen Episode mit Kokain im I. Weltkrieg."[97]

Wie auch immer es mit Benns Selbsterfahrungen bestellt sein mag : In einigen seiner Gedichte finden Drogen Erwähnung, und zwar meist im Zusam-

---

[91] Daß Benn als Titel dieses Buches fälschlich ‚Cosmic *Emotion*' angibt (vgl. hierzu Sahlberg, *Gottfried Benns Ekstasen*, 133), sagt einiges über sein gegenaufklärerisches Selbstverständnis.

[92] Benn, *Provoziertes Leben*, 313.

[93] Vgl. Castaneda, *Die Lehren*, 148 ff. Auch an das in den ‚Veden' als Gott gepriesene Soma, das in Huxleys *Brave new world* zu literarischer Berühmtheit gelangte, ist zu denken.

[94] Vgl. Schopenhauer, *Über die Grundlage der Moral*, 628: Mit der Formel „tat-twam-asi" sei die Gewißheit ausgedrückt, „daß jenseits aller Vielheit und Verschiedenheit der Individuen, die das *principium individuationis* uns vorhält, eine Einheit derselben liege, welche wahrhaft vorhanden, ja, uns zugänglich ist."

[95] Benn, *Provoziertes Leben*, 314.

[96] Ebd., 316.

[97] Benn, *Ausgewählte Briefe*, 220.

menhang mit jenen Existenz- und Erkenntnisproblemen, die mit der Moderne virulent geworden waren. In den Gedichten ‚O Nacht‘ und ‚Kokain‘, die 1916/17 entstanden sind und sich möglicherweise der von Benn erwähnten „Episode“ verdanken, wird Kokain als Auslöser eines Prozesses beschworen, in dem die vermeintliche Konsistenz des neuzeitlichen Subjekts gesprengt und seine hermetische Abgeschlossenheit gegenüber der Welt überwunden wird:

„Den Ich-Zerfall, den süßen, tiefersehnten,
den gibst du mir: schon ist die Kehle rauh,
schon ist der fremde Klang an unerwähnten
Gebilden meines Ichs am Unterbau.
[...]
Zersprengtes Ich – o aufgetrunkene Schwäre –
verwehte Fieber – süß zerborstene Wehr –:
verströme, o verströme du – gebäre
blutbäuchig das Entformte her.“[98]

Um die Entgrenzungs- und Entformungsthematik kreisen auch die fünf Gedichte ‚Entwurzelungen‘, ‚Selbsterreger‘, ‚Betäubung‘, ‚Grenzenlos‘ und ‚Schweifende Stunde‘, die 1925 unter dem programmatischen Titel ‚Betäubung‘ in einem eigenen Gedichtband erschienen. Auch hier wird eine Verbindung zu Drogen hergestellt. So ist in den beiden ersten Strophen des Gedichts ‚Betäubung‘ zunächst von „Aconite[n]“ die Rede, also vom Blauen Eisenhut, dessen Alkaloide als Betäubungsmittel verwendet wurden, aber auch in ‚Hexen‘salben enthalten waren, sodann von „Hyoscyd“, also vom Hyoscyamus oder Bilsenkraut, das zu den ältesten Gift- und ‚Zauber‘pflanzen zählt. In der letzten Strophe erhält die „Betäubung“, der hier eher eine berauschende als eine narkotische Wirkung zugeschrieben wird, einen geradezu kultischen Zug:

„Es stehen Krüge, Tische
vor Schatten, traumgewillt,
Schlafdorn und Mohnkelch, frische,
daraus das Weiße quillt
der Lippe zu – die Grenze,
an der die Flöte klingt,
eröffnet ihre Kränze
und Wein und Asche sinkt.“[99]

„Giftempfängnis“ statt Abendmahl, lautet das unausgesprochene Motto dieser Strophe: „Krüge“ und „Tische“ werden ins Schattenreich verlegt; hier geschieht niemandes Wille, sondern der Wille ist ein Traum; die Dornenkrone

98 Benn, *Gedichte*, 45.
99 Ebd., 115.

wird aus Weißdorn gewunden, der bittere Kelch ist Blütenkelch des Mohns und Hypnos, dem Gott des Schlafes, geweiht. Der Trank dieses Kelches aber – gespensterweiß[100] statt rot wie Blut – berührt, kaum daß er an die Lippen, d.h. an die „Grenze" von Hauch und Haut gesetzt wird, jene ganz andere „Grenze" („–"), die Leben und Tod, Sein und Zeit voneinander scheidet. An dieser Grenze erklingt nun die „Flöte", nicht irgendeine, sondern „die" Flöte: jenes Flöten-Wesen, das Knochen Töne entlockt[101] und dabei eine magische Wirkung entfaltet, auf die schon manch ein „archaischer Priester"[102] – oder sollte man sagen: Rattenfänger? – gesetzt hat. Die Vision der immergrünen „Kränze" aber, die dieses Flötenspiel hervorbringt, birgt einen Auferstehungs-Mythos, der „Wein" und „Asche", die Symbole der Passionsdialektik, ‚sinken' läßt.

Ein vergleichbar wichtiger Status wie bei Benn kommt der „Betäubung" im Surrealismus zu, doch ist hierbei nicht an die Betäubung durch Schlafmohn, sondern an eine Art Selbst-Hypnose gedacht: Die Surrealisten, so genannt nach einem 1917 von Guillaume Apollinaire eingeführten Begriff, suchten mit der Methode der ‚écriture automatique' auf ein vorrationales Bewußtsein zurückzugreifen und einen ‚traumgewillten' Schreibrausch zu evozieren, der keiner weiteren Stimulation von außen mehr bedurfte. André Breton, der eigentliche Propagator der Bewegung, sprach sich denn auch deutlich gegen die Benutzung von Drogen aus, wiewohl die Verwandtschaft von Surrealismus und Drogenrausch als konstitutiv ausgegeben wird. So heißt es im ersten ‚Manifest des Surrealismus' (1924), der Surrealismus sei ein „Denk-Diktat ohne jede Kontrolle durch die Vernunft, jenseits jeder ästhetischen oder ethischen Überlegung";[103] mit den surrealistischen Bildern gehe es wie mit jenen Bildern im Opiumrausch, „die der Mensch nicht mehr evoziert, sondern die sich ihm spontan, tyrannisch anbieten".[104] Psychedelischen Substanzen gleich, erzeuge der Surrealismus „einen gewissen Zustand des Bedürfnisses" und vermöge „den Menschen in schreckliche Revolten zu treiben. Wieder einmal stehen wir, wenn man will, vor einem künstlichen Paradies, und unser Hang dort hin [sic] fällt mit dem gleichen Recht unter die Baudelairesche Kritik wie alle anderen".[105]

Anders als Breton, der sich der Baudelaireschen Skepsis anschloß, begriff der zeitlebens süchtige Antonin Artaud die Droge als legitimes Mittel künstle-

[100] Zur Bedeutung der Farbe Weiß vgl. Lurker, *Wörterbuch der Symbolik*, 824.

[101] Die Flöte, das älteste melodiefähige Blasinstrument, wurde zunächst aus Knochen hergestellt (vgl. das Märchen *Der singende Knochen*).

[102] Sahlberg, *Gottfried Benns Ekstasen*, 133.

[103] Breton, *Die Manifeste des Surrealismus*, 26.

[104] Ebd., 34.

[105] Ebd.

rischer Produktion, allerdings nicht, ohne immer wieder den verzweifelten Versuch zu unternehmen, „SCHLUSS MIT DEM HEROIN“ zu machen.[106]

Walter Benjamin, der den Irrationalismus und die Inspirationspoetik der Surrealisten ablehnt, erkennt in deren Rauscherfahrungen gleichwohl den ersten Schritt zu einer *„profanen Erleuchtung“*, d.h. einer ins Materialistisch-Anthropologische gewendeten Inspiration, „zu der Haschisch, Opium und was immer sonst die Vorschule abgeben können“.[107] Die „eigenste Aufgabe“ des Surrealismus sieht Benjamin sonach darin, „die Kräfte des Rausches für die Revolution zu gewinnen“.[108] Benjamin selbst hatte bereits 1927, also zwei Jahre vor Erscheinen des zitierten Artikels über den „Sürrealismus“, die Wirkung von Haschisch erprobt; bis 1934 führte er – im Beisein von Ernst Bloch und zwei befreundeten Ärzten – immer wieder Selbstversuche mit Drogen durch,[109] deren Interesse weniger der Ekstase selbst als der wissenschaftlich-distanzierten Beobachtung derselben galt.

In diesem Zusammenhang verdient auch Alfred Döblins epochaler Roman ‚Berlin Alexanderplatz. Die Geschichte vom Franz Biberkopf‘ (1929) Beachtung.[110] Es ist das Werk eines Experten: Döblin war 1905 in Freiburg mit einer Dissertation über „Gedächtnisstörungen bei der Korsakoffschen Psychose“ zum Doktor der Medizin promoviert worden; die Korsakoffsche Psychose ist aber nichts anderes als ein „chronisches Alkoholdelir“, das mit Gedächtnisstörungen, Fehlerinnerungen, Desorientierungen, paranoiden Wahnbildungen und apathischen Zuständen verbunden ist. Und ‚Berlin Alexanderplatz‘ ist die anschauungsgesättigte Beschreibung einer ‚Säuferkarriere‘: An der „Geschichte vom Franz Biberkopf“ ist zu verfolgen, wie der Griff zur aufbauenden „Molle“ Bier und zum sorgenverscheuchenden Kognak oder Schnaps zur Gewohnheit oder Zwangshandlung wird, zur Bewußtseinstrübung mit alkoholtypischen Halluzinationen (Spinnen und Mäuse) und schließlich zur Wahnbildung und zum Zusammenbruch des Protagonisten führt: zu einem katatonischen Stupor, den Biberkopf nur mit knapper Not überlebt. Die Berauschung durch Alkohol erscheint durchweg negativ: Sie fördert Biberkopfs Überheblichkeit und Aggressivität, und sie wirkt destruktiv auf die soziale Existenz wie auf die psychische und physische Konstitution. Der Durchgang durch den Säuferwahn ist in diesem Fall aber mit einer Wesensänderung verbunden: Am Ende des Romans ist Biberkopf, der dem Tod gerade noch entgangen ist, ein anderer Mensch: nicht nur dem Suff enthoben, sondern auch

---

106 Zit. nach Kupfer, *Die künstlichen Paradiese*, 61.

107 Benjamin, *Der Sürrealismus*, 297.

108 Ebd., 307.

109 Vgl. Kupfer, *Die künstlichen Paradiese*, 63.

110 Zu der nach psychopathologischen Erkenntnissen gestalteten Poetik von ‚Berlin Alexanderplatz‘ vgl. das Nachwort von Helmuth Kiesel zu der im Literaturverzeichnis genannten Ausgabe.

seiner Selbstverblendung und seiner mörderischen Aggressivität. Wie weit diese positive Wendung einer Säufervita durch Döblins ärztliche Erfahrungen inspiriert und gedeckt war, ist allerdings nicht auszumachen.

Eine geradezu enzyklopädisch wirkende Darstellung der Berauschung durch Drogen aller Art, vom Bier bis zum LSD, hat Ernst Jünger 1970 unter dem Titel ‚Annäherungen' vorgelegt. Das umfangreiche Werk basiert auf eigenen Erfahrungen, die Jünger immer wieder gesucht hat, und auf einem umsichtigen Studium der einschlägigen Literatur, der wissenschaftlichen wie der laienhaft-erfahrungsmäßigen und dichterischen. Es rekapituliert Jüngers „Annäherungen" an Drogen, die in Europa, im Orient und in Südamerika verwendet wurden, und vermittelt Einblick in ihre Wirkungsweise, ihren kulturellen Gebrauch und Status.

Interessant ist, daß die ‚Annäherungen' gerade in die Zeit des postmodernen Impulses fallen, also der Absetzung einer stil- und meinungspluralistischen Schreibweise von der Literatur der Nachkriegsjahre. Bereits in den vierziger Jahren hatten sich William Burroughs, Allan Ginsberg, Jack Kerouac und andere Vertreter der amerikanischen ‚Beat Generation' zu einer Protest-Bewegung gegen die Wohlstandsgesellschaft gruppiert, für die Rauschgift zum wichtigsten Schreibutensil wurde. Burroughs' zunächst unter Pseudonym veröffentlichter Roman ‚Junkie. Confessions of an Unredeemed Drug Addict' (1953), der in einem vom Autor als ‚Factualist' bezeichneten Direktstil geschrieben ist, kann als Schlüsselwerk der (post)modernen Drogenliteratur gelten. In ‚Naked Lunch' (1959) wird die mentale Ekstase auch strukturell umgesetzt, indem der Text gleich nach seiner Fertigstellung in unzusammenhängende Fragmente zerschnitten wurde, wobei die ‚cut-ups' und ‚fold-ins' eine adäquate Annäherung an die sprunghaften Assoziationen des unter Drogen stehenden Bewußtseins leisten sollten. Im Anschluß an Burroughs entwickelte Kerouac die Technik des ‚speed-writings', bei der ein auf Tonband gesprochenes Spontan-Diktat ohne jede nachträgliche Änderung transkribiert wird, dies mit dem Ziel, rationalen Selbstzensuren von vornherein entgegenzuwirken und jede Einflußnahme der Reflexion auszuschließen. Die Pop-Art der 60er Jahre knüpft hier an, ebenso Leslie A. Fiedlers Postmoderne-Proklamation des Jahres 1968, mit deren Formel ‚cross the border, close the gap' die Ent-Grenzung programmfähig wurde. Gestützt auf eine an Benjamins revolutionären Surrealismus-Begriff erinnernde Argumentationsstrategie, macht Fiedler, der in den Vereinigten Staaten vor Gericht stand, weil er eine Studentenorganisation förderte, die Straffreiheit für Marihuana verlangte,[111] die *subversive* Wirkung trivialmythischer Literatur geltend. Die wohl einschlägigste literarische Umsetzung dieses Konzepts ist Bernward Vespers unvollendeter Romanessay ‚Die Reise', der, begonnen 1969, abgebrochen 1971, als

[111] Vgl. Luckscheiter, *Der postmoderne Impuls*, 384.

sich Vesper in einer psychiatrischen Klinik das Leben nahm, im Jahre 1977 veröffentlicht wurde.

Inzwischen scheint der Reiz der ‚göttlichen Gifte', wenigstens für die Literaten, nachgelassen zu haben. Die ‚Neue Subjektivität' setzt der Totgeburt des Dichters aus dem Geiste künstlicher Drogen eine ins Mythische gesteigerte Naturwahrnehmung und die suggestive sprachliche Evokation derselben entgegen: Körperliche Ekstase, geistig-seelische Entrückung, begriffslose Erkenntnis, intuitive Schau und visionäre Offenbarung sollen so auf einem genuin poetischen Wege erreichbar werden; der Dichter tritt als Mystiker auf, als Seher. So heißt es in Peter Handkes vor einem Jahr erschienenen Arbeitsjournal: „Die märchenhafte Blätterfallnacht mit dem gemilderten Licht des abnehmenden Mondes gestern, dem lauen Wind, dem sich wellenden Weiher: In einer solchen Nacht ist vielleicht ein Dichter entstanden".[112]

Literatur

Quellen und Hilfsmittel

Baudelaire C (1958) Oeuvres complètes. Texte établi et annoté par Y.-G. Le Dantec. Bibliothèque de la Pléidade, Éditions Gallimard. Mame Tours

Benjamin W (1974) Der Sürrealismus. Die letzte Momentaufnahme der europäischen Intelligenz. Zit. nach: ders.: Gesammelte Schriften. Unter Mitw. von Adorno TW und Scholem G, hrsg von Tiedemann R und Schweppenhäuser H. Suhrkamp Frankfurt a. M., Bd II, 1

Benn G (1957) Ausgewählte Briefe. Mit einem Nachwort von Rychner M. Limes Wiesbaden

Benn G (1957) Gedichte. Zit. nach: ders.: Sämtliche Werke. Stuttgarter Ausgabe, Bd I, Gedichte 1

Benn G (1957) Provoziertes Leben. Zit. nach: ders.: Sämtliche Werke. Stuttgarter Ausgabe, Bd IV, Prosa 2

Breton A (1968) Die Manifeste des Surrealismus. Deutsch von Henry R. Rowohlt Taschenbuch Verlag Reinbek bei Hamburg

Brockhaus (1972[17]) Enzyklopädie in zwanzig Bänden. Brockhaus Wiesbaden

Castaneda C (1996) Die Lehren des Don Juan. Ein Yaqui-Weg des Wissens. Fischer Frankfurt

Döblin A (1993) Berlin Alexanderplatz. Die Geschichte vom Franz Biberkopf. Hrsg und mit Nachwort von Kiesel H. Artemis und Winkler München

Goethe JW von (1986) Faust. Eine Tragödie. Zit. nach: ders.: Werke. Hamburger Ausgabe in 14 Bänden. Beck München, Bd 3: Dramatische Dichtungen I. Textkritisch durchgesehen und kommentiert von Trunz E

Grimm J (1984) Deutsches Wörterbuch. Deutscher Taschenbuch Verlag München

Handke P (1998) Am Felsfenster morgens (und andere Ortszeiten 1982–1987). Residenz Verlag Salzburg, Wien

Historisches Wörterbuch der Philosophie (1971 ff.) Hrsg von Ritter J und Gründer K. Wissenschaftliche Buchgesellschaft Darmstadt

Hölderlin F (1992) Anmerkungen zum Oedipus. Zit. nach: ders.: Sämtliche Werke und Briefe. Hrsg von Schmidt J. Deutscher Klassiker Verlag Frankfurt a. M., Bd 2

Hölderlin F (1992) Anmerkungen zur Antigonä. Zit. nach: ders.: Sämtliche Werke und Briefe, Bd 2

[112] Handke, *Am Felsfenster*, 242.

Hölderlin F (1992) Gedichte. Zit. nach: ders.: Sämtliche Werke und Briefe, Bd 1
Huxley A (1998[20]) Die Pforten der Wahrnehmung. Himmel und Hölle. Erfahrungen mit Drogen. Aus dem Englischen von Herlitschka HE. Piper München, Zürich
Jünger E (1978 ff.): Annäherungen. Drogen und Rausch. Zit. nach: ders.: Sämtliche Werke. Klett Stuttgart, Zweite Abteilung, Essays, Bd 11, Essays V
Kluge F (1995[23]) Etymologisches Wörterbuch der deutschen Sprache. Bearbeitet von Seebold E. de Gruyter Berlin, New York
Lexer M (1992[38]) Mittelhochdeutsches Taschenwörterbuch. Mit den Nachträgen von Pretzel U. Hirzel Stuttgart
Lurker M (1991[5]) Wörterbuch der Symbolik. Kröner Stuttgart
Mann T (1991) Tristan. Zit. nach: ders.: Der Wille zum Glück. Erzählungen 1892–1903. Fischer Frankfurt a. M.
Nietzsche F (1955) Aus dem Nachlaß der Achtzigerjahre. Zit. nach: ders.: Werke in drei Bänden. Hrsg. von Schlechta K. Hanser München, Bd III
Nietzsche F (1955) Die Geburt der Tragödie oder Griechentum und Pessimismus. Zit. nach: ders.: Werke in drei Bänden, Bd I
Nietzsche F (1955) Jenseits von Gut und Böse. Vorspiel einer Philosophie der Zukunft. Zit. nach: ders.: Werke in drei Bänden, Bd II
Rilke RM (1966) Sämtliche Werke in sechs Bänden. Hrsg. von Zinn E. Frankfurt Insel a. M.
Rimbaud A (1990) Seher-Briefe. Lettres du Voyant. Übersetzt und hrsg von Koppenfels W von. Das trunkene Schiff in der deutschen Fassung von Paul Celan. Dieterich Mainz
Rimbaud A (1970) Une Saison en Enfer / Eine Zeit in der Hölle. Übertragen und hrsg von Dürrson W. Reclam Stuttgart
Schopenhauer A (1988) Über die Grundlage der Moral. Zit. nach: ders.: Werke in fünf Bänden. Nach den Ausgaben der letzten Hand hrsg von Lütkehaus L. Haffmanns Zürich, Bd III
Trakl G (1987[2]) Dichtungen und Briefe. Historisch-kritische Ausgabe hrsg von Killy W und Szklenar H. Müller Salzburg, 2 Bde
Wagner R (1983) Tristan und Isolde. Zit. nach: ders.: Dichtungen und Schriften. Jubiläumsausgabe in zehn Bänden. Hrsg von Borchmeyer D. Insel Frankfurt a. M., Bd 4

Forschung

Basil O (1965) Georg Trakl. Rowohlt Taschenbuch Verlag Reinbek bei Hamburg (= rowohlts monographien)
Diemer A (1958) Mystik. In: Ders. / Ivo Frenzel: Philosophie. Fischer Frankfurt a. M., S 198–203
Fick M (1993) Sinnenwelt und Weltseele. Der psychophysische Monismus in der Literatur der Jahrhundertwende. Niemeyer Tübingen
Gottfried Benn zum 100. Geburtstag (1988) Vorträge zu Werk und Persönlichkeit von Medizinern und Philologen [...]. Hrsg. von Müller-Jensen W. Königshausen und Neumann Würzburg
Kaiser G (1977) Das Genie und seine Götter. ‚Wandrers Sturmlied' von Goethe. In: ders.: Wandrer und Idylle. Goethe und die Phänomenologie der Natur in der deutschen Dichtung von Geßner bis Gottfried Keller. Vandenhoeck & Ruprecht Göttingen, S 127–147
Koopmann H (1977) Entgrenzung. Zu einem literarischen Phänomen um 1900. In: Fin de siècle. Hrsg. von Bauer R. Klostermann Frankfurt a. M., S 73–92
Kupfer A (1996) Die künstlichen Paradiese. Rausch und Realität seit der Romantik. Ein Handbuch. Metzler Stuttgart, Weimar
Kupfer A (1996) Göttliche Gifte. Kleine Kulturgeschichte des Rauschs seit dem Garten Eden. Metzler Stuttgart, Weimar
Luckscheiter R (1998) Der postmoderne Impuls. In: Protest! Literatur um 1968. Deutsche Schillergesellschaft Marbach (= Marbacher Kataloge 51), S 361–428.

Rothmann K (1967): Zu Gottfried Benns Drogenlyrik. Interpretation der Gedichte ‚Betäubung' und ‚Entwurzelungen'. In: Modern Language Notes 82:454–461

Rüfner V (1955) Homo secundus Deus. Eine geistesgeschichtliche Studie zum menschlichen Schöpfertum. In: Philosophisches Jahrbuch 63:248–291

Sahlberg O (1955) Gottfried Benns Ekstasen. In: Gottfried Benn zum 100. Geburtstag, S 123–134.

Schmidt J (1978) Hölderlins später Widerruf in den Oden ‚Chiron', ‚Blödigkeit' und ‚Ganymed'. Niemeyer Tübingen

Vietta S (1992) Die literarische Moderne. Eine problemgeschichtliche Darstellung der deutschsprachigen Literatur von Hölderlin bis Thomas Bernhard. Metzler Stuttgart

Wirkung und Kulturgeschichte psychotroper Pflanzen und Drogen

von Michael Wink

Einleitung

Erfahrungen und Kenntnisse über psychotrope Pflanzen und Rauschdrogen sind vermutlich so alt wie die Menschheit selbst. Bei der Suche nach Pflanzen für Nahrungs- oder Heilzwecke haben alle Naturvölker meist mittels Versuch und Irrtum die pharmakologischen Eigenschaften der Pflanzen in ihrem Lebensraum erprobt. Etwa 300 000 Pflanzenarten sind bekannt und alle von ihnen produzieren eine breite Palette von niedermolekularen Naturstoffen, sogenannte Sekundärmetabolite. Pflanzen nutzen diese Substanzen zur Abwehr von Pflanzenfressern, Mikroorganismen oder konkurrierenden Pflanzen. Um diese Aufgaben zu erfüllen, müssen diese Naturstoffe mit molekularen Zielstrukturen in betreffenden Organismen interagieren können. Es ist deshalb nicht verwunderlich, daß die meisten Pflanzen Wirkstoffe produzieren, die vielfältige biologische und pharmakologische Aktivitäten aufweisen.

Viele Pflanzeninhaltsstoffe wurden von *Homo sapiens* ausschließlich als Gifte erkannt und genutzt, z.B. als Pfeilgifte oder zum Mord, Selbstmord oder zur Vollstreckung von Todesurteilen. Andere Pflanzenextrakte zeigen antimikrobielle Eigenschaften und wurden bei Infektions- und Erkältungskrankheiten oder zur Wundheilung eingesetzt. Ferner gibt es viele Pflanzen mit entzündungshemmenden, krampflösenden, schmerzstillenden und kreislaufsteigernden Eigenschaften – viele von ihnen wurden und werden z.T. heute noch entsprechend medizinisch genutzt. Dioskurides, der wohl berühmteste Arzt des Altertums (wir würden ihn heute als Naturheilkundler oder Phytotherapeuten bezeichnen), beschrieb vor 2000 Jahren in seiner Materia Medica über 400 definierte Pflanzenarten und ihre medizinische Anwendungsmöglichkeiten. Viele der damaligen Applikationen sind auch aus heutiger Sicht sinnvoll und z.T. noch in Gebrauch, d.h. bereits im Altertum wurde im Wesentlichen eine rationale Therapie mit pflanzlichen Drogen betrieben (Merk-Schäfer 1998).

Bei der Erprobung potentieller Nutzpflanzen stießen unsere Vorfahren unausweichlich auf Pflanzen, deren Inhaltsstoffe die Aktivität des Zentralnervensystems bei Mensch und Tier beeinflussen. Viele dieser Stoffe haben stimulierende, andere euphorisierende oder halluzinogene Eigenschaften. Aber auch das Gegenteil, nämlich schlaffördernde, depressions- und schizophrenieauslösende oder betäubende Wirkstoffe existieren in der Natur. Das Wissen um diese Pflanzen war vermutlich niemals Allgemeingut, sondern wurde von besonders ausgebildeten Fachleuten, seien es Schamanen, Medizinmänner, Ärzten, Priesterinnen oder „weisen Frauen", angewandt und tradiert. Denn es kommt auf die richtige Auswahl der Pflanzen und Pflanzenteile, den richtigen Zeitpunkt der Ernte sowie auf eine korrekte Zubereitung und Dosierung an, wenn eine Rauschdroge nicht zum Selbstmord oder Mord führen sollte.

In dieser Übersicht werden die biochemischen und pharmakologischen Eigenschaften von wichtigen biogenen Rauschdrogen, aber auch von psychoaktiven Phytotherapeutika zusammengestellt. Synthetische Wirkstoffe werden nur am Rande behandelt (siehe dazu Lehrbücher der Pharmakologie wie Mutschler (1996) „Arzneimittelwirkungen" oder Hardman et al. (1998) „Goodman & Gilman-Pharmakologische Grundlagen der Arzneimitteltherapie"). Ferner wird an einigen Beispielen gezeigt, daß einige der Rauschdrogen seit langem bekannt und von kulturgeschichtlichem Interesse sind. Abschließend wird der Frage nachgegangen, zu welchem Zwecke die Natur solche Wirkstoffe überhaupt entwickelt hat; d.h. der Frage nach der evolutionären Bedeutung euphorisierender und halluzinogener Naturstoffe.

Rauschdrogen und Psychopharmaka

Unser Zentralnervensystem (ZNS) besteht aus mehreren Regionen (z.B. zerebraler Cortex, limbisches System, Diencenphalon, Mittelhirn und Cerebellum), die miteinander eng verschaltet sind. Etwa 10^{12} Neuronen und Gliazellen stellen die zelluläre Basis des ZNS dar. Insbesondere Neuronen sind untereinander durch weit verzweigte Axone und Dendriten vernetzt. Die Axone können bis 10 000 Verzweigungen ausbilden, wovon jede mit einer anderen Nervenzelle (axosomatisch), vornehmlich aber im Bereich der Dendriten (axodentritisch) kommunizieren kann. Die Kommunikation zwischen Neuronen erfolgt über elektrische und chemische Signale. Die Verbindung oder Schaltstelle zwischen einem Axon und einer anderen Nervenzelle bezeichnet man als *Synapse* (Abb. 1).

➔

Abb. 1. Schematische Darstellung der wichtigsten Schlüsselelemente in der neuronalen Signalleitung. – Grundprinzip der Signaltransduktion: Ein *Aktionspotential* wird entlang eines Axons geleitet. Erreicht es die Präsynapse, so wird ein *spannungskontrollierter Ca^{++}-Kanal* kurzfristig geöffnet. Die einströmenden Ca^{++} Ionen führen in einem komplexen Prozeß zur *Exozytose der Neurovesikel,* die ihren Inhalt, d.h. die gespeicherten Neurotransmitter, in den synaptischen Spalt entlassen. Freigesetzte Neurotransmitter binden an *Neurorezeptoren,* die sich besonders auf der Zellmembran der Postsynapse befinden. – Einige *Neurotransmitter* (Acetylcholin (nAChR), GABA und Glutamat) binden an *Neurorezeptoren, die mit Ionenkanälen gekoppelt* sind (Abb. 2). Diese Kanäle werden dadurch kurzzeitig geöffnet und es kommt zum Einstrom im Wesentlichen von Na^+ (bei Acetylcholin), Cl^- Ionen (bei GABA) oder Na^+/Ca^{++}-Ionen (bei Glutamat). Die veränderten

Ionenkonzentrationen wirken auf spannungsregulierte Na^+ und K^+-Kanäle, und lösen ein neues Aktionspotential aus (bei Acetylcholin). – Die anderen Neurotransmitter (Acetylcholin (mAChR), Serotonin, Adrenalin, Noradrenalin, Dopamin) binden an *G-Protein gekoppelte Neurorezeptoren.* Die G-Proteine modulieren die Aktivität von *Adenylatzyklasen* (setzen cAMP als Second Messenger frei), *Phospholipasen* (setzen Diacylglycerol und IP_3 als Second Messenger frei) oder Ionenkanälen. In den meisten Fällen kommt es letztendlich zu einer Aktivierung oder Hemmung von Na^+, K^+- oder Ca^{++} Kanälen oder von Proteinkinasen, die weitere regulatorische Proteine der Zelle modulieren. – Nachdem ein Neurotransmitter an einem Neurorezeptor gebunden hat, wird er wieder in den synaptischen Spalt entlassen und von dort über *Transporter* (im Falle von Adrenalin, Noradrenalin, Dopamin, Serotonin, Glutamat, und GABA) in die Präsynapse aufgenommen. In der Präsynapse erfolgt entweder ein *Abbau der Monoamine durch MAO* oder aber die Substanzen werden in die Neurovesikel zurück aufgenommen. Auch an dieser Aufnahme ist ein Transporter beteiligt. Acetylcholin wird bereits im synaptischen Spalt durch die *Acetylcholinesterase* in Acetat und Cholin gespalten. Cholin wird in die Präsynapse aufgenommen und dort über eine Cholin-Acetyltransferase wieder zu Acetylcholin synthetisiert und anschließend in die Vesikel hineintransportiert. Neurotransmitter können auch von benachbarten Gliazellen aufgenommen und abgebaut werden.

In der Synapse werden elektrische Impulse in chemische Signale übersetzt, die in der Empfängerzelle zu nachfolgenden Reaktionen führen. Sobald ein Aktionspotential das Ende eines Axons erreicht, werden Neurotransmitter aus der Präsynapse freigesetzt und binden an Neurorezeptoren auf der benachbarten postsynaptischen Membran. Direkt oder indirekt führt die Ligand-Rezeptor Interaktion meist zu einem Öffnen von Ionenkanälen (im Falle von exzitatorischen Neurotransmittern) und dem Erzeugen eines neuen Aktionspotentials. Inhibitorische Neurotransmitter, wie z.B. GABA können die Erregungsleitung blockieren. Die Interaktion eines Neurotransmitters mit seinem Neurorezeptor kann man bildhaft als Schlüssel-Schloß-Mechanismus betrachten. So wie ein Schlüssel nur dann schließt, wenn seine Zacken genau auf das Innere des Schlosses abgestimmt sind, so kann ein Neurotransmitter nur dann wirksam sein, wenn seine räumliche Struktur genau in die Bindungsstelle auf dem Neurorezeptor paßt. Viele der in diesem Artikel besprochen psychoaktiven Wirkstoffe könnte man, wenn man in diesem Bild bleibt, als Nachschlüssel betrachten, mit denen ein Schloß geöffnet werden kann (dies wäre eine agonistische Wirkung). Antagonistische Wirkstoffe wären Schlüssel, die zwar in das Schloß hineinpassen, dann verkanten und damit ein Öffnen des Schlosses auch mit dem richtigen Schlüssel verhindern. In Abb. 1 und 2 sind die wichtigsten Elemente der Erregungsübertragung und Verarbeitung in der Synapse schematisch vereinfacht dargestellt. Zu beachten ist, daß über 40 weitere Neurotransmitter (meist mit Peptidstruktur) zwischenzeitlich entdeckt wurden, deren Physiologie und Biochemie aber erst wenig bekannt ist.

Vielen Rauschphänomenen, aber auch psychischen Erkrankungen (Psychosen, Neurosen und Psychopathien) liegt eine Störung der Übertragung und Leitung neuronaler Impulse und Informationsverarbeitung im Gehirn (d.h., der Neurotransmission) zugrunde. Angriffspunkte auf molekularer Ebene können sein (vgl. Abb. 1):

- Aktivierung oder Hemmung von ligandengesteuerten Ionenkanälen oder G-Protein gekoppelten Neurorezeptoren durch Drogeninhaltsstoffe
- Erhöhte oder erniedrigte Konzentration der endogenen Neurotransmitter (Hemmung des Abbaus oder der Biosynthese der Neurotransmitter durch Wirkstoffe)
- Hemmung von Neurotransmitter-Transportern an der präsynaptischen Membran oder an der Vesikelmembran durch Wirkstoffe (damit Erhöhung der Neurotransmitterspiegel im synaptischen Spalt)
- Hemmung von Acetylcholinesterase oder Monoaminoxidase (MAO) (dadurch Erhöhung der Neurotransmitterspiegel von Acetylcholin, Dopamin, Noradrenalin und Serotonin)
- Erhöhte Freisetzung der Neurotransmitter aus den Vesikeln

- Hemmung oder Aktivierung nachgeschalteter Signalwege durch Drogeninhaltsstoffe
- Erhöhte oder erniedrigte Expression von Neurorezeptoren oder anderen an der Signaltransduktion beteiligten Enzymen (sogenannte down oder up regulation)
- Hemmung oder Aktivierung von Na^+-, K^+- oder Ca^{++}-Kanälen (führt meist nicht zu Halluzinationen, sondern zur allgemeinen Betäubung, da die axonale Erregungsleitung unselektiv gehemmt wird).

Für psychische Vorgänge spielen die aromatischen Monoamine *Dopamin, Serotonin, Noradrenalin* sowie *GABA, Acetylcholin* und *Enkephaline* als Neurotransmitter (Abb. 2) und die zugehörigen Signalübertragungswege eine besondere Rolle. Wichtig ist, daß die entsprechenden Neuronen nicht gleich verteilt im Gehirn vorkommen, sondern meist in speziellen Regionen, denen besondere Funktionen und Aufgaben zugeordnet sind, konzentriert sind.

Dopamin ist der Hauptneurotransmitter im Corpus striatum des Gehirns, das als motorisches Kontrollzentrum dient (eine Zerstörung der Dopaminneuronen führt z.B. zu Morbus Parkinson).

Serotoninneuronen haben ihren Zellkörper ausschließlich in den Raphekernen des Hirnstammes. Serotoninneuronen sind häufig an der Wirkung von Halluzinogenen, vom Typ der Psychodelika beteiligt. Serotonin beeinflußt zahlreiche Hirnfunktionen u.a. Schlaf, kognitive Prozesse, Sinneswahrnehmungen, Appetit, motorische Aktivität, Impulsivität, Aggressivität, Sexualverhalten und Hormonfreisetzung.

Noradrenalin dient als Neurotransmitter der sympathetischen Nerven des autonomen Nervensystems, deren Rolle es ist, bei Streß dafür zu sorgen, daß sich der Herzschlag beschleunigt, die Bronchien erweitern und der Blutdruck erhöht wird.

Acetylcholin ist ein Überträger in den motorischen Endplatten sämtlicher Skelettmuskeln, aber auch in vielen Synapsen des autonomen Nervensystems. Die Rolle der Acetylcholinneuronen im ZNS (10–15% der Neuronen benutzen diesen Neurotransmitter) ist noch nicht vollständig geklärt. Diese Neuronen liegen besonders in der Großhirnrinde, die als Ort der komplexen Informationsverarbeitung, und für geistige Funktionen, wie z.B. kritisches Denken fungiert. Aber auch die Neuronen des Meynertschen Basalkerns bedienen sich Acetylcholin als Neurotransmitter.

GABA vermindert die Impulsfrequenz von Neuronen und gehört neben Glycin damit zu den inhibitorischen Neurotransmittern. Da 20–40% aller Synapsen diesen Neurotransmitter verarbeiten, zählt GABA quantitativ gesehen zum Hauptüberträgerstoff des Gehirns, insbesondere in der Großhirnrinde.

In der Natur kennt man viele Pflanzen oder Pflanzeninhaltsstoffe, die in den Stoffwechsel dieser Neurotransmitter eingreifen. Bedingt durch die Kom-

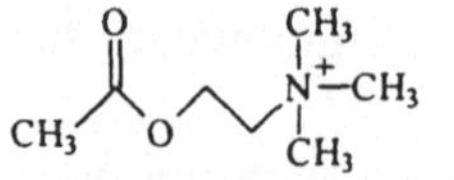

Acetylcholin

muscarinischer Acetylcholin-Rezeptor (mAChR) (GPR)
nicotinischer Acetylcholin-Rezeptor (nAChR) (IKR)

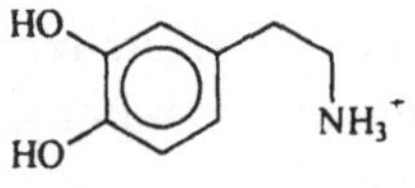

Dopamin

Dopamin-Rezeptoren (D_1 und D_2) (GPR)

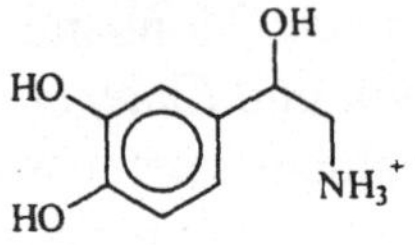

Noradrenalin

Adreno-Rezeptoren (GPR)
(alpha und beta-Adrenorezeptoren)

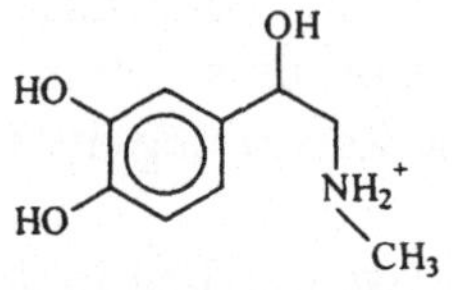

Adrenalin

Adreno-Rezeptoren (GPR)
(alpha und beta-Adrenorezeptoren)

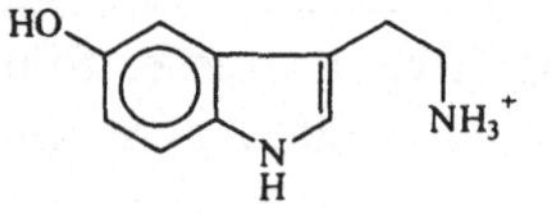

Serotonin

Serotonin-Rezeptoren
5-HT_1, 5-HT_2, 5-HT_5 (GPR)
5-HT_3 (IKR)

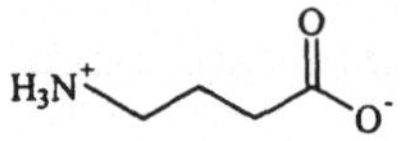

GABA

$GABA_A$-Rezeptor (IKR)

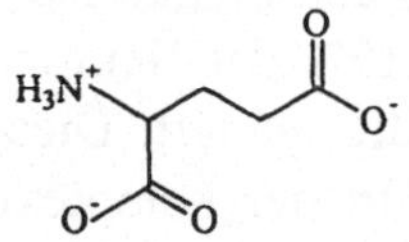

Glutamat

Glutamat-Rezeptor (NMDA-R)(IKR)

Abb. 2. Die wichtigsten Neurotransmitter und ihre Rezeptoren. Über 40 weitere Neurotransmitter hat man inzwischen entdeckt, deren Biochemie und Physiologie aber erst in Anfängen bekannt ist. – GPR = G-Protein gekoppelte Neurorezeptoren; IKR = Ionenkanal gekoppelte Neurorezeptoren. – Acetylcholin ist ein permanent geladenes Molekül mit quarternärer Aminogruppe; unter physiologischen Bedingungen liegen die übrigen Neurotransmitter protoniert, d.h. ebenfalls positiv geladen vor.

Tabelle 1. Übersicht über die besprochenen Rauschpflanzen, Wirkstoffe und ihre pharmakologischen Klassifizierungen

Klasse	Wirkstoff	Produzent (Pflanzendroge)	synthetischer oder partialsynthetischer Wirkstoff
Psychotomimetika			
Psychedelika	Ergotalkaloide	*Claviceps spp; Ipomoea spp.*	LSD
	Mescalin	*Lophophora williamsii, Trichocereus spp.*	MDMA, DOE, DOM
	Psilocin	*Psilocybe spp.* und weitere Pilze	
	Dimethyltryptamin	*Virola* spp. und viele andere Pflanzen	
	β-Carbolinalkaloide	*Banisteriopsis spp., Peganum harmala*	
	Scopolamin	*Atropa spp., Datura spp., Hyoscyamus spp., Mandragora officinarum, Brugmansia spp.*	
Cannabinoide	THC	*Cannabis sativa*	
Euphorika und Erregungsmittel			
Opiate	Morphin	*Papaver somniferum*	Heroin
Stimulanzien und Anregungsmittel	Kokain	*Erythroxylum coca*	
	Ibogain	*Tabernanthe iboga*	
	Ephedrin	*Ephedra spp., Catha edulis*	Amphetamin, Methamphetamin
	Nicotin	*Nicotiana tabacum*	
	Arecolin	*Areca catechu*	
	N-Methylcytisin	*Sophora secundiflora, Teline canariensis, Spartium junceum*	
	Thujon	*Artemisia absinthium*	
	Koffein, Theobromin	*Coffea spp., Cammelia sinensis, Paullinia cupana, Cola spp., Ilex paraguarensis, Theobroma cacao*	
Tranquillanzien (Anxiolytika, Sedativa, Hypnotika)			Barbiturate, Benzodiazepine
	Ethanol	*Saccharomyces cerevisiae*	
	Muscimol	*Amanita muscaria*	
	Valepotriate etc.	*Valeriana officinalis*	
	Kavalaktone	*Piper methysticum*	
	Flavonoide	*Passiflora incarnata*	
Antidepressiva			MAO-Hemmer (Phenelzin, Selegilin), Reuptake Blocker für NA und 5-HT (Amitryptilin, Maprotilin, Fluoxetin)
	Hyperforin, Hypericin	*Hypericum perforatum*	
Neuroleptika (Antipsychotika)			D2-Blocker (Phenotiazine, Butyrophenone)
	Reserpin	*Rauwolfia serpentina*	

plexität der ausgelösten Reaktionen ist die Einteilung der psychoaktiven Substanzen und Drogen oft unbefriedigend, da sich die Kategorien meist nicht eindeutig abgrenzen lassen.

Louis Lewin (1924) unterteilte die psychoaktiven Pflanzen in fünf große Gruppen: 1. Die Euphorika oder Seelenberuhigungsmittel (z.B. Morphin, Heroin, Kokain), 2. die Phantastica oder Sinnestäuschungsmittel (viele Halluzinogene), 3. die Inebriantia oder Berauschungsmittel (z.B. Alkohol, Chloroform, Ether), 4. Hypnotika (Kava Kava) und 5. die Exzitantia oder Erregungsmittel (z.B. Kaffee, Tabak, Betel, Cola).

Die heute gängigen Definitionen leiten sich eher von pharmakologischen oder therapeutischen Aspekten ab. Unterschieden werden als größere Gruppen: die Stimulanzien und Halluzinogene, die Neuroleptika, Antidepressiva und Tranquillanzien (Tabelle 1).

Zu den *Psychostimulanzien* oder *Euphorika* zählt man Substanzen, die zu einem gesteigerten Wohlbefinden, zur Stimmungsaufhellung und zu beschleunigtem Denkvermögen führen. Die Phantastika, die heute meist *Psychotomimetika, Halluzinogene* oder *Psychedelika* genannt werden (Tabelle 1), sind in unserer Betrachtung besonders wichtig. Sie erzeugen in nichttoxischen Dosen Rauschzustände, die mit akustischen, visuellen oder sensorischen Sinnestäuschungen und einem veränderten Erleben von Raum und Zeit einhergehen. Das Bewußtsein bleibt meist erhalten, jedoch treten gelegentlich dauerhafte Psychosen oder schizophrenieähnliche Zustände auf. Diese Substanzen werden wissenschaftlich eingesetzt, um den Kern des Bewußtseins, der religiösen Gefühle und das Streben nach Unsterblichkeit zu erhellen. Zu den halluzinogenen oder psychedelischen Substanzen zählen die Naturstoffe Psilocin/Psilocybin, Mescalin, Scopolamin sowie die Synthetika LSD und Ecstasy und Derivate (DOM, DOET, MDA). Die Wirkung von LSD, Psilocin und Mescalin ist so ähnlich, daß selbst erfahrene Drogenanwender nicht erkennen können, welche Droge sie eingenommen haben. Die Wirkungsweise dieser Substanzen wird in diesem Artikel ausführlicher beschrieben.

Psychoaktive Drogen und Substanzen werden nicht nur als Genuß- und Rauschmittel verwendet, sondern einige von ihnen haben auch Bedeutung für die Medizin. In der medizinischen Therapie wird versucht, durch die Gabe von Psychopharmaka (Neuroleptika, Antidepressiva, Tranquillanzien und Psychostimulanzien) die gestörte Neurotransmission wieder ins Gleichgewicht zu bringen (Hardman et al. 1996; Mutschler 1996). Je nach Hauptwirkung werden verschiedene Klassen der therapeutisch verwendeten psychoaktiven Substanzen unterschieden:

Neuroleptika (Antischizophrenika, Antipsychotika), die insbesondere für die Behandlung von schizophrenen Psychosen eingesetzt werden, entfalten eine antipsychotische Wirkung, ohne das Bewußtsein und die intellektuellen Fähigkeiten wesentlich zu beeinflussen. Neuroleptika greifen in die synaptische Signaltransduktion ein, indem z.B. die Aufnahme der Monoamine in die synaptischen Vesikel gehemmt wird (z.B. durch das Alkaloid Reserpin), und anschließend über die mitochondrielle Monoaminoxidase abgebaut werden; dadurch wird der Spiegel der Monoamine gesenkt. Von besonderer Bedeutung ist die Hemmung von Dopaminrezeptoren im limbischen System und zerebralen Cortex (insbesondere des D_2-Rezeptors) durch trizyklische Phenotiazine, Butyrophenone und Diphenylbutylpiperidine, da bei Psychosen und Schizophrenie häufig ein zu hoher Dopaminspiegel vorliegt.

Unter den *Antidepressiva* faßt man diejenigen Psychopharmaka zusammen, die depressive Symptome zu bessern vermögen. Ursächlich findet man häufig zu niedrige Noradrenalin- und Serotoninspiegel bei diesen Patienten. In der Gruppe der Antidepressiva finden wir Monoaminoxidase-Hemmer (MAO-Hemmer, z.B. Iproniazid), die die Noradrenalin- und Serotoninspiegel erhöhen, sowie Substanzen, die die Aufnahme von Noradrenalin und/oder Serotonin in die Präsynapse („Reuptake-Blocker") hemmen. So werden letztendlich die Monoaminspiegel im synaptischen Spalt erhöht. Das Alkaloid Reserpin, das zu einer Senkung der Serotonin- und Noradrenalinkonzentrationen führt, löst bei einigen Patienten Depressionen aus, was die Aminhypothese der Depression zusätzlich erhärtet. Als Synthetika werden tri- und tetrazyklische Antidepressiva, MAO-Hemmer und Serotonin-Reuptake Blocker eingesetzt (Tabelle 1).

Tranquillanzien (Axiolytika, Sedativa, Hypnotika) haben keine antispychotische Eigenschaften, wirken aber beruhigend, beseitigen Angst und Spannungen und rufen den Zustand der Ausgeglichenheit hervor. Viele Tranquillanzien zeigen schlaffördernde, antikonvulsive und muskelrelaxierende Wirkungen. Als wesentliches Target wurde der $GABA_A$-Rezeptor erkannt, der spezifische Bindungstellen für die synthetischen Benzodiazepine („Benzodiazepin-Rezeptor") und für GABA aufweist. Alkohol, Barbiturate und Benzodiazepine gehören zu den gängigen Wirkstoffen in der Gruppe der Sedativa und Tranquillanzien. Obwohl sie an unterschiedlichen Stellen im GABA-System angreifen, kann man eine Kreuztoleranz und Kreuzabhängigkeit bei Menschen feststellen, die gegen eins der Mittel tolerant geworden sind. Tranquillanzien wirken als GABA-Agonisten und verstärken damit die hemmende Funktion GABA-erger Neurone im ZNS. GABA-Rezeptoren weisen im limbischen System des Gehirns (insbesondere in der Amygdala), das das emotionale Verhalten steuert, eine besonders hohe Dichte auf.

Ein wichtiger Aspekt betrifft die *Drogensucht* oder besser *Drogenabhängigkeit*, die nach Einnahme natürlicher oder synthetischer psychotroper Drogen oder Therapeutika auftreten kann; dieser Aspekt kann in diesem Artikel aus Platzgründen nicht detailliert behandelt werden. Pharmakologen unterscheiden drei Stufen: 1. Die Toleranzentwicklung (erworben oder angeboren), 2. Abhängigkeit und 3. die zwanghafte Suche nach Drogen. Man unterteilt das

Suchtphänomen in psychische und physische Abhängigkeit, obwohl Übergänge fließend sein können.

Die *psychische Abhängigkeit* ist charakterisiert durch das Verlangen, ständig eine Droge einzunehmen, um das Gefühl eines gesteigerten Wohlbefindens zu erzielen oder um Mißempfindungen zu reduzieren und durch Fehlen einer körperlichen Mißempfindung nach Absetzen der Droge. Für die *physische Abhängigkeit* gilt ein zwanghaftes Verlangen nach einer Rauschdroge und das Auftreten von Entzugserscheinungen nach Absetzen der Droge.

Während die Halluzinogene im engeren Sinne eher eine psychische Abhängigkeit hervorrufen, führen die Euphorika wie Morphin, Heroin, Opium und Kokain vorwiegend zur physischen Abhängigkeit.

Rauschdrogen zeichnen sich dadurch aus, daß sie sofortige angenehme Gefühle beim Konsumenten hervorrufen. Je intensiver und zuverlässiger die Wirkung, desto höher die Wahrscheinlichkeit, daß der Drogenkonsum wiederholt wird und es letztendlich zum Mißbrauch kommt. Die verstärkende Eigenschaft einer Substanz hängt offenbar damit zusammen, ob sie die Konzentration von bestimmten Neurotransmittern, z.B. von Endorphinen, Dopamin, Serotonin oder GABA, in bestimmten Hirnarealen erhöhen oder deren Wirkung nachahmen kann. Nachgewiesen wurde, daß Kokain, Amphetamine, Ethanol, Morphin, Heroin und Nicotin die Dopaminspiegel in der extrazellulären Flüssigkeit in der Nucleus accumbens-Region des Gehirns deutlich erhöhen. Bei Tieren wurde ein ähnlicher Dopaminanstieg gemessen, wenn sie mit süßer Nahrung oder einem Geschlechtspartner gelockt wurden. Substanzen, die die Dopaminrezeptoren inhibieren, führen zu negativen Empfindungen und werden von Mensch und Tier gemieden (Hardman et al. 1998).

Das Zusammenspiel der Neurotransmitter mit ihren Rezeptoren und die nachfolgenden Signalwege sind äußerst komplex, zumal 10^{10} Neuronen im ZNS daran beteiligt sind, deren Axone sich in über 10 000 Äste aufspalten und dabei jeweils tausende unterschiedliche neuronale Verschaltungen untereinander ausbilden können. Jede Nervenzelle erhält und sendet auf diese Weise Signale an Tausende andere Neuronen, die in unterschieldichen Hirnregionen lokalisiert sein können. Da in den pflanzlichen Psychopharmaka und Rauschdrogen häufig keine Reinsubstanzen, sondern komplexe Naturstoffgemische vorliegen, ist meist mehr als eine aktive Substanz in ihnen enthalten. Da diese Wirkstoffe unterschiedliche molekulare Targets (von denen viele noch nicht einmal bekannt sind) beeinflussen können, ist es nicht verwunderlich, daß die Wirkung psychoaktiver Pflanzenextrakte komplex und unsere Kenntnis über alle Interaktionen in den meisten Fällen noch unbefriedigend ist. Außerdem ist zu beachten, daß die Reaktion auf eine Droge sich individuell unterscheiden kann, da viele der Elemente der Signalkette genetisch gesteuert werden. Bekannt ist die unterschiedliche Empfindlichkeit des Menschen gegenüber Ethanol, die von der Expression der Alkoholdehydrogenase

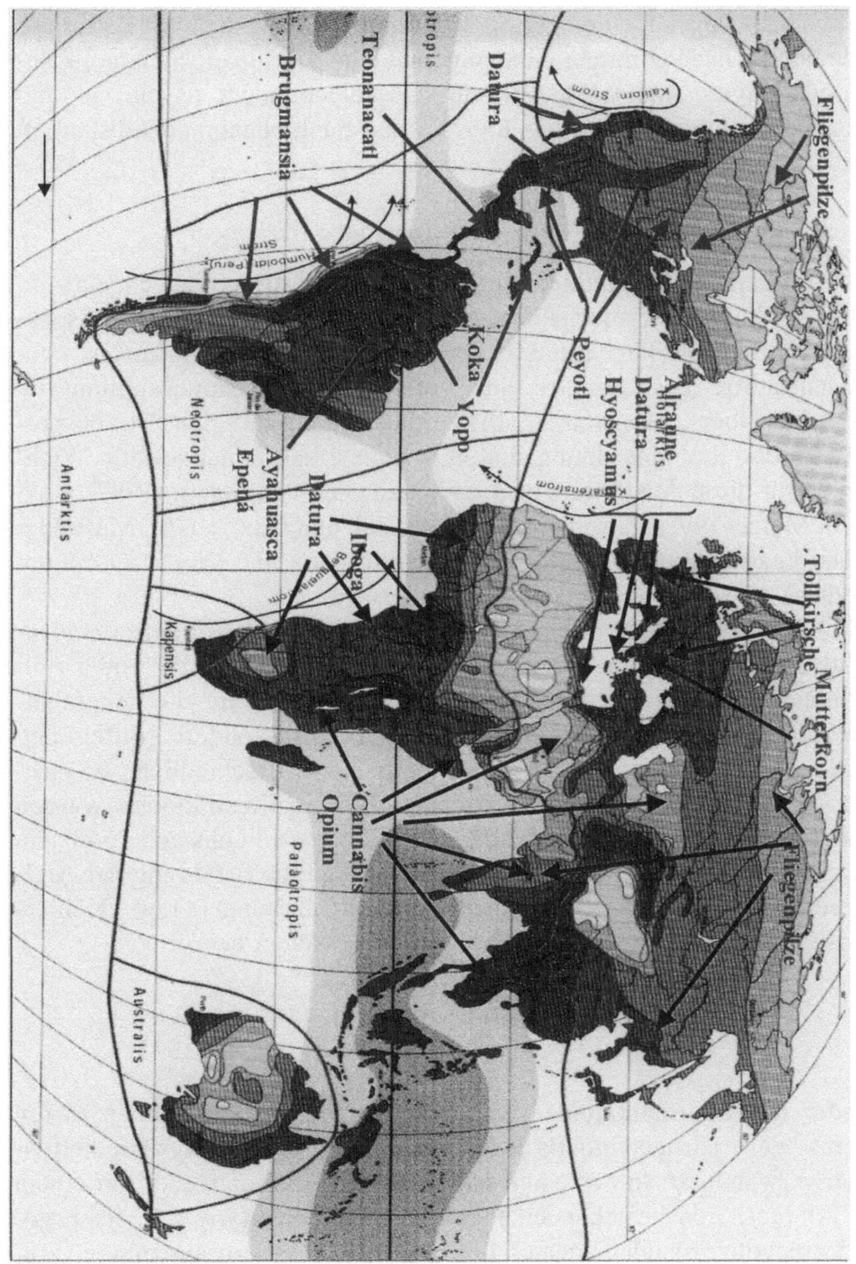

Abb. 3. Geographische Schwerpunkte der von Naturvölkern genutzten Rauschdrogen (nach Schultes und Hofmann 1987). Die geographische Karte wurde von W. Barthlott entwickelt und zeigt den Grad der Biodiversität an (geringe Biodiversität: gelb; hohe Diversität Dunkelrot). Schwerpunkte der Drogen sind häufig auch Gebiete mit hoher Biodiversität, z.B. in Süd- und Mittelamerika.

und der Aldehyddehydrogenase abhängt. In asiatischen Populationen ist z.B. die Aldehyddehydrogenase nur gering exprimiert, was dazu führt, daß diese Menschen bereits nach geringen Alkoholgenuß eine sehr unangenehme Flush-Reaktion bekommen. Aber auch Alter und Geschlecht sowie psychische und psychosoziale Faktoren können das Rausch- und Suchtphänomen substantiell beeinflussen.

Rauschpflanzen, Rauschmittel und ihre Wirkungen

In den nachfolgenden Abschnitten werden wichtige Rauschpflanzen, ihre Inhaltsstoffe, Wirkung, Wirkmechanismen und interessant erscheinende Aspekte der Kulturgeschichte kurz referiert. Da mehrere hundert Pflanzen psychoaktive Inhaltsstoffe besitzen, ist eine vollständige Zusammenstellung im Rahmen dieser Übersicht schon aus Platzgründen nicht möglich. Die besprochenen Arten und ihre Anordnung sind in Tabelle 1 zusammengestellt. Wichtige Quellen für diese Ausführungen sind Schultes und Hofmann (1987), Snyder (1988), Mann (1992), Hofmann (1993), Balick und Cox (1996), Mutschler (1996), Hardman et al. (1998), Rätsch (1998), Roberts und Wink (1998) und Wink (1999a).

Bei allen indigenen Völkern der Erde lassen sich typische Pflanzen entdekken, die als Rauschdrogen zum Vergnügen oder aus medizinischen oder rituellen Gründen konsumiert wurden und werden. Abb. 3 zeigt die geographische Verbreitung der wichtigsten Rauschdrogen. Insbesondere Mittel- und Südamerika ist eine Region, in der besonders viele unterschiedliche Rauschdrogen entdeckt wurden. Die nachfolgenden Pflanzenillustrationen wurden zwei bedeutenden Kräuterbüchern entnommen: Leonard Fuchs gab 1543 sein „New Kreuterbuch im Jahr MDXLIII“ heraus, das an die Erfahrung der Antike, insbesondere an Dioskurides anknüpft. Im 19. Jahrhundert ragt „Köhlers Medizinal-Pflanzenatlas“ (Pabst 1887) als wichtiges Werk hervor.

Psychotomimetika und Psychostimulanzien

Ergotalkaloide

Ergot- oder Mutterkornalkaloide zählt man zu den Indolalkaloiden, deren Grundgerüst dem partialsynthetisch hergestellten LSD (Lysergsäurediethylamid) nah verwandt ist. In der Natur ist die Lysergsäure entweder mit einem aus drei Aminosäuren bestehenden Peptidrest verknüpft (wie z.B. im Ergotamin oder Ergotoxin) oder aber es liegen einfache Lysergsäureamide (z.B. Ergin) vor.

Ergotalkaloide und LSD weisen Strukturelemente der Neurotransmitter Dopamin, Serotonin und Noradrenalin auf. Die pharmakologische Wirkung der Ergotalkaloide ist sehr komplex, da diese Substanzen mit Adreno-, Sero-

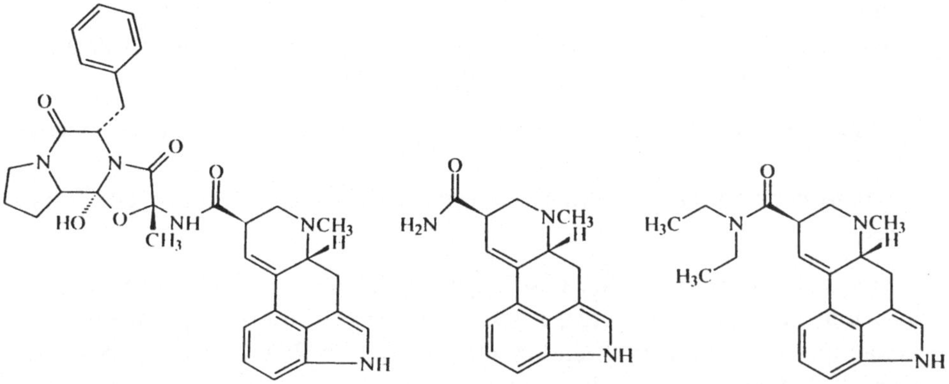

Ergotamin Ergin Lysergsäurediethylamid (LSD)

Struktur von Ergotamin, Lysergsäureamid (Ergin), LSD

tonin- und Dopaminrezeptoren sowohl agonistisch als auch antagonistisch interagieren können. Aus der Beobachtung heraus, daß LSD die durch Serotonin ausgelösten Uteruskontraktionen hemmt, hat man anfänglich geschlossen, daß Ergotalkaloide und LSD ihre psychedelischen Aktivität im ZNS ebenfalls durch die Blockade von Serotoninrezeptoren hervorrufen. Es zeigte sich aber schnell, daß andere psychedelische Substanzen wie Mescalin nicht als Serotoninantagonist wirken, was im Widerspruch zur ursprünglichen Theorie stand. Durch direkte elektrophysiologische Messungen an Serotoninneuronen in den Raphekernen (die im limbischen System besonders dicht verschaltet sind) konnte gezeigt werden, daß LSD, Psilocin, Psilocybin und DMT genauso wie 5-HT die Serotoninneuronen (5-HT_1-Subtyp des Serotoninrezeptors) hemmen. Das LSD-Derivat Lisurid hemmt zwar die Serotoninwirkung in den Rapheneuronen ist aber nicht halluzinogen; deshalb kann die Serotoninblockade nicht der einzige Wirkmechanismus für LSD darstellen. In weiteren Versuchen konnte man zeigen, daß offenbar die Noradrenalinneuronen im Locus coeruleus eine entscheidende Rolle spielen. LSD und Mescalin führen zu einer Aktivierung der Neuronen im Locus coeruleus, aber nur dann, wenn Sinnesreize von außen auftreten. Zusätzlich konnte gezeigt werden, daß der Serotoninrezeptor 5-HT_2 durch LSD und andere psychedelische Wirkstoffe aktiviert wird; je stärker die Bindung, desto höher der psychedelische Effekt. Man nimmt an, daß die 5-HT_2-Neuronen mit den Neuronen im Locus coeruleus verbunden sind und so indirekt wirksam werden. LSD löst auf diese Weise ungewöhnliche Sinneswahrnehmungen aus. Die halluzinogene Wirkung der natürlichen Derivate ist über ein hundert mal schwächer als die von LSD.

Ergotalkaloide findet man bei einigen Schmarotzerpilzen der Gattung *Claviceps*, z.B. *Claviceps purpurea* (Hypocreaceae), ferner bei höheren Pflanzen aus der Familie der Windengewächse (Convolvulaceae), z.B.

- *Ipomoea violacea* violette Trichterwinde, Badoh Negro (Tropen der neuen Welt)
- *Turbina corymbosa* (syn. *Rivea corymbosa*) Ololiuqui (Tropen der Neuen Welt).

Die wichtigste *Claviceps*-Art ist *C. purpurea*, die auf Roggen (*Secale cereale*) lebt und dort ein hartes, schwarzviolettes Sklerotium produziert, das sogenannte Mutterkorn. Während man früher diesen Pilz als reinen Schmarotzer ansah, haben neuere Studien gezeigt, daß die Wirtspflanzen einen Nutzen davon tragen, wenn sie von *Claviceps* befallen werden. Denn die pharmakologisch hochaktiven Alkaloide wirken als Schutzfaktor gegen Tierfraß. Gräser mit Pilzbefall werden wesentlich weniger von Herbivoren heimgesucht als pilzfreie Pflanzen. Demnach liegt hier eine Symbiose vor: der Pilz wird von der Pflanze mit Nährstoffen versorgt und steigert im Gegenzug durch die Giftproduktion die ökologische Fitness der Wirtspflanze. Da *Claviceps* die Nahrungspflanze Roggen befällt, kann das Mutterkorn zu toxischen Effekten beim Menschen führen, wenn es nicht gewissenhaft aus dem Getreide entfernt wurde. Daß dies nicht immer der Fall war, belegen viele epidemieartige Vergiftungen im Mittelalter. Damals traten in mehreren Teilen Europas auffällige Vergiftungen (Ergotismus) auf, an denen Tausende unter großen Qualen starben. Beschrieben wurden nervöse Krämpfe mit epileptischen Anfällen oder ein Absterben von Extremitäten, wie Nasen, Ohrläppchen, Finger, Zehen und Füße. Diese Symptome waren häufig von Delirien und Halluzinationen begleitet, was auf eine zentrale Aktivität der Alkaloide an Neurorezeptoren hindeutet. Ebenso traten Fehl- oder Frühgeburten gehäuft auf, die durch die uteruskontrahierende Wirkung einiger Ergotalkaloide zustande kamen. Noch heute werden Nachgeburtsblutungen mit Mutterkornalkaloiden (z.B. mit Ergonovin) behandelt. Das „Heilige oder Antoniusfeuer“ äußerte sich in einem brennenden Gefühl in Händen und Füßen, was vermutlich durch Mangeldurchblutung hervorgerufen wurde, denn die Mutterkornalkaloide wirken stark vasokonstriktorisch. Erst um 1676, also rund fünfhundert Jahre nach den ersten Mutterkornepidemien hat man den ursächlichen Zusammenhang erkannt und Kontrollmaßnahmen in den Mühlen eingeführt, was zu einem deutlichen Rückgang der Vergiftungen in Mitteleuropa beitrug. Aber in anderen Teilen der Welt traten Mutterkornvergiftungen bis in unser Jahrhundert hinein auf.

Vermutlich kannte man die Wirkungen des Mutterkorns bereits im antiken Griechenland. Die eleusinischen Mysterien (vor 4000 Jahren) können durch die visionären halluzinogenen Effekte der Mutterkornalkaloide plausibel erklärt werden (Schultes und Hofmann 1987). Roggen wurde damals nicht als Nahrungsmittel genutzt, da man die „schwarze übelriechende Frucht Thrakiens und Mazedoniens" fürchtete.

In der Neuen Welt wurde die Wirkung von Ergotalkaloiden ebenfalls entdeckt, nicht als pilzliche Produkte, sondern in den Samen zweier Windenarten. Während *Ipomoea violacea* hauptsächlich in Mexiko als Rauschpflanze genutzt wurde, erstreckt sich das Nutzungs- und Verbreitungsgebiet von *Turbina corymbosa* Ololiuqui über die Festlandsküsten des Golfs von Mexico und der karibischen See. Als Hauptwirkstoffe von Ololiuqui isolierte A. Hofmann Lysergsäureamid, Lysergsäure-hydroxyäthylamid und andere ähnliche Indolalkaloide, die mit dem LSD chemisch nah verwandt sind. Damit werden die halluzinogenen Eigenschaften der Windensamen plausibel (s.u.). Ein spanischer Missionar hat die Wirkung von Ololiuqui wie folgte beschrieben: „Ololiuqui beraubt alle ihrer Sinne, die es gebrauchen... Die Eingeborenen treten mit dem Teufel in Verbindung, denn wenn sie sich mit Ololiuqui berauscht haben, beginnen sie normalerweise wirr zu reden, und sie werden von Trugbildern getäuscht, die sie Gottheiten zuschreiben, welche im Samen wohnen sollen" (nach Schultes und Hofmann 1987). „In früheren Zeiten nahmen Priester die Samenextrakte ein, um ein Delirium auszulösen, so daß sie mit ihren Göttern sprechen und von ihnen Botschaften empfangen konnten. Tausend teuflische Halluzinationen erscheinen ihnen dann. In der Wirkungsweise kann man diese Pflanze mit Solanum maniacum vergleichen, die schon Dioskurides beschrieben hat", schreibt 1651 der Leibarzt des spanischen Königs, Francisco Hernández. Von Ololiuqui werden 13 Samen zermahlen mit Wasser oder einem alkoholischen Getränk eingenommen. Die Rauschwirkung erfolgt bald und führt zu Halluzinationen im Gesichtssinn. Schwindelzustände, Euphorie, Schläfrigkeit und nachtwandlerische Betäubung sind weitere Symptome. Die Indianer berichten, daß sie Vorgänge um sich herum nur ganz unklar und weit entfernt zur Kenntnis nehmen, wobei der Rausch drei Stunden andauere und keine unliebsamen Nachwirkungen hinterlasse. Ololiuqui wird einzeln und nicht wie Peyote oder Teonanacatl in Gruppen eingenommen. *Ipomoea violacea*, Badoh Negro wird sehr ähnlich zubereitet und besonders für Weissagungen eingesetzt, z.B. bei Krankheiten oder verlorenen Gegenständen. Der Gebrauch dieser Pflanzen in der Neuen Welt dauerte aus der Zeit der Azteken bis heute an; auch in der Rauschgiftszene wurde mit *Ipomoea* Samen experimentiert.

Wesentlich verbreiteter wurde das *LSD* eingesetzt, das 1938 von Albert Hofmann zum ersten Mal synthetisiert wurde. LSD teilt mit den besprochenen Ergotalkaloiden das Alkaloidgrundgerüst, ist aber ein wesentlich stärkeres Halluzinogen als die Naturstoffe. Eine ausführliche Darstellung der Entdekkung und Auswirkungen dieser psychedelischen Droge, die u.a. zur Hippie-Rebellion Mitte der sechziger Jahre führte, findet man in A. Hofmann (1993)

„LSD – mein Sorgenkind". LSD aktiviert, wie viele andere pflanzliche Halluzinogene (Psilocybin, Mescalin, Ergotalkaloide) Serotoninrezeptoren (insbesondere vom Subtyp 5-HT_2, 5-HT_5, 5-HT_6 und 5-HT_7) und direkt und indirekt Noradrenalinneuronen, die für psychische Funktionen eine hervorragende Rolle spielen; die meisten auf Dopamin ansprechende Gehirnzentren werden durch LSD aktiviert, andere gedämpft. Diese Kombination eines gleichzeitigen Angriffs an Serotonin-, Noradrenalin- und Dopaminrezeptoren ist vermutlich für die außerordentlich starke Aktivität von LSD verantwortlich. LSD ruft bei einigen Konsumenten Psychosen und schizophrenieähnliche Zustände hervor, die nicht selten mit Selbstmord enden. U.a. aus diesen Gründen unterliegt die LSD-Abgabe sehr strengen Gesetzen.

In Ololiuqui wurde Ergin von A. Hofmann nachgewiesen (s.o.), das in seiner Struktur und Wirkung dem LSD sehr nahe kommt. Im LSD-Rausch werden die Sinne vertauscht, so daß eine Berührung als Ton, ein Ton als Bild oder umgekehrt wahrgenommen wird; ähnlich stark gestört sind zeitliche und räumliche Wahrnehmungen, ebenso das Ichgefühl. Es kommt also zu einer besonderen Intensivierung der Wahrnehmungs- und Verstandesebene; Psychedelika versetzen den Menschen in einem überwachen Zustand, so daß die Rauschbilder in lebhafter Erinnerung bleiben. Der transzendentale Zustand durch Meditation oder die religiöse Trance weisen gewisse Ähnlichkeiten zum LSD-Rausch auf (Snyder 1988).

Mescalin und synthetische Amphetamine vom Ecstasy-Typ

Mescalin zählt zu den wichtigsten psychoaktiven Inhaltsstoffen neuweltlicher Kakteen, das Halluzinationen mit brillanten Farben und das Gefühl der Schwerelosigkeit hervorruft.

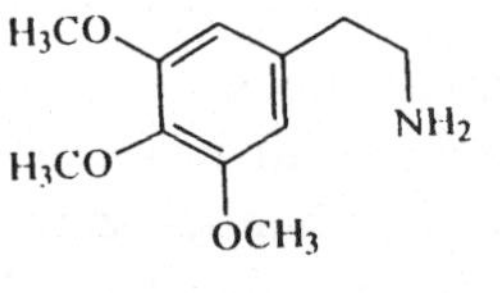

Mescalin

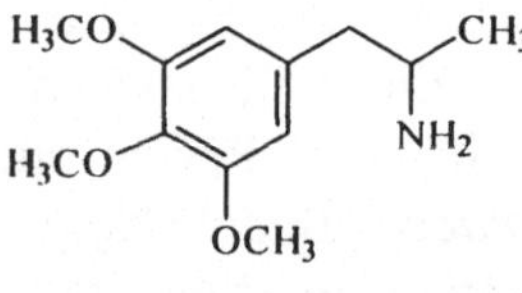

3,4,5-Trimethoxyamphetamin TMA

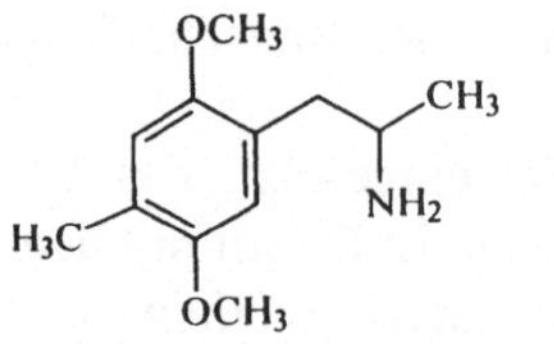

2,5-Dimethoxy-4-methyl-amphetamin DOM, STP

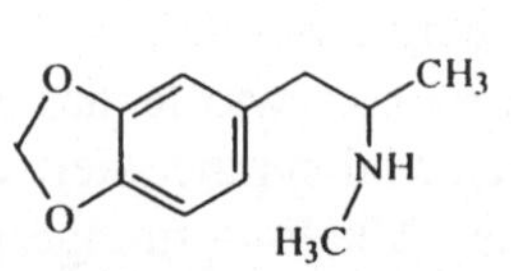

3,5-Methylendioxy-N-Methyl-amphetamin

Struktur von Mescalin und Amphetamine vom Ecstasy-Typ

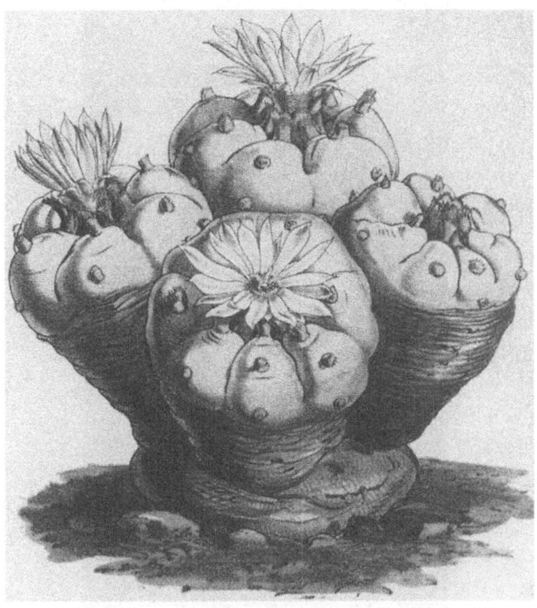

Abb. 4. Erste Darstellung von Peyote, *Lophophora williamsii* (aus Schultes und Hofmann 1987)

Obwohl Mescalin eine Strukturähnlichkeit zu Dopamin aufweist, greift es nicht an Dopamin- oder Adrenorezeptoren an. Die Wirkung von Mescalin kommt möglicherweise durch Aktivierung des Serotoninrezeptors (5-HT_2-Typ) zustande (s.o.); außerdem läßt sich ein Anstieg der Dopaminkonzentrationen beobachten. Wahrscheinlich ist aber die aktive Substanz nicht das Mescalin selbst, sondern ein im Stoffwechsel entstandener Metabolit. Das kann man daran erkennen, daß die Minimaldosis beim Menschen mit 350 mg sehr hoch liegt und daß die Wirkung nicht sofort, sondern nach 1–2 Stunden einsetzt und erst nach 5–6 h ihren Höhepunkt erreicht.

Mescalin wurde in verschiedenen neuweltlichen Kakteen nachgewiesen, z.B. *Lophophora williamsii (syn. Anhalomium williamsii)* (Abb. 4), *Trichocereus* spp. (Abb. 5) (irrtümlich als *Opuntia cyclindrica* bestimmt), *Gymnocalycium gibbosum,* und andere Cactaceae. Neben dem Mescalin wurden aber auch verschiedene Derivate gefunden, wie z.B. N-Formylmescalin, N-Acetylmescalin (beide in *Lophophora williamsii*), N-Methylmescalin (*Alhagi pseudalhagi* und *Pelecyphora aselliformis*) (Leguminosae bzw. Cactaceae); N,N-Dimethylmescalin (= Trichocerein) (*Trichocereus (Cereus) terscheckii* (Cactaceae) hat keine halluzinogenen Eigenschaften mehr. Es darf nicht vergessen werden, daß diese Kakteen neben Mescalin eine Reihe weitere stickstoffhaltiger Verbindungen enthalten, wie z.B. verschiedene Tetrahydroisochinoline und Phenylethylamine, die die Mescalinwirkung eventuell verstärken.

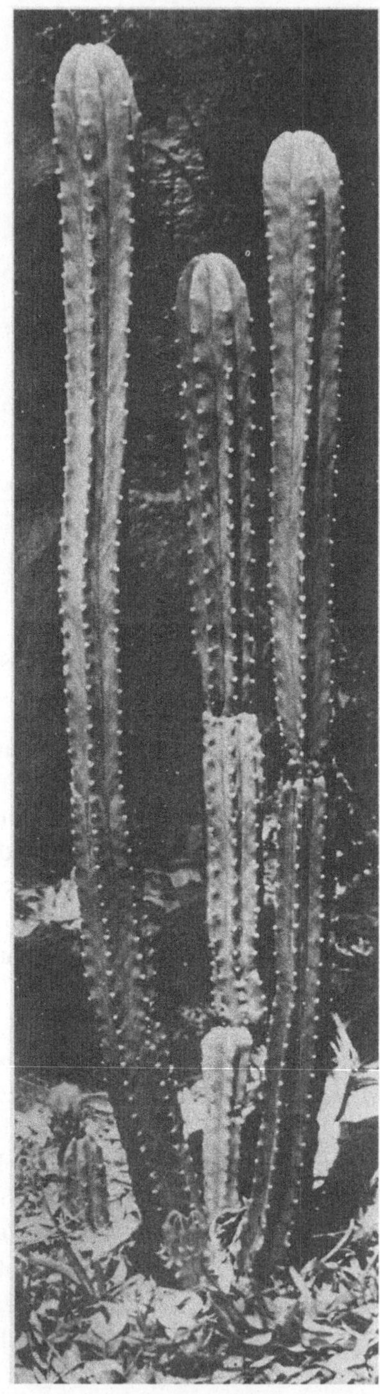

Abb. 5. Aus dem Säulenkaktus *Trichocereus pachanoi* wird Mescalin gewonnen (aus Schultes und Hofmann 1987)

Bereits vor Ankunft der Europäer in der Neuen Welt spielten der Peyote-Kaktus (*Lophophora williamsii*) und der San Pedro-Kaktus (*Trichocereus pachanoi*) als Rauschpflanzen eine große Rolle. Sie bildeten einen festen Bestandteil in den religiösen Zeremonien der Indianer und vermutlich über 2000, vielleicht sogar 3000 Jahre lang in Gebrauch. Francisco Hernández, der Hofarzt von König Philip II von Spanien berichtet über die Azteken „Diejenigen, die Peyote essen und kauen, haben erheiternde oder erschreckende Visionen ... und schreckliche Bilder, die an den Teufel erinnern". Peyote ist ein graugrüner stachelloser Kugelkaktus (Abb. 4) und sein Gebrauch war ursprünglich auf Mexiko beschränkt, wo er hauptsächlich vorkommt. Im 19. Jahrhundert wurden mescal buttons, die in Scheiben geschnittenen und getrockneten Peyote-Kakteen, auch an die Indianer in Nordamerika verkauft und dort ebenfalls bis heute rituell verwendet. Bei den Peyote-Zeremonien stehen Tänze und Gebete im Vordergrund, die nach Peyote-Genuß über viele Stunden hinweg stattfinden.

Der San Pedro-Kaktus ist ein auffälliger Säulenkaktus, der in den Hochländern von Ecuador, Peru und Bolivien vorkommt. Die Kaktusstämme werden in Scheiben geschnitten und bis zu sieben Stunden in Wasser gesotten. Das Getränk ist in Peru als Achuma bekannt und wird manchmal mit anderen Rauschdrogen (z.B. *Brugmansia aurea*) oder Arzneipflanzen vermischt. Von einem Schamanen wurde die Wirkung des San Pedro-Kaktus folgendermaßen beschrieben (nach Schultes und Hofmann 1987): „Die Droge bewirkt zunächst Schläfrigkeit oder einen Traumzustand und ein Gefühl der Lethargie, eine leichte Benommenheit, auf die eine mächtige Vision, eine klare Einsicht in alle menschlichen Fähigkeiten folgt. Sie verursacht eine leichte Betäubung im Körper, auf die ein Zustand der völligen Ruhe folgt. Dann beginnt die Loslösung vom Körperlichen durch eine sichtbare Kraft, die alle Sinne erfüllt-auch den sechsten, den telepathischen Sinn, der die Grenzen von Zeit und Raum überwindet." oder „San Pedro ist ein Hilfsmittel, um den Geist angenehmer und gefügiger zu stimmen. Man wird schnell und sicher durch Materie, Zeit und Raum getragen ..."

Aldous Huxley beschrieb die Wirkung von Mescalin eindrucksvoll in seinem Buch „The door of perception".

Die chemisch verwandten synthetischen *Amphetamine* wurden als Strukturanaloge zum Mescalin synthetisiert: wie 3,4,5-Trimethoxyamphetamin, TMA, Methylendioxyamphetamin, MDA; 2,5-Dimethoxy-4-methylamphetamin, DOM oder STP; 3,4-Methylendioxy-N-methylamphetamin, MDMA „Ecstasy" oder 2,5-Dimethoxy-4-ethylamphetamin, DOET. DOM hat eine etwa 25- bis 50fach stärkere psychomimetische Wirkung als Mescalin und ist berüchtigt durch die Auslösung von „bad trips". Diese Amphetamine wirken als Agonisten am 5-HT_2-Rezeptor. MDMA wurde in der Drogenszene von San Francisco Ecstasy genannt und stärkt in niedrigen Dosen das Selbstbewußtsein und die Euphorie. Ecstasy ist bei anhaltendem Konsum neurotoxisch und zerstört Nervenendigungen. In den letzten 3 Jahrzehnten wurden Amphetamine zur Modedroge der westlichen Welt, die bereits von Jugendlichen auf Tanzparties konsumiert wird.

Pilze mit Psilocin

Psilocybin und Psilocin sind halluzinogene Alkaloide aus Pilzen, die im Mittel- und Südamerika als Rauschdrogen entdeckt wurden. Beide Substanzen haben große Strukturähnlichkeit mit dem Neurotransmitter Serotonin (Abb. 2) und binden an 5-HT_2-Rezeptoren als Agonisten. Die Wirkstärke von Psilocybin beträgt nur ca. 1% der des LSDs, führt aber zu sehr ähnlichen psychischen Effekten und Halluzinationen. Die mittlere wirksame Dosis beim Menschen liegt bei 10 mg; die Wirkdauer beträgt vier bis sechs Stunden (beim LSD acht bis zwölf Stunden). Psilocybin ist der Phosphorsäureester des Psilocins. Die Phosphatgruppe erhöht die Stabilität des Moleküls bei oraler Aufnahme; im Körper wird die Phosphatgruppe dann abgespalten und Psilocin, das gut membrangängig ist, kommt als Wirkstoff zur Geltung.

Folgende Pilze enthalten Psilocybin oder Psilocin:

- *Conocybe siligineoides* (weltweit verbreitet)
- *Copelandia cyanescens* (warme Zonen der Alten und Neuen Welt)
- *Panaeolus sphinctrinus* (weltweit)
- *Psilocybe mexicana* (weltweit)
- *Stropharia cubensis* (weltweit)

Obwohl diese Pilzgattungen nahezu weltweite Verbreitung haben, wurden ihre halluzinogenen Eigenschaften nur in Mittelamerika entdeckt. Dies liegt vermutlich daran, daß sich die infrage kommenden Arten sehr ähnlich sehen und man leicht die halluzinogenen Formen mit toxischen Pilzen verwechseln kann. Ein entsprechender Pilzkult entstand nur in der Neuen Welt. In Guatemala und anderen mittelamerikanischen Regionen sind über 3000 Jahre alte

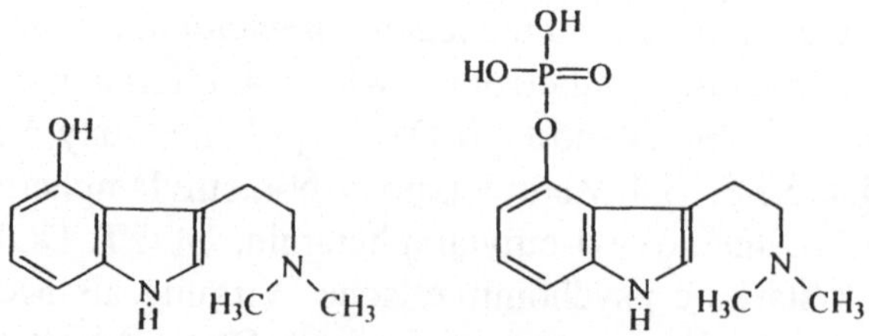

OH
N H
N
H_3C CH_3
Psilocin

OH
HO—P=O
O
N H
N
H_3C CH_3
Psilocybin

Struktur von Psilocin und Psilocybin

Steinfiguren bekannt, die eindeutig Pilze darstellen. Die Azteken verehrten den Pilzgott, dem heilige Pilze geweiht waren, bekannt als Teonanacatl (Gottesfleisch). Der Franziskanerfrater Bernardino de Sahugún berichtet in seinem zwischen 1529 und 1590 erschienenen Geschichtswerk an mehreren Stellen über den Gebrauch der Zauberpilze (Schultes und Hofmann 1987): „Bei der festlichen Zusammenkunft zu der Zeit, wenn die Flöten geblasen werden, aßen sie Pilze. Sie nahmen keine andere Nahrung ein; sie tranken die ganze Nacht nur Schokolade. Sie aßen Pilze zusammen mit Honig. Als die Pilze zu wirken begannen, wurde getanzt und geweint... Einige sahen in ihren Visionen, wie sie im Krieg starben ..., einige, wie sie von wilden Tieren aufgefressen wurden ..., einige, wie sie wohlhabend wurden und Sklaven kaufen konnten ..., einige, wie sie Ehebruch begingen und wie sie dann gesteinigt und ihre Schädel eingeschlagen wurden ..., einige, wie sie im Wasser ertranken ..., einige wie sie im Tod die Ruhe fanden ..., einige, wie sie vom Hausdach zu Tode fielen. Alle diese Dinge sahen sie. Als die Wirkung der Pilze nachließ, saßen sie zusammen und erzählten einander, was sie in ihren Visionen gesehen hatten".

Im Gegensatz zum Peyote-Kult hielt man die Eigenschaften der Zauberpilze und damit zusammenhängenden Rituale geheim. Erst 1956 konnte *Psilocybe mexicana* als halluzinogener Pilz identifiziert werden, aus dem von A. Hofmann das Psilocybin als Wirkstoff isoliert und in seiner Struktur aufgeklärt werden konnte.

Auch heute noch findet man in einigen Regionen Mittelamerikas, so bei den Mazatec Indianern in Mexiko, den rituellen Gebrauch dieser Pilze.

Pflanzen mit Tryptaminderivaten

5-Methoxy-N,N-Dimethyltryptamin, Bufotenin, N-Methyltryptamin und N,N-Dimethyltryptamin weisen große Strukturähnlichkeit zum Neurotransmitter Serotonin (Abb. 2) auf und wirken als direkte Agonisten an 5-HT-Rezeptoren.

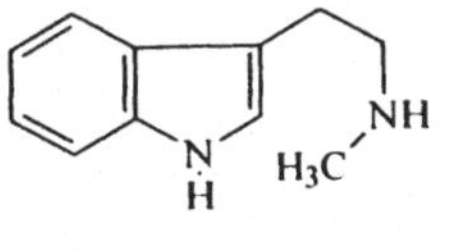

N-Methyltryptamin

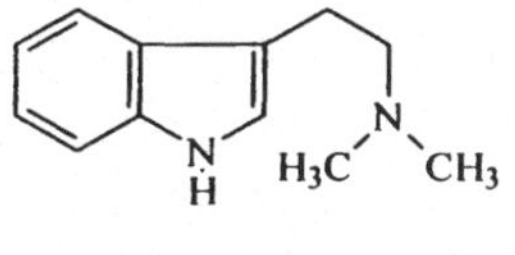

N,N-Dimethyltryptamin DMT

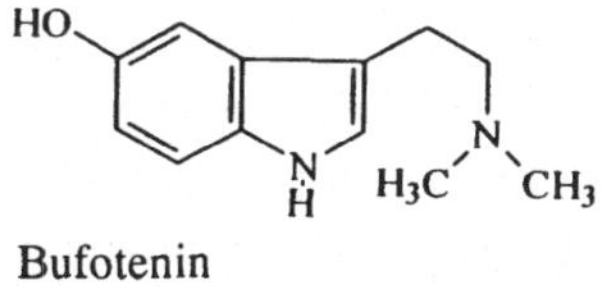

Bufotenin

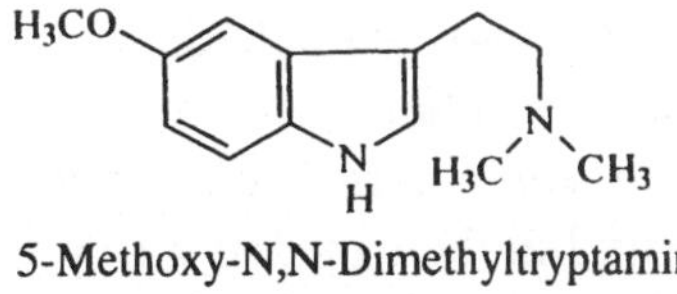

5-Methoxy-N,N-Dimethyltryptamin

Strukturen von 5-Methoxy-N,N-Dimethyltryptamin, Bufotenin, N-Methyltryptamin und N,N-Dimethyltryptamin

Tryptamin und vorstehend genannte Tryptaminderivate wurden in vielen Pflanzen und einigen Tieren gefunden. Beispiele sind:

- *Virola peruviana, V. elongata* (= *V. theiodora*) Epená, Yakée (Myristicaceae)
- *Banisteriopsis argentea, B. rusbyana* (Malpighiaceae)
- *Psychotria viridis* (Rubiaceae)
- *Mimosa tenuiflora* (synonym *M. hostilis*) (Leguminosae; Neue Welt)
- *Acacia* spp. (Leguminosae; kosmopolitisch)
- *Anadenanthera peregrina, A. colubrina* Yopo, Niopo (Leguminosae)
- *Desmodium* spp., (Leguminosae)
- *Phalaris* spp., (Gramineae)
- *Zanthoxylum* spp (Rutaceae).

Virola spp. kommen in Mittelamerika und in der nördlichen Hälfte Südamerikas vor. Ihre Rinde und Rindenharze werden von den Indianern im Amazonas- und Orinokogebiet auch heute noch als narkotische Schnupfdroge eingesetzt. Die getrocknete Droge wird pulverisiert und mit Asche durchmischt. Durch die alkalische Asche werden die Tryptamine in die ungeladenen Amine verwandelt, die durch direkte Diffusion Biomembranen passieren können. Durch Blasrohre (man verwendet die hohlen Stengel von *Ischnosyphon*; Familie Marantaceae) pusten sich die Indianer Drogenstaub direkt in die Nasenhöhlen. Durch diese Applikationsform erreichen und überqueren die Tryptamine schnell die Bluthirnschranke, ohne vorher im Darm oder Leber abgebaut zu werden, was bei einer oralen Aufnahme leicht geschehen würde. Durch die gleichzeitige Gabe von β-Carbolinalkaloiden (s. nächsten Abschnitt) wird der Abbau der biogenen Amine durch MAO noch weiter reduziert, so daß DMT als aktiver Serotoninagonist im ZNS wirken kann. Wird DMT intravenös injiziert, so reichen bereits 0,5–1,0 mg, um einen Rauschzustand zu erzeugen. In höheren Mengen überwiegen die toxischen Effekte; es ist deshalb nicht verwunderlich, daß die Indianer *Virola*-Extrakte auch als Pfeilgifte einsetzen.

Aus den Samen von Yopo *Anadenanthera peregrina* (synonym mit *Piptadenia peregrina*) wird heute im nördlichen Teil Südamerikas und früher auf den Westindischen Inseln ebenfalls ein Schnupfpulver hergestellt, das DMT, 5-Hydroxy-N,N-Dimethyltryptamin (Bufotenin) und β-Carbolinalkaloide enthält. Über die Applikationsform schrieb der Jesuitenpater Gumilla 1741: „Die Otomac haben die abscheuliche Gewohnheit, sich durch die Nasenlöcher zu berauschen mit gewissen schädlichen Pulvern, die sie Yupa nennen und die sie ihrer Sinne berauben und wütend die Arme verwerfen lassen. Die Indianer versetzen sich vor einem Kampf mit Hilfe von Yupa in Raserei, fügen sich Wunden zu und ziehen in den Krieg in Blutrausch und Wahnsinn wie wilde Jaguare“. Alexander von Humboldt hat als erster 1801 die Verwendung von

Yopo beschreiben. Anstelle von Asche setzen die Maypure-Indianer frisch gemahlenen Kalk von Schneckenhäusern zur Alkalisierung ein.

Bufotenin wurde auch im Hautsekret von Kröten der Gattung *Bufo* nachgewiesen. Dieser Befund würde erklären, warum im mittelalterlichen Hexengebräu Krötenhäute verarbeitet wurden, da das Bufotenin die halluzinogene Wirkung der bereits vorhandenen Tropanalkaloide vermutlich verstärkt.

Pflanzen mit β-Carbolinalkaloiden

β-Carbolinalkaloide zählen chemisch gesehen ebenfalls zu den Indolalkaloiden. Wichtige Substanzen sind Harmin, Harmalin und Harmalol, die sich nur durch die Anordnung ihrer Substituenten unterscheiden.

β-Carbolinalkaloide greifen an mehreren molekularen Targets gleichzeitig an. Neben DNA-Interkalation findet man eine Affinität für mehrere Neurorezeptoren, z.B. D_2-, $GABA_A$-, α_1 und α_2-, 5-HT_2- und mACh-Rezeptoren (Wink et al. 1998; Minas 1999). Außerdem sind sie als Inhibitoren der Monoaminoxidase (MAO) bekannt. Eine MAO-Hemmung führt insbesondere zu einem erhöhten Serotoninspiegel, der häufig mit halluzinogenen Effekten im Zusammenhang gebracht wird. Aber auch die Rezeptorinteraktion am 5-HT_2-R könnte zur psychotropen Wirkung der ß-Carbolinalkaloide beitragen.

β-Carbolinalkaloide kommen in der Natur nur in vergleichsweise wenigen Organismen als Hauptalkaloide vor, sollen aber auch spontan in tierischen Geweben entstehen, z.B. aus Tryptamin und Acetaldehyd (einem Metaboliten des Ethylalkohols). Wichtige Rauschpflanzen sind:

- *Banisteriopsis caapi* und *B. inebrians* (Malpighiaceae) „Ayahuasca" in Peru; „Caapi" in Brasilien, „Yagé" oder „Yajé" in Kolumbien (tropisches Südamerika)
- *Tetrapterys methystica* (Malpighiaceae) (Süd- und Mittelamerika; Tropische Zonen im nördlichen Südamerika, Westindische Inseln
- *Peganum harmala*, Steppenraute (Zygophyllaceae) Osteuropa, Asien

Berühmt und gut belegt ist die Nutzung von Ayahuasca in Südamerika, einer magisch-heilenden Droge, von der die Indianer glauben, sie löse die Seele vom Körper, so daß sie frei herumwandern und dann wieder in den Körper zurückkommen könne. Die so befreite Seele führe ihren Besitzer fort vom

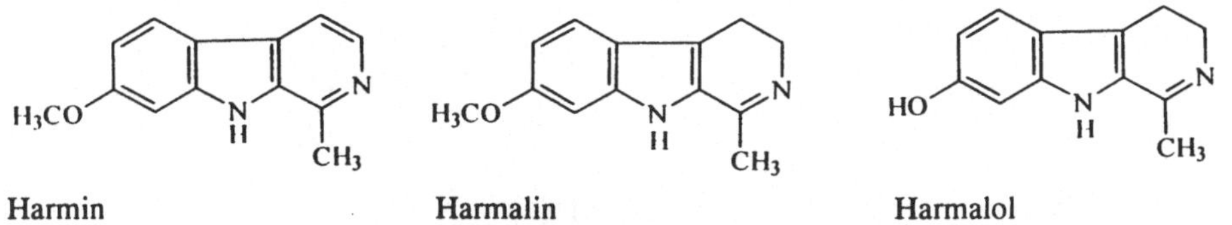

H_3CO N H N CH_3 — Harmin | H_3CO N H N CH_3 — Harmalin | HO N H N CH_3 — Harmalol

Struktur von Harmin, Harmalin und Harmalol

Alltag in ein wunderbares Reich, das er für die Wirklichkeit hält, und mache es ihm möglich, mit seinen Vorfahren in Verbindung zu treten. Ayahuasca bedeutet in Indianersprache „Ranke der Seele"; daneben trägt diese Lianenart auch noch die Namen Caapi, Dapa, Pindé und Yajé (Schultes und Hofmann 1987). Ayahuasca wird auch heute noch häufig als Rauschdroge zu religiösen und rituellen Zwecken sowie medizinisch genutzt.

Extrakte aus *Banisteriopsis*-Rinde werden gelegentlich durch andere psychoaktive Pflanzen wie z.B. *Brugmansia suaveolens* oder *Brugmansia rusbyana* sowie *Psychotria* ergänzt. Während im ersteren Falle die Tropanalkaloide als Rauschsubstanzen (s.o.) eine Rolle spielen, sind es bei *B. rusbyana* und *Psychotria* Tryptamin und Tryptaminderivate. Die in *Banisteriopsis* enthaltenen β-Carbolinalkaloide hemmen MAO und damit kommen die Tryptamine als Serotoninagonisten besser zur Wirkung.

Die in Wüsten der Alten Welt vorkommende Steppenraute (*Peganum harmala*) enthält im Wesentlichen das gleiche Spektrum an β-Carbolinalkaloiden wie *Banisteriopsis* und wurde seit alters her als Wundermittel zur Heilung verschiedenster Krankheiten (Augenleiden, Rheuma, Parkinson) eingesetzt; insbesondere ihre krampflösenden und schmerzlindernden Eigenschaften waren geschätzt. Vermutlich wurde die Steppenraute seit Jahrtausenden ebenfalls als Rauschdroge und als Aphrodisiakum (diese Aktivität läßt sich im Tierexperiment belegen) genutzt, jedoch fehlen überlieferte Quellen. Die im arabischen Kulturkreis verbreiteten Bilder des fliegenden Teppichs könnte eventuell auf die Einnahme von *Peganum* und/oder von *Hyoscyamus* zurückgehen.

Pflanzen mit Tropanalkaloiden

Die wichtigsten Tropanalkaloide mit neuropharmakologischer und halluzinogener Wirkung sind Hyoscyamin und Scopolamin. Scopolamin wird besser über die Bluthirnschranke resorbiert und weist deshalb eine stärkere halluzinogene Wirkung auf.

Hyoscyamin und Scopolamin sind sehr aktive Antagonisten an muscarinischer Acetylcholin-Rezeptoren in Ganglien und intramuralen Neuronen (IC_{50}-

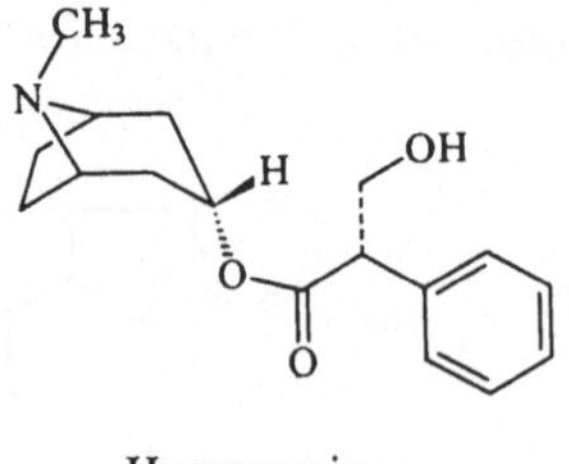

Hyoscyamin 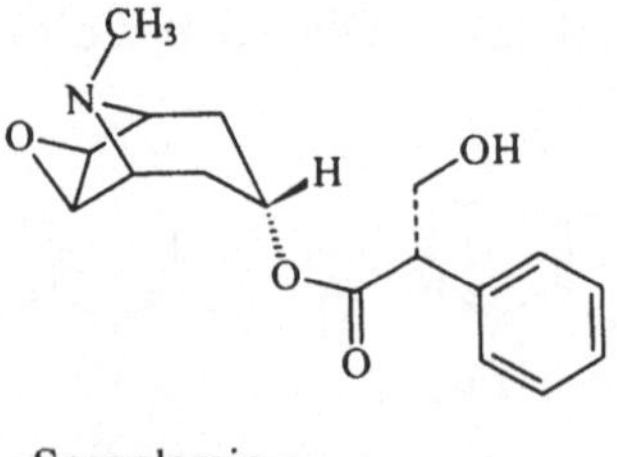 Scopolamin

Strukturen von Hyoscyamin und Scopolamin

Werte liegen bei 0,005 und 0,002 μM); aber auch exokrine Drüsen, glatte und kardiale Muskeln werden über diesen Rezeptor reguliert. Schwächere Bindungen zeigt insbesondere Hyoscyamin nach unseren Rezeptorbindungsstudien am α_1- und α_2-, 5-HT_2- und D_2-Rezeptoren (Schmeller, et al. 1995; Minas 1999). Die medizinischen aber auch die halluzinogenen Eigenschaften lassen sich durch die Hemmung der mAChR plausibel erklären. Gedächtnisverlust ist ein klassisches Symptom der Atropinvergiftung. Dies deutet daraufhin, daß die muscarinischen Acetylcholinneuronen des ZNS etwas mit Gedächtnisprozessen zu tun haben. Auch bei Alzheimerpatienten, die unter einem teilweisen bis kompletten Gedächtnisverlust leiden, findet man eine starke Abnahme an Acetylcholin, während die Spiegel der anderen Neurotransmitter nahezu unverändert sind. Auch dies ist ein Hinweis für die Bedeutung der Acetylcholinneuronen für Gedächtnisprozesse (Snyder 1988).

Tropanalkaloide sind verbreitete Sekundärstoffe in einigen Gattungen der Nachtschattengewächse (Familie Solanaceae), insbesondere in den Gattungen *Atropa, Brugmansia, Datura, Hyoscyamus, Mandragora, Duboisia, Scopolia* und *Solandra*. Als Rauschpflanzen, aber auch als Arzneidrogen (z.B. als Spasmolytika, Sedativa bei Operationen, Mydriatika, Antiasthmatika) und tödliche Gifte wurden folgende Arten seit dem Altertum bis heute genutzt:

- *Atropa belladonna;* Tollkirsche (Verbreitung: Europa, Nordafrika, Asien) (Abb. 6)
- *Brugmansia aurea;B. suaveolens* Engelstrompete (Südamerika)
- *Datura ceratocaula;* Stechapfel (heute warm gemäßigte Zonen der Alten und Neuen Welt)
- *Datura metel*; Stechapfel (vermutlich als erste Art in die Alte Welt eingeführt, heute weit verbreitet) (Abb. 7)
- *Datura stramonium; D. stramonium* Stechapfel (Neue Welt, heute weit verbreitet)
- *Hyoscyamus niger, H. muticus, H. aureus*; Bilsenkraut (Europa, Nordafrika, Asien) (Abb. 8)
- *Mandragora officinarum*; Alraune (Südeuropa, Nordafrika, Asien) (Abb. 9)
- *Solandra brevicalyx* (Mittel-Südamerika; insbesondere Mexiko)
- *Scopolia carniolica* (Südost-Europa)

Pflanzen mit Tropanalkaloiden (insbesondere Scopolamin) sind seit langem sowohl in der Alten als auch Neuen Welt als pharmakologisch hoch aktive halluzinogene Drogen bekannt.

In der Antike wurden sie medizinisch zusammen mit Schlafmohn als Schmerzmittel, insbesondere bei chirurgischen Eingriffen eingesetzt. Schon Dioskurides beschrieb diese Anwendung und kannte die richtige Dosierung; denn in höheren Mengen (d.h. über 10–20 mg Atropin) wirken diese Pflanzen als tödlich. Livia (Frau von Kaiser Augustus) und Agrippina (Frau von Kaiser

Claudius) waren berüchtigt für ihren Gebrauch von tropanalkaloidhaltigen Pflanzen, um Feinde, Widersacher oder den eigenen Mann umzubringen.

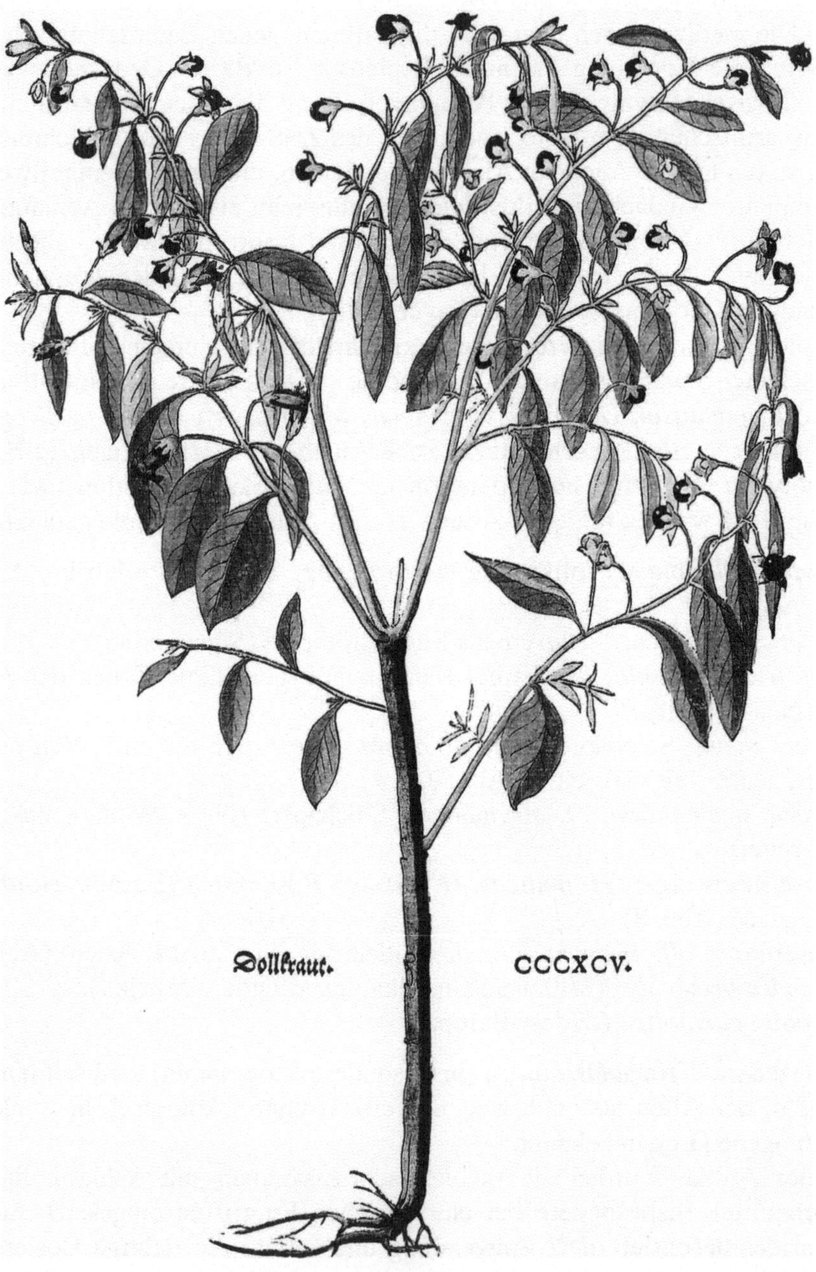

Abb. 6. Die Tollkirsche (*Atropa belladonna*) ist eine alte Rauschdroge in Mitteleuropa (aus L. Fuchs New Kreuterbuch 1543)

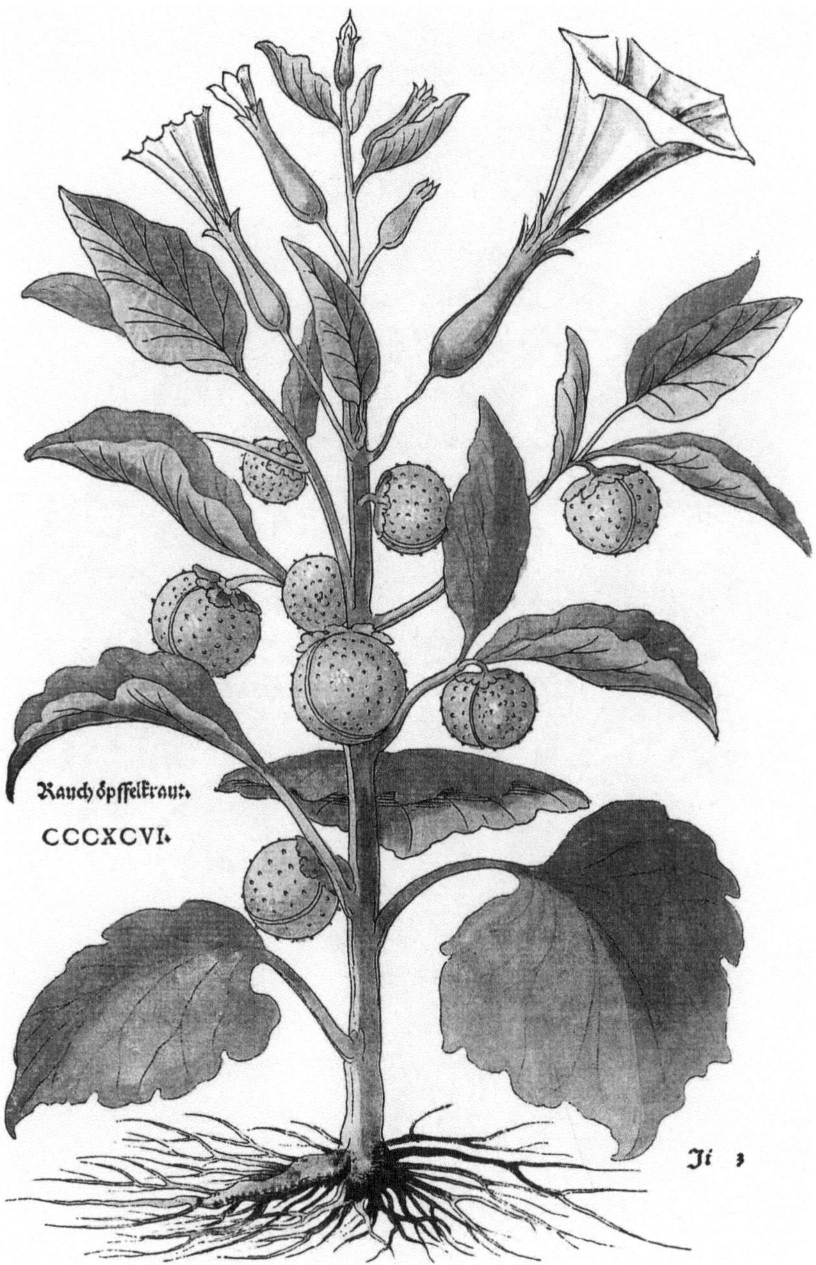

Abb 7. *Datura metel* gehört zu den neuweltlichen Stechapfelarten, die bereits im 16. Jh. als Rauschmittel auch in der Alten Welt genutzt wurde (aus L. Fuchs New Kreuterbuch 1543)

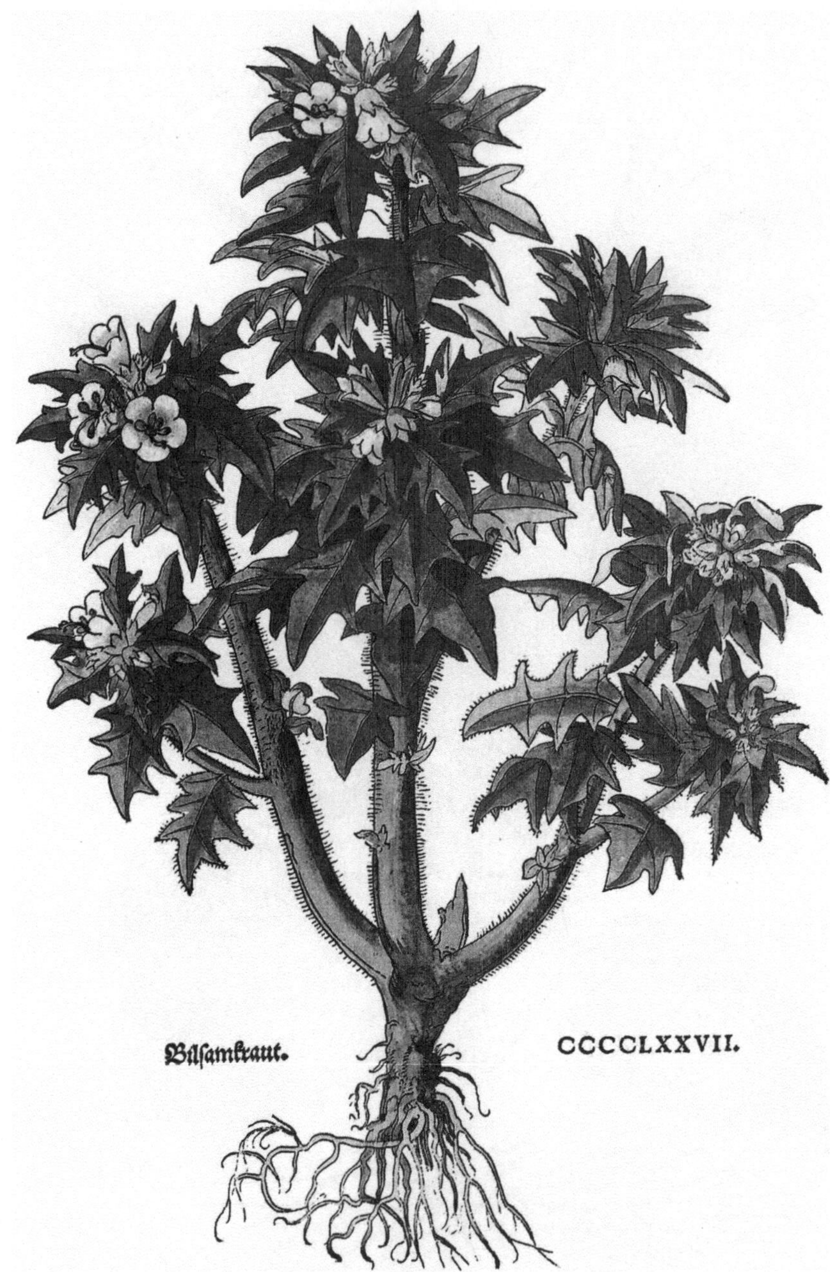

Abb. 8. Bilsenkräuter, hier *Hyoscyamus niger*, zählen zu den wichtigen Rauschdrogen der Antike und des Mittelalters (aus L. Fuchs New Kreuterbuch 1543)

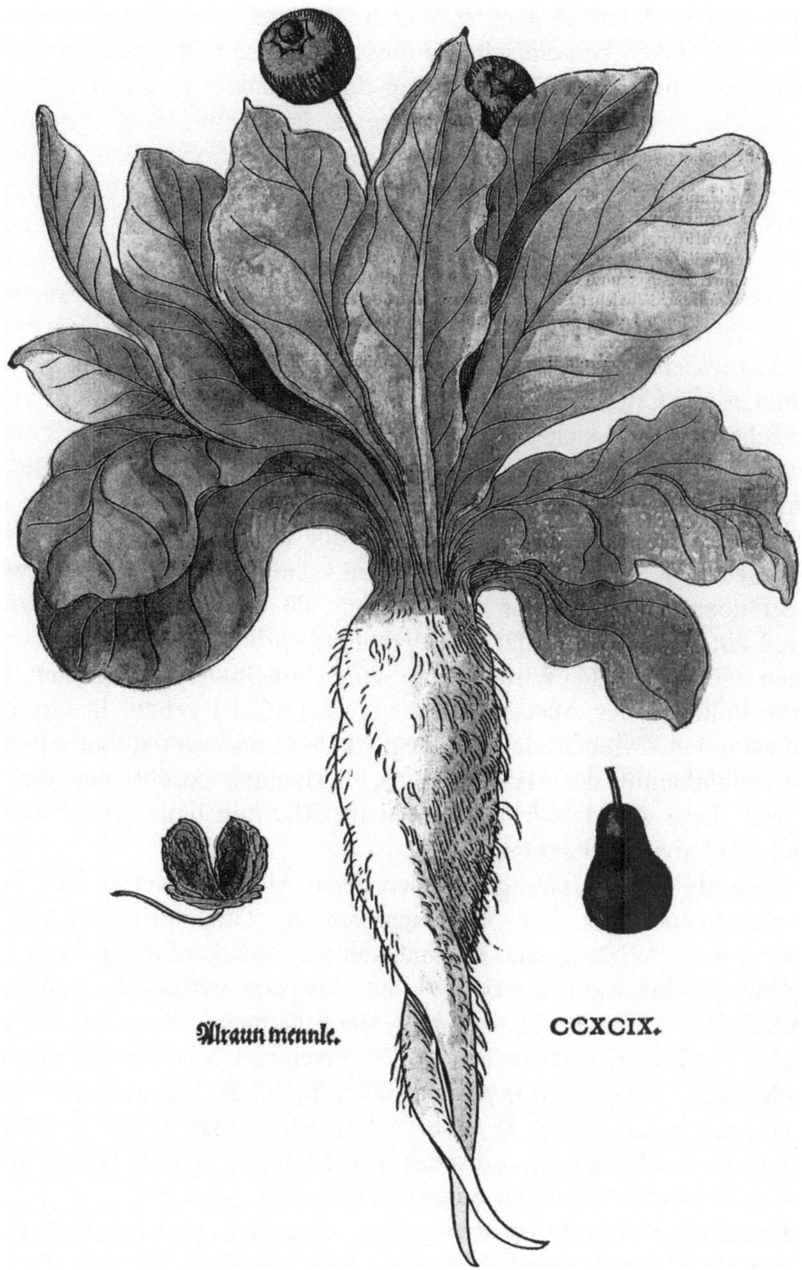

Abb. 9. Die Alraune (*Mandragora officinarum*) war eine der wichtigsten Rauschpflanzen der Antike (aus L. Fuchs New Kreuterbuch 1543)

Aber auch die berauschenden und halluzinogenen Eigenschaften dieser Drogen wurden im Altertum genutzt. Als „Liebestrank" wurden sie meist alkoholischen Getränken beigemischt, da diese Substanzen offensichtlich erotische Träume auslösen. Die Beschreibung der Mänaden in der griechischen Mythologie, die sich bei dionysischen Orgien den Männern mit geweiteten Augen in die Arme warfen, dürfte auf den Genuß von tropanalkaloidhaltigen Drogen zurückzuführen sein. Auch die bacchanalischen Trinkgelage im alten Rom verdanken ihren Ruhm neben dem Alkohol vermutlich den Tropanalkaloiden.

Eine andere Halluzination ist die Vorstellung, in ein Tier umgewandelt zu werden. In der Odyssee gibt es eine klassische Beschreibung dieses Phänomens: Als Odysseus mit seinen Gefährten zur Insel der Circe kam, wurden seine Mannen von Circe in Schweine umgewandelt, während er selbst vorher das Pflänzchen Moly zu sich nahm, und sich so dem Einfluß der Circe entziehen konnte. Pharmakologisch bietet sich folgende Deutung an: Circe (mit diesem Namen wurden im Altertum *Mandragora* und andere Tropanpflanzen benannt) mischte Drogenauszüge aus der Alraune in Wein und reichte dieses Begrüßungsgetränk. Odysseus Mannen fielen schnell in einen Rausch, wobei sie alle offenbar die Vorstellung entwickelten, sie seien Schweine. Odysseus selbst muß ein Gegenmittel (der Pharmakologe spricht vom Antidot) vorher genommen haben. Um die Wirkung von Tropanalkaloiden zu hemmen, kann man einen Inhibitor der Acetylcholin-Esterase (AChE) geben. In Griechenland gibt es in den Zwiebeln des Schneeglöckchens und verwandter Arten das Alkaloid Galanthamin, das als starker AChE-Hemmer beschrieben ist. Vermutlich war diese Antidotwirkung schon im Altertum den Spezialisten bekannt und von Odysseus benutzt.

Aber auch als Wahrheitsdroge wurden diese Alkaloide verwendet, insbesondere das Scopolamin. Die Weissagungen der Orakelpriesterinnen sind vermutlich auf die Wirkung der Tropanalkaloide zurückzuführen: Wenn man Tropanpflanzen (insbesondere Bilsenkraut) langsam verbrennt, werden die freien Alkaloidbasen im Rauch vernebelt. Bei Einatmen können sie direkt und schnell über die Blut-Hirnschranke das ZNS erreichen. Von den Priesterinnen des Delphischen Orakel wird in alten Quellen berichtet, daß sie sich intensiv dem Rauch ausgesetzt haben. In unserer Zeit (man denke an die Schilderungen in Detektiv- und Spionageromanen) wurde Scopolamin als Wahrheitsdroge zur „Gehirnwäsche" in einem verwandten Kontext genutzt.

Aus dem europäischen Mittelalter gibt es mannigfaltige Schilderungen von Hexen, die auf einem Besenstiel fliegen (Abb. 10). Eine genauere Quellenanalyse hat zeigen können, daß hier vornehmlich Salben mit Tropanalkaloiden eingesetzt wurden. Werden freie Tropanalkaloide in Fett gelöst und unter den Achselhöhlen aufgetragen oder in die Vagina oder in das Rektum eingeführt,

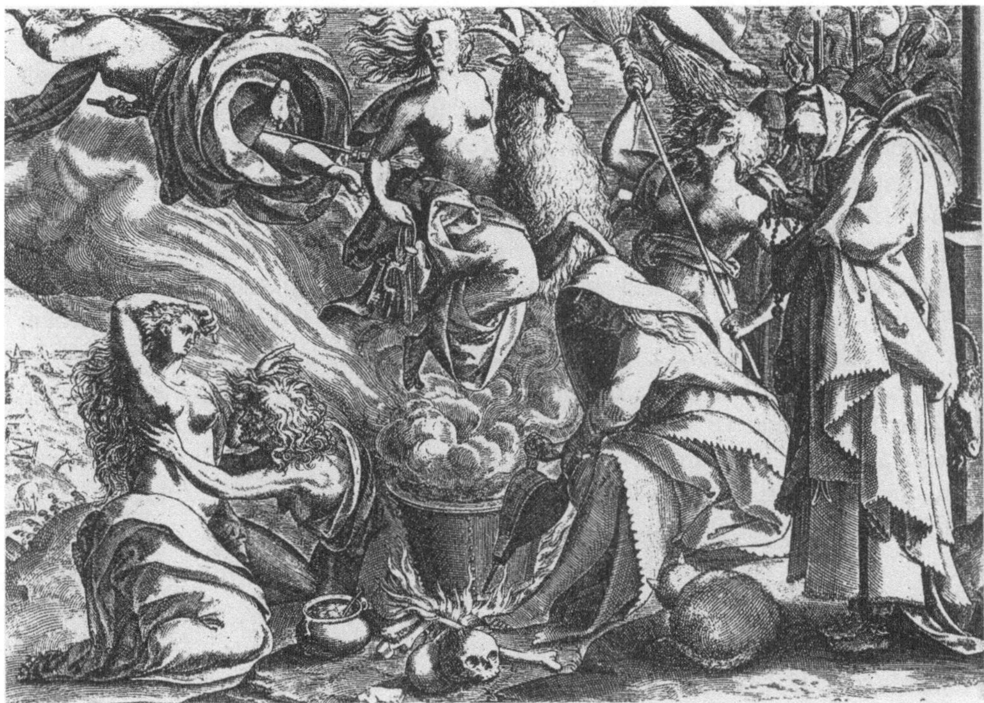

Abb. 10. Visionen des Hexenrausches nach Adrien Hubertus (aus Schultes und Hofmann 1987)

so kommt es zur schnellen Resorption der Alkaloide. Bei ausreichender Dosierung fallen die Menschen dann in eine Trance und haben die Halluzination zu fliegen; eine Sensation, die so stark ist, daß auch am nächsten Tag noch behauptet wird, sie wären tatsächlich geflogen. Diese Applikationsform und die Wirkung wurde unabhängig in der Neuen Welt entdeckt; die Indianer nutzen als Alkaloidquelle besonders *Datura* und *Brugmansia*arten. *Datura* und *Brugmansia* wurden und werden von amerikanischen Indianern medizinisch und rituell verwendet. Eine Beschreibung des Phänomens ist u.a. bei C. Castaneda (1968) zu finden. In Europa muß der Alkaloidmißbrauch im Mittelalter starke Ausmaße angenommen haben – es wird vermutet, daß die Hexenprozesse und Hexenverbrennungen im Mittelalter unmittelbar im Zusammenhang mit dem persönlichkeitsverändernden Drogenkonsum standen.

Extrakte des Bilsenkrautes (das auch Toll-, Sau-, Zigeunerkraut und Teufelsauge genannt wurde) mit relativ hohen Scopolaminanteilen wurden im Mittelalter dem Bier zugemischt, um dessen Wirkung zu verstärken. Ob sich der Ort „Pilsen“ und die Biervarietät Pils ursächlich mit dem Bilsenkrautextrakten in Zusammenhang bringen lassen, wäre zu prüfen.

Atropin führt zu einer Lähmung des Ziliarmuskels im Auge und damit zu großen Pupillen. Aus diesem Grunde wird dieses Alkaloid auch heute noch in der Augenheilkunde benutzt, um das Auge besser untersuchen zu können. Der lateinische Name *Atropa belladonna* deutet bereits eine andere alte Anwendungsrichtung an. Da große Augen als besonders attraktiv gelten, haben sich die Damen in Italien (insbesondere in der Renaissance) solche Extrakte in die Augen geträufelt, um als „belladonna" (= schöne Frau) zu gelten.

Eine andere geschichtsbestimmende Anwendung der Tollkirsche: Im Krieg (um 1035 n.Chr.) des Schottenkönigs Duncan I gegen die Norweger unter Sven Knut schickten die Schotten Speisen, die mit Tollkirschextrakten versetzt waren, als Gastgeschenke an die Norweger. In der anschließenden Schlacht konnten die geschwächten Norweger von den Schotten besiegt werden.

Die Alraune gehörte zu den magischen Pflanzen der Antike, wozu die Y-förmigen an Menschen erinnernden Wurzeln dazu beigetragen haben (Abb. 9). Besondere Vorsichtsmaßnahmen wurden getroffen, wenn die Wurzeln ausgegraben wurden, um Unheil zu verhindern. Diese Beschreibungen reichen von antiken Schriftstellern bis hin zu Shakespeare in „Romeo und Julia" oder in „Macbeth".

Cannabis und Marihuana

Cannabis sativa (Cannabaceae) ist eine alte Kulturpflanze (Abb. 11) und wurde z.B. in China seit mehr als 6000 Jahren angebaut, um Hanf für Seile und Papier herzustellen. Aber auch eine medizinische Anwendungen mit breiter Indikation ist seit dem Altertum dokumentiert. Im Harz von *Cannabis sativa* ssp. *indica* (Cannabaceae) findet man lipophile Cannabinoide, von denen das Δ9-Tetrahydrocannabinol (THC) eine halluzinogene Wirkung aufweist. Beim Rauchen werden auch Vorstufen, wie z.B. Tetrahydrocannabinolsäure in THC umgewandelt.

THC bindet an eigene Rezeptoren (das Arachidonsäurederivat Anandamid wurde als natürlicher Ligand erkannt), die erst kürzlich beschrieben wurden. THC soll im ZNS einen erhöhten Noradrenalin, Dopamin- und Serotoninspiegel herbeiführen. Die Rauschsymptome reichen bei klarem Bewußtsein von Euphorie bis hin zu unterschiedlichen Stufen der Halluzination.

Als Marihuana oder Marijuana (der Name leitet sich von Maria und Johann ab und verweist auf die Zweihäusigkeit der Pflanze) bezeichnet man die getrockneten blühenden oder schon fruchttragenden Spitzentriebe der weiblichen Pflanze. Haschisch (der Name soll sich von assassin = Meuchelmörder

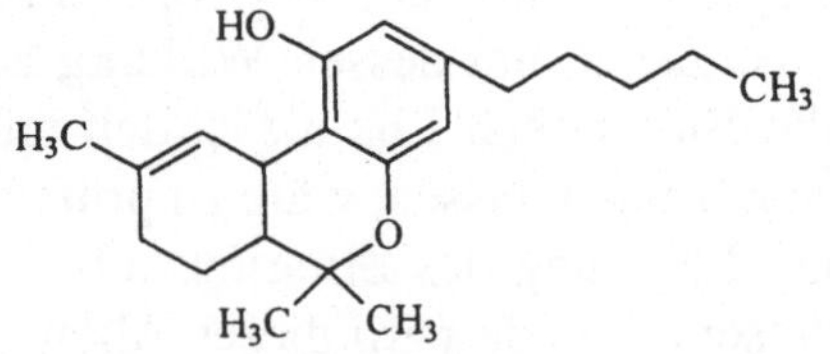

HO, CH_3, H_3C, O, H_3C CH_3

Struktur von 9,10-Tetrahydrocannabinol THC

ableiten; die Bezeichnung geht auf eine mohammedanische Sekte des 13. Jahrhunderts zurück) ist dagegen das Harz, das von Blättern und Blüten der weiblichen Pflanze gesammelt und zu Stangen oder Platten gepreßt wird. Im Drogen-

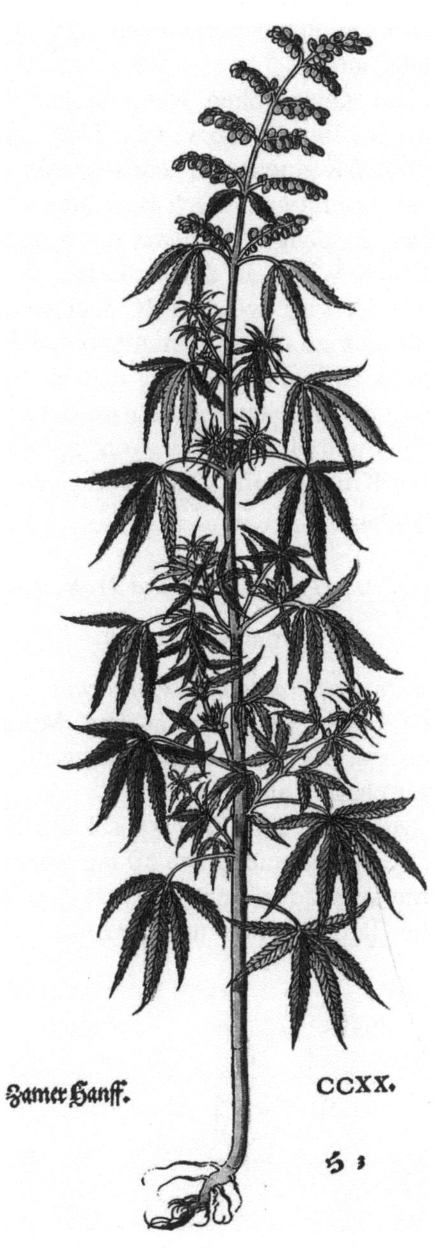

Abb. 11. Haschisch und Marihuana (*Cannabis sativa*) sind seit vielen Tausend Jahren aufgrund ihrer Rauschwirkung bekannt (aus L. Fuchs New Kreuterbuch 1543)

jargon findet man für Marihuana die Bezeichnungen pot (USA), gras, dagga (Südafrika), khif (Marokko), bhang, charas, churras (Indien), joints (mit Tabak geraucht), skunk (ohne Tabak geraucht), brown, nugglers, greeters oder gates. Marihuana hat eine deutliche schwächere (1/3 bis 1/2) Wirkung als Haschisch. THC wirkt geraucht etwa drei mal stärker als wenn es oral aufgenommen wird und Rauschsymptome treten nach 0,25 –1,0 g Marihuana, entsprechend 4,5–20 mg THC auf.

Bereits der chinesische Kaiser Shen Neng beschrieb die halluzinogene Wirkung von Marihuana im Jahre 2736 v. Chr. Und auch schon im antiken Griechenland wurde *Cannabis* Kuchen zugemischt, um Ausgelassenheit und Spaß bei „Dinnerparties" zu erhöhen. Nach Berichten von Herodot schätzten die Skythen Dampfbäder, in denen *Cannabis* auf heißen Steinen verbrannt wurde. Auch im Weihrauch, wie er in der katholischen und orthodoxen Kirche bei Meßfeiern verwendet wird, wurde THC nachgewiesen. Die dabei freigesetzten Wirkstoffe könnten zu einem stimulierenden Effekt geführt haben. Bis heute gehört *Cannabis* zu den regelmäßig und häufig konsumierten Drogen, obwohl ihr Genuß in den meisten Ländern verboten ist. Heute wird vielfach diskutiert, Marihuana und Haschisch sowohl als Rauschdrogen als auch als Arzneimittel (z.B. bei Krebspatienten während Chemotherapie oder in der Augenheilkunde) zu legalisieren.

Euphorika, Anregungsmittel und Tranquillanzien

Opium und Morphin

Im Milchsaft des Schlafmohns *Papaver somniferum* (Familie Papaveraceae; Abb. 12) befinden sich etliche Isochinolin- und Morphinanalkaloide, wie Morphin, Thebain, Noscapin, Codein und Papaverin, die unterschiedliche pharmakologische Eigenschaften aufweisen.

Der eingetrocknete Milchsaft der Fruchtkapsel des Schlafmohns wird als Opium bezeichnet; pro Kapsel können etwa 50 mg Rohopium gewonnen werden. Um 1 kg Rohopium zu produzieren, benötigt man ein Mohnfeld von ca. 400 qm. Morphin ist die Hauptkomponente im Opium (20–30% der Alkaloid-

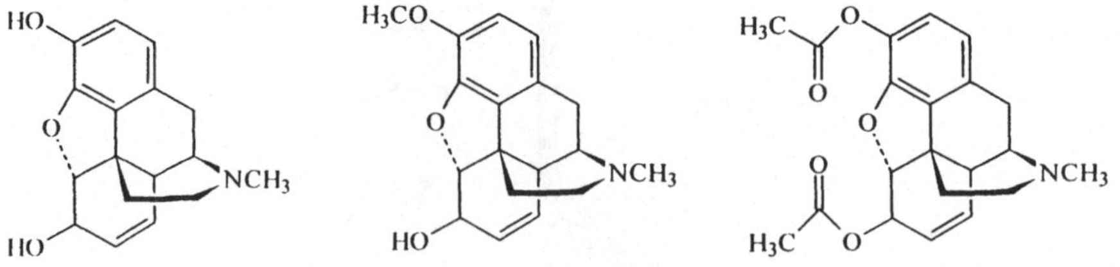

Morphin Codein Heroin

Strukturen der Opiumalkaloide

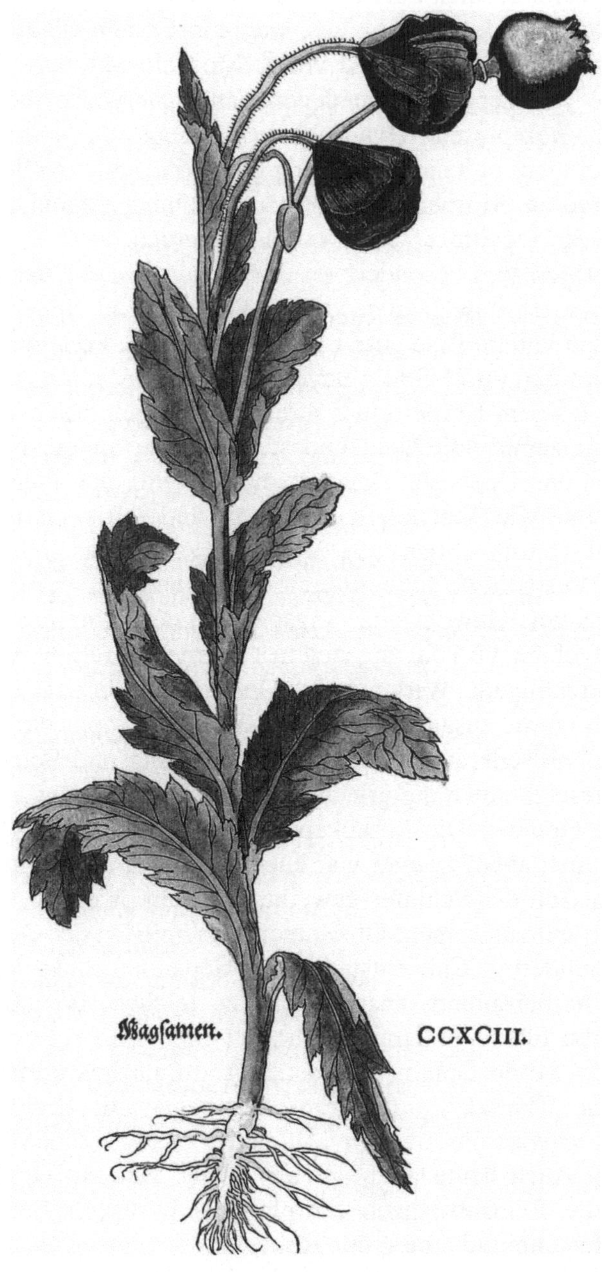

Abb. 12. Opium aus *Papaver somniferum* gewonnen gehört zu den ältesten Rauschmitteln (aus L. Fuchs New Kreuterbuch 1543)

fraktion) und zeichnet sich durch eine starke schmerzstillende, schlaffördernde und euphorisierende Wirkung aus, während Codein stärker hustenreizstillend und Papaverin krampflösend wirkt. Morphin aktiviert Opiatrezeptoren (insbesondere μ-Rezeptoren), an denen natürlicherweise die körpereigenen Endorphine (μ-Rezeptoren), Dynorphine (κ-Rezeptoren) und Enkephaline (σ-Rezeptoren) binden. In hoher Dosierung greift Morphin an allen Subtypen der Opiatrezeptoren an. Morphin kann durch den Opiatantagonisten Naloxon zuverlässig von den Opiatrezeptoren verdrängt werden.

Opiatrezeptoren sind besonders im limbischen System, das das emotionale Verhalten reguliert, sowie im medialen Thalamus zu finden, durch die die Schmerzbahnen laufen. Eine gute Übersicht über die Verteilung und Funktion der Opiatrezeptoren im ZNS gibt Snyder (1988). Endorphine und Enkephaline werden vom unserem Körper unter Streßbedingungen produziert; sie reduzieren die Schmerzempfindlichkeit und steuern viele andere Prozesse u.a. die Hungerregulation. Über die Opiatrezeptoren wird die Freisetzung anderer Neurotransmitter, wie Acetylcholin, Dopamin und Serotonin, reguliert. Opium, Morphin und Heroin sollen den „Rausch der Glückseligkeit" und orgasmusähnliche Lustgefühle herbeiführen; sie reduzieren emotionale Aktivität, beseitigen Hunger, Unwohlsein, Angst und innere Unruhe. Durch Erweiterung der Blutgefäße wird ein angenehmes warmes Gefühl hervorgerufen.

Die schmerzstillende Wirkung des Opiums war bereits im Altertum bekannt; Opium wurde zusammen mit Extrakten aus tropanalkaloidhaltigen Solanaceen (z.B. Bilsenkraut, Alraune) zur Sedierung und Betäubung bei Operationen eingesetzt. Auch die griechische Mythologie kennt offensichtlich die Wirkung des Opiums: Die Mohnkapsel gilt als Symbol des Morpheus, den Gott der Träume; aber *Papaver* war auch Thanatos, dem Gott des Todes und Hypnos, dem Gott des Schlafes geweiht, was sein pharmakologischen Eigenschaften recht gut zusammenfaßt. Homer beschreibt in der Odyssee (die im 9. oder 8. Jahrhundert v. Chr. entstand) den Nepenthestrank, der Wohlbehagen und Wärme herbeizaubert, anschließend zu leichten Bewußtseinstrübungen und zum Schlaf führt und damit Kummer, Gram und Leid verscheucht. Auch im alten Rom wurde Opium eingesetzt: Andromachus kreierte als Leibarzt von Nero den „Theriak", ein Getränk, das gegen alle Krankheiten wirksam war. Daraus entwickelte sich im Mittelalter das Laudanum von Paracelsus (1493–1541). Auch heute noch spielen in der Medizin Opiumextrakte, vor allem aber die Reinsubstanzen Morphin als wirksame Schmerzmittel und Codein als Hustenmittel eine große Rolle.

Opium gehört zu den euphorisierenden Rauschmitteln, die dem Menschen vermutlich seit mehr als 5000 Jahren bekannt sind. Der Tageskonsum liegt bei einem Opiumraucher zwischen 5 und 15 g, was einer Morphinmenge von 0,5 bis 1,5 g/Tag entspricht. Opium wird als „O", „hard stuff" und „brown stuff" gehandelt. Der Opiumhandel blühte im 19. Jahrhundert, führte zu den berühmten Opiumkriegen zwischen China und England, und ist bis heute nicht einzudämmen gewesen.

Heroin („smack, scag, H, chasing the Dragon") wird durch Partialsynthese aus Morphin hergestellt. Durch die Acetylierung wird das Molekül lipophiler und kann leichter resorbiert werden und damit in nennenswerten Mengen das ZNS erreichen. Heroin wurde 1875 zuerst synthetisiert und 1898 zunächst als ein nicht süchtig machendes Hustenmittel auf den Markt gebracht, im Gegensatz zu den angeblich suchterregenden Hustenpräparaten auf Codeinbasis. Es dauerte über 25 Jahre, ehe man den wesentlich stärker suchterregenden Charakter des Heroins erkannte.

Opium, Morphin und Heroin zählen zu den suchterregenden Drogen, ebenso die körpereigenen Opiate. Marathonläufer und andere Hochleistungssportler zeigen Entzugserscheinungen, wenn sie nicht ständig Sport betreiben können. Man interpretiert dieses Phänomen als eine endogen produzierte Sucht. Teilweise sind die biochemischen Prozesse bekannt, die zum „Morphinhunger" führen (Übersicht in Wagner 1988). Wenn Morphin an Opiatrezeptoren des Hirnstamms, des Thalamus bzw. des limbischen Systems bindet, kommt es über gekoppelte inhibitorische G-Proteine zu einer Hemmung der Adenylatzyklase. Entsprechend geht die Konzentration des second messengers cAMP (Abb. 1) zurück. Die Neuronen kompensieren diesen Effekt durch eine gesteigerte denovo Synthese des Enzyms, so daß sich der cAMP-Spiegel letztendlich wieder normalisiert. Daraus resultiert eine Toleranz, die nur durch höhere Dosen der Droge überwunden werden können. Aus diesen Gründen steigern Morphin- und Heroinsüchtige ständig ihre Dosierung. Kommt es zu einem Abfall des Morphinspiegels, so führt die erhöhte Konzentration an Adenylatzyklase dazu, daß hohe cAMP-Spiegel aufgebaut werden, da dieses Enzym als Zwischenglied vieler Signalketten fungiert. Dadurch werden ernsthafte Stoffwechselstörungen hervorgerufen, die erst durch erneute Morphingabe wieder behoben werden können. So läßt sich vereinfacht die Entstehung der Sucht erklären- in Realität sind die Stoffwechselprozesse noch wesentlich komplexer.

Kokain

Kokain ist ein Alkaloid, das chemisch gesehen mit den Tropanalkaloiden verwandt ist, pharmakologisch jedoch einen anderen Wirkmechanismus aufweist. Kokain ist der Benzoylester des Methylecgonins. Neben dem Kokain sind auch andere Ester des Methylecgonins bekannt, wie z.B. das Cinnamoylkokain, die ähnliche Wirkungen aufweisen.

Kokain hat zwei wichtige Angriffspunkte im Körper: Zum einen wird die Wiederaufnahme der biogenen Amine (insbesondere von Dopamin) in die Präsynapse unterdrückt (Reuptake-Blocker), so daß es zu einer erhöhten Do-

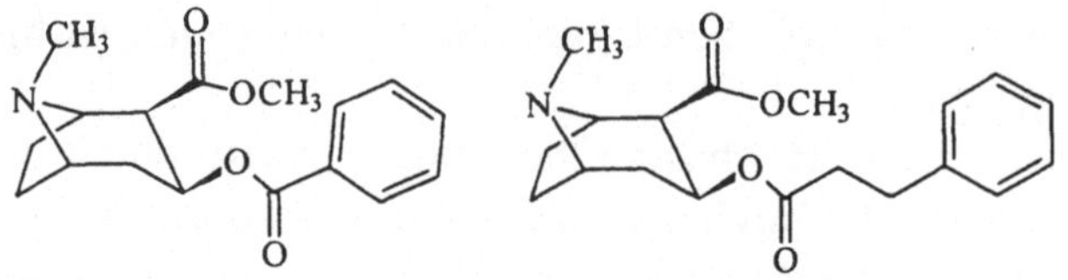

Kokain Cinnamoylkokain

Struktur von Kokain und verwandte Substanzen

paminkonzentration in spezifischen Teilen des Gehirns, z.B. im limbischen System, kommt. Das Anfluten von Dopamin wird mit der beobachteten Euphorie (verbunden mit gesteigertem Rededrang und Halluzinationen) ursächlich in Zusammenhang gebracht. Bei stärkerem Kokainkonsum werden die Dopaminkonzentrationen offensichtlich so stark erhöht, daß schizophrenieähnliche Psychosen auftreten. Wie eingangs ausgeführt, liegt bei Schizophrenie ein zu hoher Dopaminspiegel vor (s.o.). Zum anderen wirkt Kokain als Inhibitor von spannungsabhängigen Na^+-Kanälen und führt lokal zu betäubenden Effekten. Entsprechend wird Kokain medizinisch als lokales Betäubungsmittel eingesetzt, z.B. bei Operationen am Auge und im oberen Respirationstrakt. Vom Kokain abgeleitet sind die synthetischen Betäubungsmittel Procain, Lidocain und Tetracain.

Kokain ist der Hauptwirkstoff von Pflanzen aus der Familie der Erythroxylaceae der Gattung *Erythroxylum*, die besonders in Südamerika beheimatet sind. *Erythroxylum coca* und *E. novogranatense* sind die wichtigsten Arten, die im Andenbereich – große Teile der ursprünglichen Bergregenwälder fallen dem Koka-Anbau zum Opfer – und auf Java kultiviert werden. Alle Pflanzenteile enthalten Kokain, wobei den Blättern die wichtigste Rolle zukommt, da sie wiederholt geerntet werden können, ohne die Sträucher zu vernichten.

Seit vermutlich mehr als 2000 (möglicherweise sogar 7000) Jahren werden Kokablätter von andinischen Indianern zusammen mit Kalk ausgiebig gekaut (sogenannte Coqueros); die dabei freigesetzte freie Alkaloidbase wird bereits über die Mundschleimhäute resorbiert und bewirkt eine bessere Belastbarkeit, eine Unterdrückung von Hunger und Erschöpfung. Die Kokakauer nehmen täglich bis zu 50 g frische Kokablätter zu sich, entsprechend 1–2 g Kokain. In den Hochgebieten von Peru und Bolivien trinkt man auch heute noch einen Tee aus Kokablättern, der gegen Höhenkrankheit und Müdigkeit schützen soll. Das gewohnheitsmäßige Kokakauen soll nicht suchterregend sein und wird als Kokaismus bezeichnet. Bei den Inkas galt Koka als ein Geschenk des Sonnengottes an den ersten Herrscher der Inkas.

Die Reinsubstanz Kokain, die in wesentlich höherer Dosierung verabreicht werden kann als Koka-Blätter, wird heute hauptsächlich als euphorisierende Rauschdroge weltweit genutzt und führt durch die bekannte Suchtproblematik zu gravierenden kriminellen und sozialen Problemen. Kokain („Coke, Koks, weißer Schnee, white stuff, Charly, und C") führt zu Euphorie, einer Unempfindlichkeit gegen Hunger, Schmerz und Müdigkeit, zu einer erhöhten Wachsamkeit und sexuellen Begierde („girl"). Kokain versetzt in eine solche Hochstimmung, daß man jedliche Furcht verliert und sich zu allem fähig glaubt. Die freie Kokainbase wird meist geschnupft oder geraucht und kommt so schnell über die Bluthirnschranke ins ZNS. Das Schnupfen schädigt jedoch die Nasenschleimhäute, so daß Kokainabhängige häufig eine laufende Nase haben. Kokain wird auch in gelöster Form intravenös injiziert. Die Wirkung hält 15 bis 30 Minuten an. Als „crack" bezeichnet man die freie Alkaloidbase, die gut resorbiert wird und sofortige Euphorie hervorruft, die aber auch 15 min bereits wieder abflaut. Als „rocks" wird Kokainhydrochlorid bezeichnet; um die freie Base zugewinnen, wird Kokainhydrochlorid durch Aufkochen in Na^+- oder NH_4-Bicarbonathaltigen wässrigen Lösungen in freies Kokain überführt. Die Kombination von Heroin und Kokain wird in der Drogenszene als „speedball" bezeichnet. Kokain ist ein Suchtgift, das rasch zum Kokainismus führt.

Kokain hat als Genußmittel bereits eine längere Geschichte. Im 19. Jahrhundert wurden alkoholische Getränke kreiert, die Kokain (oder Kokaextrakte) als zusätzliches Stimulanz enthielten. „*Coca des Incas*" und „*Vin Mariani*" sind zwei berühmt gewordene Produkte, wobei der Vin Mariani (zwischen 1844 und 1913 im Handel) selbst vom damaligen Papst Leo XIII gepriesen und von vielen anderen Zeitgenossen (u.a. Alexandre Dumas, Jules Verne, Auguste Rodin) mit Hingebung konsumiert wurde. Der Apotheker J. Styth Pemberton entwickelte um 1880 „Pemberton's French wine coca" als „Gehirntonikum und intellektuelles Getränk", der Wein und Pflanzenextrakte von *E. coca* und *Cola acuminata* (Familie Sterculiaceae) enthielt; erste Pflanze lieferte das Kokain, die zweite das Koffein. Mit Beginn der Prohibition ließ Pemberton den Wein weg und ersetzte ihn durch Zuckersaft; dieses Getränk wurde das berühmte Coca Cola. Kokain war der nächste Wirkstoff, der um 1904 aus dem Coca Cola entfernt wurde. Zwar werden immer noch Blattextrakte aus *E. cola* für Coca Cola benutzt, die Alkaloide aber durch Lösungsmittel entfernt und medizinisch als Lokalanästhetika verwendet. Heute gibt es Cola Light, in dem auch das Koffein entweder reduziert oder eliminiert wurde.

Kokain ist eine Droge, die von berühmten Persönlichkeiten eingenommen und beschrieben wurde, unter ihnen Sigmund Freud, Aldous Huxley und anderen.

Pflanzen mit Ibogain

Ibogain ist ein Indolalkaloid mit vielfältiger pharmakologischer Wirkung. Die Wirkung von Ibogain kommt vermutlich durch eine Aktivierung von 5-HT_2 und 5-HT_3-Rezeptoren zustande, wodurch indirekt Dopamin vermehrt freige-

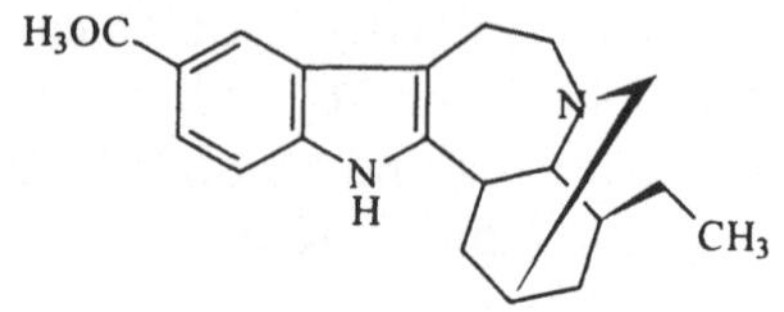

Struktur von Ibogain

setzt wird. Außerdem bindet Ibogain an α_1-, α_2-, und μ, κ, σ-Opiat-Rezeptoren. Wirkungen als NMDA-Rezeptor Antagonist sowie als Serotonin-, Dopamin- und Noradrenalin-Reuptake-Hemmer wurden beschrieben. Die Droge „Ibogo" wurde auch als „afrikanisches Kokain" bezeichnet.

Ibogain ist das Hauptalkaloid von *Tabernanthe iboga,* einer Apocynaceae aus Zentral- und Westafrika. Wurzeln der Pflanze werden von Eingeborenen gegessen, um Hunger und Schwäche zu überwinden (ähnlich wie Kokain). Aus der Wurzelrinde werden Extrakte gewonnen, die visuelle Halluzinationen und Fluggefühle vermitteln. Angeblich soll Iboga auch aphrodisierende Eigenschaften aufweisen. Aber vermutlich ist die Droge mit Extrakten aus *Alchornea floribunda* (Euphorbiaceae) versetzt, die das Indolalkaloid Yohimbin enthält; Yohimbin gilt als Aphrodisiakum und verstärkt durch Hemmung von α_2-Adrenorezeptoren die Erektion, indem die Blutzufuhr der Geschlechtsorgane erhöht wird.

Iboga wird bei rituellen Tänzen auch heute noch in Zentralafrika (z.B. im Bwiti-Kult) genommen. Von der halluzinogenen Wirkung wird beschrieben: „Bald strecken sich alle seine Sehnen auf ungewöhnliche Weise. Ein epileptischer Irrsinn befällt ihn; der Mund des Bewußtlosen formt Worte, die, wenn sie von Eingeweihten vernommen werden, prophetische Bedeutung haben."

Ephedrin und Amphetamine

In Arten der Gattung *Ephedra* (Familie Ephedraceae) findet man Ephedrin und verwandte Alkaloide als Hauptinhaltsstoffe. Ephedrin ist ein indirekt wirkendes Sympathomimetikum an adrenergen Nervenendigungen und kann bedingt durch seine Strukturähnlichkeit an adrenergen und Serotoninrezeptoren binden (Hardman et al. 1998; Schmeller 1995). Die psychotrope Hauptwirkung

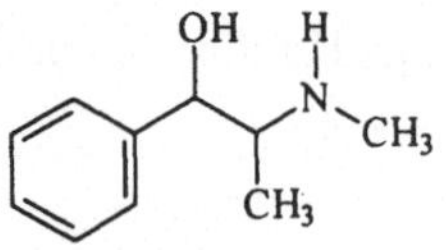

Ephedrin 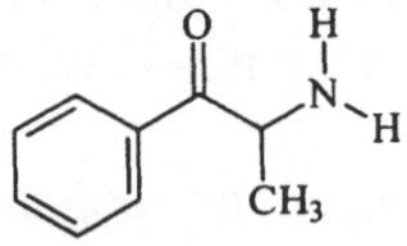 Cathinon 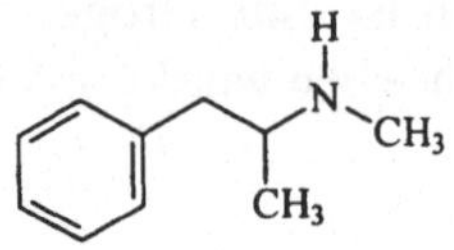 Methamphetamin (Pervetin)

Strukturen von Ephedrin, Nor-Pseudoephedrin, Cathinon und synthetischen Amphetaminen des Ephedrins kommt vermutlich aber dadurch zustande, daß Noradrenalin und Dopamin aus den synaptischen Vesikeln verdrängt werden; ferner bewirkt Ephedrin eine Reuptake-Hemmung an den präsynaptischen Membranen.

In unserem Zusammenhang ist die zentralanregende Wirkung von besonderem Interesse. In der chinesischen Medizin wird *Ephedra* bereits seit 5000 Jahren als Husten- und Kreislaufmittel und Stimulanz eingesetzt.

Ephedrin wurde als Leitsubstanz zur Synthese der Amphetamine eingesetzt. Die Amphetamine (Amphetamin oder Methamphetamin „Pervitin") führen zu einer verstärkten Ausschüttung von Dopamin und Noradrenalin aus den Vesikeln, da sie selbst in die Vesikel aufgenommen werden und die endogenen Neurotransmitter quasi hinauswerfen (Snyder 1988). Insbesondere sind davon die Neuronen im limbischen System des Gehirns betroffen, das für Gefühlszustände, wie Liebe und Haß, Freude und Traurigkeit von größerer Bedeutung ist. Amphetamine wurden bereits zu Anfang des 20. Jahrhunderts synthetisiert und im 2. Weltkrieg verbreitet eingesetzt, um Soldaten lange leistungsfähig und wach zu halten. Amphetamine können gefährliche schizophrenieähnliche Psychosen auslösen, was durch die überhöhten Dopaminspiegel erklärt werden kann (s. Anmerkung in der Einleitung und im Abschnitt über Kokain).

Im *Abessynischen Tee*, der von *Catha edulis* (Celastraceae) gewonnen wird, kommen Nor-Pseudoephedrin als Hauptalkaloid, Cathinon und Ephedrin als Nebenalkaloide vor. Der Kath weist amphetaminähnliche Wirkungen auf und wird in Afrika und Arabien entweder als Tee getrunken oder die Blätter werden ausdauernd als Priem gekaut. Längerer Gebrauch soll zu suchtähnlichen Abhängigkeiten und offensichtlich auch zu einer Reduktion des Geschlechtstriebs führen; denn im Yemen, wo Kath regelmäßig getrunken wird, findet man eine ungewöhnlich große Anzahl an Männern, die Junggesellen bleiben. Die Verwendung von Kath, Ephedrin und Amphitaminen als Appetitzügler (wozu sie manchmal eingesetzt werden) ist aus toxikologischer Sicht nicht vertretbar, da ein zu hohes Suchtpotential gegeben ist.

Pflanzen mit Nicotin

Nicotin ist das Hauptalkaloid von *Nicotiana tabacum*, das von Nebenalkaloiden wie Nornicotin, Anabasin und Nicotyrin begleitet wird. *Nicotiana tabacum* ist eine Kulturpflanze (Abb. 13), die in präkolumbianischer Zeit aus *N. sylvestris*, *N. tomentosiformis* und *N. otophora* entstand. Nicotin ist ein Agonist an Acetylcholin-regulierten Na^+-Kanälen, den sogenannten nicotinischen AChR. Wirkorte des Nicotins sind die Ganglien sowie neuromuskuläre Endplatten. Nicotin wirkt in niedrigen Dosierung auf das ZNS anregend, in höheren Dosierungen dagegen lähmend; 50–100 mg sind für den erwachsenen Menschen meist tödlich. Raucher entwickeln jedoch eine Toleranz, so daß bei ihnen die Schwelle höher liegt. Erwähnenswert ist die Tatsache, daß Nicotin bis

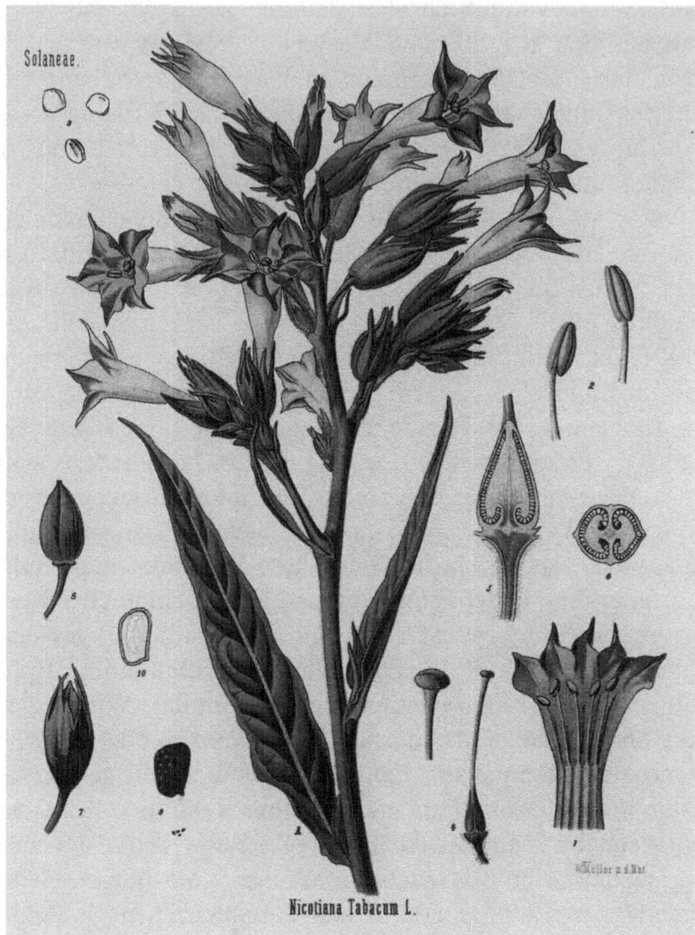

Abb. 13. Aus der Neuen Welt stammt der Tabak, *Nicotiana tabacum*, der heute als Genußmittel weltweite Verbreitung findet (aus Köhlers Atlas der Medizinalpflanzen, 1887, Verlag Th. Schäfer, Hannover)

Struktur von Nicotin

zur Einführung des synthetischen Insektizids DDT das wichtigste Pflanzenschutzmittel zur Bekämpfung von Insekten war.

Nicotiana-Arten wurden von den Indianern der Neuen Welt bereits vor Ankunft der Spanier zu rituellen Anlässen geraucht. In den letzten 500 Jahren danach erlebte das Tabakrauchen in allen Teilen der Welt einen großen Aufschwung; man vermutet, daß mehr als 20–30% der Menschheit regelmäßig oder unregelmäßig raucht. Während Nicotin zunächst die erwünschten stimulierenden Effekte zeigt, kommt es langfristig zu Durchblutungsstörungen und Erkrankungen des Herz-Kreislaufsystems. Die im Tabakrauch enthaltenen Teerstoffe, Nitrosamine und polyzyklischen Aromaten gelten als mutagen und karzinogen. Vermutlich geht ein großer Anteil der Krebserkrankungen in der westlichen Welt direkt oder indirekt auf das Tabakrauchen zurück.

Chinolizidinalkaloide

Chinolizidinalkaloide (insbesondere N-Methylcytisin und Cytisin) binden als Agonisten an Acetylcholinrezeptoren; je nach Struktur sind entweder der nicotinische, der muscarinische oder beide Rezeptoren betroffen (Schmeller et al. 1994). Einige Chinolizidinalkaloide, wie Spartein oder Lupanin sind darüber hinaus Inhibitoren von Na^+-, und K^+-Kanälen (Körper et al. 1998). Spartein wird medizinisch als Antiarrhythmicum eingesetzt.

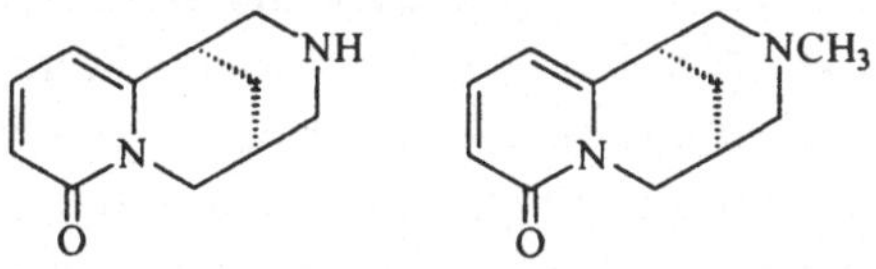

NH NCH$_3$
N N
O O
Cystin N-Methylcytisin

Strukturen von Cytisin und N-Methylcytisin

Folgende Pflanzen, die Chinolizidinalkaloide vom Cytisintyp aufweisen, wurden aufgrund ihrer berauschenden Eigenschaften identifiziert:

- *Cytisus canariensis*; Kanarenginster (Leguminosae; Südeuropa, eingebürgert Mexiko, Südamerika)
- *Sophora secundiflora* (Nord- und Mittelamerika)
- *Spartium junceum;* Pfriemenginster (Mittelmeergebiet)

Die Samen von *Sophora secundiflora* wurden von Indianern in Mexiko und Texas als „mescal beans“ rituell eingesetzt, um Visionen herbeizuführen. Der Kanarenginster wurde nach Mexiko eingeführt und wird von den Medizinmännern der Yaqui-Indianer als Halluzinogen benutzt.

Arecolin

In den Samen der *Arecanuß (Areca catechu)* (Familie Arecaceae) findet man psychoaktive Alkaloide, wie z.B. Arecolin und Arecaidin. Diese Alkaloide wirken parasympathikomimetisch sowie muscarinisch, indem sie an nicotinischen und muscarinischen Acetylcholinrezeptoren als Agonisten angreifen.

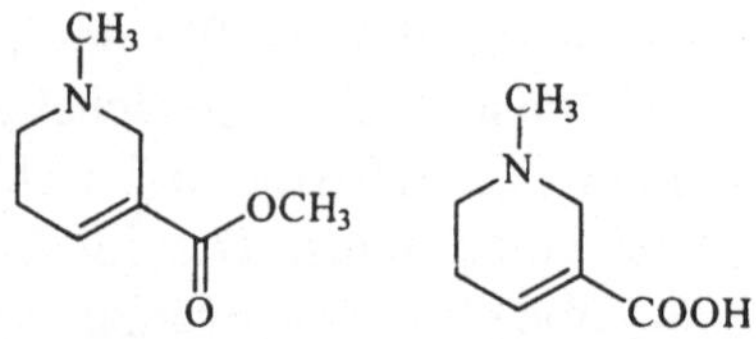

Strukturen von Arecolin und Arecaidin

Dadurch kommt eine anregende und entspannende Wirkung zustande. Gepulverte Arecasamen werden in Südostasien und Ostafrika als sogenannter Betelpriem gekaut, dem Blätter des Betelpfeffers (*Piper betle*), Kalk sowie andere Aromastoffe zugesetzt sind. Über 200 Millionen Menschen zählt man heute zu den Betelkauern.

Pflanzen mit Koffein und anderen Purinalkaloiden

Die Purinalkaloide Koffein, Theobromin und Theophyllin gehören ebenfalls zu den Alkaloiden, die weltweit regelmäßig als stimulierende psychoaktive Substanzen konsumiert werden. Diese Alkaloide blockieren Adenosinrezeptoren und hemmen die Phosphodiesterase, ein Enzym, das den second messenger cAMP abbaut. Es kommt u.a. zu eine Ausschüttung von Noradrenalin und einer Steigerung der Neuronenaktivität in zahlreichen Hirnarealen.

Die Purinalkaloide, insbesondere Koffein, wirken zentral erregend, stärken die Herztätigkeit, sind blutgefäßerweiternd und leistungssteigernd. Während Theophyllin und Theobromin eine stärkere Herz- und Nierenwirksamkeit aufweisen, wirkt Theophyllin bronchienerweiternd und antiasthmatisch.

Die Purinalkaloide kommen weitverbreitet im Pflanzenreich vor. In Tabelle 2 sind die wichtigsten Pflanzen (Abb. 14) und Alkaloidprofile zusammengefaßt.

Tabelle 2. Gehalt und Zusammensetzung an Purinalkaloiden (nach Wagner 1988)

Pflanze	Herkunft	Koffein	Theophyllin	Theobromin
KAFFEE: *Coffea arabica, C. canephora, C. liberica* (Rubiaceae)	Afrika	0,3–2,5%	+	+
TEE: *Camellia sinensis* (Theaceae)	Asien	2,5–5,0%	0,034%	0,05%
KAKAO: *Theobroma cacao* (Sterculiaceae)	Südamerika	0,2–0,3%	+	1–2%
KOLA: *Cola acuminata, Cola nitida* (Sterculiaceae)	Afrika	0,6–3,0%	–	0,1%
MATE: *Ilex paraguarensis* (Aquifoliaceae)	Südamerika	0,5–1,5%	0,05%	0,45%
GUARANA: *Paullinia cupana* (Sapindaceae)	Südamerika	2,5–5,0%	–	–

Koffein | Theobromin | Theophyllin

Strukturen von Koffein, Theobromin und Theophyllin

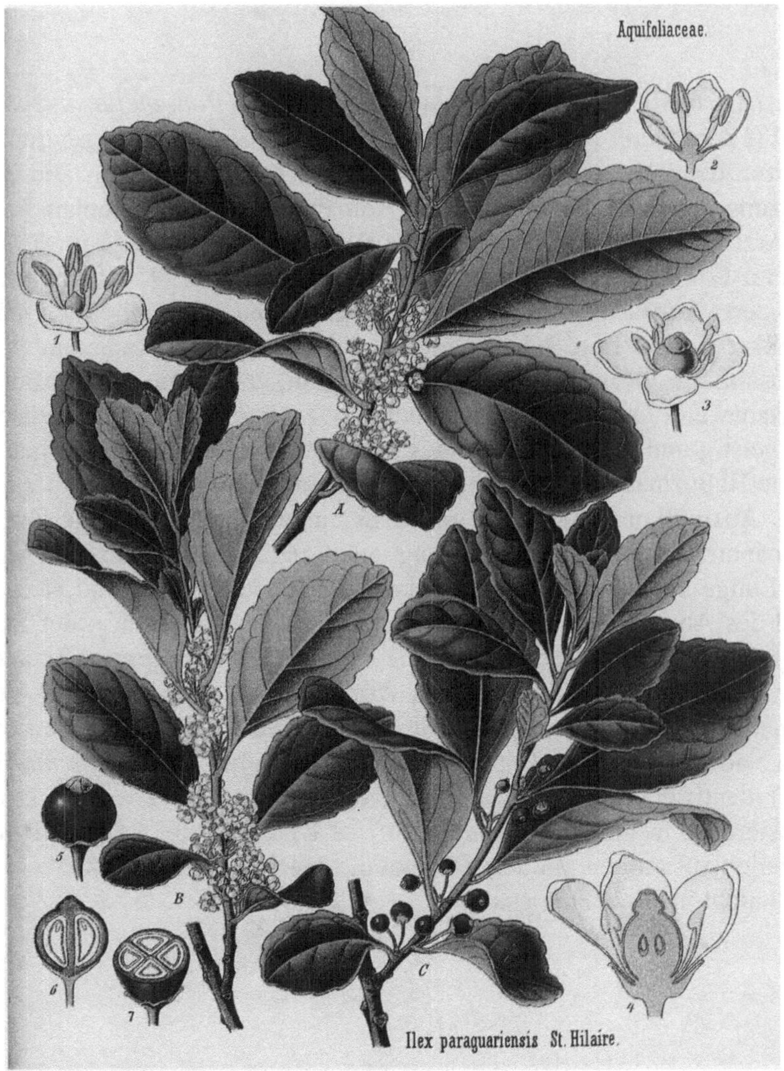

Abb. 14. Der Matestrauch (*Ilex paraguarensis*), als Vertreter der Pflanzen, die Koffein und andere Methylxanthine produzieren (aus Köhlers Atlas der Medizinalpflanzen, 1887, Verlag Th. Schäfer, Hannover)

Wenn Koffein und die anderen Purinalkaloide auch nicht zu den besonders stark wirksamen Substanzen gerechnet werden, die unter besonderer Gesetzgebung stehen, so handelt es sich aus pharmakologischer Sicht dennoch um psychoaktive Pflanzeninhaltsstoffe, die nachweislich über 2000 Jahre schon genutzt werden. Die Kulturgeschichte (man denke an den Einfluß der Kaffeehäuser) wurde bis heute sehr stark über diese Genußmittel beeinflußt. Es würde den Umfang dieses Beitrages sprengen, wollte man auch nur annäherungsweise die Geschichte und Anwendung dieser Drogen referieren.

Thujon

Absinth (Artemisia absinthium) (Asteraceae), Anis (*Pimpinella anisum*) und Fenchel (*Foeniculum vulgare*) (Familie Apiaceae) waren die wesentlichen Ingredienzen des Absinthschnapses, der ca 75% Ethanol enthielt. Die Zusammensetzung des Absinths wurde 1792 von Pierre Ordinaire, einem französischen Arzt kreiert. Über verschlungene Wege kam das Rezept in die Hände von Henri-Louis Pernod, der die Absinthproduktion 1797 aufnahm. Im 19. Jahrhundert wurde Absinth zunehmend populär und war schließlich das Modegetränk der Künstler, Schauspieler, Schriftsteller und Maler, unter ihnen Maupassant, Toulouse Lautrec, Dégas, Gauguin, van Gogh, Manet, Baudelaire, Verlaine und Oscar Wilde. In niedriger Dosierung wirkt Absinthschnaps als ein geistig und sexuell anregendes Mittel, während größere Mengen unangenehme Halluzinationen und neurotoxische Erscheinungen hervorrufen. Hartnäckige Absinthkonsumenten waren blaß und wirkten geistig gestört; viele der genannten Künstler starben jung oder begingen Selbstmord, wie van Gogh. Einige seiner expressionistischen und wirren Bilder sind sicher dem Einfluß des Absinth zuzuschreiben. Um 1905 wurde Absinth in der Schweiz und ab 1915 in Frankreich verboten; die heute beliebten Aperitifs Pernod oder Ricard enthalten keine Extrakte aus *Artemisia absinthium* mehr. Als psychotroper und neurotoxischer Wirkstoff wurde ein Monoterpen Thujon (das auch in Nadelbäumen der Gattung *Thuja* und in Salbei, *Salvia officinalis*, vorkommt) identifiziert. Thujon stimuliert das autonome Nervensystem in niedriger Dosierung; in größeren Mengen ruft es Krämpfe und Ohnmacht hervor. Wie Thujon zusammen mit dem Ethanol die beschriebenen Effekte hervorruft, ist noch nicht im einzelnen geklärt.

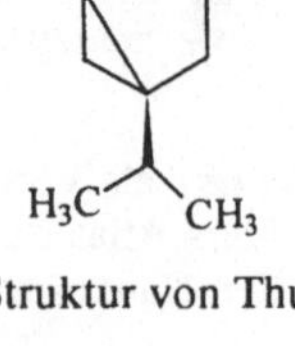

CH_3 O H_3C CH_3

Struktur von Thujon

Alkohol (Ethanol)

Ethanol ist der Fermentationsprodukt der alkoholischen Gärung aus Glucose durch *Saccharomyces cerevisiae.* Vermutlich schon vor 6000–8000 Jahren wurde aus Trauben der Weinrebe (*Vitis vinifera*) (Abb. 15) Wein hergestellt. Bereits im antiken Ägypten kannte man den Weinanbau mit Osiris als Schutzgottheit und Karaffen mit Wein wurden den Toten für die Reise ins Jenseits als Grabgabe mitgegeben. Bekannt ist der Weinkonsum ebenfalls aus dem antiken Griechenland und Rom und muß nicht näher erläutert werden. Von den Römern wurde die Kunst des Weinanbaus in die Provinzen nördlich der Alpen gebracht, so daß auch hier eine fast 2000jährige Weinbautradition existiert.

Aber auch andere Kohlenhydratquellen wurden bei den übrigen Völkern fermentiert und viele unterschiedliche Weine hergestellt, z.B. Dattelwein in Nordafrika, Reiswein in Japan, Pulque aus Agaven in Mexiko, Honigwein in Skandinavien, oder Chicha aus Mais (Inkas). Eine über 8000jährige Geschichte hat auch das Bierbrauen, das bereits im antiken Babylonien und Ägypten bekannt war. Die Griechen erlernten die Kunst des Bierbrauens von den Ägyptern. Die Römer zogen Wein vor, während in den Kolonien die Kelten Bier bevorzugten. Diese Tradition ist in den nördlicheren Teilen Europas nach wie vor aktuell. Als die Araber die Destillationstechnik im Mittelalter in Europa einführten, glaubten die Alchimisten, das langgesuchte Lebenselixier gefunden zu haben („eau de vie“). Deshalb wurde Alkohol als Allheilmittel zur Therapie bei sehr viele Krankheiten eingesetzt.

Der Raum dieser Übersicht reicht nicht aus, um die vielfachen Schilderungen des Alkoholkonsums und des Alkoholrausches zu referieren, die im Schrifttum der Völker übermittelt wurden oder darauf einzugehen, wie stark die Kunst früher und heute durch Alkohol beeinflußt wurde. Da Alkohol ein Rauschmittel darstellt, das in der westlichen Welt am meisten konsumiert wird, erübrigt sich vermutlich auch eine vertiefte Darstellung, da die Wirkung allgemein bekannt ist.

Meist wird Alkohol als stimulierend angesehen, pharmakologisch handelt es sich jedoch eher um einen ZNS-Hemmer. Wenn 30–50 mg Ethanol pro 100 ml Blut vorhanden sind, tritt der Zustand einer leichten Euphorie ein, häufig gekoppelt mit Geschwätzigkeit und albernem Verhalten. Wenn der Ethanolspiegel 100 mg/100 ml überschritten hat, beobachtet man neurologische Störungen, die sich in einer nuschelnden und undeutlichen Aussprache sowie einem schwankenden Gang äußern. In dieser Phase treten bei einigen Menschen aggressive und ungehemmte Verhaltensweisen auf. Bei 200 mg/100 ml Blut werden Sehen und Bewegungen bereits stark gestört; bei über 400 mg/ 100 ml tritt ein Koma ein. Permanent hoher Alkoholkonsum hat häufig Alkoholismus und körperliche Schädigungen (Leberzirrhose, Herzkreislaufprobleme, erhöhte Schlaganfallshäufigkeit) zur Folge.

Ethanol stört vermutlich die Interaktion von Membranproteinen, insbesondere von Ionenkanälen und Neurorezeptoren, so daß eine unspezifische betäubende Wirkung eintreten kann. Bekannt ist, daß Ethanol die Dopaminkonzen-

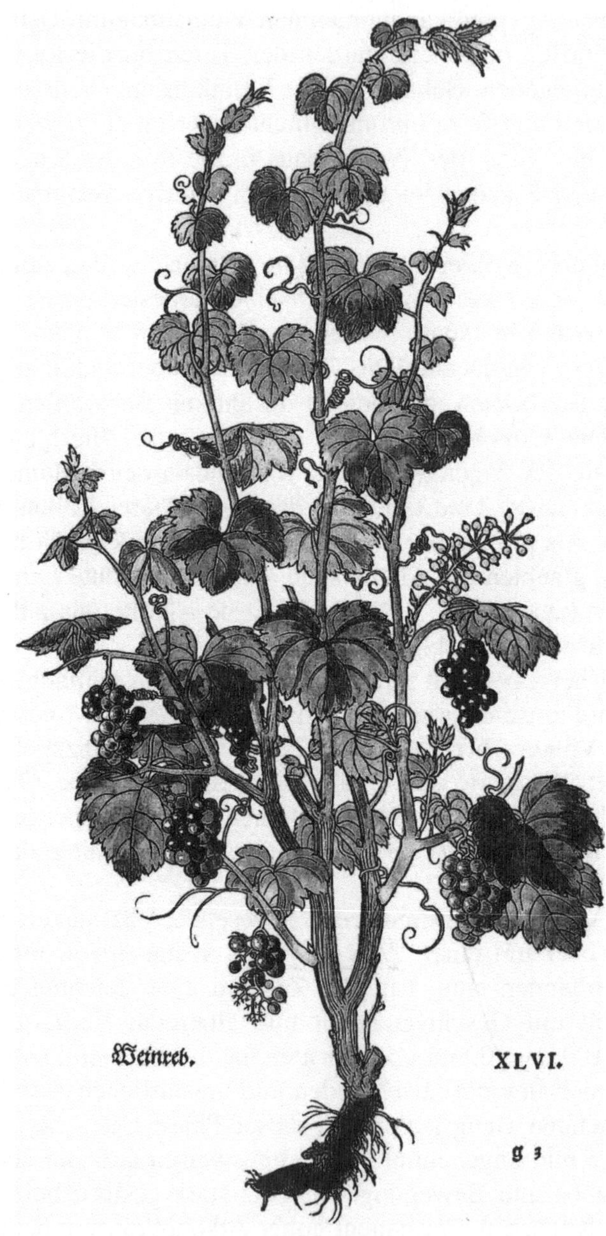

Abb. 15. Die Weinrebe (*Vitis vinifera*) hat die Kulturgeschichte der Menschheit in ganz besonderem Maße geprägt (aus L. Fuchs New Kreuterbuch 1543)

tration im Nucleus accumbens erhöht, einer Hirnregion, über die Lustgefühle kontrolliert werden. Ferner wird die Wirkung von GABA an inhibitorischen Nerven verstärkt (ähnlich wie durch Barbiturate), auch kommt es zu einer Hemmung von 5-HT_3- und NMDA-Rezeptoren. Letztendlich tritt eine Hemmung inhibierender Kontrollmechanismen ein; dadurch werden Lernen, Gedächtnis, Konzentration und Wahrnehmung eingeschränkt, während das Selbstvertrauen steigt.

Beim enzymatischen Abbau des Ethanols entsteht Acetaldehyd als reaktive Zwischenstufe. Es wäre durchaus denkbar, daß Acetaldehyd mit den Neurotransmittern Dopamin und Serotonin reagiert und neue psychogene Substanzen, wie Salsolinol oder Tetrahydroharman entstehen. Es ist schon erstaunlich, daß selbst bei einer gut bekannten, legalisierten und leicht zugänglichen Droge die Reaktionen auf molekularer Ebene noch nicht vollständig verstanden werden.

Pilze mit Muscarin und Muscimol

Muscarin, Ibotensäure und Muscimol zählen zu den psychoaktiven Inhaltsstoffen der altweltlichen Pilzdrogen.

Während Muscarin als Agonist an muscarinischen Acetylcholin-Rezeptoren gilt, greifen Ibotensäure und Muscimol an $GABA_A$-Rezeptoren an. GABA ist ein inhibitorischer Neurotransmitter, der die Aktivität von bis zu 40% aller Synapsen im ZNS steuert. Auf die Benzodiazepin-Bindungsstelle, die als Angriffspunkt für die Tranquillanzien (wie z.B. Valium) gilt, wurde bereits in einem früheren Abschnitt hingewiesen. Der GABA-Rezeptor ist mit einem Ionenkanal für Cl^--Ionen gekoppelt, der durch die Pilzmetabolite Ibotensäure und Muscimol gehemmt wird. Dadurch wird die hemmende Wirkung von GABA im Gehirn gesteigert. Ibotensäure wird im menschlichen Stoffwechsel zu Muscimol umgewandelt und im Urin ausgeschieden. Man vermutet, daß Muscimol die stärker wirksame Komponente darstellt.

Zu den berauschenden Pilzdrogen der Alten Welt zählt der Fliegenpilz (*Amanita muscaria*), seltener der Pantherpilz (*A. pantherina*). Der Fliegenpilz ist in Europa, Afrika, Asien und Nordamerika weit verbreitet und verdankt

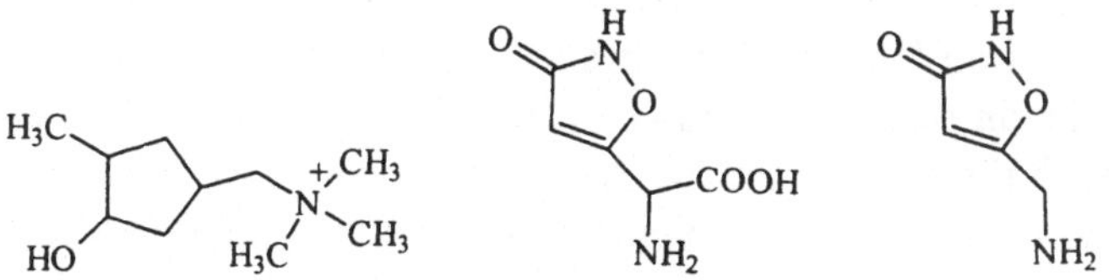

Muscarin Ibotensäure Muscimol

Struktur von Muscarin, Ibotensäure und Muscimol

seinen Namen der Tatsache, daß man seine Extrakte früher als Insektengifte eingesetzt hat.

Der Fliegenpilz und seine Inhaltsstoffe werden vermutlich seit vielen Tausend Jahren aus Rauschdroge genutzt, insbesondere von nomadischen Kulturen, bei denen Alkohol als Rauschmittel keine Rolle spielte. Da auch einige nordamerikanische Indianerstämme den Fliegenpilz kultisch verwenden, wird spekuliert, daß dieser Brauch von den Vorfahren der nordamerikanischen Erstbesiedler vor über 30 000 Jahren mitgebracht wurde, die von Sibirien über die Beringstraße nach Nordamerika einwanderten.

Der Gebrauch des Fliegenpilzes als Rauschdroge wurde vor 250 Jahren aus Sibirien beschrieben: Der schwedische Oberst Filip von Strahlenburg, der 12 Jahre als Kriegsgefangener bei den Korjaken lebte, berichtete um 1730, daß die Schamanen den Fliegenpilz als Rauschdroge benützen. Sie trockneten die Pilze an der Sonne, aßen sie trocken oder tranken wäßrige Extrakte, manchmal mit Pflanzensäften oder Rentiermilch vermischt. In Sibirien entstand auch der Brauch des Urintrinkens, da, wie oben bereits erwähnt, die Ibotensäure als wirksameres Agens im Urin ausgeschieden wird. Von den Korjaken wird berichtet: „Sie gießen Wasser über einige Pilze und kochen sie. Dann trinken sie den Aufguß, der sie berauscht; die Ärmeren, die es sich nicht leisten können, einen Pilzvorrat anzulegen, stellen sich bei dieser Gelegenheit rund um die Hütten der Reichen auf und lauern auf den Augenblick, wenn sich die Gäste zum Wasserlassen bequemen, um dann eine hölzerne Schale hinzuhalten und den Urin darin aufzufangen; sie trinken den Urin, der stärker wirksam als die Pilze selbst ist, gierig und werden dadurch ebenfalls betrunken. Der Effekt kann bis zum vierten oder fünften Mann reichen". Etwa eine halbe Stunde nach Einnahme setzt die halluzinogene Wirkung ein, die von ungewöhnlichen Visionen, sowohl erschreckende wie angenehme, begleitet werden. Einige Menschen springen dabei in die Luft, andere tanzen oder schreien und erleiden schreckliche Qualen. Kleine Wasserbecken werden im Rausch als Seen und kleine Spalten als Türen angesehen. In „Alice im Wunderland" beschreibt Lewis Caroll solche Halluzinationen sehr treffend.

Auch heute noch wird der Fliegenpilz in einigen Gegenden Sibiriens als Rauschdroge genutzt. Die sprichwörtliche Berserkerwut der Vikinger geht vermutlich ebenfalls auf den Genuß des Fliegenpilzes oder aber des Pantherpilzes zurück, deren Genuß unerschöpfliche Kräfte und das Gefühl der Unverwundbarkeit und Unsterblichkeit hervorrufen sollen. Jüngere Leser werden hier vermutlich an den Zaubertrank in Asterix und Obelix denken, der angeblich ähnliche Kräfte freisetzte. Offensichtlich gehörten Fliegenpilze zu den Ingredienzen des Zaubertranks, den Miraculix zusammenmixte.

Mit großer Wahrscheinlichkeit gehörte der Fliegenpilz zu den wesentlichen Zutaten des *Somatrankes* im alten Indien. In der Rig Veda, die ca. 1500 Jahre v. Chr. entstand, wird die Wirkung von Soma in über 150 Hymnen beschrieben. Man nimmt an, daß die in Sanskrit verfaßten Texte von frühen indogermanischen Völkern stammen, die Indien von Norden her erobert hatten. In den Hymnen wird beschrieben, daß Soma übermenschliche Kräfte, Tollkühnheit und Unsterblichkeit verleiht. Der Gott Indra begeht seine Heldentaten, wie z.B. die Überwindung des Drachen Vrtra, alle im Soma-Rausch. Auch der Brauch des Urintrinkens wird in der Rig Veda beschrieben.

R.G. Wasson hat 1968 die Evidenzen, daß Fliegenpilzextrakte die Basis für Soma darstellen, in „Soma the devine mushroom" zusammengestellt. Einige der in den Rig Veda beschriebenen Halluzinationen lassen vermuten, daß das Soma zusätzlich noch andere Rauschpflanzen enthielt: die Vision des Fliegens deutet darauf hin, daß Pflanzenextrakte mit Tropanalkaloiden möglicherweise im Soma enthalten waren, denn wie im Abschnitt der Tropanpflanzen dargestellt, führt Scopolamin zu diesen Halluzinationen. Im alten Indien käme *Hyoscyamus* als scopolaminhaltige Droge infrage.

Pflanzliche Drogen als Psychopharmaka (Sedativa, Antidepressiva und Neuroleptika)

Einige pflanzliche Drogen werden seit langem, andere erst seit wenigen Jahren als pflanzliche Psychopharmaka therapeutisch eingesetzt, insbesondere bei funktionellen psychischen und neurovegetativen Störungen (Tabelle 3, 4). Einige der zugehörigen Pflanzen, so z.B. Kava Kava (*Piper methysticum*) hätte man auch unter der Überschrift der Rauschpflanzen abhandeln können, da sie kulturgeschichtlich unter diesem Aspekt bekannt geworden sind und erst heute als wirksame Phyto-Psychopharmaka eingesetzt werden.

Als Indikation für *Phyto-Psychopharmaka* steht die schlaffördernde, schwach sedierende, tranquillisierende, spasmolytische und muskelrelaxierende Wirkung im Vordergrund (Tabelle 3). Echte antidepressive und neuroleptische Wirkungen zeigen nur wenige Pflanzenpräparate (darunter *Rauwolfia* und *Hypericum*) (Hänsel 1995; Wagner und Wiesenauer 1995). Der Beweis für die klinische Wirksamkeit der wichtigsten Phyto-Psychopharmaka ist bereits in vielen Fällen erbracht worden. Im folgenden Abschnitt werden zunächst die Drogen besprochen, die in das Indikationsgebiet Tranquillanzien passen, danach die Neuroleptika und zuletzt die Antidepressiva.

In *Baldrianpräparaten* (Valerianae radix) kommen als Wirkstoffe die lipophilen Valepotriate (Valtrat, Isovaltrat, Acvaltrat, Didrovaltrat u.a.), ihre Abbauprodukte (sogenannte Baldrinale), ferner Substanzen aus dem etherischen Öl (die Sesquiterpene Valeranon, Valerenal, Valerensäure und Acetoxyvalerensäure) in Frage. Im Tierversuch wiesen die Sesquiterpene zentral dämpfende, spasmolytische und muskelrelaxierende Wirkung auf (Hendriks et al. 1981; Hölzl 1998), während für die Valepotriate tranquillisierende und thymoleptische Effekte gemessen wurden, bei gleichzeitiger Verbesserung der

Tabelle 3. Pflanzen mit Wirkung bei nervösen Störungen

Pflanze (Familie)	Indikationen: Behandlung von Nervöser Unruhe	Angst-zuständen	Einschlaf-störungen	Erregungs-zuständen	Spannungs-zuständen	depressiver Verstimmung
Valeriana officinalis (Valerianaceae)	X		X			
Humulus lupulus (Cannabaceae)	X	X	X			
Hypericum perforatum (Hypericaceae)	X	X			X	X
Piper methysticum (Piperaceae)	X	X		X	X	
Melissa officinalis (Labiatae)			X			
Passiflora incarnata (Passifloraceae)	X		X	X		
Rauwolfia serpentina (Apocynaceae)	X				X	

Tabelle 4. Nachgewiesene oder vermutete Wirkstoffe in Phyto-Psychopharmaka

Pflanze	Inhaltsstoffe
Humulus lupulus	2-Methyl-buten-2-ol (als Abbauprodukt aus Humulon und Lupulon?)
Hypericum perforatum	Hypericin; Hyperforin
Lavandula officinalis	Monoterpene: Linalylacetat
Melissa officinalis	Monoterpene: Citronellal, Citral, Linalool
Passiflora incarnata	Maltol, Flavonoide (Apigenin, Vitexin)
Piper methysticum	Kavapyrone
Rauwolfia serpentina	Reserpin
Valeriana officinalis	Valepotriate (Baldrinale als Abbauprodukt), etherisches Öl

Koordinationsfähigkeit und Abnahme von Unruhe, Angst und Aggressivität (Holm et al. 1980; 1984; Eickstedt und Rahman 1969). Demnach sind an der Baldrianwirkung sowohl die Sesquiterpene, als auch die Valepotriate oder ihre Abbauprodukte beteiligt.

In vitro konnte gezeigt werden, daß sowohl wäßrige als auch alkoholische Extrakte am $GABA_A$-Rezeptor (Benzodiazepin-Rezeptor) angreifen (Krieglstein und Grusla 1988; Hölzl und Godau 1989; Minas und Wink 1998). Neuere Untersuchungen mit einem Auszug der mittelpolaren Inhaltstoffe (Valerensäuren, Baldrinal) zeigen ferner, daß die Freisetzung von GABA aus den Vesikeln stimuliert und der Re-Uptake in die Präsynapse reduziert wird (Santos et al. 1994). Damit greift Baldrian also an einem zentralen Target an, das auch von den synthetischen Tranquillanzien beeinflußt wird.

Valtrat bindet mit hoher Affinität am Dopamin-Rezeptor, während andere Inhaltsstoffe (z.B. das Alkaloid N-(p-Hydroxyphenethyl)actinidin, die Lignane 1-Hydroxypinoresinol, Pinoresinol) nur geringe Bindungsaffinitäten zu $GABA_A$ Rezeptoren zeigten. Am $5HT_{1A}$-Rezeptor dagegen, der bei der Anxiolyse von Bedeutung ist, wies 1-Hydroxypinoresinol einen IC_{50} Wert von 2,3 μM auf (Hölzl 1998). Unsere eigenen Versuche (Minas und Wink 1998) bestätigen diese Ergebnisse teilweise (insbesondere die Bindung an Dopamin, GABA und Serotonin-Rezeptoren).

In *Polynesischen Rauschpfeffer* (*Piper methysticum*), Kava-Kava rhizoma, wurde eine Serie von Kavapyronen (Kawain, Dihydrokawain, Dihydromethysticin, Yangonin, Methysticin u.a.) nachgewiesen, die eine anxiolytische, schlafbegünstigende, antinozizeptive, antikonvulsive und muskelrelaxierende Wirkung im Tierexperiment aufweisen (Kretschmar 1995). Dieses Wirkprofil läßt eine Interaktion der Wirkstoffe am $GABA_A$-Rezeptor und an Natrium-Kanälen erwarten. Tatsächlich wurde eine Bindung der Kavapyrone am $GABA_A$ Rezeptor (u.a. Benzodiazepin-Bindungsstelle) nachgewiesen (Davis et al. 1992); IC_{50} Werte liegen für Dehydromethysticin und Yangonin bei 45,6 bzw. 49,7 μM (Davies et al. 1992). Jussofie et al. (1994) konnten zeigen, daß die Inhaltsstoffe im Gesamtextrakt besonders am $GABA_A$-Rezeptor angreifen, wobei jedoch deutliche Unterschiede in den verschiedenen Hirnregionen festgestellt wurden. Andere Bindungen wurden ferner an adrenergen, serotoninergen, mACh-, histaminergen, glycinergen und Opiatrezeptoren nachgewiesen (Kretschmar 1995). Eine Hemmung von spannungsabhängigen Na^+-Kanälen wurde durch Patch-Clamp Messungen gezeigt (Magura et al. 1997). Die Natriumkanalhemmung und die Interaktion am $GABA_A$-Rezeptor würden die beobachtete sedative Wirkung der Droge erklären (Kretschmar 1995). Unsere eigenen Versuche (Minas und Wink 1998) bestätigen die Bindungseigenschaften am $GABA_A$-Rezeptor, weisen aber zusätzlich daraufhin, daß Inhaltsstoffe im Gesamtextrakt auch an Dopaminrezeptoren binden können.

Im *Passionsblumenkraut* (*Passiflora incarnata*), Passiflorae herba, lassen sich entgegen früherer Publikationen keine ß-Carbolinalkaloide nachweisen (die als MAO-Hemmer und Serotonin-Rezeptor Modulatoren gut in das Indikationsgebiet „Antidepressiva" gepaßt hätten). Statt dessen werden Maltol und Flavonoide (insbesondere Vitexin) gefunden, die im Tierexperiment und an Probanden eine hypnotisch-sedative Wirkung aufweisen (Maluf et al. 1991; Speroni und Minghetti 1988). In Rezeptor-Bindungsassays konnte gezeigt werden, daß das aus *Passiflora coerulea* isolierte Flavonoid Chrysin selektiv am Benzodiazepin-Rezeptor bindet (K_i = 3 μM zentrale und 13 μM periphere Rezeptoren) und auch im Tierexperiment anxiolytisch wirkt (Wolfman et al. 1994). Auch unsere eigenen Untersuchungen zeigen, daß im Fertigarzneimittel Substanzen vorhanden sein müssen, die am $GABA_A$-Rezeptor, ferner am D_2-Rezeptor angreifen. Diese *in vitro*-Daten weisen daraufhin, daß die beobachtete sedative Wirkung der Droge eine stoffliche Basis hat.

Im *Hopfen* (*Humulus lupulus*) sind die Bitterstoffe Humulon und Lupolon enthalten, aus denen durch Abbau (im Körper) das sedierend wirkende 2-Methyl-buten-2-ol entstehen soll (Hänsel et al. 1980). Im etherischen Öl der *Melisse* (*Melissa officinalis*), Melissae folium, werden die Monoterpene Citronellal, Citral und Linalool als Hauptkomponenten gefunden, die im Tierversuch sedierend und spasmolytisch wirken (Wagner und Sprinkmeyer 1973).

Das in der *Schlangenwurzel* (*Rauwolfia serpentina*), Rauwolfiae radix, enthaltene Reserpin hemmt den Transport der Monoamine Noradrenalin und Dopamin in die präsynaptischen Vesikel, so daß die Neurovesikel letztendlich geleert vorliegen. Dieser Mechanismus erklärt die neuroleptische Wirkung von Reserpin.

Im *Johanniskraut* (*Hypercium perforatum*) (Abb. 16), Hyperici herba, wurden Naphthodianthrone (Hypericin und verwandte Substanzen), Phenylpropane (Chlorogen- und Kaffesäure), Flavonoide (Hyperosid, Rutin), Gerbstoffe, Procyanidine, Xanthone (1,3,6,7-Tetrahydroxyxanthon) und Phloroglucinole (z.B. Hyperforin) gefunden (Übersicht in Nahrstedt und Butterweck 1997). Während die Wirksamkeit der Droge als *Antidepressivum* gut belegt ist, gibt es unterschiedliche Auffassungen zu den Wirkmechanismen. Insgesamt zeigen verschiedene tierexperimentelle Modelle, daß der *Hypericum*-Extrakt in seiner Wirkung der des synthetischen Antidepressivum Imipramin entspricht (Winterhoff et al. 1995). Anfänglich stand eine beobachtete MAO-Hemmung

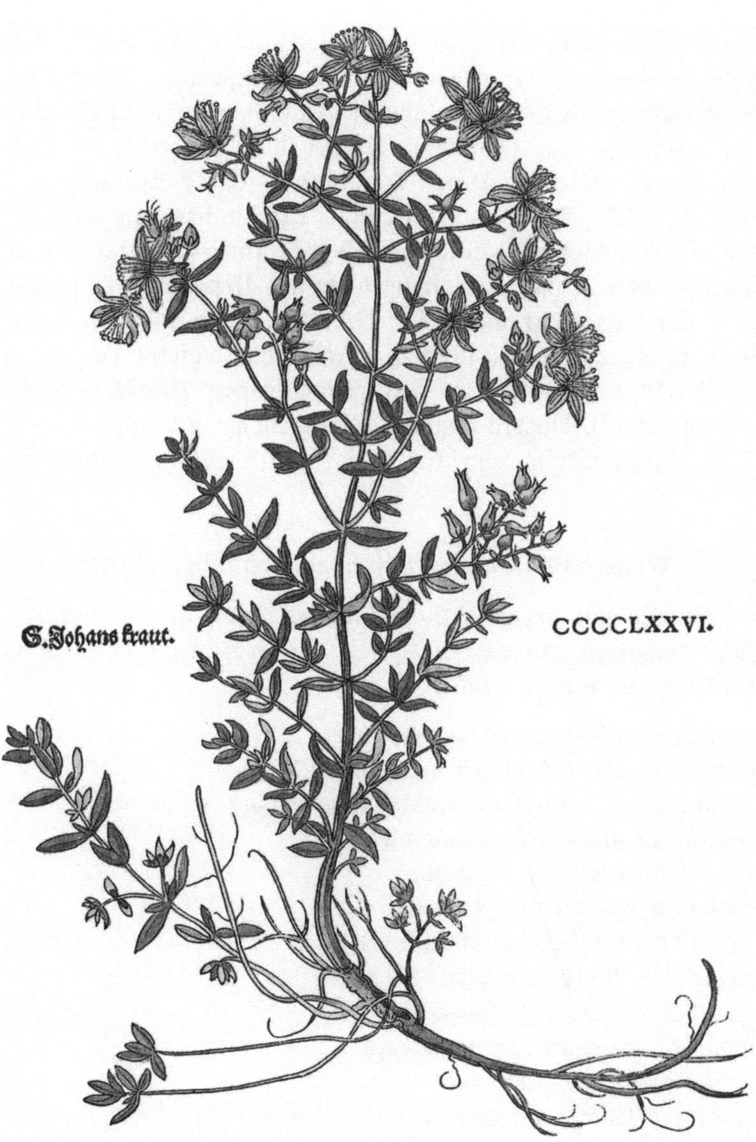

Abb. 16. Das Johanniskraut (*Hypericum perforatum*) war bereits im Altertum als Heilpflanze bekannt; aber erst in den letzten Jahren wurde seine Bedeutung als wirksames pflanzliches Psychopharmakon zur Behandlung von Depressionen erkannt (aus L. Fuchs New Kreuterbuch 1543)

im Vordergrund; doch zeigen weder Hypericin noch der Extrakt eine überzeugende Wirkung an diesem Target (Bladt und Wagner 1993). Auch eine Hemmung der Catechol-O-Methyltransferase durch Flavonoide/Xanthone wurde beobachtet (Thiede et al. 1993). MAO und COMT-Hemmung stellen aber offensichtlich nicht die relevanten Wirkmechanismen dar (Winterhoff et al. 1995; Müller 1996).

Neuere *in vitro* Daten deuten darauf hin, daß *Hypericum*-Extrakte (insbesondere das Hyperforin) die neuronale Wiederaufnahme von Serotonin und Nordrenalin in die Präsynapse hemmen, ein Wirkprinzip, daß für andere trizyklische Antidepressiva (s.o.) belegt ist. Außerdem bewirkt Hyperforin eine Aufnahmehemmung von Dopamin, GABA und Glutamat. Nachgeschaltet kommt es ferner zu einer Down-Regulierung der ß-Rezeptoren und Up-Regulation der 5-HT_2-Rezeptoren. Ähnliche Effekte hat man auch bei anderen Antidepressiva beobachtet (Müller et al. 1997). Eine vergleichende Rezeptorbindungsstudie belegt, daß die Inhaltsstoffe aus *Hypericum* (5 µg/ml Gesamtextrakt) in der Lage sind, an 5HT_1-, $GABA_A$-, $GABA_B$-, Adenosin-, $InsP_3$-, Benzodiazepin-Rezeptoren zu binden, so daß noch weitere Targets, insbesondere die GABA-Rezeptoren an den psychotropen Effekten beteiligt sein könnten (Cott 1997). Unsere eigenen Vorversuche mit Hyperforat® bestätigen die Bindungsaktivität am Benzodiazepin-Rezeptor (Minas und Wink 1998).

Weitere Pflanzen mit psychoaktiven Inhaltsstoffen

Weitere Pflanzen mit psychoaktiven Inhaltsstoffen, die in dieser Übersicht nicht näher diskutiert werden (zusätzliche Arten finden sich in Schultes und Hofmann 1987 und Rätsch 1998):

- *Acorus calamus* Kalmus (Araceae)
- *Anamirta cocculus* (Menispermaceae)
- *Carnegia gigantea*, Suguaro-Kaktus (Cactaceae)
- *Desfontainia spinosa* (Desfontainiaceae)
- *Duboisia hopwoodi* (Solanaceae)
- *Epilantha micromeris* (Cactaceae)
- *Erythrina coralloides* (Leguminosae)
- *Heimia salicifolia* (Lythraceae)
- *Iochroma fuchsioides* (Solanaceae)
- *Kaempferia galanga* (Zingiberaceae)
- *Lagochila inebrians* (Labiatae)
- *Lobelia tupa* (Campanulaceae)
- *Maquira sclerophylla* (Moraceae)
- *Mesembryanthemum* spp. (Aizoaceae)
- *Mucuna pruriens* (Leguminosae)

- *Myristica fragrans* Muskatnuß (Myristicaceae)
- *Nymphaea ampla* (Nymphaeaceae)
- *Pachycereus pecten-aboriginum* (Cactaceae)
- *Pancratium* spp. (Amaryllidaceae)
- *Pernettya furens* (Ericaceae)
- *Rhynchosia phaseoloides* (Leguminosae)
- *Salvia divinorum* (Labiateae)
- *Sida acuta* (Malvaceae)
- *Strychnos nux-vomica* (Apocynaceae)
- *Tagetes lucida* (Asteraceae)
- *Ungnadia speciosa* (Sapindaceae)

Evolutionäre Basis der Rauschdrogen und Phytopharmaka

Betrachtet man die Vielzahl pflanzlicher Drogen, die weltweit als Rauschdrogen oder medizinisch genutzt werden, so stellt sich die Frage, wieso überhaupt Pflanzen als Lieferanten so vieler Wirkstoffe in Frage kommen. Gibt es dafür eine biologische oder evolutionäre Basis oder anders gefragt „Wozu weisen so viele der pflanzlichen Naturstoffe eine pharmakologische Wirkung auf?“ Eine solche Frage mag auf den ersten Blick merkwürdig erscheinen, da wir in den Naturwissenschaften meist das „Was?“ und „Wie?“ untersuchen und die „Wozu“-Frage in vielen Fällen, z.B. in der organischen Chemie und Physik unsinnig wäre. Biologische Phänomene haben bekanntlich immer eine evolutionäre Komponente, d.h. es muß gefragt werden: Welcher Überlebensvorteil ist mit dem Vorhandensein eines Merkmals verbunden, das chemischer, physiologischer oder anatomischer Natur sein kann.

Ein auffälliges Merkmal der höheren Pflanze ist ihre Fähigkeit, eine Vielzahl von Naturstoffen – sogenannte Sekundärstoffe – zu produzieren (Übersichten in Harborne 1993; Wink 1999b,c). Bei der Betrachtung der in Tabelle 5 aufgeführten Zahlen der derzeit bekannten Strukturen muß man beachten, daß schätzungsweise nur 15% aller Pflanzen und diese bislang meist nur unvollständig untersucht wurden. Man kann annehmen, daß die Zahl der wirklich vorkommenden Strukturen ein Vielfaches betragen wird.

Nachdem man lange die pflanzlichen Sekundärstoffe als Endprodukte und Abfallprodukte oder als funktionslose Stoffwechselprodukte angesehen hat, weiß man inzwischen, daß viele Sekundärstoffe für die Fitness und das Überleben der sie produzierenden Pflanze wichtig sind (Rosenthal & Berenbaum 1992; Harborne 1993; Wink 1993 1999a–c). Die über 300 000 Pflanzenarten stehen als autotrophe Organismen an der Basis der Nahrungskette; direkt oder indirekt hängen weit über 1 Million Tierarten von ihnen ab. Sowohl Pflanzen als auch Tiere werden von den Mikroorganismen als Substrat genutzt. Wir wissen

Tabelle 5. Zahl der bekannten Sekundärstoffe (nach Wink 1999a)

Substanzgruppe	Anzahl der Strukturen
Monoterpene	1000
Sesquiterpene	3000
Diterpene	1000
Triterpene/Steroide/Saponine	800
Tetraterpene	350
Polyketide	750
Polyacetylene	1000
Flavonoide	2000
Phenylpropane	500
Amine	100
Alkaloide	12000
Nichtproteinogene Aminosäuren	400
Cyanogene Glykoside	100
Glucosinolate	100

in vielen Fällen, welche Strategien Tiere benutzen, um sich gegen Mikroorganismen oder gegen Fraßfeinde zu schützen. Da ist zum einen das hochentwikkelte Immunsystem gegen Mikroorganismen wie Viren, Bakterien und Pilze, zum anderen sind es Waffen oder Verhaltensweisen (Flucht, Tarnung etc.) gegenüber Fraßfeinden.

Pflanzen sind unbeweglich und können deshalb nicht fliehen, noch können sie sich aktiv mit Waffen wehren; und gegen Mikroorganismen fehlt ihnen ein Immunsystem. Wir können als gesichert annehmen, daß es nicht das Lebensziel einer Pflanze ist, gefressen zu werden, sondern daß jede Pflanzenart in der Evolution Strategien entwickelt hat, die ihr Überleben fördern. Da Pflanzen sich im Allgemeinen sehr erfolgreich behaupten, muß man davon ausgehen, daß sie über wirksame Abwehrmaßnahmen verfügen.

Man muß zuerst einmal die physikalisch-morphologischen Merkmale betrachten. Pflanzen sind nach außen meist durch eine wasserabstoßende Kutikula und Rinden abgeschlossen, die sicher den Mikroorganismen ein Eindringen erschweren. Dornen, Stacheln, Drüsen- und Brennhaare dienen offensichtlich der Abwehr von Pflanzenfressern. Die in vielen Pflanzen vorhandenen Milchsaftröhren und Harzkanäle enthalten unter Überdruck stehenden Milchsaft oder Harz, von denen herbivore Insekten bei einem Angriff geradezu überschwemmt werden, so daß ihre Mundwerkzeuge verkleben. Auf der biochemischen Ebene produzieren Pflanzen Enzyme, mit denen eingedrungene Bakterien (z.B. durch Glucanase), Pilze (durch Chitinase) oder Pflanzenfresser (z.B. Lektine, Protease-Inhibitoren) bekämpft werden können. Wohl die wichtigste Funktion spielen die Sekundärstoffe (Tabelle 5) in diesem Zusammenhang, die konstitutiv, präformiert (z.B. Glucosinolate, cyanogene Glykoside, Cumaroylglykoside, Allicin und Ranunculin werden in der Vakuole gespeichert und erst im Verteidigungsfall durch Enzyme aktiviert) oder nur nach Induktion (z.B. nach Pathogenbefall) vorliegen. Die Hauptfunktion der Sekundärstoffe liegt besonders in der chemischen Abwehr von Pflanzenfressern aber auch von Mikroorganismen und anderen konkurrierenden Pflanzen (Übersichten in Harborne 1993; Roberts und Wink 1998; Wink 1988, 1993a,b 1999a,b,c).

Bedeutung der Sekundärstoffe als chemische Abwehrsubstanzen gegen Tiere

Vom evolutionären Standpunkt aus betrachtet, zählen Insekten zu den erfolgreichsten Organismen unserer Erde und repräsentieren die größte Organismenklasse. Entomologen schätzen die Zahl der bestehenden Insektenarten auf wenigsten 1 Million Arten, aber tropische Regenwälder weisen vielleicht bis zu 30 Millionen Arten auf. Die meisten Insekten sind Pflanzenfresser und ihre Anpassung an Pflanzen und ihre Wehrchemie ist oft eng und komplex (Bernays und Chapman 1994). Während Insekten Pflanzen als Nahrungsquelle nutzen, sind viele Pflanzen andererseits auf Insekten zur Bestäubung und Samenverbreitung angewiesen. In diesem Zusammenhang finden wir häufig, daß Pflanzen Insekten einerseits durch chemische Signale anlocken (z.B. durch Farbstoffe, Duftstoffe, Zucker oder Aminosäuren im Nektar), sie jedoch andererseits durch andere Sekundärstoffe daran hindern, Blüten, Samen oder Blätter zu fressen.

Herbivore Insekten können in zwei große Lager unterteilt werden, die sich in ihren Strategien gegenüber der Wehrchemie der Pflanzen grundlegend unterscheiden. Während die polyphagen Arten ein weites Wirtsspektrum nutzen, sind die mono- und oligophagen Arten nur auf eine oder eine kleine Anzahl, gewöhnlich verwandter Arten spezialisiert. Polyphage Insekten sind meist mit einer vorzüglichen Sensorik in bezug auf pflanzliche Sekundärstoffe ausgestattet, die es ihnen erlaubt, die Qualität ihrer potentiellen Nahrungspflanzen zu evaluieren (Bernays und Chapman 1994). Diese „Generalisten“, wie wir diese Untergruppe auch klassifizieren können, werden gewöhnlich durch hohe Sekundärstoffgehalte vom Fressen abgeschreckt. Sie wählen eher die Arten mit wenig oder harmlosen Sekundärstoffen, wie z.B. unsere Kulturpflanzen, denen viele der ursprünglich vorhandenen Gifte abhanden gekommen sind. Oder sie wechseln ihre Wirtspflanzen regelmäßig, so daß die Chance verringert wird sich zu vergiften. Zusätzlich verfügen die meisten polyphagen Arten über aktive Entgiftungsmechanismen, wie mikrosomale Oxidasen (z.B. Cytochromoxidase p450) und Glutathionperoxidase, die mit der Nahrung aufgenommene Sekundärstoffe schnell abbauen und eliminieren können. Monophage Arten dagegen wählen ihre Wirtspflanze häufig gerade danach aus, ob sie ein gewisses Gift in größerer Menge produziert. Für diese „Spezialisten“

sind die üblicherweise giftigen Sekundärstoffe häufig Phagostimulantien. Diese Insekten können die Wirtschemie entweder tolerieren (so z.B. ist der Tabakschwärmer, *Manduca sexta*, nahezu unempfindlich gegenüber Nicotin, das für andere Tiere hochtoxisch ist, da er an dieses Alkaloid seiner Wirtspflanze angepaßt ist) oder häufiger, sie speichern die pflanzlichen Gifte und nutzen sie zur eigenen Verteidigung aus. Zahlreiche (meist noch unbekannte) biochemische Anpassungen sind notwendig, bevor ein Insekt monophag die Wehrchemie seiner Wirtspflanze nutzen kann. Am Beispiel des Monarchfalters (*Danaus plexippus*) haben wir zeigen können, daß er Herzglykoside tolerieren kann, weil die Herzglykosid-Bindestelle seiner Na^+,K^+-ATPase durch eine Punktmutation so verändert ist, daß diese Glykoside an diesem Target nicht länger angreifen können (Holzinger und Wink 1996). Diese Spezialisten sind aber nur resistent gegenüber der ihnen bekannten Wirtschemie, aber gewöhnlich empfindlich gegenüber anderen Sekundärstoffen. Vergleicht man die große Anzahl an potentiellen Herbivoren in einem Ökosystem, die eine Pflanze fressen könnten, so ist die Anzahl der wenigen Spezialisten sehr klein und kann offensichtlich von der Pflanze toleriert werden. Daraus zu schließen, daß die Funktion der Sekundärstoffe als Abwehrstoffe nicht stimmen könnte (z.B. Schultes und Hofmann 1987), ist ebenso falsch, als wenn man sagen würde, unser Immunsystem hätte keine Abwehrfunktion gegenüber Bakterien und Viren, nur weil es einige Spezialisten geschafft haben, durch raffinierte Mechanismen dieses System zu überwinden (Beispiele HIV, Influenzaviren).

Neben den Insekten zählen die Vertebraten zu den bedeutsamen Pflanzenfressern. Viele Alkaloide, Glykoside und andere Naturstoffe haben für Säugetiere einen bitteren oder scharfen Geschmack, so daß die sie produzierenden Pflanzen auch meist erkannt und gemieden werden. Beispiele für besonders bitter schmeckende Naturstoffe sind: Chinin, Strychnin, Brucin, Spartein und viele Tri- und Steroidsaponine, Cyanogene Glykoside und secoiridoide Bitterstoffe; für scharf schmeckende Substanzen Diterpene, Capsaicin und Piperin. Neben dem unangenehmen Geschmack sind die meisten Alkaloide und viele Terpene für Warmblüter, inklusive *Homo sapiens*, ausgesprochen toxisch. Besonders giftige Sekundärstoffe, von denen nur wenige mg/kg Körpergewicht bereits zum Tode führen können, sind Aconitin, Coniin, Hyoscyamin, Brucin, Curarin, Ergocornin, Physostigmin, Strychnin, Colchicin, Germerin, Veratridin, Cytisin, Delphinidin, Nicotin und Herzglycoside. In der Geschichte der Menschheit findet man etliche Beispiele, daß diese Gifte früh erkannt und zu Mord und Selbstmord eingesetzt wurden (Mann 1992; Roberts und Wink 1998).

Auf welchen Mechanismen beruht die Toxizität von Sekundärstoffen gegenüber Insekten und Vertebraten?

Für eine Reihe von Sekundärstoffen ist es gelungen, die Mechanismen, die den toxischen Effekten zugrunde liegen, biochemisch und molekular aufzuklären. Fast immer kann eine Hemmung oder Modifikation wichtiger zellulärer Zielstrukturen (sogenannte Targets) beobachtet werden. Wichtige Targets sind (Übersicht in Wink 1993a, 1999c; Wink et al. 1998):

- Störung der DNA und RNA und zugehörige biochemische Prozesse, wie Transkription, Replikation durch interkalierende, alkylierende oder denaturierende Wirkstoffe
- Auslösung von Mutationen, die zu Verkrüpplung oder Krebs führen können
- Hemmung der Protein-Biosynthese durch Proteinhemmstoffe
- Störung der Membranstabilität durch lipophile oder amphiphile Wirkstoffe (z.B. Saponine)
- Hemmung Elektronentransportketten und der Atmungskette in Mitochondrien durch „Entkoppler“ oder Cyanidionen
- Hemmung des Zytoskelett- und Spindelapparataufbaus, z.B. durch mitosehemmende Zytostatika (Colchizin, Vinblastin, Taxol)
- Hemmung von Enzymen des Stoffwechsels
- Hemmung von hormonell gesteuerten Prozessen.

Ein besonders wichtiges Target in Tieren ist das Nervensystem und die neuronale Erregungsleitung und Signalverarbeitung, denn über dieses System werden alle Körperfunktionen gesteuert und alle Informationen aus dem Umwelt aufgenommen und verarbeitet. Es ist deshalb nicht verwunderlich, daß es so viele spezifische Wirkstoffe in der Natur gibt, die in diesen Bereich eingreifen. Im ersten Teil dieses Überblicks habe ich die verschiedenen Angriffspunkte bereits genauer definiert. Wenn Tiere Pflanzen fressen, die reich an Sekundärstoffen sind, die das ZNS beeinflussen, kommt es häufig nicht zu den beschriebenen angenehmen Effekten der Rauschdrogen, sondern zur tödlichen Vergiftung. Tiere sind kaum in der Lage, die Dosierung so genau einzuhalten, wie dies Drogenkundige können. Aber selbst wenn keine tödliche Dosis aufgenommen wurde, so steht es um das Überleben von Insekten oder Vertebraten schlecht, die ihre Sinne nicht länger kontrollieren können: Diese Tiere fallen vom nächsten Baum oder Felsen oder werden den fast überall präsenten Fraßfeinden eine leichte Beute. Das Beispiel der heutigen Drogensüchtigen zeigt, daß selbst, wenn diese Gefahren nicht drohen, ein Überleben mit stark wirksamen Drogen nur vergleichsweise kurze Zeit möglich ist.

Betrachtet man die Strukturen der psychoaktiven Wirkstoffe, so fällt die Strukturähnlichkeit mit den endogenen Neurotransmittern unmittelbar ins Auge. Bildlich gesprochen sind die Wirkstoffe Nachschlüssel, um Schlösser zu öffnen, für die es spezifische Schlüssel (hier Neurotransmitter) gibt. Man kann sich leicht vorstellen, daß diese Strukturen nicht zufällig entstanden, sondern sich durch einen evolutionären Selektionsprozeß entwickelten, den man „evolutionäres molecular modeling" bezeichnen könnte (Wink 1997, 1999b, c), indem die Struktur der Wirkstoffe solange abgewandelt wurde, bis sie an die Neurorezeptoren oder andere Targets optimal binden konnten.

Daß man viele Naturstoffe in der Medizin als Phytopharmaka nutzen kann, ist nur die andere Seite der Medaille (Wink 1997): In niedriger Dosierung kommen häufig gewünschte Beeinflussungen von Organfunktionen zustande, bei höherer Dosierung überwiegen jedoch toxische Effekte.

Ausblick

Zusammenfassend kann man schon jetzt, obwohl noch viele Einzelheiten fehlen, sagen, daß Alkaloide und andere Sekundärstoffe mit Sicherheit keine wertlosen Abfallprodukte darstellen, sondern daß sie eine wichtige Rolle in der Verteidigung von Pflanzen gegenüber Freßfeinden und Mikroorganismen einnehmen. Die Struktur dieser Schutzsubstanzen wurde durch ein „evolutionäres molecular modeling" dermaßen optimiert, daß sie häufig selektiv zelluläre Zielstrukturen, wie Rezeptoren erkennen und modulieren können (z.B. als Analoge der Neurotransmitter). Dies stellt die Basis dar, Pflanzen mit Sekundärstoffen medizinisch als Phytopharmaka, Rauschgifte oder Psychopharmaka zu nutzen. In Hinblick auf fast 300 000 Pflanzenarten kann man nur ahnen, welch großes, meist noch nicht genutzte Potential in der Natur vorhanden ist, das man potentiell in Medizin oder in der Landwirtschaft (z.B. als natürliche Pflanzenschutzmittel) nutzen könnte (Stichwort Bioprospektion).

Auch wenn die Menschheit die Chemic und Pharmakologie der psychoaktiven Pflanzenwirkstoffe erst heute zu verstehen lernt, haben diese Substanzen unsere Geschichte und Kultur nicht unerheblich beeinflußt. Es ist ein spannendes Forschungsfeld, in dem mit besserer Kenntnis des Gehirns noch viele und wichtige Erkenntnisse zu gewinnen sind.

Literatur

Balick MJ, Cox PA (1997) Drogen, Kräuter und Kulturen. Spektrum Akad. Verlag Heidelberg

Bernays EA, Chapman RF (1994) Host-plant selection by phytophagous insects. Chapman and Hall New York, London

Bladt S, Wagner H (1993) MAO-Hemmung durch Fraktionen und Inhaltsstoffe von Hypericum-Extrakt. Nervenheilkunde 6a:349–352

Cott JM (1997) In Vitro receptor binding and enzyme inhibition by *Hypericum perforatum* Extract. Pharmapsychiatry 30:108–116, supplement

Davies LP, Drew CA, Duffield P, Jognston GAR, Jamieson DD (1992) Kava pyrones and resin: Studies on $GABA_A$,$GABA_B$ and benzodiazepine binding sites in rodent brain. Pharmacol Toxicol 71:120–126

Hänsel R (1995) Pflanzliche Beruhigungsmittel. Dtsch Apoth Ztg 135:2935–2944

Hänsel R, Wohlfahrt R, Coper A (1980) Versuche, sedativ-hypnotische Wirkstoffe in Hopfen nachzuweisen. Z Naturforschung 35c:1096–1097

Harborne JB (1993) Introduction to ecological biochemistry. 4th ed. Academic Press New York

Hardman JG, Limbird LE, Molinoff PB, Ruddon RW, Goodman Gilman A (1998) Goodman & Gilman. Pharmakologische Grundlagen der Arzneimitteltherapie. 9. Aufl. McGraw-Hill London

Hendriks H, Bos R, Allerma DP Malingre TM, Koster A. (1981) Pharmacological screening of valerenal and some other components of essential oil of *Valeriana officinalis*. Planta Medica 42:62–68

Hofman A (1993) LSD-mein Sorgenkind. Dtv München

Hofmann A, Ruck CAP, Wasson RG (1978). The road to Eleusis: Unveiling the secrets of the mysteries. Harcourt Brace New York

Holm E, Wowolligk H, Reinecke A, v Henning GE, Behne F, Scherer HD (1980) Vergleichende neurophysiologische Untersuchungen mit Valtratum und Extraktum valerianae an Katzen. Med Welt 31:982–990

Holzinger F, Wink M (1996) Mediation of cardiac glycoside insensitivity in the monarch (*Danus plexippus*) Role of an amino acid substitution in the ouabain binding site of Na^+, K^+-ATPase. Journal of Chemical Ecology 22:1931–1947

Hölzl J (1998) Baldrianwurzel – ein wirksames Phytopharmakon bei Nervosität und Schlafstörungen. Z Phytotherapie 19:47–54

Hölzl J, Godau P (1989) Receptor binding studies with *Valeriana officinalis* on the benzodiazepine receptor. Planta Medica Abstractband, p 64–65

Huxley A (1968) The doors of perception. Chatto & Windus

Jussofie A, Schmitz A, Hiemke C (1994) Kavapyrone enriched extract from *Piper methysticum* as modulator of the GABA binding site in different regions of rat brain. Psychopharmacology 116:469–474

Körper S, Wink M, Fink RA (1998) Differential effects of alkaloids on sodium currents of isolated single skeletal muscle fibres. FEBS Lett 436:251–255

Kretschmar R (1995) Pharmakologische Untersuchungen zur zentralnervösen Wirkung und zum Wirkungsmechanismus der Kava-Droge (*Piper methysticum* Forst) und ihrer kristallinen Inhaltsstoffe. In: Loew D, Rietbrock N „Phytopharmaka in Forschung und klinischer Anwendung“, Steinkopf Darmstadt, S 29–38

Krieglstein J, Grusla D (1988) Zentral dämpfende Inhaltsstoffe im Baldrian. Valepotriate, Valerensäure, Valeranon und ätherisches Öl sind doch wirksam. Dtsch Apotheker Ztg 128:2041–2045

Magura EI, Kopanitsa MV, Gleitz J, Peters T, Krishal OA (1997) Kava extract ingredients, (+)-methysticin and (+/–)-kawain inhibit voltage-operated Na^+-channels in rat CA1 hippocampal neurons. Neuroscience 81:345–351

Maluf E, Barros HMT, Frochtengarten ML, Benti R, Leite UR (1991) Assessment of the hypnotic/sedative effects and toxicity of *Passiflora edulis* aqueous extract in rodents and humans. Phytother Res 5:262–266

Merk-Schäfer A (1998) Antike Pflanzendrogen-Bewertung aus heutiger naturwissenschaftlicher Sicht. Dissertation, Universität Heidelberg

Minas S (1999) Interaktionen von Alkaloiden mit Dopamin-, GABAA- und Glutamat-Rezeptoren. Dissertation, Universität Heidelberg

Minas S, Wink M (1998) Wirkung und Wirkmechanismen von Phyto-Psychopharmaka. In: Chrubasik S, Wink M (Hrsg) Phytopharmaka bei Störungen und Erkrankungen des Nervensystems, S 51–64

Müller W, Rolli M, Schäfer C, Hafner U (1997) Effects of *Hypericum* extract (LI 160) in biochemical models of antidepressant activity. Pharmacopsychiatry 30:102–107, supplement

Mutschler E (1996) Arzneimittelwirkungen. WVG Stuttgart

Nahrstedt A, Butterweck V (1997) Biologically active and other chemical constituents of the herb of *Hypericum perforatum* L. Pharmacopsychiatry 30:129–134 (supplement)

Pabst G (1887) Köhlers Medizinal-Pflanzen. E. Köhler Verlag Gera-Untermhaus

Roberts MF, Wink M (1998) Alkaloids: Biochemistry, ecology and medicinal applications. Plenum New York

Rosenthal GA, Berenbaum MR (1991) Herbivores. Their interactions with secondary plant metabolites. 2nd ed. Academic Press San Diego

Rosenthal GA, Berenbaum MR (1992.) Herbivores. Their interactions with secondary plant metabolites. 2nd ed. Academic Press San Diego

Santos MS, Ferreira F, Cunha AP, Carvalho AP, Ribeiro CF, Macedo T (1994) Synaptosomal GABA release as influenced by valerian root extract involvement of the GABA carrier. Arch Int Pharmacodyn 327:220–231

Schmeller T, Sauerwein M, Sporer F, Wink M, Müller WE (1994) Binding of quinolizidine alkaloids to nicotinic and muscarinic acetylcholine receptors. J NatProd 57:1316–1319

Schmeller T, Sporer F, Sauerwein M, Wink M (1995) Binding of tropane alkaloids to nicotinic and muscarinic acetylcholine receptors. Pharmazie 50:493–495

Schultes RE, Hofmann A (1987) Pflanzen der Götter. AT Verlag, Aarau

Snyder SH (1998) Chemie der Psyche. Drogenwirkungen im Gehirn. Spektrum Akad. Verlag Heidelberg

Speroni E, Minghetti A. (1988) Neuropharmacological activity of extracts from *Passiflora incarnata*. Planta Medica 6:488–491

Thiele B, Brink I, Ploch M (1993) Modulation der Zytokin-Expression durch Hypericum-Extrakt. Nervenheilkunde 12:353–356

Wagner H, Wiesenauer W (1995) Phytotherapie. Phytopharmaka und Homöopathika. Fischer Stuttgart

Wagner H (1988) Pharmazeutische Biologie. Drogen und ihre Inhaltsstoffe. 4 Aufl. Fischer Stuttgart

Wagner H, Sprinkmeyer L (1973) Über die pharmakologische Wirkung von Melissengeist. Dtsch Apoth Ztg 113:1159

Wasson RG (1968) Soma: Devine mushroom of mortality. Harcourt Brace New York

Wink M (1988) Plant breeding: Importance of plant secondary metabolites for protection against pathogens and herbivores. Theoretical Applied Genetics 75:225–233

Wink M (1993a) Allelochemical properties or the raison d'être of alkaloids. In: Cordel GA (ed) The Alkaloids, vol 43, p 1–118. Academic Press San Diego

Wink M (1993b) The plant vacuole: A multifunctional compartment. Journal of Experimental Botany 44:231–246 (supplement)

Wink M (1997a) Compartmentation of secondary metabolites and xenobiotics in plant vacuoles. Adv Bot Res 25: 141–169

Wink M (1997b) Phytopharmaka versus Synthetika. In: Chrubasik S, Wink M (Hrsg) Rheumatherapie mit Phytopharmaka. Hippokrates Verlag Stuttgart, S 38–55

Wink M, Schmeller T, Latz-Brüning B (1998) Modes of action of allelochemical alkaloids: Interaction with neuroreceptors, DNA and other molecular targets. J Chemical Ecology 24:1881–1937

Wink M (1999a) Interference of alkaloids with neuroreceptors and ion channels. In: Atta-Ur-Rahman (ed) Bioactive natural products. Elsevier Amsterdam, pp 1–129.

Wink M (1999b) Biochemistry of plant secondary metabolism, Sheffield Academic Press, Annual Plant Reviews Vol 2

Wink M (1999c) Function of plant secondary metabolites and their exploitation in biotechnology. Sheffield Academic Press, Annual Plant Reviews, Vol 3

Winterhoff H, Butterweck V, Nahrstedt A, Gumbinger HG, Schulz V, Erping S, Boßhammer F, Wieligmann A (1995) Pharmakologische Untersuchungen zur antidepressiven Wirkung von *Hypericum perforatum* L. In: Loew D, Rietbrock N „Phytopharmaka in Forschung und klinischer Anwendung“. Steinkopf, Darmstadt, S 39–56

Wolfman C, Viola H, Paladini A, Dajas F, Medina JH (1994) Possible anxiolytic effects of chrysin, a central benzodiazepine receptor ligand isolated from *Passiflora coerulea*. Pharmacol Biochem Behavior 47:1–4

Rausch und Mißbrauch

von Rolf Verres

Das Europäische Collegium für Bewußtseinsstudien (ecbs) wurde 1985 von Prof. Dr. Hanscarl Leuner (1921–1996) gegründet. Es ist ein multidisziplinäres Forum von Natur- und Geisteswissenschaftlern zur Erforschung außergewöhnlicher Bewußtseinszustände, hervorgerufen durch psychologische Auslöser oder psychoaktive Substanzen. Das Spektrum der beteiligten Wissenschaftsdisziplinen reicht von der Ethnobotanik, Chemie und Psychopharmakologie über die Psychologie, Psychiatrie und Psychotherapie bis hin zur Philosophie, Kulturanthropologie, Religionsethnologie und anderen Humanwissenschaften. Nachdem bereits der erste Internationale Kongreß des ecbs in Göttingen 1992 eine große öffentliche Resonanz gefunden hatte, versuchte beim zweiten Internationalen Kongreß des ecbs vom 23. bis 25. Februar 1996 in Heidelberg ein großes interdisziplinäres wissenschaftliches Gremium mit etwa 600 Teilnehmern, aktuelle Ergebnisse der Bewußtseinsforschung aus den verschiedensten Perspektiven im Sinne einer gegenseitigen Anregung und Anreicherung zusammenzuführen. Bei der öffentlichen Abendveranstaltung zum Thema „Was ist Bewußtseinserweiterung? Pioniere der Forschung berichten über eigene Erfahrungen" war die Heidelberger Stadthalle ausverkauft. Diese Veranstaltung war als eine Art Ältestenrat zur Bewußtseinsforschung konzipiert, und nicht nur die wissenschaftlichen Kongreßteilnehmer, sondern auch viele interessierte junge Leute aus allen Bevölkerungskreisen nutzten die Gelegenheit, öffentlich über Grenzerfahrungen, Drogen und Drogenpolitik, Bewußtseinserweiterung und insbesondere transkulturelle Aspekte veränderter Bewußtseinszustände zu diskutieren. Mit über 50 teilnehmenden Journalisten fand der Kongreß auch in der überregionalen Presse sowie inter-

---

* Bericht über das Symposion „Rausch und Mißbrauch" des 2. Internationalen Kongresses des Europäischen Collegiums für Bewußtseinsstudien „Welten des Bewußtseins" in der Stadthalle Heidelberg, Februar 1996. Erstveröffentlichung im Jahrbuch des Europäischen Collegiums für Bewußtseinsstudien 1996, hrsg. von Hanscarl Leuner u. Michael Schlichting, VWB, Verlag für Wissenschaft und Bildung, Amand Aglaster (1997), S. 23–48.

national in Funk und Fernsehen eine große Resonanz. Ein wichtiges Ziel des Europäischen Collegiums für Bewußtseinsstudien, nämlich die wissenschaftlich fundierten Erkenntnisse über Möglichkeiten und Gefahren psychoaktiver Substanzen im Rahmen eines weitgefächerten interdisziplinären Bezugsrahmens zu bewerten, wurde in der Öffentlichkeit weitgehend gut verstanden und auch auf vielfältige Weise aufgegriffen.

Die Plenumsvorträge sind publiziert in: Verres, R., Leuner H., Dittrich, A. (Hrsg.): Welten des Bewußtseins. Band 7: Multidisziplinäre Entwürfe. Verlag für Wissenschaft und Bildung, Berlin 1998.

Im Rahmen dieses Kongresses fand auch ein öffentliches Symposion zum Thema „Rausch und Mißbrauch" statt. Es wurde von Dr. med. Gerhard Heller, Arzt für Psychiatrie, Psychotherapie in Heidelberg, und Dr. med. Peter Heß, Frankenthal, moderiert. Die Vorträge sowie die Diskussion wurden von Susanna Kramarz, Berlin, zusammengefaßt. Eingeladen war die gesamte interessierte Öffentlichkeit; gezielte Einladungen wurden an die Drogenbeauftragten verschiedenster Institutionen, die Pädagogischen Hochschulen, die Innenministerien, die Schulen, die Polizei und die juristischen Institutionen der Rhein-Neckar-Region versandt.

Ziel des Symposiums war, die Dialektik zwischen Verteufelung und Glorifizierung von Drogen so differenziert wie möglich auszuleuchten. Ausdrücklich sollten auch positive Wirkungen bewußtseinsverändernder Substanzen erörtert werden. Neben der Darstellung von Gefahren sollte auch diskutiert werden, inwieweit eine akzeptierende Drogenpolitik durch Aufklärung der Bevölkerung dazu beitragen kann, Risiken zu minimieren und Menschen, die Drogenerfahrungen machen möchten, so zu beraten, daß sie vielleicht wirklich das finden können, was sie suchen.

Peter Hess: Ein Ende der Schwarz-Weiß-Malerei?

Leider sind wir noch weit davon entfernt, die Substanzen, die unsere Psyche und unser Befinden verändern, richtig einzustufen. Unsere moderne Gesellschaft verteufelt einen Teil dieser als Drogen bezeichneten Substanzen, während sie in verschiedenen Subkulturen verherrlicht werden. Das gleiche Phänomen finden wir bei Psychopharmaka in der Psychiatrie: Die Psychiater und Patienten machen damit viele positive Erfahrungen, während in der Gesellschaft dieselbe Verteufelung stattfindet. Ursache hierfür ist sicher unsere unbewußte Angst vor allen Dingen, die unsere Persönlichkeit verändern. Das aber tun diese Substanzen, sie greifen in unsere Wahrnehmung und Gefühle ein. Rational ist es nicht zu erklären, warum manche dieser Substanzen als Drogen, andere als Medikamente, dritte als Genußmittel bezeichnet werden. Mit den Wirkungen und Nebenwirkungen hat es jedenfalls nichts zu tun. Das Sucht- und Mißbrauchspotential von all diesen Substanzen ist unterschiedlich, auch die Stärke des Rauschzustandes kann uns in dieser Einteilung nicht helfen. Scheinbar willkürlich werden Substanzen unter dem Begriff „Drogen“ zusammengefaßt, die außer der Illegalität nichts miteinander zu tun haben. Sie haben ein unterschiedliches Wirkspektrum, unterschiedliche Giftigkeit oder Suchtgefahr. Und auch die erreichbaren Stufen der Bewußtseinsveränderung sind ganz unterschiedlich. Aus dieser Tatsache heraus sollten wir den Begriff „Drogen“ nicht mehr verwenden, weil er irreführend ist. Auch die WHO benutzt diesen Begriff nicht mehr, sondern spricht nur noch von Gebrauch, Mißbrauch oder Abhängigkeit von einzelnen Stoffen.

Es fällt zudem auf, daß von unserer Gesellschaft verharmloste Substanzen wie das Nikotin wesentlich toxischer sind und stärkere psychische Abhängigkeit hervorrufen als Cannabis; daß Parkinsonmittel genauso bewußtseinsverändernd wirken können wie LSD, nur mit mehr Nebenwirkungen; daß Valium genauso süchtig machen kann wie Heroin.

Ein wichtiger Unterschied kann jedoch zwischen verschiedenen psychoaktiven Substanzen festgestellt werden: Die üblichen Psychopharmaka, die wir benutzen, sind eher Medikamente, die schließen, die die Wahrnehmung reduzieren, überschießende Gefühle eindämmen, um das Überschwemmtsein mit Angst oder Depression oder Unruhe zu verringern. Drogen dagegen öffnen das Bewußtsein oft. Es können zum Beispiel Erinnerungsspeicher für bestimmte Inhalte, Gefühle wieder bewußt werden. Hier sind besonders LSD, Psylocibin und MDMA zu nennen. Sie sind in der Lage, in einem geeigneten Setting wichtige Inhalte der Seele zu enträtseln und zu entschlüsseln – daher auch der Begriff „psychedelisch“.

Was sind die Unterschiede zwischen den Substanzen in Hinblick auf ihren Gebrauch? Die Mittel zum Schließen werden täglich, oft mehrmals am Tag verwendet, während die öffnenden nicht sinnvoll mehrfach täglich genommen werden, sondern nur sporadisch, wie es in vielen Traditionen der Fall ist, zu religiösen Anlässen oder in der Therapie in einem bestimmten, begrenzten Zeitraum. Wenn jemand versucht, sich psychedelische Substanzen auf Dauer zuzuführen, verlieren sie ihre Wirkung. Die Öffnung kann nicht dauernd erzwungen werden, und wenn, dann kann das Erlebte meist nicht mehr sinnvoll in die Gesamtpersönlichkeit integriert werden, mündet in sogenanntes Verrücktsein und in die stationäre Einweisung.

Ein weiterer Unterschied zwischen schließenden und öffnenden Medikamenten ist, daß man während der Wirkung eines schließenden Medikamentes in der Lage bleiben soll, sich in der Alltagswelt normal zu bewegen, sogar Auto zu fahren. Halluzinogene dagegen brauchen eine bestimmte Umgebung, um ihre Wirkung entfalten zu können. Alltagstauglichkeit ist hier nicht mehr gegeben.

Wolfgang Neskovic: Das Elend der Drogenpolitik

Ich stehe hier als Strafrichter. Das impliziert, wie die Gesellschaft meint, den Mißbrauch von Drogen als juristischen Tatbestand bekämpfen zu müssen, und zwar mit der Anwendung des Strafrechts. Das ist meiner Meinung nach ein verhängnisvoller Strukturfehler. Es gibt in der Drogenpolitik sicher sehr unterschiedliche Wege, darunter wohl keinen Königsweg, sicher aber viele Holzwege – und einer dieser Holzwege ist das Strafrecht. Hier wird das ganze Elend unserer Drogenpolitik deutlich, und es sind zunehmend mehr Kolleginnen und Kollegen, die jenseits ihrer politischen Weltanschauung nicht mehr dazu bereit sind, sich für eine Politik instrumentalisieren zu lassen, die offensichtlich nicht in der Lage ist, das in der Praxis zu verwirklichen, was sie verspricht. Da es um Suchtprobleme geht, bin ich dafür, daß diese als gesellschaftliches und gesundheitspolitisches Problem begriffen und behandelt werden, und zwar von den entsprechenden Fachleuten wie Psychologen und Psychiatern, Medizinern und Sozialarbeitern, nicht aber von Juristen, Polizisten und Staatsanwälten. Diese sind für andere Bereiche und andere Aufgaben qualifiziert.

Ich möchte ein Mißverständnis beseitigen. Wenn ich für die Abschaffung des Strafrechts in der Drogenpolitik eintrete, geht es mir nicht darum, frei nach der ADAC-Devise „Freier Rausch für freie Bürger" einer hedonistischen Gesellschaft das Wort zu reden. Sondern darum, einer verfehlten Politik entgegenzutreten. Wir müssen uns von dem Gedankengefängnis lösen, in dem der Irrglaube herrscht, man könne mit dem Strafrecht, einem strafbewehrten Verbot von Substanzen Krankheiten vorbeugen oder sie heilen. Wer das tun will, belegt ein evidentes fachliches Unverständnis für die Entstehung von Sucht.

Sucht entsteht in einem höchst komplexen Vorgang auf drei Ebenen: Erstens die Persönlichkeit in ihrer genetischen und psychischen Beschaffenheit; zweitens die Person und ihre sozialen Beziehungen, und drittens das Medium, an dem sich die Sucht festmacht. Dieses Medium kann substanzgebunden sein, muß es aber nicht.

Das geltende Strafrecht nun greift aus dem unterschiedlichen Medien, an denen sich Suchtverhalten festmacht, einige willkürlich heraus und stellt sie unter das strafbewehrte Verbot. Diese Willkür ist es insbesondere, die es verhindert, Akzeptanz für die gegenwärtige Rechtsprechung zu erzeugen: Wer aus den Stoffen mit Suchtpotential einzelne, weniger gefährliche Substanzen nur deshalb herausgreift und unter Strafe stellt, weil es eine Minderheit ist im Vergleich zu den vielen, die andere, personell und gesamtgesellschaftlich viel gefährlichere Substanzen konsumieren, der muß sich mit dem Vorwurf auseinandersetzen, willkürlich und damit ungerecht zu handeln. Bei jungen Menschen ist das Gerechtigkeitsgefühl noch relativ gut ausgebildet. Dort stößt es auf Unverständnis, wenn Lothar Matthäus vorn auf der Brust das Logo trägt „Keine Macht den Drogen" und auf der Rückseite für Jägermeister wirbt. Ich glaube, die Verlogenheit dieser Politik ist es auch, die dazu führt, daß alle Präventionskampagnen versagen. Wer erlebt, daß der Vater in straffreiem Raum betrunken die Mutter und die Geschwister verprügelt und gleichzeitig an sich erlebt, daß Cannabis eine sedierende, zurückhaltende Wirkung erzeugt; wer weiß, daß in unseren Fußballstadien Aggressivität über Alkohol erzeugt wird und die Ausgabe von Cannabis das Gewaltproblem in unseren Stadien lösen könnte; wer sich also solchen Überlegungen nähert, daß ein Federstrich des Gesetzgebers genügt, und das Münchner Oktoberfest wird eine kriminelle Großveranstaltung, der wird feststellen, daß unsere derzeitige Drogenpolitik nicht in der Lage ist, Akzeptanz bei den Konsumenten psychoaktiver Substanzen zu erzeugen.

Gehen wir einmal von der Annahme aus, daß Cannabis und andere Substanzen in dem Umfang gefährlich wären, wie es immer behauptet wird. Funktioniert eine Politik überhaupt, die versucht, die Verfügbarkeit und den Konsum mit Hilfe des Strafrechts zu reduzieren? Auf der Hersteller- und Angebotsseite liegt der justizielle Druck bei Null. Wir wissen, daß nur fünf bis zehn Prozent des gesamten Angebots auf dem Drogenmarkt dem ordnungspolitischen Zugriff unterliegt; das ist das, was aus dem Haushaltsplan unter betriebswirtschaftlichen Gesichtspunkten für Justiz und Polizei zu Therapiezwecken zur Verfügung gestellt und quasi von vornherein abgeschrieben wird. Der Polizeichef von Rotterdam hat uns berichtet, daß in seinem Hafen 17 000 Container täglich umgeschlagen werden. Wer will denn soviel Polizei und Personal zur Verfügung stellen, um 17 Kilometer Kaifläche mit diesen Containern täglich zu kontrollieren?

Ein anderes Beispiel: Es gibt kein Gefängnis in Deutschland, in dem nicht mit Drogen gehandelt wird. Wenn aber bereits dort möglich ist, wo die größtmögliche Kontrolldichte herrscht, wo wir eine Gesellschaft organisiert haben, die stärker nicht kontrolliert werden kann, wie wollen wir dann in unserer Gesellschaft in der Lage sein, mit juristischen Mitteln den Konsum von Drogen zu kontrollieren? Wir müssen erkennen, daß solche Versuche völlig sinnlos sind.

Aber auch auf der Seite der Nachfrage hat das Strafrecht keine relevante Wirkung. Wir haben oft Drogenkonsumenten im Gerichtssaal, die mich fragen, wofür sie eigentlich bestraft werden: Diese Menschen haben Verständnis dafür, daß sie dafür bestraft werden, wenn sie jemand anderem einen Schaden zugefügt haben, wenn sie unter Cannabis Auto gefahren sind und dadurch andere in Gefahr gebracht haben beispielsweise. Wenn aber jemand nur sich selbst schädigt, oder wenn er lediglich im Besitz einer gewissen Menge Cannabis ist, woher nehme ich das Recht, ihm das zu verbieten? Hier wird das Strafrecht wirkungslos, weil es sich aus seinem eigenen Zusammenhang löst.

Wir wissen zudem, daß weder die Gefährlichkeit noch das Strafbewehrte einen entscheidenden Einfluß auf den Konsum von Drogen haben, sondern daß es vorwiegend die Peergroup, Umweltbedingungen, Werbung, Konsumverhaltensweisen sind. Wenn aber alles darauf hindeutet, daß wir im Kampf gegen den Drogenmißbrauch ein Mittel benutzen, das die Ziele, derentwegen es uns an die Hand gegeben worden ist, nicht erreichen kann, ist es höchste Zeit, „nein" zu sagen. Und das ist geschehen: Wer sich als Konsument an bestimmte Regeln hält, die durch das Bundesverfassungsgericht vorgegeben sind, der braucht von Verfassung wegen auf der Nachfrageseite nicht mehr mit Bestrafung zu rechnen.

Zum Abschluß möchte ich das Verhältnis von Bürger und Staat einer besonderen Aufmerksamkeit unterziehen. Darf der Staat dem Bürger vorschreiben, wie er sich besonders gesundheitsfördernd verhalten soll, und darf er hierzu das Strafrecht einsetzen? Das Strafrecht ist ultima ratio, die schärfste Form der sozialen Kontrolle, die in einer Gesellschaft überhaupt möglich ist. Kann ich also dem Bürger bei Strafe vorschreiben, vollwertig zu essen, kann ich den Verzehr von Hamburgern oder jedwedes risikoreiche Verhalten bei Vermeidung von Strafe unter Kuratel stellen?

Meine amerikanischen Kollegen haben im Jahr 1856 dieses Grundproblem in besonders präziser Weise beschrieben – es ging damals um Alkohol: „Wir sind der Meinung, daß das Recht auf Freiheit, das von der Verfassung garantiert ist, für jeden einzelnen das Recht begründet zu entscheiden, was er essen oder trinken will, sofern er diese Dinge herstellen oder in seiner Umgebung erhalten kann, und daß ihm der Gesetzgeber dieses Recht nicht nehmen sollte. Wenn die Verfassung dem Menschen nicht einmal dieses Recht schützen kann, dann schützt sie überhaupt nichts, das einem wert wäre." Wenn die Menschen mit ihren Trinkgewohnheiten der Gesetzgebung unterworfen werde, kann man sie auch einer Kontrolle ihrer Kleidung unterwerfen und derjenigen Stunden, in denen sie schlafen dürfen oder wach sein müssen. Wenn die Menschen es nicht schaffen, ihre Getränke selbst auszusuchen, sind sie genauso wenig fähig, irgend etwas anderes in ihrem Leben zu entscheiden. Dann sollten sie in den Zustand der Unmündigkeit versetzt und unter die Vormundschaft staatlicher Beamter für die Luxuskontrolle gestellt werden. Elogen auf die menschliche Würde sollten dann unterbleiben und die Lehre von der Selbstverwaltung als irreführender Schnörkel erklärt werden. Wenn die Regierung alles verbieten kann, wie es ihr gefällt, dann kann sie auch verbieten, kaltes Wasser zu trinken. Kann sie das? Wenn nicht – warum nicht?

Ferdinand Mitterlehner:
Veränderte Bewußtseinszustände während einer Technoparty

Ich komme mit Ergebnissen einer Untersuchung zu Ihnen, die ich eineinhalb Jahre lang in Salzburg durchgeführt habe, und mit der ich versuchte herauszufinden, welche Motivation dahintersteht, daß achthundert Jugendliche dreimal pro Wochenende in Salzburg einen Techno-Club besuchen, daß hunderttausend Jugendliche nach Berlin fahren, um an der Love-Parade teilzunehmen. Der zweite Schwerpunkt meiner Untersuchung war die Frage „Gibt es während einer Technoparty veränderte Bewußtseinszustände – und wenn ja, durch welche Qualitäten zeichnen sie sich aus?"

Ich möchte zunächst die Ergebnisse vorstellen, um danach zum Thema Sucht und Mißbrauch Stellung zu nehmen.

Eine Technoparty konstituiert sich aus dem Zusammenhang typischer Musik, durch typische Kleidung, das Auftreten bestimmter Drogen – MDMA oder Ecstasy wurde durch die Technoszene aktueller denn je –, und der Kristallisationspunkt dieser Jugendbewegung ist die nächtliche Tanzveranstaltung, gleich ob in der Szene, im Tunnel oder auf der Waldlichtung. Warum nun gehen die Jugendlichen dorthin? Ich habe qualitative Interviews durchgeführt, in denen einige Ergebnisse sehr deutlich wurden und gut voneinander abgegrenzt werden konnten. Ein Teil der Jugendlichen geht hin, weil es „in" ist; diese gingen früher in die Disco oder waren Grufties oder kommen aus der Heavy-Metal-Szene und gehen nun auf die Technoparty. Wichtiger ist schon das Motiv, das immer wieder beschrieben wird, auf der Technoparty herrsche eine positive Grundstimmung (hier möchte ich eine Einschränkung machen; die österreichische Technoszene ist lieblicher und harmonischer als die holländische und die deutsche). Die Jugendlichen beschreiben, daß jedes Wochenende Maskenball oder Kurzurlaub sei. Dahinter steht die Sehnsucht, einmal anders zu sein, mit der Androgynität zu spielen, eine Rolle zu probieren in einem geschützten Rahmen, in dem es erlaubt ist, auch einmal andere Formen des Sexualverhaltens auszuprobieren, wo niemand zuschaut und es verbietet. Ein wichtiger weiterer Punkt ist es, zur Familie zu gehören. Ich denke, je zerrütteter die Familie ist, aus der der einzelne Jugendliche stammt, um so größer ist die Sehnsucht, zur Technofamilie zu gehören. Hier gibt es ebenso die Außenseiter und diejenigen, die schon länger dabei sind und sagen, früher sei alles besser gewesen. Etwas sehr Erstaunliches war – der Grund, warum ich überhaupt hier in Heidelberg bin: Über 50 Prozent der Jugendlichen nennen als Hauptgrund die Möglichkeit, während einer Technoparty veränderte Bewußtseinszustände zu erleben, in Trance zu kommen.

Wie kommt es nun dazu? Technomusik kennzeichnet sich durch stundenlange Dauer, die nicht unterbrochen wird, in der es keine Pausen gibt, durch einen ziemlich monotonen, durchlaufenden Rhythmus, durch eine Lautstärke, die über den auditiven Eindruck hinausgeht und zu einem physikalischen Erlebnis für den Tänzer wird, durch polyrhythmische Schichtungen, und sie ist bei Jugendlichen, die schon länger in der Szene sind, trancerelevant besetzt.

Ähnlich ist es mit dem für Techno typischen, pausenlosen, anstrengenden Tanz, der ähnlich wie bei der Walzerdrehung dazu führt, sich in Trance zu tanzen. Durch das Richtungschaos der Bewegung der Oberkörperdrehung, unterstützt durch die optischen Einrichtungen, die während einer Technoparty verwendet werden, ist es möglich, „in den weiten Raum der Ekstase zu gleiten". Die körperliche Anstrengung wird immer wieder als tranceevozierend beschrieben, vielleicht auch durch die Ausschüttung körpereigener Endorphine. Hinzu kommt der Schlafentzug und auch die Drogen.

Nach meinen Untersuchungen spielen jedoch die Drogen in dieser Kombination tranceevozierender Merkmale die geringste Rolle. 38 Prozent der Tänzer nehmen bewußtseinsverändernde Substanzen zu sich, Alkohol oder Haschisch bereits mitgerechnet. Grenzt man es ein auf LSD, Ecstasy und Speed, dann sind es nurmehr 12 Prozent, und davon sind die wenigsten durch die Technoszene zu den Drogen gekommen, sondern haben sie schon vorher konsumiert.

Eine Technoparty als Kombination pharmakologischer und psychologischer Stimuli wirkt tranceinduzierend. Daß die Intensitätsunterschiede sehr groß sind, ist verständlich; beschrieben wurden erstaunlicherweise vor allem Veränderungen des Körperschemas, der Emotionalität und des Zeiterlebens, also genau jene Kategorien, die Dittrich unter der ozeanischen Selbstentgrenzung zusammenfaßt.

Nun zum Thema „Recht auf Rausch": Die Technoparty ist kreativer Ausdruck einer Jugendbewegung, die mittels Steigerung der Elemente der sie umgebenden Welt das dionysische Prinzip des Feierns und der Ekstase in eine rationale und normative Gesellschaft zurückbringt. Die Tänzer erschaffen sich durch die Party einen Rahmen, aus dem Alltag und aus dem individuell erlebten, normalen Wachbewußtseinszustand herauszutreten. Gleichzeitig – und dies ist ein wichtiger Aspekt – ist ein Verhalten zu beobachten, das im Sinn der Suchtdefinition der WHO als technosüchtiges Verhalten bezeichnet werden kann, und zwar unabhängig davon, ob die Tänzer Drogen einnehmen oder nicht. Es wird dann die Frequenz der Besuche so gesteigert, daß pro Monat bis zu zwölf Nächte durchgetanzt werden, schulische Leistungen oder Arbeitsplatzanforderungen können nicht mehr erfüllt werden, die Schule wird abgebrochen, der Arbeitsplatz muß oft verlassen werden. Körperliche Schädigungen werden sehr locker in Kauf genommen – 15jährige beschreiben ihren Hörverlust oder Zahnschäden durch die hochdosierte Einnahme von Ecstasy –, und soziale Isolation ist die Folge, weil Kontakte abgebrochen werden, der Freundeskreis sich auf die Technoszene beschränkt. Hier passiert genau das, was Metzner sicher später noch ausführen wird: Aus der Sehnsucht nach dem erweiterten Bewußtsein wird durch das Suchtverhalten letztlich eine Einengung des Bewußtseins.

Ob es hier um das Recht auf Rausch geht oder um Mißbrauch, das ist meiner Einschätzung nach eine Frage der Lebensgrundlage, und hier stoßen wir wieder an die politische Dimension. Denn das technosüchtige Verhalten tritt vor allem dort auf, wo die Jugendlichen von Arbeitslosigkeit berichten, von schweren familiären Verhältnissen, niedriger Bildungsmöglichkeit oder Ausbildung und von extremer Konsumhaltung. So ist nur dort, wo eine Lebensgrundlage geschaffen ist, die Orientierung ermöglicht und die Perspektiven erlaubt, die Gefahr des Mißbrauchs aufzuhalten; und Trance- oder Ekstaseerlebnisse können gewinnbringend in das normale Leben integriert werden.

Karl-Ludwig Täschner: Abhängigkeit von Haschisch und Halluzinogenen

Ich möchte hier nicht über drogenpolitische und strafrechtliche Probleme sprechen, sondern als Kliniker, und zwar über den Aspekt der Abhängigkeit und der Psychosen – Erscheinungen, die uns in der Klinik relativ häufig begegnen.

Wir wissen, daß die Drogen, von denen wir hier sprechen, in unterschiedlichem Umfang Abhängigkeiten erzeugen können, und daß eine Reihe von Stoffen, insbesondere Haschisch und Halluzinogene, auch Psychosen hervorrufen können. Das Interesse, das wir auf diese Psychosen aufzuwenden haben, rührt daher, daß sie Ähnlichkeiten mit Psychosen aufweisen, die wir schon seit langem zu behandeln haben: Sie stimmen nämlich mit dem Symptomspektrum der Schizophrenie weitgehend überein, vor allem dann, wenn es um negative Erlebnisse mit Drogen geht.

Wir selbst haben uns mit drogeninduzierten Psychosen in der Vergangenheit intensiver befaßt. Es waren die späten 60er und frühen 70er Jahre, als wir erstmals mit Drogenkonsumenten zu tun hatten, die aus Afghanistan zurückkamen; um diese Patienten scharten wir uns, um zu hören, was das im einzelnen für Drogen sind, mit denen sie in Berührung gekommen waren, und um uns darauf einzustellen, was man da im einzelnen zu gegenwärtigen hatte. Inzwischen wissen wir mehr: Zur Auslösung von Psychosen tragen Opiate, insbesondere das Heroin, nicht bei, sondern andere Drogen. Die ersten Untersuchungen, die wir 1974 über die Häufigkeit von Psychosen bei Drogenkonsumenten durchgeführt haben, ergaben, daß wir in dieser Klientel mit etwa 15 Prozent psychotischen Patienten zu rechnen haben. Das ist natürlich sehr viel mehr als die Prävalenz in der Bevölkerung. Seit dieser Zeit gibt es zu dem Thema zahlreiche Untersuchungen und Veröffentlichungen.

Wir müssen bei Halluzinogenkonsumenten mit Psychosen rechnen, besonders bei Haschisch. An diese Nebenwirkung müssen wir auch denken, wenn wir als Ärzte mit solchen Stoffen experimentieren, sie sogar als Heilmittel einsetzen. Auch bei den Versuchen, die Inhaltsstoffe des Hanf bei verschiedenen körperlichen Leiden als Heilmittel einzusetzen – eine Diskussion, die von den Hanffreunden lanciert wird, und in der die Gefahr der unerwünschten Wirkungen und speziell der Psychosen ausgeblendet wird – müssen wir all diejenigen Vorschriften bedenken, die das Arzneimittelgesetz zugrundelegt für die Prüfung von Arzneimitteln: Nämlich nicht nur auf die Wirkungen zu achten, sondern auch die Nebenwirkungen ins Kalkül zu ziehen.

Ralph Metzner: Sucht und Transzendenz

Ich möchte die Wirkung verschiedener Substanzen auf das Bewußtsein anhand eines Modells vorstellen, das aus den 60er Jahren stammt, und bei dem die Wirkung psychedelischer Drogen bestimmt wird aus der inneren Haltung und der Haltung anderen Personen gegenüber. Ein veränderter Bewußtseinszustand hat einen Anfang und ein Ende, er hat eine gewisse Dauer, während der sich das Bewußtsein ändert, das Gefühl, die Wahrnehmung, die Sinnempfindung von Raum, Zeit und Identität, das Selbstbild. Im Grunde genommen verändert sich aber unser Bewußtsein ständig im 24-Stunden-Zyklus vom Wachen zum Schlafen, vom Schlafen zum Träumen, und auch im Wachzustand finden wir immer wieder Variationen des Bewußtseinszustandes.

Roland Fischer hat vor 30 Jahren ein Modell vorgestellt, eine Skala, in der die verschiedenen Bewußtseinszustände als Abstufungen von Erregung dargestellt werden. Ich meine, man muß noch eine Skala von Lust- oder Unlustgefühlen hinzufügen, von Himmel zu Hölle. Wir bekommen dann eine vierfache Einteilung mit Zuständen von hoher Erregung, die entweder angenehm oder unangenehm sind, und Tiefpunkte der Erregung, die ebenfalls angenehm oder unangenehm sein können: Den Schlaf, der oft als lustvoll erlebt wird, oder das Koma, ein gefährlicher, krankhafter, unangenehmer Zustand. Angenehme Zustände hoher Erregung nennen wir Ekstase – wie ein sprudelnder Springbrunnen –, unangenehme Erregtheit finden wir in der Manie oder in der Schizophrenie. Zustände niedriger Erregung mit angenehmen Gefühlen nennen wir auf englisch Bliss – ozeanische Gefühle, die glatte Wasseroberfläche eines Sees oder Meeres.

Anhand dieses Modells können wir die Wirkung verschiedener Drogen nachprüfen: Amphetamine und Kokain beispielsweise erhöhen die Erregung, was sowohl als angenehm als auch als unangenehm erlebt werden kann. Würde man nur die Erregungsskala betrachten, müßte man Ekstase und Schizophrenie als sehr ähnlich betrachten. In der Empfindungsskala zeichnen sich jedoch große Unterschiede ab: Eine Schizophrenie ist ein sehr unangenehmer, schmerzhafter Zustand. Auch Patienten, die von einer Manie zurückkehren, geben an, daß sie nicht dorthin zurück wollen. Genauso kann man von Sedativa nur angeben, daß sie die Erregung dämpfen. Das kann einerseits eine angenehme Entspannung hervorrufen, andererseits aber auch eine Depression, in der man keine Energie mehr hat zum Leben.

Wo würde man in diesem Schema die Wirkung von LSD und anderen Psychedelika darstellen? Es ist nicht möglich. Man müßte einen Kreis zeichnen. Zudem kann sich das Erleben innerhalb einer Episode ändern. In der Hauptsache verändern diese Drogen das Gefühlsleben, bleiben dabei fast ausschließlich auf der lustvollen Seite, in Richtung Ekstase, spannend, aber auch ruhig. Es kommt fast nie vor, daß Leute unter Empathogenen einen psychischen Höllentrip haben. Über Inhalte, bestimmte Gedanken, Visionen, innere Bilder sagen diese Skalen nichts aus.

Was ist nun Bewußtseinserweiterung? Es ist etwas anderes, das sich weder in Lust-Unlust noch in Erregung-Ruhe einteilen läßt. Ich versuche, die Antwort anhand eines Modells zu geben. Man stelle sich vor, daß das Bewußtsein eine flache, runde Scheibe ist oder eine Sphäre, die einen umgibt. Wir haben Bewußtsein rund um uns herum. Wir wissen, daß jemand neben uns ist, ohne daß wir ihn berühren. Das normale Bewußtsein ist ein Ausschnitt aus diesen 360 Grad. Ein erweitertes Bewußtsein bedeutet, daß sich dieser Ausschnittswinkel erweitert. Das bisherige Bewußtsein bleibt, aber es kommt etwas hinzu. Diesen Zustand nennen wir „Ekstase", „Transzendenz", das Hinaussteigen, die Basis aller religiösen und spirituellen Erfahrungen.

Diesen erweiterten Bewußtseinszustand kann man nun dem verengten Bewußtsein gegenüberstellen – ein Zustand, den wir Focussing nennen, die Konzentration auf etwas Bestimmtes, ein normaler, kognitiver Prozeß, den wir ständig benutzen. Es ist nichts Pathologisches dabei, es sei denn, wir wiederholen dieses Verhalten immer wieder und kommen in den Zustand der Süchtigkeit, der Zwanghaftigkeit, in dem sich alles immer wieder nur auf einen Punkt konzentriert, andere Aspekte des Lebens immer mehr ausgeschlossen werden. Ich bin der Meinung, daß wir alle mehrere Suchttendenzen in uns haben, aber daß wir damit umgehen lernen, so daß diese Tendenzen nicht so stark werden.

Eine dritte Möglichkeit der Bewußtseinsveränderung bieten Drogen, die die Aufmerksamkeit verändern – keine Erweiterung oder Verengung, sondern eine Veränderung, als ob man das Fernsehen auf einen anderen Kanal schaltet.

Rolf Verres: Selbsterfahrung von Experten mit psychoaktiven Substanzen

Ich habe gelernt, daß von jedem Psychotherapeuten zwingend die Selbsterfahrung gefordert wird. Wenn ich Analytiker werden will, ein Beruf, in dem ich ja auch mit veränderten Bewußtseinszuständen arbeite, mit Regression, der Lockerung von Abwehrmechanismen etc., dann muß ich eine eigene Lehranalyse machen. Wenn ich als Berater für Menschen arbeiten möchte, die mit psychoaktiven Substanzen umgehen, und die von mir als Fachmann wissen wollen, was ich ihnen raten könnte, dann stehe ich vor dem Problem, daß ich, obwohl ich Arzt bin, zu diesen Substanzen keinen Zugang habe.

Das war anders, solange LSD als Medikament vertrieben wurde. Damals standen im Waschzettel zwei Hauptanwendungsgebiete, zum einen die seelische Auflockerung im Zusammenhang mit der Psychotherapie, und zum anderen die Selbsterfahrung von Ärzten, damit man sich als Arzt im Bereich der psychologischen Medizin besser hineinversetzen kann in die Welt von Menschen, die an einer Psychose leiden. Man sprach von drogeninduzierten Kurzzeitpsychosen, um als Arzt einen weiteren Horizont zu bekommen, feinere Antennen, einen größeren Erfahrungsbereich, aus dem heraus man dann Patienten und Ratsuchende kompetent beraten kann. Wenn Belletristiker wie Huxley, Jünger, Walter Benjamin in literarischer Form über ihre erweiterten Erfahrungen berichten dürfen, nicht aber Ärzte, die beraten sollen, dann stimmt etwas nicht. Hinzu kommt ein Problem, das es für jeden seriösen Arzt so schwierig macht, in der Öffentlichkeit über seine eigenen Erfahrungen mit psychoaktiven Substanzen zu reden: Man würde schnell das öffentliche Interesse auf sich ziehen, gerät in eine Rolle, in der man von den Kollegen nicht mehr ernst genommen wird.

Auf der einen Seite halte ich es also für sinnvoll, daß Ärzte in der Psychiatrie und Psychotherapie selbst Erfahrungen mit psychoaktiven Substanzen machen. Auf der anderen Seite möchte ich selbst aber nicht gern darüber sprechen, bevor es nicht alle tun. Vor zwei Jahren fand eine wissenschaftliche Tagung der Schweizerischen Akademie der medizinischen Wissenschaften statt anläßlich des 50. Jahrestages der Entdeckung der LSD-Wirkung. Als die Frage, wer eigene Erfahrungen mit diesen Substanzen habe, an dieses hochkarätige, höchst qualifizierte wissenschaftliche Gremium gestellt wurde, haben fast alle ihre Hand gehoben. In einem solchen Rahmen wird es durchaus möglich und fruchtbar, eigene Erfahrungen auszutauschen.

Ich möchte eine Fallgeschichte erzählen. Ich hatte einen 18jährigen Mann in meiner Sprechstunde, einen Dealer, der selbst exzessiv mit allen möglichen Drogen ständig in Kontakt war, allein schon über 200 LSD-Trips eingeworfen hatte, was sehr ungewöhnlich ist, und der in ganz großem Stil mit allen möglichen Drogen handelte. Er kam über Vermittlung zu mir, weil er selbst merkte, daß er nicht mehr im Lot war, daß etwas nicht stimmte. Ich habe mit ihm hauptsächlich über meine eigenen Erfahrungen mit diesen Substanzen gesprochen, ihm die Bedeutung des Settings, von Voreinstellung und Einstellung, Atmosphäre, Arrangement, Einbettung in eine Gesamtabsicht erklärt. Dazu entwickelte sich noch eine gewisse Vaterübertragung.

Für mich war die Frage wichtig, was dieser junge Mann überhaupt suchte – er selbst meinte, es seien das Abenteuer, die Erleuchtung, die Farben, die Wildheit im Gehirn. Ich habe mit ihm ganz gründlich herauszuarbeiten versucht in den Gesprächen, die sich über ein ganzes Jahr hinzogen, was das für seine Weiterentwicklung als Mensch bedeuten könnte, habe versucht, an seine Zukunftsphantasien heranzukommen – wie könnte er sich vorstellen, die Erfahrungen, die er mit den psychoaktiven Substanzen gemacht hat, so zu nutzen, daß er auf ein höheres Entwicklungsniveau kommt, heiter, gesund, ausgeglichen, sich im Gleichgewicht fühlend? Wir kamen immer mehr in eine philosophische Diskussion, auf das Thema der spirituellen, religiösen Suche. Er suchte die Grenzerfahrung, das Hinausgehen aus der Alltagswelt in eine andere Welt, die keine Konturen hat, die ihm verlorengegangen war. Nach einem Jahr war er durch die Gespräche soweit gefestigt und zentriert, daß er die Drogen immer weniger brauchte, weil er das fand, was er suchte. Er sagte mir kürzlich, daß ihm am meisten geholfen habe, daß ich offen über meine eigenen Erfahrungen mit ihm sprechen konnte, daß er sich verstanden und angenommen fühlte, nicht in einer pathologischen Ecke, sondern daß ich verstehen konnte, daß er etwas sucht.

Ich nenne das Resonanzfähigkeit – die Fähigkeit, als Therapeut durch eine möglichst breite eigene Erfahrung mit vielen menschlichen Erlebnisbereichen in der Lage zu sein, auf verschiedenste Menschen wirklich einzugehen, statt sie einzuordnen in gesund oder krank. Dieses Vertrauen kann sich entwickeln, wenn ich als Arzt an Erfahrungen im eigenen Leben anknüpfen kann.

So war ich beispielsweise auch einmal in einer Technodisko, um zu erleben, wie sich das anfühlt. Der Selbstversuch hat allerdings nicht geklappt: Ich habe diese Lautstärke einfach nicht ausgehalten, ich wollte mein Gehör nicht riskieren. Ich habe auch MDMA-Versuche gemacht, zusammen mit anderen Ärzten. Ich möchte sagen, wenn man das in einem guten Setting macht, mit Menschen, die gegenseitig aufpassen, ein gutes Ritual entwickeln, sich die Zeit dafür nehmen, den Rahmen schaffen, die alle Vorsichtsmaßnahmen treffen, alles wissen über die richtige Dosis in Abhängigkeit von Körpergewicht, Alter etc., wie das in der Schweizerischen Ärztegesellschaft für psycholytische Therapie seit vielen Jahren erforscht wird, dann sind diese Erfahrungen für die Wahrnehmungsfähigkeit ausgesprochen weiterführend, weil sie zu einer Vertiefung und Differenzierung der Wahrnehmung führen.

Wenn man das einmal erlebt hat, kann man diesen Jugendlichen, die Ecstasy einwerfen, nicht mehr mit Unverständnis begegnen – aber wenn schon, dann bitte so, daß es niemanden in Gefahr bringt. Es müßte also mehr Information geben über diese Substanzen, die extrem gefährlich werden können, wenn sie falsch angewendet werden. Aber für diese Beratung Jugendlicher braucht es Menschen, die wissen, wovon sie sprechen. Das ist einer der wichtigen Wünsche, die das Europäische Collegium für Bewußtseinsstudien hat, die Glaubwürdigkeit von Experten zu erhöhen, um die Tabus zu brechen und zu einem interdisziplinären Austausch zu kommen.

Albert Hofmann: Das mystische Erlebnis als Verheißung

Ich möchte mit Ihnen einige ganz einfache Überlegungen anstellen und möchte Sie hierzu bitten, meinen Ausführungen nicht nur mit Ihren Gedanken, sondern auch mit Ihrer Vorstellungswelt zu folgen.

Schon als Kind und auch später als Chemiker bei der Entdeckung des LSD habe ich die Verzauberung der Welt der Wirklichkeit erlebt, bei der man die Alltagswirklichkeit plötzlich in einem anderen, helleren, beglückenderen Licht sieht. Eine Wirklichkeit, die einem noch wirklicher erscheint als im Alltag. Aber dann habe ich mich gefragt, was steckt hinter diesen Wirklichkeiten? Ich erlebe die Welt, sehe sie, sage „Ja, so ist sie", und dann bin ich in einem anderen Zustand und erlebe die Welt total anders. Es muß doch etwas Beständiges da sein, das ich jeweils verändert erleben kann: Das ist die objektive, allem zugrundeliegende Wirklichkeit, die durch die Naturwissenschaften erforscht wird, diese Welt, zu der wir mit unserer Körperlichkeit gehören, und die durch unabänderliche Gesetze reguliert wird.

Eines der Gesetze ist der beständige Wandel, dem wir alle unterworfen sind; ein anderes ist ihre Meßbarkeit und ihre Allgemeingültigkeit: Die Eigenschaften des Natrium sind in Japan dieselben wie bei uns. Der Sternenhimmel ist überall der gleiche, die Erde ist da, und wenn ich etwas betrachte, dann ist diese Materie ebenfalls da. Aber um diesen Gegenstand oder einen Menschen zu sehen, brauche ich Energie, nämlich Licht.

Wenn man es zu Ende denkt, ist das eine wunderbare Erkenntnis. Ich glaube, die Naturwissenschaft hat evolutionär überhaupt keinen anderen Sinn, als daß sie die materiellen Grundlagen erforscht, um uns den ganzen Komfort unseres Lebens zu ermöglichen. Die naturwissenschaftliche Forschung hat in den vergangenen 150 Jahren die Welt total verändert, weil sie von der Wirklichkeit ausgeht. Sie hat die Materie und deren Gesetze entdeckt und untersucht, kann dadurch mit ihnen spielen und konnte unsere technische Welt aufbauen.

Wahrnehmung jedoch geht einen Schritt weiter, hierfür brauchen wir außer Materie und Energie unsere Sinnesorgane. Musik – was ist das? Luft, die in Schwingungen versetzt wird, die zum Ohr gelangen, von dort zum Hörnerven geleitet werden; dieser setzt die Schwingungen um, und die Impulse gehen durch den Nerv ins Hörzentrum, wo sie auf geheimnisvolle Weise zu Musik zusammengesetzt werden. Ähnlich ist es, wenn ich etwas sehe: Hierfür braucht es erstens einen materiellen Gegenstand, hinzu muß Licht kommen, elektromagnetische Schwingungen, die reflektiert werden und durch die Pupille zum Sehnerven gelangen, dort in elektrische Nervenimpulse umgewandelt und zum Gehirn weitergeleitet werden, wo auf absolut mystische Weise das Sehen entsteht.

Unser Bild von der Wirklichkeit entsteht also durch einen Sender und einen Empfänger. Es gibt draußen keine Musik, kein Bild, keine Farben, es entsteht alles im Kopf. Die Wirklichkeit, die wir erleben, kommt zustande durch einen Sender, die materielle Welt, und einen Empfänger, das Individuum. Nur ich kann sehen, nur ich kann hören, nur ich kann fühlen, nur ich habe ein Bewußtsein, kann empfangen, habe die Möglichkeit, diese materiellen Impulse in ein psychisches Erleben zu verwandeln. Durch diese wunderbare Gabe kann der Mensch die Schöpfung in Farben, Tönen, Gefühlen erleben; aber er braucht das Bewußtsein, einen Empfänger in sich selbst. Um reicher an Erleben zu werden, müssen wir unser Bewußtsein und die Pole der Wahrnehmung erweitern. Wenn wir in der Lage sind, unsere Sinne zu stimulieren, haben wir die Möglichkeit, das Bewußtsein zu erweitern.

Wir können in die Tiefe der Wirklichkeit dringen, wenn wir in Kontakt bleiben mit der Natur, wenn wir das Sehen umwandeln in meditatives Schauen. Man kann das mit Mandalas machen; ich selbst schaue lieber in eine Blume und erlebe in ihr den ganzen Zauber der Schöpfung. Das ist gemeint mit dem mystischen Zauber des Erlebnisses: Daß es eine Welt gibt hinter der materiellen Welt, die in uns entsteht, und die wir verändern können – die Verheißung des mystischen Erlebnisses.

Diskussion

Sucht und Psychose

Ich komme als Leiter eines Suchtkrankenhauses aus einem Arbeitsbereich, in dem Suchtmittel grundsätzlich verurteilt werden. Ich finde es zwar wichtig, daß über Rausch und die Funktion des Rausches hier nachgedacht wird, kann aber nicht die Brücke zu den Leuten schlagen, die ich in Richtung Abstinenzorientierung betreue: Wir haben bis heute keine Freiheit in Richtung Zielsetzung der Drogentherapie.

Täschner: Herr Dr. Rink, Sie haben recht; Sie stammen ja aus der gleichen Umgebung wie ich, der Arbeit mit Drogenkranken, die man in Richtung Abstinenz behandeln muß, weil dies der einzige Weg ist, der aus der Sucht herausführt. Darauf müssen wir uns konzentrieren, auch wenn es bedauerlich ist, daß das Spannungsfeld zwischen Politik und Therapie nicht aufgearbeitet werden kann. Politiker denken ja immer kleinschrittig und kurzatmig bis zur nächsten Wahl, alles weitere interessiert sie nicht so sehr. Deshalb gibt es in der Drogenpolitik viele Ungereimtheiten, und die Therapeutenszene leidet darunter.

Der Alkoholiker geht, wenn er die ernsthafte Absicht hat, trocken zu bleiben, in eine Gruppe der Anonymen Alkoholiker, in der keine professionellen Betreuer sitzen, sondern nur Alkoholiker, die sich gegenseitig helfen. Gibt es auch für Drogensüchtige einen Weg zu einer Gruppe, in der es keine professionellen Berater gibt, sondern in der die anderen Drogensüchtigen eine Support-Gruppe bilden, in der nicht bewertet, sondern nur gegenseitig gestützt und geholfen wird?

Heller: Ein vergleichbares Modell gibt es für Drogenabhängige nicht. Als wir Ende der 60er, Anfang der 70er Jahre erstmals mit Drogen in Berührung kamen, gab es solche Versuche, die von dem Konzept ausgingen, daß nur die Betroffenen selbst Betroffenen helfen können. Aber das hat sich nicht als tragfähig erwiesen – abgesehen von Synanon, das aber sehr extreme therapeutische Vorstellungen hat, und in der Tat ohne professionelle Therapeuten arbeitet. Die meisten Einrichtungen arbeiten zwar unter Mitarbeit von Exusern, also von Kundigen, wir haben in unserem Bereich einen Mitarbeiter, der selbst abhängig war, sowohl auf der Drogen- als auch auf der Alkoholstation. Das ist wichtig, weil die Süchtigen sich dann besser angenommen fühlen, weil sie dann mit jemandem sprechen können, der weiß, worum es geht aus eigener Sicht und eigener früherer Not, der dann überzeugend wirkt.

Es gibt ähnlich wie die 12-Schritte-Gruppen der Anonymen Alkoholiker in ganz Deutschland Gruppen der Narcotics Anonymous, in denen sich ehemals Tabletten- und Drogenabhängige zur Selbsthilfe ohne professionelle Betreuung treffen.

Metzner: In Amerika sind diese 12-Schritte-Gruppen für Tabletten- und Drogenabhängige sehr verbreitet; es gibt Gruppen der Cocain Anonymous, der Codependents Anonymous, das sind Angehörige von Alkoholkranken. In jeder amerikanischen Großstadt findet man viele große Gruppen für verschiedenste Suchtprobleme, die alle nach den Prinzipien der Anonymen Alkoholiker arbeiten. Gerade im Drogenbereich werden sie aber nicht anstatt Therapie eingesetzt, sondern von den Therapeuten und den Betroffenen als zusätzliche Unterstützung gesehen.

Neskovic: Lassen Sie mich noch einige Zahlen anfügen, um das Argument zu unterstützen, im Drogenbereich finanzielle Ressourcen aus dem Strafvollzug in die Therapie zu verlagern. In den Haftanstalten sind bei über 60.000 Haftgefangenen in der Bundesrepublik 30% drogenabhängig krank, in den U-Haftanstalten gut 50%. Ein Haftplatz kostet zwischen 140 und 200 DM pro Tag. Das sind alles Gelder, die im kurativen Bereich besser aufgehoben wären als im repressiven. Der Präsident der Deutschen Caritas hat errechnet, daß das 20fache an Geldern in die Repression fließt statt in die Prävention und Therapie, nämlich nur 189 Millionen DM.

Ich habe in der Therapie von Suchtkranken mit Risikopersonen zu tun. Hier muß ich vor dem Wiederkonsum von Drogen einfach warnen. Das ist eine ganz andere Welt als die der Herren auf dem Podium. Kann ich denn meine Klienten auf diesen Kongreß hier einladen?

Täschner: Ihre Frage nach den Risikopersonen halte ich für ein besonders ernstes Problem, weil wir heute die Entstehung von Psychosen nach dem Vulnerabilitätskonzept erklären, wonach eine Reihe von Vorgaben in der Persönlichkeit des Betreffenden schon gegeben ist; es bedarf dann nur noch eines bestimmten Anstoßes, um die Psychose zur Manifestation zu bringen. Möglicherweise laufen wir alle mit einem solchen Risikopotential herum; mich persönlich hält das davon ab, solche Drogen zu konsumieren, weil ich meiner Sache nicht so sicher bin. Andere fühlen sich sicherer und experimentieren mit solchen Stoffen. Aber der Risikoklientel, die wir behandeln, kann man solche Stoffe beim besten Willen nicht empfehlen.

Hess: Ich habe als Psychiater viel mit Menschen zu tun, die durch psychoaktive Substanzen in Schwierigkeiten kommen bis hin zu psychotischem Ausmaß. Die Drogen sind aber nur ein einzelner Ausschnitt, Cannabis, Hallizugene, LSD u.ä.. Dabei wird vergessen, daß die Amphetamine eine viel höhere Potenz haben, eine Psychose auszulösen als LSD, daß der psychotische Rauschzustand durch Amphetamine (Speed) wesentlich dramatischer verläuft als bei LSD, einer tatsächlichen Psychose viel ähnlicher ist. Wir wissen von verschiedenen Auslösern von bewußtseinsverändernden Zuständen – dazu gehören Meditation, Schlafentzug und viele andere täglich vorkommende Dinge, Hyperventilation etc. –, die jemanden, der psychosegefährdet ist, in eine Psychose hineinmanövrieren können. Deshalb muß man das aber nicht gleich verbieten.

Verres: Das gilt auch für die spirituellen Praktiken, wie sie z.B. in Sekten oder in suspekten „Psychosumpf-Gruppen" geübt werden. Da gibt es ja einen großen Markt der unwissenschaftlichen und unseriösen Ausbeutung von Menschen auf der Suche nach einer spirituellen Erfahrung und Stütze. Auch hier besteht die Gefahr, daß sich ein Zustand veränderten Bewußtseins in eine Psychose hineinentwickelt. Wenn Menschen aus solchen Gruppen kommen und in der Psychiatrie landen, muß man aufpassen, weil sie eventuell schon vorher labil gewesen sind. Es sollten unbedingt aus der Psychotherapie und Sozialpsychologie heraus auch Angebote für psychisch Labile entwickelt werden, die nicht die Gefahr der Ausbeutung mit sich bringen.

Wie sieht es aus mit den Haschischpsychosen? Ich sehe als niedergelassener Psychiater eine andere Klientel als der Kliniker. Hier beobachte ich, daß viele, bevor sie innerlich kippelig werden, bevor sie akut psychotisch werden, mit Haschisch und LSD liebäugeln, so daß sie nicht wegen der Drogen in die Psychose hineingeraten, sondern die Entwicklung bereits angebahnt ist.

Täschner: Sicher ist, daß es Cannabispsychosen gibt. Zu Ihrer Frage, ob nicht die Psychose mit dem Konsum von Haschisch im Sinn eines Selbstheilungsversuches beantwortet wird, kann ich bemerken, daß wir diese Unterscheidung getroffen haben. Wir haben eine Vielzahl von Patienten untersucht, die die Kombination Haschisch plus schizoide Psychose aufwiesen. Es läßt sich tatsächlich in vielen Fällen nicht unterscheiden, was zuerst kam, weil oft beim Haschischkonsum schon präpsychotische Stadien vorlagen. Doch war es der Mehrheit der Fälle, in denen man die Unterscheidung treffen konnte, der Haschischkonsum der Psychose vorausgegangen; nur bei einer Minderheit war es umgekehrt.

Hess: Vieles von dem, was Sie früher über Cannabis gesagt haben, hat sich inzwischen aber nicht bewahrheitet – daß es das Flashback-Syndrom gäbe, das Amotivationssyndrom.

Skilehrer und Unfallchirurgen

Heller: Sind eigentlich Psychiater allein durch ihre Ausbildung kompetent, um über bewußtseinserweiternde Drogen zu reden? Das ist, als ob ich einen Unfallchirurgen über die Techniken, die Schönheiten und Gefahren des Skifahrens befragen würde. Mit diesen Anliegen wende ich mich doch lieber an einen Skilehrer!

Verres: Der Skilehrer weiß sehr viel über Risiken, Unfälle und Unfallvermeidung. Einem solchen Praktiker glaubt man wahrscheinlich besser als dem Chirurgen. Das genau ist das Problem der Suchtaufklärung, dieses Schwarzweiß, ohne Details. Die jungen Leute haben ja viele Freunde, die ihre Drogenerfahrung ohne Probleme überstanden haben. Verteufeln allein reicht hier nicht mehr. Es muß eine differenzierte Aufklärungspolitik transportiert werden.

Hess: Wir haben tatsächlich auf der einen Seite die Konsumenten, die ohne Skikurs auf die Piste gehen, auf der anderen Seite die Therapie, und nichts dazwischen – die „Skilehrer" in Hinblick auf bewußtseinsverändernde Substanzen fehlen.

One way to reduce the risk of halluzinogens and also to increase the benefit of the experience, is talking with elderly leaders. In the US there works a group of church leaders who look for facilities of using halluzinogens in churches for spiritual reasons. Maybe here we have the teachers we are discussing about.

Ohne Frage nehmen an diesem Kongreß viele potentielle Skilehrer teil, die ihr Wissen an die Konsumenten weitergeben sollten. Aber wir sollten auch die erfahrenen Konsumenten ernstnehmen, ihnen zuhören. Das öffnet bessere

Dialoge, hilft Beinbrüche auf der Piste verhindern. Das Problem ist, daß unsere Skilehrer ihre Erfahrungen in der Grauzone der Illegalität gemacht haben, was viele daran hindert, ihr Wissen weiterzugeben.

Metzner: Wir haben hier in der Tat keinen Skikurs, sondern eine theoretische Diskussion. Als LSD aufkam, sprachen wir von der Modellpsychose, die es ermöglichen würde, die Psychotiker besser zu verstehen, die wir behandeln. Aber die Ärzte haben gemerkt, daß man mit diesen Drogen Erfahrungen machen kann, die gar nicht psychotisch sind. Das hängt vom Setting ab. So ist die Idee aufgekommen, daß diese Drogen eine Modelltherapie sein können. Ich selbst habe Menschen mit LSD-ausgelösten Psychosen behandelt, nachdem ich psychedelische Erfahrungen gemacht hatte, und mein Verständnis für sie war dadurch getragen, daß ich eine Kommunikation mit diesen Menschen in einem außergewöhnlichen Zustand hatte.

Auch in meinen eigenen Untersuchungen mit MDMA habe ich festgestellt, daß es zwei Indikationen gibt für empathogene Substanzen, nämlich wegen ihrer angstreduzierenden Wirkung zum einen die Behandlung von Traumata, zum anderen das Training von Therapeuten: Das Lernen des empathischen Einfühlungsvermögens wird durch MDMA deutlich beschleunigt.

Verres: Unser nächstes Ziel sollte sein, die Unfallchirurgen und die Skilehrer zusammenzubringen mit der Frage, wie man eine gute, realistische, differenzierte Aufklärung gestaltet für Menschen, die Grenzerfahrungen machen wollen und dafür bereit sind, Risiken auf sich zu nehmen – ebenso wie beim Skifahren.

Eine praktische Frage an das Podium: Gibt es bereits Untersuchungen über die Auswirkungen von Streckmitteln in Haschisch und Ecstasy? Den diskutierenden Herren hier haben sicher Substanzen zur Verfügung gestanden ohne Verunreinigungen.

Hess: Es gibt viele Untersuchungen, um die Reinheit der Drogen, die auf der Straße angeboten werden, zu überprüfen. Bei Cannabis werden höchstens unwirksame Streckmittel zugesetzt. Bei Ecstasy werden häufig aber auch Amphetamine zugesetzt; das MDMA ist nämlich nicht so einfach herzustellen, wie es immer heißt. Da bei MDMA die therapeutische Breite sehr gering ist, wie ich oben auf meiner Tabelle gezeigt habe, ist es in der Tat besonders wichtig, daß die Substanzen wenigstens rein sind, und daß man die Dosis weiß. Das ist leider alles auf dem Schwarzmarkt nicht gegeben. Zudem sind hier oft die Verunreinigungen wesentlich toxischer als die Grundsubstanz.

Verres: Gestern nachmittag habe ich mit Albert Hofmann über die Anfrage eines sehr bekannten Schriftstellers gesprochen, der eine LSD-Erfahrung machen will. Wir haben sehr genau überlegt, was will der konkret, ist es sinnvoll, ihm Dosisempfehlungen zu machen, wie könnte das Setting sein, wer könnte ihn beraten und die Verantwortung übernehmen. In der Tat stoßen wir hier auf Ihre Frage: Wenn Sie LSD oder anderes auf der Straße kaufen, wissen Sie erstens gar nicht, ob es überhaupt LSD ist oder Ecstasy, und zweitens in welcher Dosis. Hinzu kommt die Überlegung, welche Dosis für Sie persönlich an diesem speziellen Abend mit Ihrer speziellen Absicht sinnvoll ist. Dafür eine sinnvolle Beratungskultur zu entwickeln, ist bisher nicht die Absicht von irgend jemandem gewesen.

Mystisch oder psychotisch?

Herr Täschner, können Sie von malignen psychotischen Zuständen solche abgrenzen, die mystische Erfahrungen sind, außersinnliche Wahrnehmungen, kreative, entgrenzende Bewußtseinserfahrungen? Zustände, die auch passager psychotisch werden können, wie sie aber manchmal sinnvoll und notwendig im Verlauf eines psychotherapeutischen Prozesses vorkommen und dort auf keinen Fall unterdrückt werden dürfen? Mit anderen Worten – hat unsere Wissenschaft ein Konzept für solche Zustände, dafür, daß in jedem von uns nicht nur ein mehr oder weniger großes Potential an Psychose steckt, sondern auch ein mehr oder weniger großes Potential an Mystik? Wie würden wir dastehen, wenn wir Menschen wie Theresa von Avila oder Jesus Christus beurteilen müßten? Ständen wir da nicht ziemlich blaß da?

Täschner: Da würden wir in die größten differentialdiagnostischen Schwierigkeiten kommen. Denn die klinische Praxis unterscheidet zwischen den Zuständen, die Sie polarisierend dargestellt haben, nicht. Wir bekommen in die Klinik durchaus Patienten, die wir als paranoid-halluzinatorische Psychosen, meis als schizophren diagnostizieren, die von irgendwelchen Gruppenwochenenden zurückkommen. Das passiert ungefähr zweimal im Jahr, es sind meistens Lehrerinnen, die in der Gruppe psychotisch werden bei mehr oder weniger obskuren Übungen. Diese Patienten nehmen wir differentialdiagnostisch nicht heraus aus dem großen Topf der Schizophrenien. Da können durchaus auch welche dabei sein, die unter mystisches Erleben fallen könnten. Solche Differenzierungen unterbleiben häufig, weil sie für den klinischen Alltag zu aufwendig wären.

Hess: Genau das ist das Dilemma, in dem wir stehen. Wir müßten lernen, das zu differenzieren, damit solche Menschen nicht einfach als schizophren abgestempelt werden.

Techno, Tanz und Trance

Es heißt, daß Technoparties dazu dienen, daß einsame Menschen in Gemeinschaft ihre Einsamkeit feiern.

Mitterlehner: Ich habe festgestellt, daß beim Tanzen keine Kommunikation stattfindet, daß es um ein narzißtisches Sich-mit-sich-selbst-beschäftigen geht. Daß sogar sehr sexuell freizügige Kleidung keinen Appellcharakter mehr hat. Die Reizstärke von außen, das Massenerlebnis täuschen über das Fehlen der Kommunikation hinweg. Die Folge ist, wenn die Musik, die Party aus ist, daß viele Tänzer in regelrechte Depressionszustände kommen, die nur dadurch aufgefangen werden können, daß am nächsten Tag die nächste Party stattfindet. Außerdem gibt es nach jeder Party eine After-Hour, eine weitere Party zum Beispiel in einer benachbarten Stadt, so daß man innerhalb eines Wochenendes zu drei Parties kommt, die am Ende durch schlichte Erschöpfung beendet werden. Dieses Suchtverhalten betrifft jedoch nur eine bestimmte Gruppe von Ravern. Die große Gruppe von psychisch stabil aufgefangenen Jugendlichen verkraftet solche Parties ohne Probleme.

Wichtig ist, daß das Bild der Technoparties sich verändert: Die Drogenprobleme, die in den Medien häufig in direktem Zusammenhang mit den Parties erwähnt werden, sind in der Realität keineswegs so drängend und zentral. Wichtig ist allerdings die Frage des Dealens mit verunreinigten Drogen, und auch, daß die oft sehr jungen Tänzer – wir finden 12jährige – keinerlei Informationen haben über die Auswirkungen des Drogenkonsums und über die Gefahren, die von verunreinigten Drogen ausgehen. Dann müßte man einige Veranstalter dazu ermahnen, Parties sicherer zu machen: Z.B. muß MDMA mit viel Wasserkonsum begleitet werden; auf den Parties werden häufig die Wasserhähne abgeschraubt, um die Jugendlichen zum Kauf von Alkohol zu zwingen, was sie wegen ihres knappen Taschengeldes sonst nicht tun würden. Und letztendlich geht es auch um die Sinngebung. Findet der Jugendliche auch im normalen Leben einen Sinn, ist die Party ungefährlich und ein zusätzliches, meist schönes Erlebnis. Ist diese Sinngebung nicht vorhanden, so hilft die Party, die Sinnlosigkeit für zwölf Stunden oder länger zu unterdrücken.

Wie haben Sie Ihre Subjekte gefunden? Waren sie repräsentativ? Haben Sie teilgenommen an den Parties oder nur beobachtet? Meiner Erfahrung nach wird durchaus in die Szene eingeführt, auf den Wasserbedarf nach Ecstasy hingewiesen, man kümmert sich um Depressive, achtet darauf, daß nicht Auto gefahren wird etc.

Mitterlehner: Sie beschreiben hier eher herausragende positive Beispiele. Ich habe 60 Kontakte und 21 ausgewertete Interviews in meine Untersuchung einfließen lassen. Das reicht für solche Studien. Ich selbst war viel auf Technoparties auch für meinen Spaß, ohne Beobachtung und auch mit Beobachtung. Ich brauchte ungefähr ein halbes Jahr, um in die Szene reinzukommen, zunächst mit zaghaftem Kontakt, dann wurde ich weiterempfohlen bis zu dem Punkt, wo es hieß, wenn der anruft, das ist o.k.

Was ich noch zu den Drogen sagen möchte: Trance wird bei den Technoparties auch mittels Tanz und Musik evoziert. Das nutzen viele, weil da jeder seinen individuellen Maßstab findet. Das Ausmaß der Trance hängt hier mehr von der Belastbarkeit der einzelnen Persönlichkeit ab, und die Intensität der Erlebnisse entspricht dem meistens.

Legal – illegal – nicht egal

Ich bin Mitglied einer politischen Jugendorganisation, in der wir ein Konzept erarbeitet haben, das die Abgabe von MDMA, LSD und einigen anderen Substanzen an über 18jährige vorsieht. Ist das sinnvoll?

Heller: Ich möchte mich der Frage anschließen. Es gibt zwei Fantasien über die Suchthäufigkeit in einer Gesellschaft. Die eine sagt, wir müssen alle als potentielle Suchtmittel mißbrauchbaren Substanzen verbieten, auch die, die wir sowieso schon haben, also auch den Alkohol. Die andere Fantasie sagt, es gibt in allen Industrienationen eine bestimmte Zahl an Suchtkranken, ganz egal durch welches Mittel. Wenn wir eine größere legale Artenvielfalt hätten, nicht nur die Alkohol-Monokultur, dann würde die Zahl der Suchtkranken nicht zunehmen, sondern sich nur verschieben.

Neskovic: Was bedeutet es eigentlich, über Apotheken mehr Stoffe zuzulassen? Es ist ja schon heute so, daß die Stoffe waggonweise in der Republik vorhanden sind, daß sie massenhaft verfügbar sind.

Nein, es geht um eine Definition des Strafrechts und darum, etwas, das da ist, zu kriminalisieren oder nicht. Wenn der Konsument nicht mehr bestraft werden darf, dann darf er diese Stoffe benutzen. Der Stoff ist aber vielleicht nicht sauber, er birgt Risiken, und er wird nicht mit der nötigen Aufklärung an den Verbraucher gebracht. Wir alle müßten jetzt überlegen, am Verbraucherschutz mitzuwirken. Der Stoff, liebe Politik, ist jetzt da, birgt aber Risiken. Deshalb: Sorgt bitte dafür, Nebenwirkungen und Risiken zu minimieren, mit Beipackzettel und pharmazeutischer Aufsicht. Genau für diesen Punkt sind die Apotheken richtig. Ihre Frage ist die politisch konsequente Fortsetzung der Urteils des Bundesverfassungsgerichts. An den politischen Stellen gibt es da aber derzeit noch eine nachhaltige, langdauernde und parteienübergreifende Ignoranz.

Wie können wir als wissenschaftliches Gremium dazu beitragen, ein sinnvolles Forum für die Beratung der Bevölkerung zu bilden? Wäre der begrenzte Zugang von bewußtseinserweiternden Drogen zum Beispiel für Ärzte ein möglicher Weg?

Neskovic: Ich bekomme sofort ordnungspolitische Probleme, wenn Sie das begrenzt zum Beispiel für Ärzte zulassen wollen. Wo fängt da der private Konsum an, wo ist der dienstliche Konsum? Das ist doch nach Meinung vieler

Politiker der spitzbübische Versuch, durch die Hintertür den Privatkonsum zu legitimieren. Erst einmal müssen wir sehen, daß man in der politischen Wirklichkeit, die ja von vielen Fehlinformationen lebt, in Dämonisierung von bestimmten Substanzen, mit einer fundierten Meinung gegenhält. Es ist vorläufig nicht möglich, in der Bevölkerung ebenso wie in der Politik Mehrheiten zu bekommen. Ich meine, daß wir einen beträchtlichen Fortschritt gemacht haben im Hinblick auf die Kriminalisierung der Kranken durch das Urteil des BVG. Bei Cannabis hat man inzwischen auf Seiten des Gesundheitsministeriums für die Abgabe über Apotheken plädiert, ohne die Stimmen von Sachsen und Bayern. Das Cannabis-Abgabemodell über die Apotheken ist ein sinnvoller Schritt, der mir in den nächsten vier bis fünf Jahren realisierbar scheint, vor allem dann, wenn sich die politischen Verhältnisse ändern.

Ein anderer Bereich ist das Problem der Beschaffungskriminalität. Das macht Sicherheitsängste in der Bevölkerung wach, der Wohnungs- und Kfz-Einbruch, der Raubüberfall auf offener Straße sind ein hoher Anteil am Kriminalitätsverhalten. Wenn man es hier schafft, daß diese Zusammenhänge in der Bevölkerung klarer werden, kann man sicher auch irgendwann über eine kontrollierte Legalisierung dieser Drogen reden. Bedauerlich ist es, daß das mehr über den Sicherheitsaspekt erfolgen wird als über den Gesundheitsaspekt und den Verbraucherschutz. Das Tabu, was in diesem Bereich aufgebaut ist, wird man so schnell nicht brechen können.

Heller: Es wird höchste Zeit, daß wir die bewußtseinsverändernden Substanzen vorurteilsfrei zu betrachten lernen, daß wir die Unterscheidung zwischen harter und weicher Droge fallenlassen und statt dessen die Substanzen im jeweiligen Kontext nennen. Weiterhin halte ich es für wichtig, daß wir lernen, alle Substanzen, die ein therapeutisches Potential haben – und dazu gehören auch LSD und MDMA –, zu berücksichtigen und einzusetzen. Dann werden sie uns sicher weniger schaden. Doch letztlich ging es in diesem Symposium um Rausch, nicht nur um Drogen, um die Vielzahl von Rauschzuständen auch ohne Drogen. Und darum, daß unsere Kultur so rational und rauschfeindlich ist, daß sie positive Erfahrungen mit Rausch und Bewußtseinserweiterung nicht zuläßt und dadurch die Gefahren von Abhängigkeit und Folgeschäden eines unsachgemäßen Umgangs mit diesen Substanzen geradezu provoziert. Hier liegen unsere Aufgaben und unsere Chancen.

Literatur

Andritzky W (1989) Schamanismus und rituelles Heilen im Alten Peru. Bd 1: Die Menschen des Jaguar. Verlag Clemens Zerling, Berlin

Cambell J (1989) Die Kraft der Mythen. Artemis, Zürich München

Dittrich A (1985) Ätiologie-unabhängige Strukturen veränderter Wachbewußtseinszustände. F. Enke Verlag, Stuttgart

Dossey L (1997) Die Medizin von Raum und Zeit. Rowohlt Taschenbuch Verlag, Reinbek b. Hamburg

Epstein G (1985) Wachtraumtherapie. Klett-Cotta, Stuttgart

Grof S (1983) LSD-Psychotherapie. Klett-Cotta, Stuttgart

Hart M, Stevens J (1991) Die Magische Trommel. Goldmann Verlag, München

Heinrich C (1998) Die Magie der Pilze. Psychoaktive Pflanzen in Mythos, Alchimie und Religion. Diederichs, München

Hoffmann K (1984) Tanz, Trance, Transformation. Dianus-Trikont Buchverlag, München

Hofmann A (1979) LSD – mein Sorgenkind. Klett-Cotta, Stuttgart (auch als Taschenbuch)

Hofmann A (o.J.) Naturwissenschaft und mystische Welterfahrung. Der Grüne Zweig 150, Werner Piepers Medienexperimente. Löhrbach und Nachtschatten Verlag, Solothurn

Hofmann A (1998) Einsichten – Ausblicke. dtv, München

Höhle S, Müller-Ebeling C, Rätsch C, Urchs O (Hrsg) (1986) Rausch und Erkenntnis. Knaur Nachf., München

Jünger E (1990) Annäherungen. Drogen und Rausch. dtv, München

Ka-Tzetnik 135633 (1989) Shivitti. Eine Vision. Verlag A. Kunstmann, München

Liggensdorfer R, Rätsch C (1996) Maria Sabina – Botin der heiligen Pilze. Nachtschatten-Verlag, Solothurn u. Löhrbach

Michels I, Stöver H (Redaktion), akzept, Bundesverband für akzeptierende Drogenarbeit und humane Drogenpolitik e.V. (1993) Menschenwürde in der Drogenpolitik. Konkret Literatur Verlag, Hamburg

Neumeyer J (1996) Cannabis. Packeispresse, Verlag Hans Schickert, München

Pletscher A, Ladewig D (Hrsg) (1994) 50 Years of LSD. Parthenon Publishing Group, New York

Rätsch C (o.J.) 50 Jahre LSD-Erfahrung. W. Piepers Medienexperimente, Löhrbach

Rätsch C (Hrsg) (1993) Naturverehrung und Heilkunst. Verlag Bruno Martin, Südergellersen (auch bei: W. Piepers Medienexperimente, Löhrbach)

Scharfetter C (1998) Der spirituelle Weg und seine Gefahren. Enke, Stuttgart

Schultes R, Hofmann A (1980) Pflanzen der Götter. Hallwag Verlag, Bern

Verres R, Leuner H, Dittrich A (Hrsg) (1998) Welten des Bewußtseins, Band 7: Multidisziplinäre Entwürfe. VWB Verlag für Wissenschaft u. Bildung, Berlin

Verres R (1999) Sehnsucht und Erfüllung. In: Universität Heidelberg: Sucht. Studium Generale. C. Winter Verlag, Heidelberg

Verres R (1999) Paradies. Umschau. Braus Verlag, Frankfurt/Heidelberg

Wasson R, Hofmann A, Ruck C (1984) Der Weg nach Eleusis. Das Geheimnis der Mysterien. Insel, Frankfurt (Original: The Road to Eleusis [1978] Harcourt Brace Jovanovich, New York)

Eine vollständige Video-Dokumentation dieses Symposions ist erhältlich bei AV Recording Service, Bodo Gehrke, Dorfstr. 12, D-23730 Roge, Tel. 04561/50422, Fax 50423.

Über weitere Publikationen des Europäischen Collegiums für Bewußtseinsstudien informiert das Gesamtverzeichnis des Verlages für Wissenschaft und Bildung, Amand Aglaster, Besselstr. 13, D-10969 Berlin, Tel. 030/2510415, Fax 030/2511136, e-mail 100615.1565@compuserve.com.

Psychiatrie und Psychopathologie des Rausches

von Manfred Müller-Küppers

I. Einleitung

Die Erfahrung der Trunkenheit, d.h. des Rausches, ist so alt wie die prähistorische Entdeckung, daß kohlehydrathaltige Flüssigkeiten durch einen Gärungsprozeß in berauschende Getränke verwandelt werden können.

Eine erste Annäherung an den Begriff des Rausches liefert die Semantik. Das Substantiv ist rückgebildet aus dem mittelhoch- und mittelniederdeutschen Ruschen, niederländisch Ruischen, englisch to rush. Das Wort laut malt nachahmend eine stürmische Bewegung. Diese Bedeutung von „rauschen" ist im mittelalterlichen Ansturm noch erhalten. Mit dem 16. Jahrhundert wandelt sich der Begriff dann zu der Bedeutung „Umnebelung der Sinne", Trunkenheit, Erregungszustand. Diese Befindlichkeit wird auf psychische Phänomene übertragen und es kündigt sich eine tendentiell negative Connotation an, die bis heute vorherrschend ist.

Bis zum 19. Jahrhundert hat sich in unserem Kulturkreis der Rausch fast ausschließlich an den Erfahrungen mit dem Genuß des Alkohols orientiert. Dabei geht der Gebrauch von bewußtseinsverändernden Pflanzen und Substanzen – vorwiegend im Orient, Asien und Amerika – bis in archaische Zeiten zurück. Zwischen der ersten schriftlichen Erwähnung der Hanfpflanze in einer chinesischen Schrift und der Veröffentlichung des Suchtstoffkontrollrats – einer Institution der Vereinten Nationen – liegen 5000 Jahre.

Der Rausch ist – aus psychiatrischer Sicht – eine Form des „Außer-sichseins", d.h. ein Zustand eines veränderten Bewußtseins.

Die Psychiatrie unterscheidet heute zwischen stoffgebundenen und stofffreien Rauschzuständen und hat früh festgestellt, daß das Problem des Rausches nicht zu trennen ist von der süchtigen Abhängigkeit von diesen Zuständen.

Im klinischen Alltag und nicht einmal in der Sprechstunde des niedergelassenen Nervenarztes hat der Rausch einen Ort. Berauschte suchen keine Hilfe in der Klinik und die hilflose, offensichtlich berauschte Person, die nicht einmal fähig ist, sich zu identifizieren, wird auf der Polizeiwache ausgenüchtert und dort ärztlich untersucht. Wohl aber weiß der Psychiater anamnestisch um die Rauschzustände seiner Patienten und fürchtet den Rückfall.

Auch im Sachwortkatalog unserer Lehrbücher wird man den Rausch als Stichwort vergeblich suchen. Dabei gibt es keine Rauschdroge, die so sorgfältig wissenschaftlich aufgearbeitet worden ist, wie die des Äthylalkohols. Die Psychiater des 19. Jahrhunderts waren selbst häufig Abstinenzler und kämpften gegen den chronischen Mißbrauch des Elendsalkoholismus. Alkohol – die weltweit einzige legalisierte Rauschdroge – blieb aber auch in der Form des Wohlstandsalkoholismus für die Psychiater unseres Jahrhunderts eine Herausforderung: In den letzten drei Jahrzehnten wurde die Psychiatrie mit Krankheitszuständen konfrontiert, die den Rausch zum unmittelbaren erwünschten Ziel hatten. Die Zufallsentdeckung des Chemikers Albert Hofmann hat die psychiatrische Welt nachhaltig verändert: Wir werden nicht mehr ohne synthetisch erzeugte oder exostisch tradierte Substanzen leben.

Dabei war die Psychiatrie auf den Paradigmenwechsel nicht einmal unvorbereitet: Die Psychiatrische Klinik hat in Heidelberg in den 20iger Jahren über halluzinogene Substanzen, insbesondere über Meskalin, geforscht. Die Monographien über den Meskalinrausch von Beringer und die Untersuchungen des griechischen Psychiaters Stringaris über die Haschischpsychose haben zum Verständnis psychopathologischer Phänomene des Rausches wesentlich beigetragen. Die Ausnahmezustände wurden als sogenannte Modellpsychose wissenschaftlich diskutiert und medizin-historisch wurden in den „psychedelischen Jahren" zwischen 1960 und 1970 therapeutische Ansätze versucht, die mit den Namen Leuner, Grof, Naranjo und anderen verbunden sind. Inzwischen hat sich nicht nur die Welt durch Rauschdrogen in der Psychiatrie verändert: Die sozialen, juristischen und sogar politischen Auswirkungen einer weltweit agierenden Drogen-Mafia, die jährliche Veröffentlichung der Zahl der Drogentoten und die erheblichen Anstrengungen der Rehabilitation ehemaliger Drogenabhängiger stellen die Kehrseite des Rausches dar.

II. Rausch, Ekstase und Sucht

Die psychopathologische Annäherung an die äußerst komplexe Befindlichkeit des „Außer-sich-seins", der ek-stasis, den Rausch zu nennen, wie wir uns angewöhnt haben, soll zunächst über die umgangssprachliche Form erfolgen und nicht sogleich an toxische Substanzen und deren Auswirkungen auf das zentrale Nervensystem denken lassen.

Die Inflation der Sprache – gerade im Hinblick auf die Psychopathologie – ist ohnehin bedenklich weit fortgeschritten, wenn eine alltäglich gebrauchte Komperative wie „toll", „wahnsinnig", „orgiastisch" oder auch rauschhaft denkt.

Roman Rolland beschreibt in einem Brief an Freud, daß ihn „... ein besonderes Gefühl ergreife, die Empfindung von Ewigkeit, von etwas Unbegrenztem, Schrankenlosem, gleichzeitig Ozeanischen".

Wiewohl Freud offen bekennt, daß er dieses Gefühl nicht bei sich habe entdecken können und die Idee ihm fremdartig klinge, ist der Begriff des ‚ozeanischen Gefühls', der mit Ekstase und kosmisch-mystischem Erleben in Zusammenhang gebracht wird heute weit verbreitet. Die Rückbesinnung an das trunkene Betreten des Elysiums und der Übergang zu modernen massenpsychologischen Phänomenen von Woodstock bis zur Love Parade dürfen hier genannt werden. v. Gebsattel hat früh auf das Dionysische des Rausches hingewiesen.

Unsere Gefühlszustände werden wesentlich von dem limbischen System gesteuert, über dessen Funktion die Neuro-Wissenschaften entscheidend neue Einsichten gewonnen haben. Der sogenannte stofflose Rausch des Glücksspielers, Ausnahmezustände beim Joggen oder Zusammenhänge überwertiger Sexualität haben – mit der Entdeckung der körpereigenen Hormone Endorphin und Enkephalin – uns erste Verständniszusammenhänge gebracht.

Der Orgasmus als Urtyp des Rausches kann wahrscheinlich über Rückkopplungsmechanismen die endogene Morphineuphorie steigern, d.h. Rauschsensationen noch erhöhen und damit eine biochemische Erklärung für die süchtige sexuelle Unersättlichkeit, die Bürger Prinz als die „perversierende Wiederkehr perverser Verhältnisse" bezeichnet hat, liefern.

Für die Psychiatrie ist der Rausch im Rahmen einer morphologischen Krankheitslehre ein Symptom, dessen neuerliche Manifestation der Arzt gleichermaßen fürchtet, wie er dessen persönlichkeitsverändernde Einflüsse mit dem Patienten gemeinsam zu verarbeiten sucht.

Der Rausch – insbesondere der sogenannte gewöhnliche Rausch, den der Genuß von Alkohol hervorruft – ist die verbreitetste Intoxikation mit allen Anzeichen einer akuten reversiblen, körperlich begründbaren Psychose, wie sie in den psychiatrischen Lehrbüchern nachzulesen sind.

Jeder gesunde Mensch ist berauschbar. Diese Feststellung von Stringaris begründet gleichzeitig die allgemeine Lebenserfahrung, daß die Erscheinungsweisen des Rausches nicht abhängig sind von der Menge des aufgenommenen Alkohols, sondern daß individuelle Reaktionsweisen den Rauschzustand bestimmen. Letzteres gilt auch für Zustände, die durch Drogen erzeugt sind: Der Rausch ist meist von kurzer Dauer und – insbesondere bei Drogenintoxikation – von hohem Erlebnisreichtum. Er führt zur Beglückung und zur inneren Kraftentfaltung, die das Individuum sonst nicht kennt.

Umfassender definiert Täschner: „Der Rausch ist in seiner ursprünglichen typischen Form ein Zustand mehr oder weniger stark ausgeprägter Veränderungen der Bewußtseinstätigkeit, die von wechselnden, meist euphorisch-gehobenen Stimmungsschwankungen begleitet ist. Die einströmenden Sinneseindrücke werden nicht mehr kritisch gesichtet und geordnet, um dann anhand des Bedeutungsgehaltes weiterverwertet zu werden: Der Berauschte ist seinen Eindrücken ausgesetzt.“

Von Gebsattel hat früh darauf hingewiesen, daß der Rausch und die Steigerung zur Lebensfreude durch die Euphorie als Mittel der Realitätsflucht Motive für ein Verhalten sind, das in Sucht ausarten kann.

Rausch produziert Kontrollverlust und damit die Tendenz zur Wiederholung. Rausch bedingt Sucht und ist isoliert nicht zu haben. Die Begriffe „Rausch“ und „Sucht“ sind nicht voneinander zu trennen.

Zum Verständnis dieser Entwicklung sollte man die dionysische Seite des Rausches nicht außer Acht lassen. „Jene Bereicherung, die das Leben dahin erfahren kann, jedes Getragen sein von dem Lebensstrom, jenes Schwelgen in den Möglichkeiten, deren keine in aller Maß- und Grenzlosigkeit ergriffen zu werden braucht.“ (v. Gebsattel).

Mit diesen Entfaltungs- und Erfüllungsmöglichkeiten im Rausch, die zu seiner Erweiterung und Bereicherung des Bewußtseins führen, wird seit Jahrzehnten eine anhaltende Diskussion um die Verteidigung des Drogenkonsums mit dem Ziel der Legitimierung geführt. Aus soziologischer und psychiatrischer Sicht muß auf das Risiko der Sucht hingewiesen werden.

Süchtig ist, wer sich in dem Bestreben aus der unerträglich erscheinenden Realität in eine Betäubung zu flüchten versucht. Die Form der Belastungen ist vielfältig und allgegenwärtig. Sie kann von körperlichen Schmerzen bis zu jedweder anderen Belastung reichen. Überwiegend sind es Gründe, die in anhaltenden Versagungen, Ambivalenzkonflikten, Sinnentleerungen oder in der Einsamkeit zu suchen sind.

Durch den Gebrauch von Rauschmittel wird ein Gefühl der Abgehobenheit erreicht, ohne daß es zu einer realen Verbesserung der Situation kommt. Die Unerträglichkeit der Lage wird für den Augenblick verdeckt, nicht aber aufgehoben oder gar aufgelöst. So entsteht ein unbezwingbares Verlangen nach dem Rauschmittel, das in eine immer größere Abhängigkeit führt und die dann in dem Gefühl endet, nicht mehr aufhören zu können.

In diesem süchtigen Verhalten wird eine selbstzerstörerische Komponente deutlich, die die Sucht als protrahierten Suicid und den Rausch als Antizipation des Todes entlarvt. Die soziale und zwischenmenschliche Existenz wird auf diese Weise lädiert, wenn nicht gar zerstört. Suizidphantasien können zusätzlich dazu dienen, die Funktion eines Suchtmittels zu begründen und damit einer unerträglichen Realität – in der fast wahnhaft anmutenden Vorstellung, daß dann der Berauschte allem Leid und Elend dieser Welt enthoben ist – zu entfliehen.

Die Abhängigkeiten von Drogen und Rauschmitteln mit autodestruktiver Tendenz werden nur durch den Alkohol übertroffen, der unvermindert und mit weitem Abstand das bedeutendste Rausch- und Suchtmittel bleibt.

Um den Komplex der Entwicklung einer Sucht aus dem Erlebnis vereinzelten Rauscherlebens entstehen zu lassen, müssen verschiedene Faktoren zusammenkommen: Die aktuelle Konflikt- und Belastungssituation mit ihren Tendenzen der Abwehr und des Ausweichens bei einer möglicherweise bereits fehlgeleiteten Persönlichkeitsentwicklung, die sich durch eine anlagebedingte Struktur auszeichnet. Süchtige Fehlentwicklung ist in der Frühgenese häufig begleitet von einer permissiven Erziehungshaltung, die durch Überfürsorglichkeit, mangelnde Toleranz gegenüber Frustrationen und geringe Tendenz für Enthaltsamkeit und Verzicht gekennzeichnet ist.

Die Frage, warum Menschen mehr und andere weniger gefährdet sind, in eine Abhängigkeit zu geraten, ist aus psychiatrischer Sicht nicht entschieden. Überwiegend wird aber von der klinischen Beobachtung ausgegangen, daß jeder Bereich „menschlichen Lebens, Reagierens und Verhaltens", ja sogar grundsätzlich jedes menschliche Interesse, süchtig zu entarten, vermag.

Glücksgefühle, rauschhafte und euphorische Hochstimmung sind Formen des Erlebens von leiblich-seelischen Zustandsveränderungen, die das süchtig handelnde Individuum anstrebt.

Jede Form menschlichen Verhaltens, aber auch elementare Körperfunktionen können süchtig entarten, wenn man die Magersucht, Fettsucht und den süchtigen Umgang mit Arbeit und Sport betrachtet.

Rausch und Sucht bedeuten Verlust an Freiheit und die Behandlung von gesundheitlichen Schäden zu Lasten der Solidargemeinschaft. Die Definition der WHO hat bereits 1950 die Arzneimittelsucht (addiction) als einen „Zustand periodischer oder chronischer Intoxikation, hervorgerufen durch wiederholte Zufuhr eines Arzneistoffes" festgeschrieben. Dieser Zustand ist durch folgende Charakteristika zu beschreiben.

- den überwältigenden Drang oder Zwang, sich den betreffenden Stoff zu verschaffen und einzunehmen,
- die Tendenz, die Dosis zu steigern,
- eine physische und psychische Abhängigkeit von den Effekten des Stoffes und
- eine hohe Perikulosität für das Individuum und die Gesellschaft.

Der Begriff Sucht leitet sich nicht von suchen, sondern mittelhochdeutsch von suhtig bzw. sühtig, d.h. krank ab.

Im klinischen Wörterbuch definiert Pschyrembel Sucht als „krankhaftes Verlangen nach Rauschgift infolge des enzymatischen Einbaus in die Stoffwechselvorgänge".

Wanke postuliert als Psychiater Sucht als „ein unabweisbares Verlangen nach einem bestimmten Erlebniszustand. Diesem Verlangen werden die Kräfte des Verstandes untergeordnet. Er beeinträchtigt die freie Entfaltung der Persönlichkeit und zerstört die sozialen Bindungen und die sozialen Chancen des Individuums.

Nach der ständigen Rechtsprechung des Bundessozialgerichtes (BSG) ist die „Sucht ein regelwidriger Körper- und Geisteszustand, der im Verlust der Selbstkontrolle und in der krankhaften Abhängigkeit vom Suchtmittel Ausdruck findet". Damit ist die Sucht eine Krankheit im Sinne des § 4 des Sozialgesetzbuches (SGB) und der Reichsversicherungsordnung (RVO).

Die Differenzierung der Suchtdrogen in Medikamenten und Rauschgift hat ihre gesetzliche Grundlage im Betäubungsmittelgesetzt (BTMG). Danach sind Heroin, Kokain, Cannabis und ähnliche Substanzen nicht verschreibungspflichtige Betäubungsmittel, weil sie unter keiner erkennbaren Perspektive einem medizinischen Gebrauch dienen.

Das Suchtmodell Gebsattels trifft aber nicht nur auf die Toxikomanen, sondern auch auf den pathologischen Spieler, den Arbeitswütigen und den sexuell Überaktiven zu. Sie alle habe eine Gemeinsamkeit: Die süchtige Befriedigung eines Rausch- und Euphoriebedürfnisses.

III. Alkohol

Das Wirkungsspektrum keiner Rauschdroge ist so gut erforscht wie die der chemischen Substanz, die aus zwei Kohlenstoff-, fünf Wasserstoffatomen und einer OH-Gruppe zusammengesetzt ist, die wir Äthylalkohol nennen. Die akute Alkoholintoxikation manifestiert sich am häufigsten als einfacher Rausch, der durch zwei Verlaufsstadien gekennzeichnet ist:

Zunächst kommt es zu einer erhöhten Helligkeit des Bewußtseins, der dann eine leichte Benommenheit folgt. Die Grundstimmung wird meist im Sinne einer angeregten-heiteren Gehobenheit oder gereizten Depressivität verändert. Im weiteren Verlauf erfolgt eine Enthemmung oder Erregung primitiver Affekte, aber auch der Triebe und Antriebe, die sich dann in einer vermehrten Tendenz der Bewegung, der Aggression und auch nicht selten der Sexualität manifestiert. Differenziertere kognitive Abläufe wie Konzentration, Selbstkritik, Urteilsfähigkeit, insbesondere aber auch ethische und moralische Vorstellungen werden eindeutig in diesem sogenannten Exitationsstadium beeinträchtigt.

In der zweiten Phase kommt es dann zu einer Zunahme von Bewußtseinsstörungen, die sich als Benommenheit, Somnolenz, bis zum Stupor oder Koma steigern können. Körperlich herrschen neurologische Symptome vor: Der Berauschte hat Sprach- und Gleichgewichtsstörungen. Der Gang ist ataktisch und die Reflexe sind herabgesetzt bis aufgehoben. Das Spiel der Augenmuskel ist gestört, das Hör- und Sehvermögen ist beeinträchtigt und es tritt ein sogenannter Nystagmus (schnelle Hin- und Herbewegung der Augäpfel) auf.

Vegetative Symptome komplettieren das Erscheinungsbild des Lähmungsstadiums.

Im weiteren Verlauf des Rausches werden auch die Sprache und die gröbere Muskeltätigkeit beeinträchtigt. Lallen und schwankender Gang sind schon Zeichen eines sich eintrübenden Bewußtseins. In sehr hohen Dosen bewirkt Alkohol einen vom natürlichen Schlaf deutlich unterscheidbaren narkotischen Zustand, aus dem der Berauschte auch nicht erweckt werden kann.

Wird nicht unentwegt weitergetrunken, kann man beim akuten gewöhnlichen Rausch davon ausgehen, daß die Alkoholwirkung nach 12 bis 14 Stunden abklingt. Der Rausch geht in dieser Phase mit Schwindel, Kopfschmerzen und Erbrechen einher, der in einen bleiernen Schlaf übergeht. Eine allgemeine Abgeschlagenheit, Kopfdruck, Verstimmung und Reizbarkeit kennzeichnen das Ende des Rausches. Trotz Ekel und Durst kann das Katerfrühstück nicht selten erneuten Alkoholgenuß auslösen.

Schon der minimale Genuß – Alkohol wirkt vor allem auf das zentrale Nervensystem, d.h. die Großhirnrinde – löst eine Reaktion aus, die entgegen dem subjektiven Erleben nicht leistungssteigernd wirkt, sondern durch eine Abnahme der Selbstkritik gekennzeichnet werden muß.

Der vermeintlich gesteigerte Antrieb ist eher durch einen Fortfall von Hemmungen zu beschreiben und die gleichzeitig einsetzende Müdigkeit zeigt bei entsprechenden Versuchen, daß die Fehlerquote steigt und die Leistungsfähigkeit abnimmt.

Als Folge der gleichzeitig auftretenden Enthemmung hält sich der Autofahrer – obwohl er schlechter fährt als sonst – nicht für eine Gefahr für sich und seine Umgebung. Eine alkoholische Intoxikation, die noch unter der zulässigen Höchstdosis für die Teilnahme am Straßenverkehr von 0,5 Promille liegt bewirkt, daß die Reaktionsgeschwindigkeit und die muskuläre Koordination herabgesetzt sind. Die regulierenden Mechanismen, die die Schwankungen des Gefühlslebens – nach Persönlichkeit und Tagesstimmung – ausgleichen, werden langsam außer Funktion gesetzt. Die Labilität des Zustandes bewirkt, daß die Suggestibilität zunimmt. Dagegen verliert unter dem Einfluß von Alkohol der Berauschte die Fähigkeit zu differenzierter geistiger und körperlicher Arbeit.

Aber auch antriebssteigernde, d.h. positive Veränderungen können – besonders bei ohnehin produktiven und phantasiebegabten Menschen – beobachtet werden, die unter leichter Alkoholeinwirkung sprühende Einfälle produzieren und mit geistreicher Schlagfertigkeit ihre Umgebung unterhalten.

Der Berauschte erlebt ein gesteigertes Selbstvertrauen, das anfänglich auch mit einem echten Leistungszuwachs einhergeht und bei gern exerzierten Kraft- und Geschicklichkeitsspielen unter Beweis gestellt wird. Meistens kommt es aber bald zu einem Mißverhältnis der Selbsteinschätzung und des eigenen Könnens, die der Berauschte nicht wahrnimmt und die insbesondere bei bedenkenlosem Autofahren manifest werden.

Das gehobene Selbstwertgefühl läßt keine Kritik oder Selbstkritik zu: Sie wird von dem Trinker und seinen Mittrinkern ebenso getragen, wie von der allgemeinen stimmungsmäßigen Gehobenheit und der allgemeinen Lachbereitschaft. Gleichzeitig läßt die geistige Leistungsbereitschaft ebenfalls nach.

Die Enthemmung – bei verminderter Selbstkontrolle – beherrscht das Bild und führt dazu, daß die Konzentration sinkt und das subjektive Gefühl der Zufriedenheit steigt. In der Regel ist beim leichten Alkoholrausch ein gut funktionierendes Sicherheitssystem wirksam, das viel zur Legalisierung des Alkohols als sozial anerkannte Rauschdroge beigetragen hat.

Untersuchungen von Jacobsen haben aber gezeigt, daß die Vorstellung, kleine Alkoholdosen wirkten anregend und erst bei erheblicheren Einwirkungen müsse man damit rechnen, daß die Agilität des Antriebs vorherrschen, falsch sind. Jacobsen konnte zeigen, daß Alkohol auch in kleineren Dosen ausschließlich lähmend wirkt. Die Versuchspersonen waren überdies meist schlechter Laune.

Der Alkohol bedrückt oder erheitert aber nicht, sondern er setzt nur die regulierenden Mechanismen außer Kraft, die die Schwankungen des Gefühlslebens ausgleichen. So kann der Alkoholisierte bald heiter lärmen, bald in Tränen zerfließen und sein verpfuschtes Leben bereuen. Noch höher dosiert ist Alkohol ein tödliches Gift. Der Tod erfolgt durch zentral-nervöse Störung: Das Atemzentrum wird gelähmt; Herz und Kreislauf versagen.

Während des leichten oder mittelschweren Rausches ist die Wirkung weniger auf Herz und Kreislauf, als über das vegetative Nervensystem auf die Blutgefäße gerichtet. Die peripheren Gefäße sind erweitert und suggerieren ein blühendes Aussehen. Im Körperinnern sind aber die großen Gefäße kontrahiert, um den Blutdruck konstant zu halten. Diesem komplexen Mechanismus wohnt die Gefahr inne, daß der Berauschte im Freien zu erfrieren droht, weil ihm das subjektive Wärmegefühl im Magen und die vermehrte Durchblutung der Haut Wohlbehagen signalisieren.

Die Wirkung der Intoxikation durch den Suchtstoff Alkohol bei psychopathologisch auffälligen Persönlichkeit ist psychiatrisch außerordentlich variantenreich:

So gibt es Menschen, die auf die alkoholbedingte Enthemmung mit überfließender Triebkontrolle und Angst reagieren. Bei anderen herrscht eine gereizte und morose Stimmung vor. Die grobe Stimmungslage kann rasch in eine depressive Tendenz, in Abscheu und Ekel, aber auch in eine gesteigerte Libido umschlagen. So kann es unter Alkohol zu Grenzüberschreitungen, d.h. kriminellen Entgleisungen oder – bei schon lange schwelender Verstimmung – zu einem Suizid kommen. Hier ist auch an den Umgang mit Alkohol im Gruppenverband zu denken, in dem man sich gemeinsam Mut antrinkt oder

Hemmungen überwindet. Die Ausgabe von Alkohol an Hinrichtungspeletons oder überhaupt an Soldaten vor dem Einsatz gehört an diese Stelle.

Zerebral geschädigte, persönlichkeitsgestörte oder geistig behinderte Menschen haben häufig eine veränderte Alkoholtoleranz. Der Zustand ist gerade nicht abhängig von der genossenen Alkoholmenge. So ist auch ein sogenannter schwerer Rausch keineswegs ein pathologischer Rausch.

Der Ausnahmezustand des pathologischen Rausches ist nosologisch keinesfalls geklärt und umstritten. Charakteristisch ist beim pathologischen Rausch ein durch Alkohol ausgelöster Erregungs- bzw. Dämmerzustand, der mit einer Verkennung der Situation, exzessiver Wut und/oder auch heftiger Angst einhergeht. In solchen Zuständen kommt es – auch unter Einfluß von Illusionen oder Halluzinationen – nicht selten bei Menschen, die eben noch scheinbar unauffällig wirkten, zu triebhaften Gewalttaten. Die wütend erregten Berauschten stürzen sich auf völlig Unbeteiligte und schlagen oder stechen sie nieder. Andere beschädigen sich selbst, werden von Angst- und Verfolgungserlebnissen beherrscht oder begehen Selbstmord. Dieser Zustand ist zeitlich befristet und hat gelegentlich einen anfallsartigen Charakter. Wiewohl ein Zusammenhang mit der Epilepsie aufgrund klinischer Untersuchungen naheliegt, konnte dieser Beweis unzweifelhaft bisher nicht geführt werden. Die Erregung ist zeitlich befristet, kann aber stundenlang anhalten und mündet in einen terminalen Schlaf.

Für den Ablauf besteht eine totale, mitunter lakunäre Amnesie. Das differentialdiagnostisch schwer zu beurteilende Krankheitsbild erfordert einen erfahrenen Gutachter und schließt eine strafrechtliche Verantwortlichkeit nach § 20 StGB ebenso aus wie der sogenannte Vollrausch. Für den Vollrausch gilt aber die Einschränkung, daß der Täter sich nicht fahrlässig oder vorsätzlich in diesen Zustand gebracht hat. Auf den Beitrag Dölling mit den juristischen Implikationen wird verwiesen.

Die Folgezustände chronischen Alkoholmißbrauchs kulminieren im Alkoholdelir, der Korsakowpsychose und dem Alkoholwahn.

Beim Delirum tremens hat der Kranke die Orientierung verloren, wird von Stimmen verfolgt, ist hoch suggestibel, verkennt seine Umgebung und leidet unter optischen Halluzinationen, z.B. „den weißen Mäusen“. Es handelt sich wegen der in der Regel begleitenden vegetativen Entgleisungen um ein hoch gefährliches Zustandsbild, das auch heute noch tödlich enden kann.

Bei der nach dem russischen Psychiater Korsakow benannten Störung handelt es sich um eine Beeinträchtigung der Merkfähigkeit, insbesondere des Neugedächtnisses. Der Patient weiß nicht, wo er ist oder was er getan hat und konfabuliert, d.h. er erfindet Geschichten, mit denen er sich zu rechtfertigen sucht.

Die alkoholinduzierte wahnhafte Störung ist eine weitere mögliche Variante chronischen Alkoholmißbrauchs. Im Vordergrund steht ein krankhaftes

Mißtrauen, eine eifersüchtige Rivalität, die alle Zeichen einer Paranoia zeigt und unter Abstinenz wieder verschwinden kann.

Im Auftrag der Weltgesundheitsorganisation hat der ungarische Psychiater Jellinek den Alkoholismus in Schweregrade eingeteilt und zur Selbstdiagnose einen Fragebogen entwickelt. Jellinek teilte Trinker in fünf Gruppen ein, die er mit griechischen Buchstaben bezeichnet:

Der Alpha-Trinker schlägt gute Gelegenheiten zum Trinken nicht aus und fühlt sich gut, wenn er leicht berauscht ist. Er kann mit dem Trinken aufhören, so bald er es will. Psychiatrisch gehört der Alpha-Trinker in die Gruppe der Erleichterungstrinker ohne Sucht.

Der Beta-Trinker trinkt viel, gern und regelmäßig. Er trinkt allein, in Gesellschaft und auch bei der Arbeit. Er kann auch aufhören und ist nicht süchtig. Er hat sich jedoch durch seinen hohen Alkoholverbrauch körperliche Schädigungen (z.B. Leberzirrhose bzw. diffuse Fettleber, Pankreatitis, Myocardfibrose u.a.m.) zugezogen.

Der Gamma-Alkoholiker hat sich mit seinem Stoffwechsel schon ganz auf die chronische Alkoholzufuhr eingestellt, d.h. er ist abhängig und leidet an Entzugserscheinungen, wenn er sich keinen Alkohol zuführt. Der Drang Alkohol zu trinken ist so stark, daß er weitertrinken muß, wenn er auch nur die kleinste Menge Alkohol zu trinken begonnen hat.

Der Übergang vom Alpha- und Beta-Typ in einen süchtigen Gamma-Trinker kann jederzeit erfolgen.

Der Delta-Alkoholiker ist vollständig unfähig, dem Alkoholgenuß zu widerstehen. Um den Abstinenzsymptomen zu entgehen, muß er ständig versuchen, seinen Alkoholpegel aufrechtzuerhalten (Spiegel-Trinker). Er ist nur noch von dem Gedanken erfüllt, wie er sich zureichend mit Alkohol versorgen kann.

Der Epsilon-Trinker setzt die Reihe nicht fort, sondern stellt einen Typus sui generis dar: Er trinkt in periodischen Abständen (Quartalsäufer). Der Drang zu trinken hat anfallsartigen Charakter und wird erst beendet, wenn er kein Geld mehr hat oder betäubt am Boden liegt.

Die Einstellung der Menschen zum Alkohol und damit zum immanent möglichen Zustand eines Rausches ist unvermindert – trotz seit Jahren fehlender Werbung – erstaunlich positiv. Alkoholgenuß ist positiv connotiert und bestimmt die Trinksitten. Das Verständnis für Abstinenz hält sich in Grenzen. Fehlverhalten unter Alkohol – zunehmend weniger im Straßenverkehr – wird immer noch toleriert.

Die heutige Elterngeneration muß feststellen, daß die ersten Alkoholerfahrungen ihrer Kinder drei bis vier Jahre früher erfolgen als die eigenen. Die

Mehrzahl der Menschen fühlt sich nach dem Genuß von Alkohol entspannt, unbefangen und gelöst. Der Zustand des Rausches wird als eine Befindlichkeit erlebt, die wegen der leichteren Überwindung von Konventionen und Hemmungen auf Wiederholung angelegt ist. Die Grenze zwischen dem sozialen Trinken und dem beginnenden Alkoholismus wird ungewöhnlich sorgfältig verschleiert. In der Entstehungsphase ist auch dem Trinker selbst nicht deutlich, ob er schon in eine gewisse Abhängigkeit vom Alkohol geraten ist und wie er sich selbst einzuschätzen hat.

Der Suchtstoff Alkohol ist weltweit die einzige Substanz, deren Wirkungsweise naturwissenschaftlich gemessen werden kann. Aus dieser Erkenntnis basieren 40% aller Urteile allein im Verkehrsbereich.

Die Komponenten dieser Rechnung sind auch einsichtig: Die Alkoholmenge in Gramm, rückgerechnet auf den Prozentgehalt des Getränkes, das Körpergewicht des Trinkers und der streng lineare Abbaufaktor von 0,1 Promille pro Stunde lassen die Verstoffwechselung zu einer Rechenaufgabe werden. Sie gestattet dem Gerichtsmediziner und dem Psychiater, den Blutalkoholspiegel vergleichsweise sicher auch für den Fall zu bestimmen, der einen Rückgriff auf das Alkomat genannte Prüfsystem der Polizei nicht zuläßt. Vor allem aber ist es möglich, die Angaben des Trinkers zu überprüfen. Werte über 2,5 bzw. 3,0 Promille führen im allgemeinen zu einer Unfähigkeit, ein Kraftfahrzeug zu steuern.

Die Gesellschaft hat sich mit dem Alkohol arrangiert, nachdem sie lernen mußte, daß weder eine hohe Besteuerung, eine Rationierung und schon gar kein totales Verbot verhindern konnte, daß sich Menschen durch Alkohol in einen Rauschzustand versetzen.

In der Statistik über die Menge des Jahresverbrauchs – gemessen in der Menge des absoluten Alkohols – stehen die Deutschen nach den Franzosen mit 11,2 Liter pro Jahr in der Statistik an zweiter Stelle.

20 bis 50% der Krankenhausbetten sollen nach einem Bericht der französischen Gesundheitsbehörde regelmäßig mit Patienten belegt sein, deren Leiden sich auf das Trinken von Alkohol zurückführen lassen, wie Schmidbauer und vom Scheid berichten.

Die zynische Feststellung, daß alle vom Alkoholmißbrauch reden, aber niemand fragt, wie viele Menschen – Psychiater eingeschlossen – vom Alkohol leben, macht deutlich, daß das öffentliche Bewußtsein für die volkswirtschaftlichen Konsequenzen des Alkoholkonsums wenig geschärft ist.

Den höchsten je gemessenen Wert wies mit 5,86 Promille zitieren Schmidbauer und vom Scheid: ein 41jähriger, 80 kg schwerer Autofahrer wurde in seinem halb auf dem Gehweg, halb auf der Fahrbahn stehenden Fahrzeug bei laufendem, aber abgestellten Motor besinnungs- und reaktionslos von der Polizei aufgefunden und überlebte die Selbstvergiftung.

Nach einer deutsch-österreichischen Studie von Antons et al. ist das Problem „normales Trinken und Suchtentwicklung“ weiterhin ungelöst.

IV. Rauschdrogen

Rauschdrogen sind natürliche – zunehmend aber immer häufiger auch synthetisch hergestellte – Substanzen, die eine lange Vergangenheit, aber eine kurze Geschichte haben. Ihre weltweite Verbreitung hat in einem Maße zugenommen, daß die WHO 1965 ihre ursprüngliche Suchtdefinition abgeändert hat. Statt Addiction und Habituation wird nunmehr von verschiedenen Formen der Drogen-Abhängigkeit (dependence) unterschieden:

- Abhängigkeit vom Opiat-Typ schließt Opiumtinktur, Morphium, Jetrium, Palvium, Heroin und Methadon (Polamidon) ein
- Abhängigkeit vom Cannabis-Typ meint Haschisch, Marihuana, LSD, Mescalin, Psylocibin und synthetisches THC (Tetrahydrocannabinol)
- Abhängigkeit vom Amphetamin-Typ bezieht sich auf Pervetin und Captagon
- Abhängigkeit vom Alkoholtyp, wie dargestellt.

Die Unzulänglichkeit der Definition wird deutlich, wenn man den Gebrauch von Schmerz- und Schlafmittel, den Tranquilizern (Stimmungsaufhellern), vor allem an das Nikotin als Rauschdroge denkt.

Die bedrückende Zunahme des Drogenmißbrauchs in der zweiten Hälfte unseres Jahrhunderts – insbesondere unter Jugendlichen – kann keinen Zweifel aufkommen lassen, daß wir es mit einer gesellschaftlichen Veränderung zu tun haben, deren einschneidende sozialpsychologische und sozialpolitische Bedeutung schwer überschätzt werden kann.

Eine Hochrechnung der Industrieländer will nach Schmidbauer und vom Scheid zu dem Ergebnis gekommen sein, daß im Jahre 2100 die Zahl der Süchtigen in der Gesellschaft von der Zahl der Nicht-Süchtigen übertroffen werde.

Einen Blick in die Struktur der weltumspannenden Rauschgiftkriminalität gibt ein Pressebericht (FAZ vom 14. 2. 99) des Bundeskriminalamtes (BKA) anläßlich der Festnahme von zwei Personen am 7. Februar 1999. Die französische und isrealische Polizei hat in einem einzigen Ermittlungsfalls eine Million Ecstasy-Tabletten sichergestellt, die bei zwei Kurieren gefunden worden waren. Als Drehscheibe des internationalen Flugverkehrs ist Frankfurt und das Rhein-Main-Gebiet – neben Brüssel und Paris – nicht nur Zentrum des Imports von vorzugsweise südamerikanischen Kokain, sondern auch des Exports von synthetischen Drogen europäischen Ursprungs nach Florida, Kalifornien und New York.

Das BKA macht keine genauen Angaben, läßt aber keinen Zweifel, daß das Rauschgift in mehreren Laboratorien im Benelux-Raum und in den südlichen

Niederlanden hergestellt wird. Diese Angaben decken sich mit den Erkenntnissen der niederländischen UDS (Unit Synthetic Drugs), die Laboratorien in abgelegenen Viehställen oder kleinen Wohnungen ausgehoben hat. Der Rückzug auf abgelegene Gehöfte wird begünstigt durch den Umstand, daß Apparaturen benötigt werden, die nicht viel Raum beanspruchen, wenn man von einem erfahrenen Chemiker und den nicht einfach zu beschaffenden Vorläufersubstanzen absieht.

Europa hat sich – angeführt von den Niederlanden – nach Darstellung des BKA in den letzten 15 Jahren von einem Importeuer zu einem erfolgreichen Exporteur entwickelt. Die derzeitige Situation erscheint steigerungsfähig, wenn man realisiert, daß Saatgut für Hanfpflanzen mit höherem THC-Gehalt als herkömmlich in einem Land mit hochentwickelter Gartenbautechnik via Internet geordert werden kann.

Der internationale Suchtstoff-Kontrollrat (INCB), das quasi richterliche Organ zur Überwachung und Verwirklichung der Drogenkontrollverträge der Vereinten Nationen hat in seinem jüngsten Jahresbericht im Februar 1999 (FAZ vom 11. 3. 99) festgestellt, daß in allen Teilen der Welt der Gebrauch bewußtseinsverändernder Substanzen – zur Unterstützung bei der Bewältigung des Lebens und/oder zur Verbesserung des psychischen Wohlbefindens – stark zugenommen hat. Die Ergebnisse sind in hohem Maße beunruhigend: Die Form des Drogenverbrauchs in den Vereinigten Staaten ist unvermindert richtungweisend auch für andere Regionen. So werden in Australien, England und einigen europäischen Ländern zunehmend mehr leistungssteigernde Substanzen verabreicht. So wird Methylphenidat (Ritalin) bis zu 30% bei Kindern mit Schulschwierigkeiten, Konzentrationsstörungen und Hyperaktivität verabreicht. Die ärztliche Tendenz für kleine soziale Verhaltensprobleme „pharmakologische Lösungen“ zu intendieren, ist auch bei der Behandlung älterer Menschen zu beobachten. Die aggressive Werbung der pharmazeutischen Firmen – so der Suchtstoffkontrollrat – beeinflusse das Verschreibungsverhalten der Ärzte und begünstige die Einstellung Jugendlicher, Abstinenz nicht als hohes Gut anzusehen. Der Schlüssel zur Bewältigung des Problems zwischen Rauschgifthandel und Rauschgiftgebrauch werde allenfalls durch eine Veränderung des Nachfrageverhaltens nach Substanzen wie Heroin, Kokain, synthetischen Rauschgiften etc. beeinflußt.

Nach Auffassung der Weltbehörde sei in den einzelnen Weltregionen keine Angebotsverringerung zu erkennen. Eher im Gegenteil: In Afrika und Asien schnüffelten die Kinder – wie in den 50er Jahren in Westdeutschland – die flüchtigen Lösungsmittel von Klebstoffen. In Südafrika sollen nach Schätzungen neun von 100 Kindern als Schnüffler einzuordnen sein.

Der Schmuggel von illegalem Kokain von Bolivien und Peru hat zugenommen. Der größte Erzeuger bleibt Kolumbien. In Afghanistan wird das Heroin hergestellt, das früher in Pakistan produziert wurde. Auch unter den Jugendlichen in Rußland und den Nachfolgestaaten der Sowjet-Union hat sich der Rauschgiftgebrauch vervielfacht.

Weltweit wächst die Gruppe der Polytoxikomanen, d.h. der Menschen, die mehrere Rauschgifte nehmen. In Kanada hat der Handel mit synthetischen Rauschgiften und die Zahl der Konsumer, die sich auch mit den HIV-Virus infiziert haben, zugenommen. Ecstasy (MDMA) wird in geheimen Labors in Belgien, Deutschland und Polen hergestellt und exportiert. Europa ist das wichtigste Zielgebiet des internationalen Rauschgifthandels. Heroin wird zunehmend mehr geraucht als injiziert. Diese neue Applikationsform wird von der fälschlichen Annahme gestützt, daß Rauchen weniger schädlich sei als der extravenöse Gebrauch. Sinkende Preise und die Reinheit des Rauschstoffes machen zusätzliche Probleme. Die Einrichtung von Fixerstuben wird ebenso kritisch gewürdigt, wie die Diskussion um die Legalisierung von Cannabis, da die unkritische Haltung von jungen Menschen negativ beeinflußt wird.

V. LSD (Lysergsäurediäthylamid)

Der Pilz Claviceps purpurea schmarotzt an Getreideähren und ist als Mutterkorn bekannt. Wenn im Mittelalter in feuchten Sommer das Alkaloid in das Brotgetreide geriet, kam es zu psychischen Ausnahmezuständen und epidemischen Vergiftungen, die in den Chroniken als Heiliges Feuer beschrieben werden. Mutterkornepidemien ereigneten sich aber auch noch in den 20er Jahren in Südrußland: Sie gehen mit Krämpfen, Durchblutungsstörungen und „brandigen" Gliedmaßen einher. Weitere Symptome der Ergotismus genannten Veränderung sind Fehlgeburten und durch eine gestörte Gehirndurchblutung psychische Veränderungen.

Der Schweizer Chemiker Albert Hofmann entdeckte in einem Labor der Firma Sandoz in Basel 1943 durch einen Zufall die Lysergsäure, wenn er im Ergotamin eine Diethylamid-Gruppe hinzufügt. Er wurde selbst unwissentlich Opfer einer Laborvergiftung und mußte sein Labor verlassen. Zu Hause angekommen versank er in einen Zustand, in dem ihn das helle Tageslicht störte. Er kam in einen rauschartigen Verwirrtheitszustand, der mit Schwindel und Ohnmachtsgefühl einherging und ihn mit einer tiefen inneren Unruhe erfüllte. Er erlebte ein unerhörtes Farben- und Formenspiel: „Kaleidoskopartig sich verändernd drangen bunte, phantastische Gebilde auf mich ein, in Kreisen und Spiralen sich öffnend und wieder schließend, in Farbfontänen zersprühend, sich neu ordnend und kreuzend, in ständigem Fluß. Besonders merkwürdig war, wie alle akustischen Wahrnehmungen, etwa das Geräusch einer Türklinge oder eines vorbeifahrenden Autos sich in optische Empfindungen verwandelten. Jeder Laut erzeugte ein in Form und Farbe entsprechendes, lebendig wechselndes Bild . . .

LSD war unter dem Handelsnamen Delysid von Sandoz auf den Markt gebracht worden. Es stellte einen neuen Prototyp einer Rauschdroge dar, die bereits in winzigen Dosen einschneidende seelische Veränderungen bewirkte. Der Zustand unter LSD-Einfluß glich einer experimentell ausgelösten Geisteskrankheit, von der eine Gruppe von Psychiatern glaubte, daß man mit ihr ein wichtiges Forschungsinstrument in der Hand habe.

Als hervorgehobenes Merkmal psychischer Veränderung ist die gesteigerte Brillanz und die Leuchtkraft der satten Farben hervorzuheben. Im abgedunkelten Raum oder bei geschlossenen Augen kommt es zu der Wahrnehmung von glitzernden, glänzenden, flackernden, gleißenden Arabesken, Ornamenten, aber auch Netzen, Strudeln, Kreisen, Fratzen oder Masken. Dabei handelt es sich im strengen psychiatrischen Sinn nicht um Halluzinationen, sondern eher um Pseudo-Trugbilder, denn der Berauschte weiß fast immer, daß die strenge Konstanz der Wahrnehmung aufgehoben zu sein scheint: Die Eindrücke sind plötzlich auf eine besondere Weise einzigartig. Der Anblick eines banalen Gegenstandes wird zu einer mystischen Offenbarung. Der LSD-Berauschte glaubt, die Lösung der Welträtsel sei ihm gelungen oder fast möglich. Die Grenzen zwischen Bild und Vorstellung, Traum und Wirklichkeit sind aufgehoben. Auch die Beständigkeit der Wahrnehmung ist verändert: Die zum Auge geführte Hand wird größer und größer. Das Körperschema ist verändert: der Berauschte kann sich als Zwerg oder Riese erleben. Auch das Zeitgitter ist gestört: Ewigkeiten werden quälend erlebt. Der ganze Reichtum und die verwirrende Schönheit des Rauscherlebens erschließen sich dem Berauschten auf eine Weise, die insbesondere die Bedeutung der eigenen Person – im Angesicht des kosmischen Raum-Erlebens – nichtig erscheinen läßt.

Im LSD-Rausch dient die Wahrnehmung nicht mehr der Orientierung. Der Berauschte verliert nicht nur die Befähigung, sich vor Gefahren zu schützen: aus einem Notsignal wird ein Objekt ästhetisierender Schönheit. Das Erleben im Rausch ist in einer Weise erweitert, die das Überleben gefährdet. Die Selbstkontrolle ist zunehmend aufgehoben und früh eingeübte Muster und Gewohnheiten beginnen bedeutungslos zu werden.

Der Berauschte kann sich frei von Normen und Zwängen fühlen, die ihn aber gleichzeitig zutiefst beunruhigen, erschüttern und Angst erzeugen, so daß sein mühsam balanciertes Gleichgewicht durch einen „bad trip" gefährdet wird.

Die Variabilität des LSD-Rausches ist so groß, daß der Prager Psychiater Stanislav Grof nach einer Analyse von 3.800 Aufzeichnungen über Rauschzustände zu dem Ergebnis kam, daß er nicht ein einziges Symptom gefunden habe, „das eine absolut sichere Komponente aller Sitzungen" gewesen wäre. Auch optische Erlebnisse können, wiewohl äußerst selten, fehlen.

Die massenhafte, unkontrollierte und wilde Ausbreitung des LSD über Kalifornien, Nordamerika und weltweit ist heute Psychiatrie-Geschichte. Sie wurde begünstigt durch den biologischen Zukunftsroman, den Aldous Huxley in den 30er Jahren unter dem Titel „Brave New World“ publizierte. Nach den Erfahrungen des Autors mit Mescalin wurde dieser fiktive Zukunftsroman in den 50er Jahren zum Kultbuch einer Generation.

Man glaubte aber auch psychedelische, d.h. bewußtseinserweiternde Funktionen im LSD zu entdecken. Die Mehrzahl der Psychiater war damals schon der Überzeugung, daß psychisch labile und durch Psychose gefährdete Personen kurzfristig oder dauerhaft psychiatrisch durch die Einnahme von LSD erkranken könnten.

Die Droge geriet Anfang der 60er Jahre in den Strudel einer Kontroverse, die bis heute nicht abgeschlossen ist. Wenn man die Forschungsergebnisse subsumiert, dann sind die Indikationen für eine therapeutische Ergänzung mit einem Halluzinogen abhängig von der Qualität der ärztlichen Betreuung. Der Behandler sollte gleichermaßen psychiatrisch und analytisch ausgebildet sein und über die wichtigsten Erkenntnisse langjähriger psychedelischer Forschung orientiert sein.

In einem Zeitraum von drei Jahrzehnten ist auf keine Medikamentengruppe soviel Aufmerksamkeit und Geld aufgewandt worden, ohne daß es zu einem Durchbruch gekommen ist. Seit den 90er Jahren hat eine deutsch-schweizerische Gruppe von Psychiatern und Verwandtenwissenschaftlern die Arbeit um die veränderten Bewußtseinszustände mit neuen Methoden und Modellen wieder aufgenommen.

VI. Cannabis

Die Rauschdroge Cannabis wird in den Ländern Amerikas als Marihuana und in Asien und Afrika als Haschisch gebraucht. Unter Marihuana versteht man ein tabakartiges Gemisch aus den getrockneten Blätter und Blüten, während das wesentlich stärkere Haschisch aus dem unveränderten Harz der Blütenspitzen gewonnen wird.

Chemisch wirksam ist das THC (Tetrahydrocannabinol). Cannabis ist sicher gefährlicher als Alkohol und ist weder ein Stimulanz- noch ein Beruhigungsmittel, ein Halluzinogen oder ein Narkotikum. Wohl aber hat es von allen Eigenschaften etwas: Es ist eine körperfremde Substanz, die lange gespeichert und als Metabolit noch eine Woche nach Gebrauch nachweisbar ist. THC erregt aber auch das limbische System zu erhöhter Aktivität, so daß der Berauschte eine größere Intensität der Farben erlebt. Auch die Aufnahme von Speisen und Gerüchen kann zu einem überwältigenden Erlebnis werden. Die Empfänglichkeit für Geräusche und Töne wird verfeinert und geschärft. Der Musikgenuß ist erhöht. Die Veränderung des Zeiterlebens, das Hungergefühl, vor allem aber auch die halluzinogene Wirkung des Haschisch auf diese Gehirnzentren haben hier ihren Ursprung.

Die Phänomene sind im LSD-Rausch ähnlich und doch wieder spezifisch von Person zu Person verändert.

Der Haschisch-Rausch beginnt mit einer unmerklichen Alteration des Bewußtseins, die bis zur völligen Aufhebung führen kann. Besonders charakteristisch ist ein eigentümliches gegenseitiges Ablösen von Bewußtseinslagen- und Helligkeiten. Es kommt zu einem ungleichmäßigen, aber doch irgendwie rhythmisch beschleunigten Wandel der Bewußtseinsrichtung. Die Aufmerksamkeit wird gemindert und Denkstörungen werden subjektiv und objektiv beobachtet. Der Berauschte versagt bei der Lösung einfacher Aufgaben, er verliert beim Erzählen den Faden, führt seine Gedanken nicht zu Ende oder hält im Satz inne.

Vor allem wechselt das Thema der Vorstellungsbilder im Verlauf des Rausches, die an Schärfe und Plastizität gewinnen und nicht selten echten Halluzinationen gleichen. Farben und Formen erscheinen übermäßig leuchtend, kräftig, scharf oder verschleiert, so daß der Berauschte mit Staunen, Ergriffenheit bis zur Ekstase versetzt wird. Auch hier kommt es zu Verzerrungen der Gegenstände und zu Größenveränderungen. Gelegentlich werden Kälte- und Wärmeempfindungen beschrieben.

Ideen und Objekte bekommen eine außerordentliche Bedeutsamkeit, wiewohl sie selbst belanglos sind. Die einzelnen Denkakte werden subjektiv überschätzt oder als großartige eigene Leistungen bestaunt. Daraus wiederum resultiert einer Veränderung des Ich-Gefühls, das sich zu einer maßlosen Selbstüberschätzung und bis zur Bildung von Größenideen steigern kann.

Die Gemüts- und Affektlage unterliegt mannigfaltigen Veränderungen: Stimmungen und Gefühle steigen auf, die mit Wohlsein, Behagen, sogar Freude und verströmender Liebe verbunden sein können.

Von differenzierten Versuchspersonen werden aber auch Gefühlszustände formuliert, die gesteigert mit wunschlos ruhiger Seligkeit bis Verzückung beschrieben werden. Auch Schwerelosigkeit, Durchsichtigkeit des eigenen Körpers können auftreten. Zuweilen bekommt der Rausch den Charakter des Übernatürlich-Transzendenten.

In diesen komplexen Erlebnissen werden die Grenzen zwischen Ich und Umwelt verwischt: Der Berauschte identifiziert sich zum Beispiel mit einem Baum, der eigenen Pfeife oder dem aus ihr aussteigenden Rauch. Gleichzeitig können Menschen seelenlos und ihrer Persönlichkeit beraubt erscheinen. Die Gegenstände werden bildhaft unexistent, verzerrt, bizarr.

Der Berauschte bemerkt alles wie ein Unbeteiligter oder aber er wird in den Strudel hineingerissen und findet sich und das Getue um sich herum lächerlich, ja komisch. Ein leises inneres Lachen kommt auf, setzt sich in Bewegung zu einer Lachsalve oder einem Zwangslachen um, dem sich der Berauschte ausgesetzt fühlt. Das Lachen ist für den Haschischraucher besonders kennzeichnend und tritt nicht selten auch konträr zu der eigenen inneren Befindlichkeit auf.

Im Rausch treten regelmäßig überwertige Ideen auf, die sich bis zum Paranoischen steigern können: Das Vorbeigehen einer Person bezieht der Berauschte auf sich, jeder Unbekannte weiß von seiner Abhängigkeit. Ein harmloses Gespräch versetzt ihn in Panik oder er fühlt sich von Kindern, die in seiner Umgebung spielen, ausgelacht.

Andererseits kommt es zu einem erhöhten Selbstvertrauen, das sich bis zur Ausbildung paradoxer Größenideen steigern kann, die mit dem Rausch wieder verschwinden. Eine gefühlsstarke Geborgenheit für den Berauschten führt zu einer extremen Überschätzung des eigenen Wertes.

Die Gedankengänge sind unproduktiv, das Niveau steht in groteskem Gegensatz zu der hohen eigenen Einschätzung. Die Verständigung mit dem Berauschten bleibt schwierig. Er erträgt weder Ratschläge noch Meinungsverschiedenheiten noch Widerspruch.

Eine Steigerung ist der protrahierte Rausch, bei dem die Gewohnheitsraucher eine ausgesprochene Rauchwut erfüllt. Sie rauchen ununterbrochen und pausieren nur während des Schlafes. Nach Tagen können einzelne Räusche nicht mehr auseinandergehalten werden. Dabei kommt es zu einer Steigerung und Verlängerung aller beschriebenen Symptome. Die Berauschten produzieren ein Verhalten, das je nach Grad, Dauer und Persönlichkeit variiert und durch eine extreme Ruhelosigkeit, Reizbarkeit und Streitlust gekennzeichnet ist. Die enorme Empfindsamkeit dieses Zustandes erinnert an das „noli metangere“ mancher Schizophrenen.

Von den leichten Gelegenheitsgenießern bis zu den ausgesprochen habituellen Haschischrauchern gibt es allmähliche Übergänge. Während man die erste Gruppe nicht leicht ermitteln kann, tritt bei den Haschisch-Süchtigen eine Veränderung des Charakters ein, die auch innerhalb des Rausches zu konstatieren ist. Sie werden heiter-läppisch, empfindsam, aber auch reizbar, streitsüchtig und menschenscheu. Der chronisch Haschisch-Süchtige sondert sich ab, zeigt autistische Verhaltensmuster und nicht selten eine abweisend-feindliche Einstellung gegenüber seiner Umgebung. Der Haschisch-Süchtige läßt sich nicht durch Vernunftgründe leiten, besteht auf seiner „Freiheit“ zu tun und zu lassen, was immer ihm beliebt und entwickelt ein dauerndes Mißtrauen. Er fällt auch durch seine Psychomotorik auf, die etwas Verschroben-Ungelenkes hat. Die Leistungswilligkeit bis zur Arbeitsscheu und eine Neigung zu Gewalttätigkeiten komplettieren das variantenreiche Zustandsbild.

Gleichwohl ist eine Steigerung möglich, die mit episodischen Verwirrtheitszuständen, kurz dauernden Psychosen und schizophrenieähnlichen Symptomen bei langjährigem Gebrauch einhergeht. Schlußendlich muß auf das Zusammentreffen von sogenannten endogenen Psychosen mit habituellem Haschischgebrauch hingewiesen werden. Derartige symptomatologische Zustandsbilder sind außerordentlich kompliziert, diagnostisch nicht leicht einzuordnen und nur zu klären, wenn die Beteiligung der Droge eingeräumt wird. Zunehmend häufiger wird der Psychiater mit psychopathologischen Erscheinungsformen konfrontiert, in denen der Drogenkonsum verleugnet oder erst im Verlaufe einer klinischen Behandlung zugegeben wird. Die klinische Empirie hat in den letzten Jahrzehnten eine Entwicklung genommen, die die klinischen Bilder beeinflußt, überdeckt und die Diagnose erschwert.

Je mehr der erstmalige Haschischrausch sich nach der unangenehmen Seite zu entwickeln droht, um so mehr nimmt der Erst-Konsumer enttäuscht und verängstigt Abstand. Sind die Phänomene dagegen angenehm und die vegetativen Symptome wie trockene Schleimhäute, Reizhusten und Neigung zum Erbrechen in den Hintergrund getreten, dann bestimmt den Rausch ein einfaches, inhaltloses euphorisches Gefühl. Das bewegungslose Verharren in einer Atmosphäre ätherisch-platonischer Liebe, gelegentlich auch mit visionären Erlebnissen, sind Beschreibungen, die dem Psychiater im nachhinein angeboten werden. Bei wiederholtem Gebrauch tritt die euphorisierende Wirkung deutlicher hervor: Der Rausch wird beständiger und ausgeglichener.

Die Angaben über die Erlebnisformen verschiedener Räusche durch die gleiche Person sind uneinheitlich. Neben der Drogenqualität, der jeweiligen akuten Befindlichkeit scheint auch die Disposition des Organismus von Bedeutung zu sein. Schon im Verlauf des Rausches kann es zu raschem Wechsel der Gefühlslage kommen. Für den Beobachter drängt sich der Eindruck auf, daß dem Haschisch-Rausch „etwas außerordentlich Zerhacktes und Uneinheitliches" – wie Beringer formuliert – innewohnt.

VII. Kokain

Kokain ist ein Extrakt aus den Blättern des südamerikanisch-tropischen Coca-Strauches (Erythroxylon cola) und gehört – neben Morphium und Heroin – zu den gefährlichsten Rauschdrogen überhaupt. Über den Tropin-Anteil ist es chemisch mit den Nachschattendrogen verwandt.

Die einheimische Bevölkerung kennt die Wirkung der Blätter und schätzt besonders die Tatsache, daß das Hungergefühl zurückgedrängt und die körperliche Leistungsfähigkeit gesteigert wird.

Die chemische Isolierung gelang dem deutschen Chemiker Niemann 1860. Freud entdeckte die euphorisierende Wirkung und behandelte seine Depressionen und Arbeitsstörungen mit Kokain. Die Einführung in die Medizin als Lokalanaesthetikum ist dem Augenarzt Karl Koller zu verdanken. Die ersten Fälle von Kokainismus wurden schon in den 80er Jahren des 19. Jahrhunderts den Psychiatern zugeführt. Vor und nach dem ersten Weltkrieg wurde es zur Modedroge in Künstler- und Intellektuellenkreisen.

Kokain wird geschnupft und gespritzt (koksen) und erzeugt schnell süchtige Abhängigkeit. Die Kombination mit Heroin ist als „speed ball“ bekannt und wird als teuflischste Mixtur, die Menschen je erfanden beschrieben.

Die befürchtete Kokain-Welle hat die westliche Welt voll erreicht, wie die Sicherstellungen durch die Polizei belegen, die von Gramm und Kilogrammbereichen auf Tonnen hochgeschnellt sind. Die Kokain-Mafia in Kolumbien, Peru und Bolivien beherrscht seit Jahrzehnten nicht nur den Markt, sondern wie im Falle Columbien auch Teile des Staates. Die aus den USA gestarteten aufwendigen Vernichtungsprogramme sind gescheitert.

Die psychischen Wirkungen treten beim Erstgebrauch eher nicht ein. Die Konsumenten beschreiben vor allem Angstgefühle und unangenehme vegetative Wirkungen. Ein Rauschzustand wird zumeist erst – nach Einführung durch einen erfahrenen Kokainisten – nach längerem Gebrauch erreicht. Dann pflegt aber auch schon die süchtige Abhängigkeit eingesetzt zu haben. Im Vordergrund des Rausches stehen taktile Sinnestäuschungen und optische Halluzinationen, die – ähnlich wie beim Alkohol-Delir – als Fabelwesen, Ratten, Schlangen, Hunde etc. um den Berauschten herumwirbeln. Diese Sensationen, die insbesondere auch die typischen Hautsensationen einschließen, bei denen der Berauschte wähnt, daß ein Heer von kleinen Tieren sich unter seiner kribbelnden Haut bewege, werden durch die betäubten Ganglienzellen möglich. Die Wirkung erstreckt sich aber auch auf die Schleimhäute des Magens, so daß weder Hunger noch Durst gespürt werden und eine völlige Auszehrung bei chronischem Mißbrauch eintritt. Überdies wird die Neigung zu Hirnblutungen gefördert, so daß die Anfälligkeit für Schlaganfälle erhöht ist, wie R. Fessler zeigen konnte.

Der Psychiater ist ausschließlich mit den negativen Auswirkungen des Mißbrauchs befaßt. Zu einem vergleichsweise frühen Zeitpunkt kommt es zu einer schweren Veränderung bis Zerstörung der Nasenscheidenwand. Auch die Nasenlöcher sind affiziert und entzündet. Der Kokainist schläft schlecht, nimmt an Gewicht ab, Häute und Schleimhäute nehmen eine graue Färbung an. Depressionen, Impotenz, paranoide Zustände, die sich bis zur Kokain-Psychose steigern können, komplettieren ein psychopathologisches Bild, das schon 1926 monographisch von dem Psychiater H.W. Mayer beschrieben wurde.

Kokain ist seit den 70er Jahren – zunächst in den USA – wieder in Mode gekommen. Trotz des vergleichsweise höheren Marktwertes wird es auch in Europa immer beliebter, nachdem Kuriere jede Kontrolle unterlaufen, indem sie mit Kokain gefüllte Präservative verschlucken.

Neben Alkohol, den Cannabis-Produkten Haschisch und Marihuana wird über Kokain bei den Drogenbekämpfern als vierte Volksdroge gesprochen. Letzteres insbesondere durch das Aufkochen der Kokainbase mit Backpulver und Wasser, so daß das Produkt eine chemische Veränderung im Sinne der sogenannten Designer-Drogen erfährt. Eigentlich sollte das Kokain durch das Backpulver gestreckt werden, um einen größeren Marktwert zu erzielen. Der minutendauernde Prozeß führte – entgegen der Erwartung – zu einer Intensivierung der Droge und gleichzeitig als Nebeneffekt zu einem Preisverfall des Kokains. Die Crack genannte Substanz ist innerhalb weniger Jahre zum verheerendsten Rauschmittel geworden, hat nach Schmidbauer und vom Scheid eine eigene Szene entstehen und in Nordamerika die Zahl der Konsumenten auf 22 Millionen ansteigen lassen.

Die Wirkweise ist teilweise noch ungeklärt. Schon nach 10 Sekunden erreichen beim Crack-Rausch die ersten Kokainmoleküle die Ganglienzellen, die das fein abgestimmte Gleichgewicht der Neurotransmitter Norphenetrin, Dopamin und Epinephrien steuern. Durch eine hohe Sensibilisierung der entsprechenden Areale werden die Transmittersubstanzen stoßartig abgegeben und produzieren einen typischen Kokain-Rush. Die Wirkung der stecknadelkopfgroßen Bröckelchen, die 5 Dollar kosten, dauert nicht länger als eine halbe Stunde. Die Crack-Abhängigkeit zieht in kurzer Zeit die medizinischen und psychosozialen Folgeerscheinungen mit körperlichem Verfall und Verlust der sozialen Kompetenz nach sich. Die leichte Verfügbarkeit, der niedrige Preis und die seuchenartige Verbreitung haben schon die Reagan-Administration veranlaßt, ein groß angelegtes nationales Programm mit Millionenaufwand aufzulegen, das als gescheitert angesehen werden muß.

VIII. Opiate

Opium ist der eingedickte Milchsaft der unreifen Kapseln des Schlafmohns. Schon die Sumerer haben die Wirkung der Pflanze als Rauschdroge erkannt. Ursprünglich wurde Opium gegessen. Für das von Hungerkatastrophen heimgesuchte China machte der Halbsatz vom Opium für das Volk für lange Zeit durchaus Sinn. Als Laudanum und Arkanum brachte Paracelsus das Opium als „Wunderarzeney" bei seinen Patienten hohes Ansehen. Im 19. Jahrhundert war Opium in allen europäischen Großstädten heimisch und wurde insbesondere durch die Literaten (Balsac, Baudelaire, Poe) bekannt.

In Deutschland wurde 1929 ein Gesetz erlassen, das den Besitz, Vertrieb, Gebrauch und Umgang unter Strafe stellt. Während es zu diesem Zeitpunkt ausschließlich von Erwachsenen konsumiert wurde, sind die verarbeiteten Endprodukte Morphium, Heroin und Codein zu einer besonderen Gefahr für Jugendliche und junge Erwachsene geworden. Zur Zeit rechnet man in Deutschland nach Schmidbauer und vom Scheid insgesamt mit 130 000 bis 150 000 Konsumenten.

Aus dem Opium wird die Morphinbase und durch chemische Prozesse das Heroin gewonnen. Dieses Endprodukt war ursprünglich zur Behandlung der

Morphinsüchtigen entwickelt worden, bis man erkannte, daß es sich um das stärkste Rausch- und Suchtmittel überhaupt handelt.

Der Opiatrausch wird durch das Alkaloid Morphin bewirkt. Die ursprünglich erwünschte Eigenschaft Schmerzen zu lindern und Krämpfe zu lösen, kann durch Beigabe bis zum Sechsfachen verstärkt werden. Die lähmende Wirkung des Morphins auf das Atemzentrum ist gefürchtet.

Jugendliche bevorzugen die Applikation von O-Tinktur (Opium-Lösung) durch Spritzen.

Im Opiumrausch wird eine kurzfristige Euphorie wie bei keiner anderen Rauschdroge erreicht. Die Berauschten beschreiben, wie das Alkaloid sie aus ihrer verkrampften Haltung löst und sie in ein traumhaftes Erleben fallen, in dem Traum und Wirklichkeit ineinander übergehen.

Im Traum stellt sich ein Zustand ein, in dem Traumbilder aufsteigen, ohne daß das Bewußtsein völlig verloren geht. Die körperlichen und seelischen Probleme verblassen, insbesondere das bedrückende Gefühl der Abhängigkeit, die sich bald einstellt. Den Berichten Abhängiger, daß erotische Phantasien vorherrschen, muß kritisch entgegengehalten werden, daß es sich um einen Personenkreis handelt, für den sexuelle Frustrationen u.a. auch Auslöser für den Konsum sind.

Der Schweizer Psychiater Boss beschreibt einen Morphinisten, der unter der quälenden Veränderung des Zeiterlebens litt. Das unheimliche Gefühl des Stillstandes der Zeit hatte schon der berühmte Opiumesser de Quincey in seinem poetisch verdichteten Protokoll über das Rauscherleben beschrieben.

Eine Beschreibung eines Opiumrausches geben Schmidbauer und vom Scheid:

> „... ich wollte mich konzentrieren und nur der feine Rauch des Opiums konnte meine Gedanken sammeln und mir Ruhe spenden. Ich rauchte, was mir noch an Opium geblieben war, damit diese Wunder wirkende Droge mir alle Hindernisse und Schleier von den Augen nehme, all die aufgetürmten Fernen und aschgrauen Erinnerungen vertreibe. Und der Zustand, auf den ich wartete, kam in noch stärkerem Maße als erhofft: Langsam nahmen meine Gedanken eine große Schärfe, eine zarte Reinheit an. Ich fiel in einen Zustand, der halb Schlaf war und halb Ohnmacht.
>
> Dann war mir, als ob eine Last von meiner Brust genommen würde. Mir schien das Gesetz der Schwere gelte für mich nicht mehr und frei flog ich hinter meinen Gedanken her, die reich und weit und überdeutlich klar waren. Eine tiefe unaussprechliche Wollust erfüllte mich. Ich war frei von der Last meines Leibes. Mein ganzes Sein fühlte sich der still in sich dahintreibenden Welt der Pflanzen zugehörig, einem beruhigten Dasein und doch voll zauberisch-lieblicher Formen und Farben.

Der Zusammenhalt meiner Gedanken löste sich und sie mischten sich mit diesen Farben und Gestalten. Ich war in Wellen getaucht von sanftester Zärtlichkeit. Ich konnte das Schlagen meines Herzen fühlen, das Pochen meiner Pulse spüren. Und all dies war voll tiefer Bedeutsamkeit und erfüllte mich zugleich mit einem unendlichen Entzücken.

Ganz und gar wollte ich mich diesem Schlaf des Vergessens hingeben. Wäre es möglich gewesen, dieses völlige Vergessen, hätte es Dauer haben können, wenn meine Augen sich schließen, über allem Schlaf hinaus lind ins absolute Nichts eintaucht, und ich das Bewußtsein meiner Existenz nicht mehr verspürte; wenn mein ganzes Sein sich in einen Tintenfleck, in ein Wehen von Musik oder in einen bunten Strahl von Licht auflöste und diese Wellen, diese Formen bis in unendliche Ferne wüchsen, um dann still zu verblassen bis zur Unkenntlichkeit – dann, ja dann wäre ich am Ziel all meines Wünschens angelangt.

Nach und nach überkam mich Müdigkeit und Starre. Es war eine angenehme Müdigkeit, wie wenn zarte Wellen von meinem Körper ausgingen. Dann meinte ich, mein Leben beginne nach rückwärts abzulaufen. Nacheinander sah ich Erfahrungen, die längst vergangen, Zustände und Ereignisse von einst, verwischte Erinnerungen, vergessene, an meine Kinderzeit. Nicht bloß, daß ich sie nur sah – handelnd und fühlend nahm ich daran teil. Von Augenblick zu Augenblick wurde ich jünger und noch kindlicher. Dann – plötzlich – wurde alles ungenau und dunkel und mir schien, mein ganzes Sein hinge an einem dünnen Haken auf dem Grunde eines finsteren und tiefen Brunnens. Dann kam ich von dem Haken los und fiel und fiel, und kein Widerstand verhielt den Sturz – es war ein bodenloser Abgrund im innersten einer ewig währenden Nacht.“

Bedrückender als die Traum anregenden Impulse beim Opiumrausch ist die zunehmende Auflösung der Persönlichkeit des Morphinisten: Dieses Nirwana-Gefühl ist beim Heroinspritzer nochmals gesteigert. Für den Drogenabhängigen gibt es nichts Erlösenderes, als den Flash (Blitz), wenn das Heroin in den Kreislauf und damit in das Gehirn schießt und schlagartig die Entzugsschmerzen löscht. Der Heroinabhängige sucht nicht mehr allein die Euphorie und die Bewußtseinserweiterung, sondern vor allem die Befreiung vom Heroinmangel. Die Erkenntnis stellt sich bald ein, daß nur die ersten Spritzen unbeschwert, schön und aufregend sind. Was dann folgt ist im Grunde genommen eine endlose Flucht vor der Zeit, in der die Wirkung vor dem letzten Fix nachläßt, in der die Euphorie lediglich eine kurze Verschnaufpause vor den erneuten Schrecknissen der Abstinenz Schmerzen darstellt. Wenn der Morphinspiegel absinkt, wird der Berauschte reizbar verstimmt und depressiv. Anfänglich kann neuerliche Alkaloid-Zufuhr diesen Zustand für kurze Zeit korrigieren; den psychischen Störungen gesellt sich der körperliche Abbau hinzu: Fahles Aussehen, Schweißausbrüche bei geringen Anlässen, Magen-Darm-Störungen, Hautausschläge, Angina pectoris-Anfälle, Potenzminderungen und Dys- und Amenorrhoe.

Die sozialen Folgen seien nur angedeutet: Trotz jahrelangem Mißbrauchs bleiben die intellektuellen und künstlerischen Fähigkeiten oft wenig beeinträchtigt und die Abhängigen können noch über Jahre erstaunliche Leistungen vorweisen. Aber die sozialen Kontakte werden schwächer. Es kommt zu Vereinsamung und Grenzüberschreitungen (Erpressung, Beschaffungskriminalität o.ä.) bleiben nicht aus. Der Psychiater wird wegen suizidaler Tendenzen oder depressiver Zustände eher selten in Anspruch genommen.

IX. Weckamine

Weitere Substanzen verdienen Erwähnung, wiewohl sie nur bedingt als Rauschmittel im engeren Sinne zu bezeichnen sind: Die sogenannten Weckamine. Sie werden unter den Handelsnamen Pervitin, Preludin und Captagon im Handel angeboten. Chemisch handelt es sich um Amphetamine. Sie stehen dem Adrenalin nahe, einer körpereigenen Substanz, die das im Zusammenspiel der vegetativen Kräfte in Schreck- und Notfallsituationen durch schlagartige Blutdruckerhöhung mit Pulsbeschleunigung beherrscht.

1887 synthetisch hergestellt wurde Amphetamin in den 20er Jahren bei der weltweit grassierenden Spanischen Grippe (Encephalitis lethargica) eingesetzt, um die Schläfrigkeit der Kranken zu beherrschen.

Die psychische Wirkung zielt auf das zentrale Nervensystem: Müdigkeit wird unterdrückt, Assoziationen und Denkvermögen werden bis zur Gedankenflucht angeregt.

Wie bei anderen Rauschdrogen ist auch hier die Kritikfähigkeit eingeschränkt und nicht die Leistungsfähigkeit bzw. Kreativität verbessert. Wenn auch der Lernvorgang erleichtert wird, so ist die Reproduktivität nicht gesichert. Drogenabhängiges Lernen und Vergessen ist experimentell erwiesen. Die Bedeutung der Weckamine, insbesondere im Zusammenhang mit der Politoxikomanie – im Extremfall wird alles genommen, was immer möglich ist – ist evident.

Im Gegensatz zu Adrenalin wirkt Amphetamin vorwiegend auf das Gehirn und erst in zweiter Linie auf die Körperorgane. Das Schlafbedürfnis fällt fort, das Gefühl der Müdigkeit wird unterdrückt. Die Denktätigkeit wird beschleunigt bis zur Gedankenflucht, die Initiative erhöht. Unter Amphetamineinfluß entsteht eine große Äußerungsfreudigkeit und der Sprecher ist von der Gültigkeit bzw. Originalität des Gesagten überzeugter als sonst. Routinearbeit macht mehr Spaß, der soziale Kontakt ist erhöht und die Distanz erscheint gemindert.

Ein Selbstbericht des deutschen Psychiaters Kurt Schneider zeigt deutlich, daß diesem erhöhten Selbstgefühl und der erlebten Förderung geistiger Leistung keine entsprechende Mehrleistung gegenübersteht, die einer kritischen Betrachtung standhält: „Unter der Pervitin-Wirkung schrieb ich viel und ausführlich, aber ich mußte am nächsten Tag das meiste wieder streichen. Der Gedankenverlauf zeigte eine wesentliche Verkürzung und war nicht mehr streng logisch. An zwei Abenden verfiel ich in unbegründete Hypothesenbildungen, die am nächsten Tag keiner Kritik standhielten. Die Initiative war vermehrt, gleichzeitig mit einem optimistischen Grundton in den Gefühlen. Ein Brief, den ich einem guten Freund schrieb, wurde mit den Worten beantwortet: „Ich habe mich über Deinen kindlichen Optimismus gefreut".

Weckamine dienen den Alkoholikern oder Morphinsüchtigen, sich morgens in Form zu bringen (Pep-Up-Pills). Amphetamin galt lange Zeit als „weiche Droge", bis ein Gutachten der Psychiatrischen Universitätsklinik Basel die Gefährlichkeit der in der Szene „Speed" genannten Substanz belegten konnte. Die Weckamine unterliegen dem Betäubungsmittelgesetz. Die Grenze zur Sucht ist nicht immer leicht zu ziehen. Besonders gefürchtet ist die Kombination mit Alkohol, die sinnlose Gewalt produziert und zum pathologischen Rausch führen kann.

Den echten Halluzinogenen näher steht eine neue Gruppe von Amphetamin-Derivaten, die in jüngster Zeit synthetisiert massenhaft Anwendung gefunden hat: MDMA Exstasy.

X. Ecstasy

Die psychoaktive Substanz Methylen-dioxy-ethyl Amphetamin (MDMA) greift die zentral nervöse Neurotransmitterhomöostase ein. Sie besitzt ein charakteristisches Angriffsprofil an verschiedenen Neuronen-Systemen, welches von anderen zentral wirksamen Substanzen abweicht. Die Neurotoxozität ist – wie Primatenversuche zeigen – nicht unbedenklich:

Der Hypocampus erweist sich als das empfindlichste Areal und bereits nach einer einzigen oralen Dosis konnten Serotonindefizite auch im limbischen System gemessen werden. In Abhängigkeit von der Dauer lassen sich akute und subakute psychotrope Effekte unterscheiden, die in der Regel bereits nach 20 bis 60 Minuten einsetzen, in der folgenden Stunde ein Plateau erreichen, das nach weiteren zwei Stunden abklingt.

Der Gebrauch der psychoaktiven Substanz Ecstasy, nimmt als Massenkonsum, in der eine gezielt herbeigeführte Bewußtseinsveränderung benutzt wird, um dem eintönig und in mancher Beziehung beängstigend erlebten Alltag zu entfliehen, drastisch zu. Diese Droge gehört heute zu den am meisten gebrauchten illegalen Rauschmitteln überhaupt.

In der Zusammenschau aller Daten muß man grundlegende Veränderungen in der deutschen Drogenszene vermuten: Während der Konsum von betäubenden Drogen eher rückläufig ist, werden „Ecstasy" und andere „Party-Drogen" immer häufiger konsumiert. Die Konsumenten scheinen sich allerdings im wesentlichen auf die Gruppe der 15- bis 20Jährigen zu beschränken.

Die sogen. „Raving-Society" mit ihrem Massenkonsum von Drogen, insbesondere Amphetaminderivaten, ist Ausdruck einer Jugendkultur, in der eine gezielt herbeigeführte Bewußtseinsveränderung benutzt wird, um der Monotonie des Alltags zu entfliehen. „Ecstasy" steht für Anregung, Faszination an übersteigerten Sinneswahrnehmungen und Freude an einer unbegrenzten Leistungs- und Kontaktfähigkeit. Die Untersuchungen haben aber auch gezeigt, daß die meisten MDMA-Konsumenten nicht nur in festen sozialen Bindungen leben und ihre Ausbildungs- und Arbeitsverhältnisse gesichert sind, sondern daß ihnen ein UnrechtsBewußtsein fehlt, wenn sie ihre Freizeit mit akustischen, optischen und auch chemischen Mitteln gestalten. Bei keiner Droge liegen die sozialen Stabilisierungs- und Desintegrationsprozesse so nahe beieinander.

Die positiv erlebten psychotropen Akuteffekte lassen sich mit Empathie, gehobener Stimmungslage, erhöhter Kontaktbereitschaft, verbesserter Introspektionsfähigkeit, Aufmerksamkeitsfocusierung bei herabgesetzter Aggressivität und verminderter Ich-Abgrenzung beschreiben. Eine veränderte Zeitwahrnehmung und eine Intensivierung der visuellen Wahrnehmungen komplettiert die Skala der von den Konsumenten gewünschten Bewußtseinsveränderungen.

Negativ erlebte psychotrope Akuteffekte stehen dem gegenüber: Konzentrationsstörung, eingeschränktes Urteilsvermögen, Appetitverlust und Angstzustände. Vereinzelt treten auch visuelle Halluzinationen und motorische Unruhe, vor allem aber depressive Verstimmungen und Antriebslosigkeit auf. Die Libido pflegt im allgemeinen herabgesetzt zu sein.

Die Unterscheidungsfähigkeit zwischen Selbst und Nicht-Selbst ist herabgesetzt. Die Konsumenten berichten über exstatisch-mythische Verschmelzungserlebnisse (Leaster et al.). Diese Veränderungen gehen in vielen Fällen mit einer Steigerung des Selbstwertgefühls und -Bewußtseins einher. Konsumenten beschreiben außerdem eine Zunahme der Introspektionsfähigkeit.

Für einen Teil der Konsumenten ist die Substanz eine Einstiegsdroge in den Konsum anderer illegaler Suchtmittel.

Psychiatrische Komplikationen und Folgewirkungen wurden seit Mitte der 80er Jahre in mindestens 48 Fällen von Thomasius beschrieben. In ihrer Übersichtsarbeit geben die Autoren an, daß mit dem Nachlassen der Rauschwirkung diese sogen. Intoxikationspsychosen vollständig remittieren. Bei dem psychiatrischem Akutsyndrom werden neben Zuständen von Beziehungs- und Verfolgungswahn auch Panikattacken beschrieben.

Anhaltende psychiatrische Folgeerkrankungen sind atypische und paranoide Psychosen, depressive und depersonelle Reaktionssyndrome. Es werden aber auch zerebrale Krampfanfälle als häufigste neurologische Komplikation und intrakranielle Blutungen beschrieben. Über internistische Komplikationen bei „Ecstasy"-Konsumenten wurde in der wissenschaftlichen Literatur in mindestens 53 Fällen berichtet, davon 14 mit letalem Ausgang.

Problematisch ist, daß sich der bisherige Kenntnisstand über die gesundheitlichen Folgen des „Ecstasy"-Konsums lediglich auf Kasuistiken bezieht. Es ist daher unzulässig, diese Ergebnisse auf die Gesamtheit der MDMA-Gebraucher zu beziehen. Unklar ist auch, inwieweit überhaupt die neurotoxikologischen Befunde aus dem Tierexperiment auf den Menschen übertragbar sind. Es fehlen empirische Studien, die geeignete Stichproben und körperliche, seelische und soziale Folgen des „Ecstasy"-Konsums untersuchen.

Der derzeitige Kenntnisstand über die gesundheitlichen Langzeitauswirkungen von „Ecstasy" weist in eine Richtung, daß eine in der Größenordnung unbekannte Untergruppe von schweren und teilweise chronisch verlaufenden psychischen und somatischen Störungen bedroht ist. Es gibt Hinweise, daß diese Hochrisikiogruppe in Gebrauchsdauer und -intensität wie auch in bestimmten primären Persönlichkeitsmerkmalen, die dem ängstlich-depressiven Spektrum zuzurechnen sind und auf Störungen im Bereich der Selbstwertregulation deuten, sich von der großen Gruppe der Gelegenheitskonsumenten unterscheidet. Auch für „Ecstasy" gilt, daß das medizinische und öffentliche Bewußtsein für potentielle Langzeitschäden zu schärfen und einer verharmlosenden Diskussion entgegenzuwirken ist. Es besteht – wie Thomasius zeigen konnte – ein eklatantes Defizit an prospektiven und hinreichend groß angelegten epidemiologischen und klinisch-psychiatrischen Studien, die die Suchtverläufe belegen und Prädiktoren für gesundheitsschädigende Verhaltens- und Persönlichkeitsmerkmale identifizieren.

XI. Körpereigene Substanzen

Zum Verständnis der Frage nach der Existenz einer sogen. substanzlosen Sucht haben tierexperimentelle Untersuchungen von Jürgens und Herz gezeigt, daß die Reizung bestimmter Hirnareale – z.B. der Mandelkern (nucleus amygdalae) mit elektrischem Strom bei Affen angenehme Gefühle auslösen, die bei Selbstreizverhalten des Tieres Ähnlichkeit mit süchtigem menschlichem Verhalten nahelegt.

Die bei einem Affen eingepflanzten Elektroden in das Gehirn wurden mit einer Stromquelle verbunden. Durch Tastendruck konnte der Stromkreis geschlossen und die Reizung ausgelöst werden. Aus der Häufigkeit der Betätigung der Taste konnte auf die Stärke des Verlangen nach der elektrischen Reizung geschlossen werden. Die Versuchsanordnung zeigte, daß die Tiere unter Vernachlässigung ihrer lebensnotwendigen Triebe – wie Nahrungsaufnahme, Schlaf, Pflege des Fells o.a.m – sich mit steigernder Intensität reizten. Damit entwickelten die Tiere ein Verhalten, das dem drogensüchtiger Versuchstiere ähnlich war. Aber nicht nur Tiere, sondern auch menschliche Versuchspersonen haben, wie Ervin, Mark und Stevens zeigen konnten, auf elektrische Reizströme des limbischen Systems, mit euphorischer Stimmungsveränderung und entspannter psychischer Gelassenheit reagiert und Fortsetzung der intrakraniellen Reizung gefordert. Ein Patient hatte ausgesprochene Entzugserscheinungen nach Beendigung der Reizung. Andere zeigten Habituationsprozesse, so daß zur Erzielung gleicher Reizerfolge höhere Stromstärken notwendig wurden. Die bevorzugt reagierenden Hirnareale waren der Hypothalamus bis zum sogen. periäquiduktalen Grau, der Mandelkern und das Septum pellucidum.

Von diesen Regionen ist bekannt, daß sie für das emotionale und affektive Verhalten mitverantwortlich sind und hier die biologischen Triebmechanismen überwacht werden.

Jürgens konnte zeigen, daß auch der Schläfenlappen auf Duftstoffe anspricht und bei Läsionen, z.B. extrem starke sexuelle Aktivitäten, aber auch ein gesteigertes Eßverhalten (Bulimie) ausgelöst werden. Die Untersucher halten für denkbar, daß der Mandelkern über die Riechbahnen am Suchtverhalten beteiligt ist. Auf das Inkorporieren des Kokains durch die Nase wurde bereits hingewiesen. Auch das Schnüffeln von Lösungsmitteln durch Jugendliche – eine in den 50er Jahren in Deutschland und heute in der Dritten Welt verbreitete Form süchtigen Verhaltens – würde hier eine Erklärung finden.

Nedopil hat 1982 den heutigen Wissensstand über körpereigene Opiate referiert. Danach sind die Endorphine und Enkephaline körpereigene Substanzen, die als Opioid-Peptide, im Unterschied zum Morphin, das ein Alkaloid ist, bezeichnet werden.

Die Endorphine regulieren den Hormonhaushalt, die Körpertemperatur und das Immunsystem. Sie nehmen auch Einfluß auf die Steuerung von Verhaltensmuster, intellektuellen Leistungen und steuern Stimmungs- und Gefühlszustände. Insgesamt besteht in diesem endorphinergen System eine Homöostase, die durch Einwirkungen auf die Psyche oder das Soma eines Menschen verändert wird. Voraussetzung ist, daß die Intensität der Einwirkung die Schwelle zur Aktivierung überschreitet und die Freisetzung der körpereigenen Opiate bewirkt. Die neurophysiologische Situation ähnelt der Auslösung eines Aktionspotentials im Neuron, bei dem auch eine bestimmte Schwellenintensität notwendig ist, um einen Effekt auszulösen.

Das endorphinerge System entfaltet seine Aktivität als Schutzmechanismus bei Streß und Schmerz. Den Zustand der entstehenden Euphorie, Sedierung oder Schmerzfreiheit nimmt das Individuum u.U. nicht einmal zur Kenntnis, denn die Reaktion auf die körpereigene Opiatwirkung ist unterschiedlich. Es kann aber auch so sein, daß die endorphinbedingte Entspannung und Euphorisierung so angenehm empfunden wird, daß dieser Zustand angestrebt und bewußt herbeigeführt wird. So kann es auch zu süchtiger Entartung kommen: Der Terminus Arbeitssucht, Spielsucht oder Sucht im Zusammenhang mit anderen Tätigkeiten ist dann nicht fehl, wenn diese einen rauschähnlichen Zustand zur Folge haben, unkontrolliert durchgeführt werden und den Einzelnen schädigen. Daß Fehlhandlungen beim Menschen nicht so weit gehen liegt an den Fähigkeiten des eigenen Organismus', mit seinen Opioidpeptiden umzugehen (Schreiber).

Die Spielsucht als Beispiel sozial extrem reagierenden Verhaltens bedeutet, daß der Spielabhängige von seiner Leidenschaft derart ergriffen sein muß, daß die Kriterien der Sucht auf ihn zutreffen.

Spielen in diesem Sinne bedeutet an einer immer wiederkehrenden Handlung teilzunehmen, bei der die theoretische Möglichkeit besteht, etwas Erstrebtes zu erlangen, wodurch jeweils ein seelisches Spannungsfeld auf- und abgebaut wird, ganz gleich, ob das angestrebte Ziel erreicht worden ist oder nicht. In der Regel wird das Ziel angestrebt, Geld zu gewinnen, wobei die Höhe des Gewinns niemals den Vorstellungen entspricht und keine Befriedigung hervorruft, so daß immer weitergespielt wird, wie auch die Studie von Schreiber ergibt. Der Gewinn ist zwar das vorgegebene Ziel des Spielens, tatsächlich muß jedoch davon ausgegangen werden, daß es der durch Spannungsauf- und -abbau bedingte Rauschzustand ist, in den der Spieler gelangt und in den er steigern möchte.

Schumacher zählt 10 Merkmale für abhängiges Spielen auf: die Excessivität und der Verfall an das Spiel, das Auftreten von Drang- und Spannungszuständen, Kontrollverlust und Abstinenz, Unfähigkeit, Entzugserscheinungen, Abnahme der Fähigkeit, sich durch das Spiel befriedigen zu können und Störung im psycho-somatischen und psychosozialen Bereich. Bis auf den Kontrollverlust können alle Merkmale auch bei Mißbrauch und Gewöhnung auftreten. Die Abstinenzunfähigkeit ist als Teil des Kontrollverlustes anzusehen. Für die Subsumierung des abhängigen Spielens als echte Sucht und damit als Krankheit ist nur maßgebend der Kontrollverlust und die Schädigung.

Schreiber konnte in einer Studie 40 Drogenabhängiger und 37 stofflose Süchtige – 31 Spieler, 4 Arbeitswütige und zwei sportlich bzw. sexuell Überaktive – befragen, ihre Anamnesen statistisch vergleichen und bewerten. Als Ergebnis wird der gleiche Qualitätscharakter sowohl bei der stofflosen wie bei der stoffbedingten Sucht dargestellt. Beide führen zu Stimmungsveränderungen, zum Rauscherleben, zur Betäubung, zum euphorischen Hochgefühl und Glückserlebnis und zur inneren Befriedung.

Schreiber postuliert: Die Ursache der Drogenabhängigkeit sei in einer bestimmten psychisch auffälligen Charakterstruktur bzw. Konfiguration der Tendenz zur Labilität und in den suchterzeugenden chemischen Eigenschaften der Droge, nämlich dem Verlangen nach erneuter Zufuhr zu sehen. In Analogie ist die Ätiologie für den Drang beim Glücksspiel immer wieder bestimmte Handlungen zu begehen, ebenfalls in einer ähnlichen Charakterstrukturierung und in der Einwirkung des körpereigenen Opioid-Systems mit seinen morphinähnlichen Auswirkungen zu suchen.

XII. Epikrise

Die Sehnsucht nach Rausch und Glück ist wohl etwas zutiefst Menschliches und gerade auch dem Psychiater um so eher verständlich. Die Geschichte der Menschheit ist zugleich auch eine Geschichte von Pflanzen, Drogen und Substanzen, die gesucht und gefunden wurden, um diesen Rauschzustand zu erzeugen.

Das Wissen, daß unser Organismus über den Hirnstoffwechsel körpereigene Substanzen produziert, die Rausch- und Glückszuständen nahekommen, ist nicht ohne gleichermaßen tröstliche wie entlastende Erkenntnis.

Der Psychiater hat die Aufgabe, den Rausch diagnostisch einzuordnen, ihn zu behandeln und prognostisch zu bewerten. Die psychiatrische Forschung hat weltweit ethno-psychiatrische Daten über endemischen und epidemischen Gebrauch rauscherzeugender Substanzen gesammelt und verglichen. Rauschzustände wurden experimentell an jungen, gesunden, naturwissenschaftlich vorgebildeten Versuchspersonen, d.h. Ärzten und Psychologen erzeugt und ausgewertet.

Qualifizierte und analytisch erfahrene Psychiater haben mit ausgewählten, teilweise therapieresistenten Patienten eine psychedelische Behandlung durchgeführt, in der Psychotherapie und die Einwirkung von Rauschdrogen kombiniert wurde.

Rauschzustände führten zu Einsichten in frühkindliche Erlebenszeiträume; wenn man den Untersuchern folgt, auch in peri- und pränatale Erfahrungsbereiche. Rauschdrogen haben zu innerem Verständnis und Verstehenshorizonten gleichermaßen beigetragen wie zur Sterbebegleitung. Aber auch transpersonale und philosophisch-spirituelle Dimensionen unter besonderer Betonung ontologischer und kosmologischer Fragen wurden gestellt und durch Hypothesen zu belegen versucht.

Gleichwohl: Der Versuch, die Wirkung halluzinogener Substanzen auf den Menschen mit einer umfassenden Theorie zu begründen, muß als gescheitert angesehen werden. Die Forschung ist unverändert mit dem ungelösten Problem der Wirkmechanismen konfrontiert. Die Forscher stimmen überein, daß die Wirkung der gleichen Substanz und der gleichen Dosis am gleichen Individuum von Sitzung zu Sitzung erheblich variiert.

Aber: Wer hätte für möglich gehalten, daß überhaupt eine so intensive Forschung über die Wirkung halluzinogener Substanzen in den letzten vier Jahrzehnten möglich geworden ist.

Wie sehr sich die „psychiatrische Welt“ in den letzten 50 Jahren verändert hat konnte der Autor selbst erleben: Als Famulus war er im Hörsaal der Charité 1947 Zeuge der Krankenvorstellung des stationär aufgenommen Hans Fallada, der sich mit seinen Büchern „Wer einmal aus dem Blechnapf frißt“ u.a. als Alkoholiker und Morphinist in die Literaturgeschichte eingeschrieben hat.

Als Doktorand war es Ende der 40er Jahre im Großraum Berlin nicht möglich, zehn Morphinisten für eine für eine Dissertation in den klinischen Einrichtungen ausfindig zu machen, so daß die Brandenburgischen Psychiatrischen Kliniken bei der Suche nach einer ausreichenden Fallzahl einbezogen werden mußten.

Anfang der 50er Jahre löste ein Hinweis am schwarzen Brett der Humboldt-Universität, der um Teilnahme an experimentalpsychologischen Untersuchungen mit der Rauschdroge Mescalin warb, nach 14 Tagen die erste Meldung aus.

In den 90er Jahren hat jetzt ein interdisziplinärer Dialog deutschsprachiger Forscher begonnen, der feststellt, daß die kritiklose Propagierung von Drogenerfahrungen in den 60er Jahren eine ernsthafte Erforschung veränderter Bewußtseinszustände verhindert hat. Wer auf diesem Gebiet in dieser Zeit publizierte, drohte einer wissenschaftlichen Ächtung anheim zu fallen.

Ein Experten-Symposium über „Rausch und Mißbrauch“ dieser Arbeitsgruppe um Dittrich, Hofmann und Verres 1996 konstatierte, daß ein vorurteilsloser Umgang mit Bewußtseinsverändernden Substanzen in unserer rationalen, eher rauschfeindlichen Gesellschaft nicht möglich ist. Gleichwohl müsse ein neuer Dialog begonnen werden, der die Einteilung in harte und weiche Drogen besser durch Formulierungen von der Wirkung „öffnender und schließender“ psychotroper Substanzen vorschlägt, um Angst abzubauen und Entspannung zu erzeugen.

Unter den anwesenden Psychiatern blieb die Frage unentschieden, ob und wie psychoaktive Substanzen mit therapeutischem Potential berücksichtigt und eingesetzt werden sollten. Es bestand Konsens, daß ärztliches Handeln bei der therapeutischen Anwendung von Rauschmitteln immer in das Kalkül die Möglichkeit einbeziehen muß, Psychosen zu erzeugen.

Epikritisch ist festzustellen: Das Schweizer Heroinmodell – mit dem Hauptziel, Drogenabstinenz zu erreichen – ist sehr ernüchternd ausgefallen: Die Erfolgsrate ist mit 5,2 Prozent weit hinter den Erwartungen zurückgeblieben.

Aus der Sicht des Jugendpsychiaters stellt sich der Drogenmißbrauch noch gravierender dar: Die mangelnde Reife macht Kinder und Jugendliche, aber auch viele junge Erwachsene unfähig, das Gefährdungspotential bewußtseinsverändernder Substanzen überhaupt zu erkennen. So bleibt der Alltag des Psychiaters angesiedelt zwischen dem vorgeblichen Glück des Rausches und dem realen Elend der Sucht.

Literaturverzeichnis

Antons K et al. (1976/1977) Normales Trinken und Suchtverhalten. Bd. 1. u. 2. Zit. bei Schmidbauer W,. vom Scheid J, Handbuch der Rauschdrogen. Nymphenburger

Beringer K (1932) Die Bedeutung der Rauschgiftversuche für die Klinik. In: Schmidbauer W, vom Scheid J, Handbuch der Rauschdrogen. Schweiz Arch Neurol. Nymphenburger Verlagsanstalt

Beringer K (1932) Zur Klinik des Haschischrausches. Nervenarzt 5

Beringer K (1929) Der Mescalinrausch. Springer

Bochnik HJ, Richtberg W (1980) Depravation Ausdruck und Folgen einer suchtspezifischen Besinnungsstörung. In: Keup W (Hrsg) Folgen der Sucht. Thieme

Boss M (1953) Der Traum und seine Auslegung, Thieme, Bern Stuttgart

Bürger-Prinz H (1959) Psychopathologie der Sexualität. In: Giese H (Hrsg) Die Sexualität des Menschen. Enke

Dittrich A, Hofmann A, Leuner H (1994) (Hrsg) Welten des Bewußtseins. Bd 1, ein interdisziplinärer Dialog. Verlag für Wissenschaft und Bildung

Ervin FR, Mark VH, Stevens J (1969) Behavioral and Affctive Responses to Brain Stimulation in Man. In: Zubin J et al. (ed) Neurobiological Aspects of Psychopathologie. Grune and Stratton

Fessler R (1997) Hirnblutungen nach Kokain. Zit. bei Schmidbauer W, vom Scheid J, Handbuch der Rauschdrogen

Feuerlein W (1948) Alkoholismus – Mißbrauch und Abhängigkeit. Thieme

von Gebsattel VE (1948) Psychopathologie der Sucht. In: Studium Generale

Gelbke R (1966) Vom Rausch im Orient und Okzident. Klett

Glaser T. (1992) Körpereigene Opiate. In: Chemie in unserer Zeit. Verlag Chemie GmbH 1981. In: Schreiber LH, Drogenabhängigkeit und Spielsucht im Vergleich. Kriminalstatistik 1992

Grof S (1978) Topographie des Unbewußten – LSD im Dienst der tiefenpsychologischen Forschung. Klett

Grof S, Halifax J (1977) Die Begegnung mit dem Tod, Stuttgart 1980. In: Schmidbauer W, vom Scheid J, Handbuch der Rauschdrogen. Nymphenburger

Herz A, Bläsig J (1979) Die Opiatsucht: Neue Forschungsperspektiven. Der Nervenarzt 50

Herz A. (1986) Das Suchtproblem in der Sicht der neueren Opiatforschung. In: Feuerlein W (Hrsg) Theorie der Sucht. Springer

Hofmann A (1979) LSD – Mein Sorgenkind. Stuttgart

Huxley A (1966) Die Pforten der sinnlichen Wahrnehmung. Piper

Huxley A (1977) Schöne neue Welt Frankfurt 1932. Zit. nach: SchmidbauerW, vom Scheid J, Handbuch der Rauschdrogen. Nymphenburger

Jacobsen E (1997) Physiologie und Pharmakologie des Alkohols. Zit. bei Schmidbauer W, vom Scheid J, Handbuch der Rauschdrogen

Jürgens K (1986) Neuromorphologie – Neurophysiologie. In: Feuerlein W (Hrsg) Theorie der Sucht. Springer

Kellermann B (1987) Pathologisches Glücksspielen und Suchtkrankheit aus suchtpsychiatrisch psychotherapeutischer Sicht. In: Suchtgefahren. Neuland. In: Schreiber H-L, Drogenabhängigkeit und Spielsucht im Vergleich. Kriminalistik 1992

Kraeplin E (1981) Über die Beeinflussung einfacher psychischer Vorgänge durch Arzneimittel. Jena 1892. Zit. bei Leuner H,: Halluzinogene. Huber

Leuner Hanscarl (1981) Halluzinogene. Huber

Lewin L (1997) Phantastica. Berlin 1927. Zit. bei Schmidbauer W, vom Scheid J. Nymphenburger

Lidz T, Rothenberg A (1970) Psychedelismus: Die Wiedergeburt des Dionysos. Psyche 24

Meyer R (1994) Gesundheitsschäden durch Crack. Pharmazeutsche Zeitung 139

Maier HW (1926) Der Kokainismus, Leipzig 1926. In: SchmidbauerW, vom Scheid J. Nymphenburger

Müller-Küppers M (1951) Die Persönlichkeitsstruktur Morphinsüchtiger. Diss. Humboldt-Universität Berlin

Müller-Küppers M (1956) Zur Frage der Verständigung des Persönlichkeitsaufbaus unter der Einwirkung von Mescalin. Unveröffentlichte Diplom-Arbeit, Humbold-Universität Berlin

Naranjo C (1997) Die Reise zum Ich – Psychotherapie mit heilenden Drogen. Frankfurt a.M. 1970. In: SchmidbauerW, vom Scheid J. Nymphenburger

Nedopil N (1982) Endorphine – heutiger Wissensstand aus der Sicht der Psychiatrie. Diagnostik 15

Pschyrembel W (1969) Klinisches Wörterbuch. de Gruyter

Rabes M (1995) Ecstasy and Partydrogen. In: Deutsche Hauptstelle gegen Suchtgefahren (Hrsg.), Jahrbuch Sucht 96. Geesthacht

Schmidbauer W, vom Scheid J (1997) Handbuch der Rauschdrogen. Nymphenburger

Schreiber LHans (1992) Drogenabhängigkeit und Spielsucht im Vergleich. Kriminalistik 1992

Schuhmacher W (1986) Untersuchungen zur Psychodynamik des abhängigen Spielverhaltens. In: Feuerlein W (Hrsg) Theorie der Sucht. Springer

Stringaris M (1972) Die Haschischsucht. Springer

Täschner KL, Wanke K (1974) Zurechnungsfähigkeit bei Drogenkonsumenten. In: Monatsschrift für Kriminologie und Strafrechtsreform 57. Jahrgang. Köln

Täschner K-L (1986) Das Cannabisproblem. Haschisch und seine Wirkungen. Deutscher Ärzteverlag, Köln

Thomasius R, SchmolkeM, Kraus D (1997) MDMA („Ecstasy“)-Konsum – Ein Überblick zu psychiatrischen und medizinischen Folgen. Fortschr Neurol Psychiat 65. Thieme

Tölle R (1991) Psychiatrie. Springer

Völker Gisela (1981) (Hrsg) Rausch und Realität – Drogen im Kulturvergleich. Rautenstrauch Joest Museum Teil I und II

Wanke K (1986) Definition und Nomenklatur. In: Feuerlein W (Hrsg) Theorie der Sucht. Springer

Wanke K (1987) Zur Psychologie der Sucht. In: Abhängigkeit und Sucht. Springer

Weitbrecht H-J, Glatzel J (1979) Psychiatrie im Grundriß. Springer

Rausch, Kriminalität und Strafrecht

von Dieter Dölling

I. Einleitung

Rausch ist ein Zustand mit unterschiedlichen Wirkungen. Greifen Menschen zu Rauschmitteln, so tun sie dies in der Regel, um als angenehm empfundene Wirkungen zu erzielen. Ein Rausch kann aber auch schädliche Auswirkungen haben. Diese können den Berauschten selbst oder andere Personen treffen. Zu den negativen sozialen Auswirkungen von Rauschzuständen gehören auch kriminelle Handlungen. Der Zusammenhang zwischen Rausch und Kriminalität ergibt sich daraus, daß Rauschzustände den Willen und die Fähigkeit zu normkonformem Verhalten beeinträchtigen können. Bei der Frage, wie der Einzelne zum Phänomen des Rausches Stellung nimmt und wie die Gesellschaft mit diesem Phänomen umgehen soll, muß auch dieser Aspekt berücksichtigt werden. Es erscheint daher angebracht, diese Dimension des Rausches etwas näher zu beleuchten. Im Folgenden werden deshalb Zusammenhänge zwischen Rausch und Kriminalität und die strafrechtliche Erfassung dieser Zusammenhänge erörtert. Zunächst wird darauf eingegangen, wie der Begriff des Rausches in der Kriminologie und im Strafrecht definiert wird. Anschließend werden kriminologische Befunde über Beziehungen zwischen Rausch und Kriminalität dargestellt. Sodann wird behandelt, wie das geltende Strafrecht im Rausch begangene Taten erfaßt und schließlich wird ein Blick auf die kriminalpolitische Diskussion über die angemessene strafrechtliche Bewertung im Rausch begangener Normbrüche geworfen.

II. Der Begriff des Rausches in der Kriminologie und im Strafrecht

Eine Erörterung der Beziehungen zwischen Rausch, Kriminalität und Strafrecht setzt Klarheit darüber voraus, was unter dem Begriff des Rausches verstanden wird. Bei einem Blick in die kriminologischen und strafrechtlichen Publikationen wird jedoch deutlich, daß eine exakte Definition des Rausches kaum zu finden ist. Die Lehrbücher der Kriminologie definieren den Begriff „Rausch" entweder gar nicht oder nur verhältnismäßig unbestimmt. Nach

Göppinger ist Rausch ein Begriff mit sowohl normativem als auch medizinisch-naturwissenschaftlichem Gehalt.[1] Es handele sich um einen „vorübergehenden Zustand als das Ergebnis einer psychoaktiven Wirkung durch Drogeneinverleibung in den Organismus".[2] Kaiser spricht von Wirkstoffen, die in der Annahme verwendet werden, daß sie die Stimmung, das Verhalten und die Gesundheit günstig beeinflussen.[3] Die Definition der Droge durch die Weltgesundheitsorganisation (WHO), die hierunter alle Substanzen versteht, die auf den lebenden Organismus mit einer Veränderung einer oder mehrerer seiner Funktionen einwirken, wird zitiert.[4] Weitere, auch für die Kriminologie relevante Umschreibungen des Begriffs Rausch finden sich in den Lehrbüchern der forensischen Psychiatrie. Dort wird Rausch als ein durch akute Einwirkung von Alkohol oder Drogen hervorgerufener „seelischer Ausnahmezustand" definiert, der sich in unterschiedlicher Weise auf Stimmung, Aktivität und Orientierung auswirken kann.[5] Der Rausch wird als akute, reversible und körperlich begründbare Psychose eingeordnet,[6] es wird zwischen leichten, mittelgradigen und schweren Rauschzuständen differenziert,[7] es werden als Formen abnormer Rauschzustände der komplizierte und der pathologische Rausch angeführt[8] und es werden durch akute Alkoholintoxikationen verursachte unterschiedliche psychopathologische Syndrome dargestellt.[9]

Auch in der Rechtsprechung der Strafgerichte und in der Strafrechtswissenschaft bereitet die Umschreibung des Begriffs „Rausch" erhebliche Schwierigkeiten. Das Strafgesetzbuch (StGB) verwendet den Begriff des Rausches in § 323a zur Umschreibung des Tatbestandes des Delikts des Vollrausches. Dieser Tatbestand setzt voraus, daß sich der Täter „durch alkoholische Getränke oder andere berauschende Mittel in einen Rausch versetzt". Der Genuß „alkoholischer Getränke oder anderer berauschender Mittel" ist auch Tatbestandsmerkmal der §§ 315a StGB (Gefährdung des Bahn-, Schiffs- und Luftverkehrs), 315c StGB (Gefährdung des Straßenverkehrs) und 316 StGB

[1] Göppinger, Kriminologie, 581.

[2] A.a.O.

[3] Kaiser, Kriminologie, 613.

[4] Vgl. etwa Schneider, Kriminologie, 8.

[5] Langelüddeke/Bresser, Gerichtliche Psychiatrie, 69.

[6] Baer, Psychiatrie für Juristen, 95.

[7] Nedopil, Forensische Psychiatrie, 83 f.; Witter, Die Beurteilung Erwachsener im Strafrecht, 1029 ff.

[8] Baer, Psychiatrie für Juristen, 95, 98; Langelüddeke/Bresser, Gerichtliche Psychiatrie, 69 ff.; Nedopil, Forensische Psychiatrie, 84; kritisch zu den in der Literatur zu findenden unterschiedlichen Definitionen dieser Rauschformen Athen, Syndrome der akuten Alkoholintoxikation, 5 ff., 82 ff., 142 f.; gegen diese Einteilung auch Foerster, Die alkohol- und drogenbedingten Störungen, 226, 227; gegen den Begriff des pathologischen Rausches auch Rasch, Forensische Psychiatrie, 213 f.

[9] Athen, Syndrome der akuten Alkoholintoxikation, 95 ff., 145.

(Trunkenheit im Verkehr). Nach § 64 StGB sind Voraussetzungen der Unterbringung in einer Entziehungsanstalt der Hang des Täters, „alkoholische Getränke oder andere berauschende Mittel im Übermaß zu sich zu nehmen", und die Feststellung einer rechtswidrigen Tat, die der Täter „im Rausch" begangen hat oder die auf seinen Hang zurückgeht. Der Bundesgerichtshof umschreibt den Rausch im Sinne des § 323a StGB als einen „Zustand des Täters, der „nach seinem ganzen Erscheinungsbild als durch den Genuß von Rauschmitteln hervorgerufen anzusehen ist".[10] Berauschende Mittel sind nach dem Bundesgerichtshof „solche, die in ihren Auswirkungen denen des Alkohols vergleichbar sind und zu einer Beeinträchtigung des Hemmungsvermögens sowie der intellektuellen und motorischen Fähigkeiten führen".[11] In der strafrechtswissenschaftlichen Literatur wird der Rausch im Sinne des § 323a StGB u.a. als „ein Zustand der Enthemmung" definiert, „der sich in dem für das jeweilige Rauschmittel typischen, die psychischen Fähigkeiten durch Intoxikation beeinträchtigenden Erscheinungsbild widerspiegelt".[12] Nach einer anderen Auffassung sind unter einem Rausch im Sinne des § 323a StGB „alle Intoxikationszustände" zu verstehen, „in denen die Schuldfähigkeit ausgeschlossen oder so beeinträchtigt ist, daß eine Verurteilung wegen der Rauschtat nicht in Betracht kommt".[13] Als berauschende Mittel werden „zur Herbeiführung von Enthemmung oder zur Beseitigung von Unlustgefühlen geeignete Stoffe oder Zubereitungen" angesehen[14] oder „alle Stoffe, die das Hemmungsvermögen sowie die intellektuellen und motorischen Fähigkeiten beeinträchtigen und damit in ihren Auswirkungen denen des Alkohols vergleichbar sind."[15]

Angesichts dieser recht allgemein gehaltenen Umschreibungen nimmt es nicht wunder, daß Spendel im Hinblick auf die nähere inhaltliche Bestimmung des Rausches „jedenfalls auf den ersten Blick, eine scharfe Definition in der medizinischen und juristischen Literatur und in der Judikatur" vermißt.[16] Dies dürfte darauf zurückzuführen sein, daß Rauschzustände in quantitativer und qualitativer Hinsicht sehr verschieden ausfallen können. Sie können unterschiedlich stark sein und können inhaltlich einen ganz verschiedenen Verlauf nehmen. Immerhin lassen sie sich durch bestimmte gemeinsame Merkmale kennzeichnen, die in den kriminologischen, forensisch-psychiatri-

---

[10] Entscheidungen des Bundesgerichtshofes in Strafsachen 26. Band (BGHSt 26), S. 363, 364; BGHSt 32, S. 48, 53.

[11] Verkehrsrechtssammlung 53 (1977), S. 356 Nr. 160.

[12] Lackner/Kühl, StGB, § 323a Randnummer (Rdn.) 3.

[13] Cramer, in Schönke/Schröder, StGB, § 323a Rdn. 8; für diesen umfassenden Rauschbegriff auch aus medizinischer Sicht Schewe, Alkoholdelinquenz, 61 f.

[14] Lackner/Kühl, StGB, § 315c Rdn. 5.

[15] Cramer, in Schönke/Schröder, StGB, § 316 Rdn. 5.

[16] Spendel, in StGB: Leipziger Kommentar, § 323a Rdn. 112.

schen und strafjuristischen Umschreibungen übereinstimmend angesprochen sein dürften. Danach geht es bei Rauschzuständen darum, daß durch die Einnahme von Substanzen für einen bestimmten Zeitraum Veränderungen des Erlebens und Verhaltens ausgelöst werden, die von Beeinträchtigungen der psychischen und motorischen Leistungsfähigkeit begleitet sind. Zwar sind auch nicht substanzgebundene Rauschzustände denkbar, die Betrachtung soll sich aber im Folgenden auf Rauschzustände konzentrieren, die durch die Einnahme von Substanzen herbeigeführt werden.[17] Hierbei handelt es sich insbesondere um Alkohol, die unter das Betäubungsmittelgesetz fallenden Drogen und um Medikamente. Die durch die Substanzeinnahme ausgelösten Veränderungen des Erlebens und Verhaltens betreffen vor allem die Stimmung und die Aktivität und können ganz unterschiedlich ausfallen. Es kann zu einer Anhebung der Stimmung im Sinne von Euphorie und zu einer Lösung von Spannungszuständen, aber auch zu Gereiztheit oder Depressivität kommen. Die Aktivität kann erheblich gesteigert sein oder es kann eine Antriebsminderung zu verzeichnen sein. Als Beeinträchtigungen der Leistungsfähigkeit kommen neben Störungen der Wahrnehmung, des Denkens und der Psychomotorik insbesondere eine Verminderung der Fähigkeit zur Selbstkritik und Selbstkontrolle in Betracht. Diese Umschreibung des Rausches dürfte im wesentlichen der von Spendel gegebenen Definition des Rausches im Sinne von § 323a StGB entsprechen. Danach ist Rausch ein „Zustand vorübergehender Bewußtseinsstörung (Betäubung und Erregung infolge Vergiftung), die einerseits durch eine Hemmung der intellektuellen und körperlichen, andererseits durch eine Enthemmung der voluntativen und emotionalen Fähigkeiten gekennzeichnet ist und die durch Alkohol oder andere ähnlich zur Narkotisierung und Intoxikation führende und der Rauschsucht förderliche (Rausch-) Mittel wie Drogen, Medikamente oder Stoffe mitverursacht wird".[18] Auf der Grundlage dieses Verständnisses von Rausch soll im Folgenden erörtert werden, welche Zusammenhänge zwischen Rausch und Kriminalität bestehen.

III. Beziehungen zwischen Rausch und Kriminalität

Anhaltspunkte für die Bedeutung von Rauschzuständen für die Deliktsbegehung können zunächst einige Daten der *Polizeilichen Kriminalstatistik* liefern. In dieser Statistik sind die bei der Polizei bekannt gewordenen Delikte einschließlich der mit Strafe bedrohten Versuche enthalten. Es werden auch die Taten schuldunfähiger Täter registriert. Die Aussagekraft der Polizeilichen Kriminalstatistik ist u.a. dadurch eingeschränkt, daß Straßenverkehrsdelikte in dieser Statistik nicht erfaßt werden. Die Polizeiliche Kriminalstatistik enthält Angaben über die unter Alkoholeinfluß begangenen aufgeklärten Fälle und

---

[17] Es werden daher z.B. die sog. Blutrauschfälle, vgl. etwa BGHSt 7, 325, nicht behandelt.

[18] Spendel, in StGB: Leipziger Kommentar, § 323a Rdn. 114.

über die Tatverdächtigen, die bei der Tatausführung unter Alkoholeinfluß standen. Ein Fall ist nach der Polizeilichen Kriminalstatistik aufgeklärt, wenn nach dem polizeilichen Ermittlungsergebnis ein mindestens namentlich bekannter oder auf frischer Tat ergriffener Tatverdächtiger festgestellt worden ist.[19] Tatverdächtiger ist, wer nach dem polizeilichen Ermittlungsergebnis aufgrund zureichender tatsächlicher Anhaltspunkte verdächtig ist, die Tat begangen zu haben.[20] Ob ein Fall aufgeklärt worden ist, wird somit von der Polizei selbst definiert. Für diese Definition ist es unerheblich, ob es im weiteren Verlauf des Verfahrens zu einer Anklageerhebung oder Verurteilung kommt. Alkoholeinfluß bei der Tatausführung liegt nach der Polizeilichen Kriminalstatistik vor, wenn durch Alkoholgenuß die Urteilskraft des Tatverdächtigen während der Tatausführung beeinträchtigt war. Maßgeblich ist ein offensichtlicher oder nach den Ermittlungen wahrscheinlicher Alkoholeinfluß.[21] Auch dies wird durch die Polizei selbst beurteilt.

1997 wurden von den in der Polizeilichen Kriminalstatistik erfaßten 6 586 165 Straftaten 3 335 016 als aufgeklärt registriert. Die Aufklärungsquote betrug damit 51%.[22] Wie Tabelle 1 zeigt, wurden 7% der 1997 aufgeklärten Fälle unter Alkoholeinfluß begangen. Am höchsten ist der Anteil der

Tabelle 1. Unter Alkoholeinfluß begangene aufgeklärte Fälle 1997

Straftaten	aufgeklärte Fälle insgesamt	davon unter Alkoholeinfluß begangen	
		n	%
Straftaten insgesamt	3 335 016	237 772	7
Widerstand gegen die Staatsgewalt	20 532	11 573	56
Zerstörung wichtiger Arbeitsmittel	275	144	52
Gewaltkriminalität	130 006	31 567	24
– Zechanschlußraub	226	136	60
– Totschlag	2 094	855	41
– Beraubung von Taxifahrern	140	49	35
– Körperverletzung mit tödlichem Ausgang	411	142	35
– Raubmord	96	29	30
– Vergewaltigung	5 046	1 448	29
– gefährliche und schwere Körperverletzung	87 628	24 027	27

Quelle: Polizeiliche Kriminalstatistik 1997, S. 63, 69.

19 Polizeiliche Kriminalstatistik 1997, 12.
20 A.a.O., 17.
21 A.a.O., 12.
22 A.a.O., 63.

Fälle mit Tatausführung unter Alkoholeinfluß beim Widerstand gegen die Staatsgewalt und bei der Zerstörung wichtiger Arbeitsmittel. Bei diesen Delikten liegt er über 50%. Einen erheblich über dem Durchschnitt liegenden Anteil von Taten unter Alkoholeinfluß weist auch die Gewaltkriminalität auf. Unter dem Begriff der Gewaltkriminalität faßt die Polizeiliche Kriminalstatistik folgende Delikte zusammen: vorsätzliche Tötungsdelikte, Vergewaltigung, Raub, räuberische Erpressung und räuberischer Angriff auf Kraftfahrer, Körperverletzung mit Todesfolge, gefährliche und schwere Körperverletzung, erpresserischer Menschenraub, Geiselnahme und Angriff auf den Luftverkehr.[23] Bei der in dieser Weise definierten Gewaltkriminalität liegt der Anteil der unter Alkoholeinfluß begangenen Taten bei 24%. Besonders hoch ist der Anteil beim Zechanschlußraub und beim Totschlag mit 60% bzw. 41%. Ein Anteil von 30% und mehr ist bei der Beraubung von Taxifahrern, der Körperverletzung mit tödlichem Ausgang und dem Raubmord zu verzeichnen. Über einem Viertel liegt der Anteil bei der Vergewaltigung und bei der gefährlichen und schweren Körperverletzung.

Werden als Untersuchungseinheit nicht die aufgeklärten Fälle, sondern die ermittelten Tatverdächtigen gewählt, ergibt sich ein ähnliches Bild. 1997 standen 8% der ermittelten Tatverdächtigen unter Alkoholeinfluß.[24] Von den eines Widerstandes gegen die Staatsgewalt Verdächtigen begingen 55% die Tat unter Alkoholeinfluß, von den Tatverdächtigen der Gewaltkriminalität 23%. Bei der vorsätzlichen Brandstiftung und der Sachbeschädigung betrug der Anteil der unter Alkoholeinfluß stehenden Tatverdächtigen jeweils 20%.[25] Werden die Polizeilichen Kriminalstatistiken der letzten zehn Jahre betrachtet, zeichnet sich ein gewisser Rückgang des Anteils der unter Alkoholeinfluß begangenen Taten ab, wobei die Grundstrukturen jedoch gleich bleiben (vgl. Tabelle 2). Besonders hoch ist der Anteil der unter Alkoholeinfluß ausgeführten Taten beim Widerstand gegen die Staatsgewalt, und außerdem ist bei den Gewaltdelikten ein überdurchschnittlich hoher Anteil zu verzeichnen.[26] Auch nach ausländischen Untersuchungen ist ein beträchtlicher Anteil der Aggressionstäter bei der Tatausführung alkoholisiert.[27] Allerdings variieren die in den Untersuchungen angegebenen Anteile alkoholbeeinflußter Täter

---

[23] A.a.O., 15.

[24] A.a.O., 124.

[25] A.a.O.

[26] Zu den Daten der Polizeilichen Kriminalstatistik für 1990 vgl. die Analyse von Kerner/Weitekamp/Stelly/Thomas, Patterns of criminality and alcohol abuse, 403 ff.; zu den Befunden älterer kriminologischer Untersuchungen siehe zusammenfassend Athen, Syndrome der akuten Alkoholintoxikation, 2 f.

[27] Pernanen, Alcohol in human violence, 24 ff. Nach internationalen Schätzungen sollen bei ca. 50% der wegen Eigentums- und Gewaltdelikten Verurteilten Intoxikationen zum Zeitpunkt der Straftat vorliegen, siehe Konrad/Rasch, Zur psychiatrischen Beurteilung forensich relevanter Rauschzustände, 167.

beträchtlich.[28] Besonders häufig stehen nach kriminologischen Befunden Rückfalltäter bei der Tatbegehung unter Alkoholeinfluß.[29] Bei etwa 70% der Häftlingsprobanden der Tübinger Jungtäter-Vergleichsuntersuchung (200 junge Männer, die zwischen 1965 und 1970 in der Vollzugsanstalt Rottenburg mindestens sechs Monate Freiheitsstrafe zu verbüßen hatten) war der letzten Tat vor der Untersuchung Alkoholkonsum vorausgegangen. Bei mehr als der Hälfte dieser Fälle handelte es sich um erhebliche Mengen Alkohol, d. h. es waren mehr als fünf Flaschen Bier oder vergleichbare Mengen anderer Alkoholika getrunken worden oder die Blutalkoholkonzentration betrug über 1,5 Promille.[30]

Bei der Interpretation der dargestellten Befunde ist zu berücksichtigen, daß von allen begangenen Straftaten nur ein Teil den Strafverfolgungsorganen bekannt und in den Kriminalstatistiken registriert wird; die übrigen Delikte verbleiben im Dunkelfeld.[31] Teilweise wird angenommen, daß unter Alkoholeinfluß begangene Straftaten unter den offiziell bekannt gewordenen und sanktionierten Delikten überrepräsentiert seien, weil sie eher auffielen, bei ihnen die Anzeigebereitschaft größer sei und die Täter leichter überführbar seien.[32] Aber auch wenn dies zutrifft, muß davon ausgegangen werden, daß viele unter Alkoholeinfluß begangene Straftaten nicht offiziell bekannt werden. Das kann z.B. für viele Delikte angenommen werden, die im sozialen Nahraum begangen werden. Außerdem dürfte bei manchen den Strafverfolgungsorganen bekannt gewordenen Straftaten ein tatsächlich vorliegender Alkoholeinfluß nicht erkannt werden. Die Bedeutung der Problematik wird erkennbar, wenn

Tabelle 2. Anteil der Taten unter Alkoholeinfluß an den aufgeklärten Fällen 1987, 1990, 1994 und 1997

Straftaten	Anteil der Taten unter Alkoholeinfluß in %			
	1987*	1990*	1994**	1997**
Straftaten insgesamt	10	9	8	7
Widerstand gegen die Staatsgewalt	66	66	58	56
Gewaltkriminalität	35	32	27	24

* Alte Bundesländer
** Bundesgebiet insgesamt

Quelle: Polizeiliche Kriminalstatistik 1987, S. 33; 1990, S. 48; 1994, S. 76; 1997, S. 69.

[28] H.-J. Albrecht, Alkohol und Kriminalität, 350.
[29] Kerner/Weitekamp/Stelly/Thomas, Patterns of criminality and alcohol abuse, 405.
[30] Göppinger, Der Täter in seinen sozialen Bezügen, 155; Maschke, Das Umfeld der Straftat, 69.
[31] Zum Dunkelfeld der Kriminalität vgl. Kaiser, Kriminologie, 392 ff.
[32] Eisenberg, Kriminologie, 1093, 1212.

berücksichtigt wird, daß 1997 in Deutschland pro Kopf 160 Liter alkoholische Getränke verbraucht wurden; der Pro-Kopf-Verbrauch von reinem Alkohol lag bei knapp 11 Litern.[33] Es wird geschätzt, daß bezogen auf die Bevölkerung zwischen 18 und 69 Jahren bei etwa 4,4 Millionen Menschen mißbräuchlicher oder abhängiger Konsum von Alkohol vorliegt.[34]

Vergleichbare Daten über Taten, bei deren Ausführung der Täter unter dem Einfluß von illegalen Drogen oder Medikamenten stand, enthält die Polizeiliche Kriminalstatistik nicht. Zwar läßt sich der Statistik entnehmen, daß 1997 bei 7% der aufgeklärten Fälle Tatverdächtige ermittelt wurden, die der Polizei als Konsumenten „harter Drogen" bekannt waren.[35] Aus dieser Angabe läßt sich jedoch kaum etwas für den Anteil der unter dem akuten Einfluß von illegalen Drogen begangenen Taten herleiten, denn einerseits stehen Drogenabhängige nicht bei allen von ihnen begangenen Straftaten unter Drogeneinfluß, und andererseits dürfte die Polizei bei vielen von ihr ermittelten Tatverdächtigen eine Drogenabhängigkeit nicht erkennen. Außerdem betreffen die Angaben der Polizeilichen Kriminalstatistik nur Konsumenten „harter Drogen". Personen, die „weiche" illegale Drogen einnehmen, werden nicht erfaßt. Nach kriminologischen Untersuchungen kann allerdings angenommen werden, daß der Einfluß von illegalen Drogen und von Medikamenten bei der Begehung der in der Polizeilichen Kriminalstatistik registrierten Delikte eine gewisse Rolle spielt. So untersuchten Mischkowitz/Möller/Hartung aus den während des Zeitraums von Oktober 1989 bis September 1990 beim Institut für Rechtsmedizin in Homburg/Saar zur Feststellung der Blutalkoholkonzentration eingereichten ca. 6 600 Blutproben zwei Zufallsstichproben. Während eine Stichprobe (660 Blutproben) Verkehrsdelikte betraf, bezog sich die andere Stichprobe (600 Blutproben) auf Strafrechtsfälle, die von den Autoren als Kriminaldelikte bezeichnet werden.[36] In 12% der Blutproben dieser Stichprobe wurden Cannabinoide nachgewiesen, in 3% Opiate, in 0,3% Amphetamine und in 0,2% Kokain. Benzodiazepine konnten in ca. 11% der Blutproben und Barbiturate in etwa 3% festgestellt werden.[37] Die Drogen und Medikamente wurden ganz überwiegend gemeinsam mit Alkohol konsumiert.[38] Unter den Fällen, in denen illegale Drogen oder Medikamente nachgewiesen wurden, befanden sich 83, bei denen eine Analyse der Strafakten vorgenommen werden konnte. Nach dieser Analyse betrafen 24% der Fälle mit positivem Drogen- oder Medikamentenbefund das Delikt des schweren Diebstahls, jeweils

---

[33] Breitenacher, Alkohol, 7.

[34] Holz/Leune, Versorgung Suchtkranker, 156, mit Erläuterung der Begriffe des mißbräuchlichen und abhängigen Konsums.

[35] Polizeiliche Kriminalstatistik 1997, 68.

[36] Mischkowitz/Möller/Hartung, Gefährdungen durch Drogen, 17 ff.

[37] A.a.O., 58.

[38] A.a.O., 59 ff.

12% Widerstand gegen die Staatsgewalt und Betäubungsmitteldelikte, jeweils 10% Raub und Körperverletzung, 7% einfachen Diebstahl und 6% Straftaten gegen das Leben. Der Anteil der übrigen Straftaten lag unter 5%.[39]

Bei der Interpretation dieser Befunde muß berücksichtigt werden, daß nicht eine für die gesamte Kriminalität repräsentative Stichprobe untersucht wurde, sondern Fälle analysiert wurden, in denen die Strafverfolgungsorgane die Entnahme einer Blutprobe für erforderlich hielten und in denen somit Anzeichen für die Einnahme von Rauschmitteln durch den Täter vorlagen. Es handelt sich somit um auf einem selektiven Weg gewonnene Befunde, die nicht auf die gesamte Kriminalität übertragen werden können. Insbesondere ist bei der Frage, inwieweit Gewaltdelikte unter Drogeneinfluß begangen werden, eine differenzierte Betrachtungsweise geboten. Nach den vorhandenen Untersuchungen kann es bei Einnahme bestimmter Drogen, z.B. Barbiturate, in bestimmten Konstellationen zu Gewalthandlungen kommen.[40] Bei den unter Drogen- oder Medikamenteneinfluß begangenen Delikten muß von einem erheblichen Dunkelfeld ausgegangen werden. Hierbei ist u.a. zu berücksichtigen, daß die Zahl der von illegalen Drogen mit Ausnahme von Cannabis Abhängigen in Deutschland auf 100 000 bis 150 000 Menschen und die Zahl der Medikamentenabhängigen auf etwa 1,4 Millionen Personen geschätzt wird.[41]

Zur Abschätzung der unter dem Einfluß von Rauschmitteln begangenen *Straßenverkehrsdelikte* können zunächst die Daten der Strafverfolgungsstatistik über die wegen eines in Trunkenheit begangenen Straßenverkehrsdelikts verurteilen Personen herangezogen werden. Eine Tatausführung unter Trunkenheit liegt nach der Strafverfolgungsstatistik vor, wenn die Tatbegehung infolge des Genusses alkoholischer Getränke oder anderer berauschender Mittel erfolgte.[42] Ganz überwiegend handelt es sich um Tatausführungen unter Alkoholeinfluß. Wie Tabelle 3 zeigt, wurden 1997 146 041 Personen wegen einer in Trunkenheit begangenen Straftat im Straßenverkehr (mit oder ohne Unfall) verurteilt. Das sind 58% aller wegen einer Straftat im Straßenverkehr Verurteilten. Wegen eines Straßenverkehrsdelikts in Trunkenheit mit Unfall wurden 43 080 Personen verurteilt. Der Anteil dieser Personen an allen wegen eines Straßenverkehrsdelikts mit Unfall Verurteilten beträgt 46%. Ein Blick auf die einzelnen Deliktsarten ergibt folgendes Bild: 231 Personen wurden wegen fahrlässiger Tötung im Straßenverkehr in Trunkenheit verurteilt (16% aller Verurteilten wegen fahrlässiger Tötung im Straßenverkehr), bei 6 778 Personen erfolgte eine Verurteilung wegen fahrlässiger Körperverletzung im Straßenverkehr in Trunkenheit (27% aller Verurteilten wegen fahrlässiger

---

39 A.a.O., 88.

40 Kreuzer, in Handbuch des Betäubungsmittelstrafrechts, 316, 319; Mischkowitz/Möller/Hartung, Gefährdungen durch Drogen, 183 ff.

41 Holz/Leune, Versorgung Suchtkranker, 158.

42 Strafverfolgung 1997, 40 Fn. 3.

Körperverletzung im Straßenverkehr), 20 464 Personen erhielten eine Verurteilung wegen Gefährdung des Straßenverkehrs in Trunkenheit gemäß § 315c StGB (86% der wegen Gefährdung des Straßenverkehrs Verurteilten) und 109 447 wurden nach § 316 StGB wegen Trunkenheit im Verkehr ohne Fremdschaden verurteilt. Wie Tabelle 3 ebenfalls zeigt, sind die Verurteilungen wegen Trunkenheitsdelikten im Straßenverkehr in den letzten 20 Jahren zurückgegangen. Die Zahl der Verurteilen erreicht aber weiterhin eine beachtliche Höhe. 1997 wurden 19% aller wegen einer Straftat verurteilten Personen (146 041 von 780 530)[43] wegen eines Trunkenheitsdelikts im Straßenverkehr verurteilt. Auch wenn nicht bei jedem Trunkenheitsdelikt im Straßenverkehr ein Rauschzustand angenommen wird, dürfte aus den Zahlen die große Bedeutung hervorgehen, die Straßenverkehrsdelikte unter Rauschmitteleinfluß haben.

Tabelle 3. Verurteilte wegen Straßenverkehrsdelikten in Trunkenheit 1977, 1987 und 1997 (alte Bundesländer)

Straftaten	Jahr		
	1977	1987	1997
Straftaten im Straßenverkehr insgesamt	325 746	253 783	250 219
davon in Trunkenheit			
n	171 369	147 904	146 041
%	53	58	58
Straftaten im Straßenverkehr mit Unfall insgesamt	172 474	130 529	93 846
davon in Trunkenheit			
n	70 320	58 657	43 080
%	41	45	46
Fahrlässige Tötung im Straßenverkehr insgesamt	3 268	2 037	1 431
davon in Trunkenheit			
n	766	389	231
%	23	19	16
Fahrlässige Körperverletzung im Straßenverkehr insg.	77 952	43 546	25 141
davon in Trunkenheit			
n	12 233	8 747	6 778
%	16	20	27
Gefährdung des Straßenverkehrs insgesamt	34 568	30 288	23 835
davon in Trunkenheit			
n	31 744	26 859	20 404
%	92	89	86
Trunkenheit im Verkehr ohne Fremdschaden	114 784	100 672	109 447

Quelle: Strafverfolgung 1977, S. 24 ff.; 1987, S. 34 ff., 1997, S. 34 f.

[43] A.a.O., 16 f.

Die Bedeutung des Rauschmitteleinflusses für die Straßenverkehrskriminalität zeigt sich auch in der Statistik der Verkehrsunfälle. 1997 wurden 30 734 durch Alkoholeinfluß bei einem Fahrzeugführer mitverursachte Unfälle mit Personenschaden registriert (vgl. hierzu und zum Folgenden Tabelle 4). Das waren 8% aller Unfälle mit Personenschaden. Bei 1 244 im Straßenverkehr Getöteten – das sind 15% der 8.549 im Straßenverkehr getöteten Personen – war Alkoholeinfluß bei einem Fahrzeugführer für den Tod mitursächlich. Alkoholeinfluß spielt somit trotz eines in den letzten Jahren zurückgehenden Anteils an den Unfallursachen[44] gerade bei den schweren Verkehrsunfällen eine wichtige Rolle.[45] Nur wenige Unfälle mit Personenschaden sind nach der Verkehrsunfallstatistik auf den Einfluß anderer Rauschmittel zurückzuführen. Hierbei ist jedoch zu berücksichtigen, daß Alkoholeinfluß leichter erkennbar ist als der Einfluß anderer Rauschmittel und eine Mitursächlichkeit dieser Rauschmittel wahrscheinlich bisher weniger intensiv untersucht worden ist.

Tabelle 4. Durch Rauschmitteleinfluß bei einem Fahrzeugführer verursachte Straßenverkehrsunfälle mit Personenschaden 1977, 1987, 1992 und 1997

Straßenverkehrsunfälle	Jahr			
	1977*	1987*	1992**	1997**
Unfälle mit Personenschaden insgesamt	379 046	325 519	395 462	380 835
davon				
– durch Alkoholeinfluß				
n	46 986	30 929	37 846	30 734
%	12	10	10	8
– durch Einfluß anderer Rauschmittel				
n	304	278	530	580
%	0,1	0,1	0,1	0,2
Getötete im Straßenverkehr insgesamt	14 978	7 967	10 631	8 549
davon				
– durch Alkoholeinfluß				
n	2 811***	1 273	1 766	1 244
%	21	16	17	15
– durch Einfluß anderer Rauschmittel				
n	14***	12	18	21
%	0,1	0,2	0,2	0,2

* Alte Bundesländer
** Gesamtes Bundesgebiet
*** Bezogen auf 13.599 Unfälle mit Getöteten

Quelle: Straßenverkehrsunfälle 1977, S. 7, 50, 53; 1987, S. 21, 184, 214; Verkehrsunfälle 1992, S. 33, 301, 334; 1997, S. 35, 284, 315.

[44] Zur Sonderentwicklung in den neuen Bundesländern (Anstieg der Alkoholunfälle in den Jahren nach der Wiedervereinigung) vgl. Bode, Alkoholunfälle und Fahrerlaubnisentziehungen, 368 ff.

[45] Kritisch zur Erfassung des Alkoholeinflusses in der Statistik Eisenberg, Kriminologie, 883.

Bei den unter Alkoholeinfluß begangenen Verkehrsdelikten muß von einem erheblichen Dunkelfeld ausgegangen werden. Dies gilt zunächst für Fahrten unter Alkoholeinfluß, die nicht zu einem Unfall führen und die deshalb in der Regel nur bekannt werden, wenn der Fahrer von Polizeibeamten kontrolliert wird. Bei einer Befragung einer repräsentativen Stichprobe der strafmündigen Bevölkerung der Bundesrepublik Deutschland (2 036 Befragte im Alter zwischen 14 und 87 Jahren) im Jahr 1982 gaben 25% der Befragten an, sie seien schon einmal mit einem Kraftfahrzeug oder Fahrrad im öffentlichen Straßenverkehr gefahren, obwohl sie zuviel Alkohol (1,3 Promille oder mehr) getrunken hätten.[46] Bei einer 1998 vom Institut für Kriminologie der Universität Heidelberg durchgeführten Befragung repräsentativer Stichproben der Bevölkerungen der Städte Heidelberg und Freiburg im Breisgau (insgesamt 2 930 Personen im Alter zwischen 14 und 17 Jahren) teilten 21% der Befragten mit, sie hätten in den letzten 12 Monaten ein Kraftfahrzeug geführt, obwohl sie 0,8 Promille oder mehr Alkohol getrunken hätten. In Befragungen von Studienanfängern der Rechtswissenschaft in Gießen antworteten 57% der Männer und 23% der Frauen, sie hätten unter dem Einfluß von Alkohol am Straßenverkehr teilgenommen.[47] Das Verhältnis aller Trunkenheitsfahrten mit mindestens 0,8 Promille zu den rechtlich geahndeten Fahrten wird auf 600 zu 1 geschätzt[48], bei den Trunkenheitsfahrten mit mindestens 1,3 Promille beläuft sich die Schätzung auf 300 zu 1.[49]

Auch wenn es zu einem Verkehrsunfall kommt, bleibt der Alkoholeinfluß oft unbekannt.[50] Selbst nach Unfällen mit Personen- und Sachschäden über 4 000 DM wurde nach einer in Unterfranken durchgeführten Untersuchung nur ein Teil der alkoholisierten Fahrer als solche erkannt, nämlich von 0,30 bis 0,49 Promille 31%, von 0,50 bis 0,79 Promille 38%, von 0,80 bis 1,09 Promille 55%, von 1,10 bis 1,49 Promille 73% und von 1,50 bis 1,99 Promille 78%. Erst ab einer Blutalkoholkonzentration von 2,00 Promille oder mehr wurde der Alkoholeinfluß bei allen Fahrern entdeckt.[51] Teilweise wird geschätzt, daß die Alkoholbeteiligung bei tödlichen Verkehrsunfällen bei ca. 50% liegt.[52]

---

[46] Schöch, Empirische Grundlagen der Generalprävention, 1088, 1091, 1092 f.

[47] Kreuzer, in Handbuch des Betäubungsmittelstrafrechts, 324.

[48] Kazenwadel/Vollrath, Das Dunkelfeld der Trunkenheitsfahrten, 120; Müller/Weiler, Ergebnisse einer Untersuchung über Alkoholiker als Kraftfahrer, 109, 115.

[49] Müller/Weiler, a.a.O.

[50] A.a.O., 122.

[51] Kazenwadel/Vollrath, Das Dunkelfeld der Trunkenheitsfahrten., 123; Schöch, Präventive Verkehrskontrollmaßnahmen, 169.

[52] Kornhuber, Alkohol und Menschenwürde, 215; Müller/Weiler, Ergebnisse einer Untersuchung über Alkoholiker als Kraftfahrer, 109; vgl. aber auch H.-J. Albrecht, Alkohol und Kriminalität, 349.

Anscheinend gelingt es vor allem trinkgewohnten Fahrern, bei Polizeikontrollen leichte bis mittelstarke Alkoholisierungen zu verbergen.[53] Personen mit massiven Alkoholproblemen begehen nach den vorliegenden Befunden sehr häufig Trunkenheitsfahrten.[54] So ergab eine Befragung von 30 Patienten einer Suchtklinik, die sich mit der Diagnose „chronische Alkoholkrankheit" in stationärer Behandlung befanden und irgendwann eine Fahrerlaubnis erworben hatten, daß diese Probanden pro Jahr durchschnittlich 70 Trunkenheitsfahrten begingen.[55] Bei der Beurteilung dieser Befunde muß allerdings berücksichtigt werden, daß in der Gesamtbevölkerung das Verbot von Trunkenheitsfahrten eine relativ hohe Verhaltensgeltung aufweist.[56]Von ca. 21 000 Fahrern, die in den Jahren 1992 bis 1994 in Unterfranken und Thüringen im Rahmen des Würzburger Roadside Survey angehalten und untersucht wurden, wiesen nur knapp 2% Blutalkoholkonzentrationen ab 0,3 Promille auf und wurde nur bei einem von 300 Fahrern eine Blutalkoholkonzentration von 1,1 Promille oder mehr festgestellt.[57] Es wird also nur ein kleiner Teil aller Fahrten unter Alkoholeinfluß entdeckt. Aber auch wenn das Dunkelfeld in die Betrachtung einbezogen wird, ist der Anteil der Trunkenheitsfahrten an allen Fahrten anscheinend gering.

Ein erhebliches Dunkelfeld dürfte auch bei Fahrten unter dem Einfluß von illegalen Drogen und Medikamenten bestehen. In der bereits oben[58] erwähnten Untersuchung von Mischkowitz/Möller/Hartung ergab die Analyse der Zufallsstichprobe von Blutproben, die nach Verkehrsdelikten entnommen worden waren, bei 8% der Blutproben einen positiven Befund von Cannabinoiden; bei ca. 2% wurden Opiate festgestellt, bei 0,5% Amphetamine, etwa 6% der Blutproben wiesen Benzodiazepine auf und ca. 1% Barbiturate.[59] Ebenso wie bei der Stichprobe zu den Straftaten außerhalb des Straßenverkehrs[60] erfolgte der Drogen- und Medikamentenkonsum ganz überwiegend gemeinsam mit Alkohol.[61] Auch in anderen Untersuchungen von Blutproben auffälliger Verkehrsteilnehmer wurden teilweise beträchtliche Anteile von Blutproben mit positiven Befunden zur Einnahme von illegalen Drogen oder Medikamenten ermittelt.[62] Ebenso wie bei den oben behandelten Befunden

---

[53] Schöch, Präventive Verkehrskontrollmaßnahmen, 169; Stephan, Trunkenheitsdelikte im Verkehr, 217 f.

[54] Stephan, a.a.O., 203, 223.

[55] Müller/Weiler, Ergebnisse einer Untersuchung über Alkoholiker als Kraftfahrer, 109, 122.

[56] Stephan, Trunkenheitsdelikte im Verkehr, 215 f.

[57] Schöch, Verdachtlose Atemalkoholkontrolle, 46.

[58] Vgl. Fn. 36.

[59] Mischkowitz/Möller/Hartung, Gefährdungen durch Drogen, 58.

[60] Dazu oben bei Fn. 38.

[61] Mischkowitz/Möller/Hartung, Gefährdungen durch Drogen, 59 ff.

[62] Siehe die Übersichten bei Kreuzer, in Handbuch des Betäubungsmittelstrafrechts, 325 f.; und Mischkowitz/Möller/Hartung, a.a.O., 118 ff.

über Blutproben, die nach Delikten außerhalb des Straßenverkehrs entnommen wurden, ist auch bei den Blutproben nach Straßenverkehrsdelikten darauf hinzuweisen, daß die Stichproben auf Selektionsprozessen beruhen. Die Befunde dürfen daher nicht auf die Gesamtheit der Straßenverkehrsteilnehmer verallgemeinert werden.[63]

Eine andere Methode der Fallauswahl fand beim Würzburger Roadside Survey Anwendung.[64] Bei dieser Untersuchung wurden Fahrerinnen und Fahrer im Rahmen von Polizeikontrollen angehalten und im Anschluß daran befragt und um eine Atemprobe sowie um eine Speichelprobe gebeten.[65] Die Analyse von 2 235 im Jahr 1992 in Unterfranken erhobenen Speichelproben ergab bei einer Gewichtung der Untersuchungsbefunde in den Dimensionen Wochentag, Uhrzeit, Geschlecht und Alter entsprechend den in der Kontinuierlichen Verkehrserhebung KONTIV 1989 ermittelten Fahrhäufigkeiten, daß in 0,61% der Proben Cannabinoide vorkamen, in 0,08% Amphetamin und in 0,01% Kokain.[66] Opiate wurden in 0,70% der Speichelproben festgestellt; ihr Vorhandensein dürfte zu etwa drei Vierteln auf die Einnahme von Codein zurückzuführen sein.[67] Der Anteil der Proben mit Benzodiazepinen betrug über 2%, Proben mit Barbituraten hatten einen Anteil von 0,53%.[68] Da die Konzentration von Drogen in Speichelproben um ein Vielfaches niedriger als in Blutproben ist, etwa 6% der Befragten der Abgabe einer Speichelprobe nicht zustimmten und bei etwa einem Drittel der Probanden wegen der geringen Speichelmenge keine Auswertung erfolgen konnte, wobei zu berücksichtigen ist, daß einige Drogen zu Mundtrockenheit führen können, dürften mit den Befunden des Würzburger Roadside Survey die tatsächlichen Werte eher unterschätzt werden.[69] In den Befragungen Gießener Studienanfänger der Rechtswissenschaft[70] gaben 13% der Männer und 4% der Frauen an, sie hätten unter dem Einfluß von Rauschmitteln am Straßenverkehr teilgenommen und bejahten 12% der Männer und 11% der Frauen eine Teilnahme am Straßenverkehr unter dem Einfluß von die Verkehrstüchtigkeit beeinträchtigenden Medikamenten.[71]

Für die Einschätzung der Bedeutung von Rauschzuständen für kriminelles Verhalten sind schließlich die Straftaten des Vollrausches gemäß *§ 323a StGB* von Bedeutung. Wegen dieses Delikts wird bestraft, wer sich vorsätz-

63 Kreuzer, a.a.O., 325.
64 Vgl. dazu bereits oben bei Fn. 57.
65 Krüger, Auftreten und Risiken von Cannabis im Straßenverkehr, 27 f.
66 Krüger, a.a.O., 30.
67 Krüger, a.a.O.
68 Krüger, a.a.O.
69 Mischkowitz/Möller/Hartung, Gefährdungen durch Drogen, 125.
70 Vgl. dazu bereits oben bei Fn. 47.
71 Kreuzer, in Handbuch des Betäubungsmittelstrafrechts, 324.

lich oder fahrlässig durch alkoholische Getränke oder andere berauschende Mittel in einen Rausch versetzt, wenn er in diesem Zustand eine rechtswidrige Tat begeht und wegen dieser im Rausch begangenen Tat nicht bestraft werden kann, weil er infolge des Rausches schuldunfähig war oder weil dies nicht auszuschließen ist. 1997 wurden nach der Strafverfolgungsstatistik 5 413 Personen wegen Vollrausches verurteilt (siehe Tabelle 5). Das waren knapp 1% aller in diesem Jahr verurteilten Personen. Überwiegend lag den Verurteilungen nicht ein im Rauschzustand verursachter Verkehrsunfall, sondern eine andere Rauschtat zugrunde. Im Vollrausch werden teilweise schwerste Taten, wie z.B. Tötungsdelikte, begangen.[72] Die Zahl der Verurteilungen wegen Vollrausches ist – wie ebenfalls Tabelle 5 zeigt – in den letzten Jahren rückläufig.[73] Auch bei dem Delikt des Vollrausches ist zu berücksichtigen, daß neben den in der Kriminalstatistik verzeichneten Taten weitere Delikte begangen werden, die im Dunkelfeld verbleiben.

Die dargestellten Befunde über Deliktsbegehungen unter dem Einfluß von Rauschmitteln bedürfen einer vorsichtigen Interpretation. Es kann zweifelhaft sein, ob Art und Menge der eingenommenen Rauschmittel in der jeweiligen Untersuchung zuverlässig erfaßt worden sind.[74] Die vorhandenen Daten über Straftaten unter dem Einfluß von Alkohol oder anderen Rauschmitteln beziehen sich in der Regel auf aufgeklärte Delikte. Da nur ein Teil der begangenen Straftaten entdeckt wird, von den entdeckten Delikten nur etwa die Hälfte aufgeklärt wird und insbesondere Taten unter Alkoholeinfluß möglicherweise leichter entdeckt und aufgeklärt werden, führen die offiziellen Daten möglicherweise zu einer Überschätzung des Anteils der von alkoholisierten Tätern begangenen Straftaten.[75] Der überdurchschnittlich hohe Anteil von Alkoholtaten an Gewaltdelikten könnte auch damit zusammenhängen, daß sowohl

Tabelle 5. Verurteilte wegen Vollrausches 1977, 1987 und 1997 (alte Bundesländer)

Straftaten	Jahr		
	1977	1987	1997
Vollrausch	10 862	7 186	5 413
davon			
– ohne Verkehrsunfall	7 892	5 250	4 013
– mit Verkehrsunfall	2 970	1 936	1 400

Quelle: Strafverfolgung 1977, S. 20, 26; 1987, S. 30 f., 36 f.; 1997, S. 30 f., 36 f.

72 Vgl. die Dokumentation der Fälle aus der höchstrichterlichen Rechtsprechung bei Spendel, StGB: Leipziger Kommentar, § 323a Rdn. 18.

73 Zur Entwicklung der Verurteilungen nach dem Zweiten Weltkrieg siehe Sick/Renzikowski, Strafschärfung bei Rauschtaten?, 484; Spendel, a.a.O., § 323a Rdn. 16.

74 H.-J. Albrecht, Alkohol und Kriminalität, 350.

75 H.-J. Albrecht, a.a.O.

Strafrechtspraktiker als auch Wissenschaftler bei Gewaltdelikten eher mit Alkoholeinfluß rechnen und deshalb bei diesen Delikte gezielter danach suchen als bei anderen Straftaten.[76] Aber auch wenn diese Verzerrungsfaktoren berücksichtigt werden, kann nach den vorliegenden Befunden angenommen werden, daß bei einem nicht unbeträchtlichen Prozentsatz aller strafbaren Handlungen die Täter alkoholisiert sind oder andere Rauschmittel eingenommen haben.[77] Hierbei dürfte der Alkohol weiterhin im Vordergrund stehen. Die Einnahme von Rauschmitteln durch die Täter ist vor allem bei Aggressionsdelikten und bei Straftaten im Straßenverkehr zu verzeichnen. Wie groß der Anteil der unter Rauschmitteleinfluß begangenen Delikte an der Gesamtkriminalität und an den einzelnen Deliktsarten ist, läßt sich allerdings gegenwärtig nicht sicher abschätzen.[78]

Ergeben sich somit schon bei der Beantwortung der Frage nach dem Anteil der Delikte, bei denen die Täter Rauschmittel eingenommen haben, erhebliche Schwierigkeiten, so gestaltet sich die Problematik noch komplizierter, wenn danach gefragt wird, inwieweit der Rausch für die Tatbegehung *ursächlich* war. Aus dem Umstand, daß der Täter ein Rauschmittel eingenommen hatte und im Zeitpunkt der Tatbegehung „berauscht" war, folgt noch nicht, daß der Rausch „Auslöser" des Delikts war. Es kann sich auch so verhalten, daß der Rausch die Tat nicht bedingt, sondern sie lediglich begleitet hat.[79] Zu denken ist auch an die Möglichkeit, daß die im Rausch begangene Tat bei Nichteinnahme des Rauschmittels unter anderen Umständen ebenfalls begangen worden wäre. Gleichwohl kann nach den vorliegenden Befunden der Rechtsmedizin, forensischen Psychiatrie und Kriminologie angenommen werden, daß Rauschzustände zu psychischen und psychomotorischen Veränderungen in der Person des Berauschten führen, die sich kriminalitätsfördernd auswirken. Dies gilt insbesondere für den Einfluß von Alkohol. So können rauschbedingte „Enthemmung" und Verminderung der Selbstkontrolle dazu führen, daß vorgegebene Konflikte und Gestimmtheiten in Aggressionsdelikten ausgelebt werden.[80] Im Rausch kann ein „ungerichtetes Handlungsbedürfnis" entstehen, das sich in kriminellen Aktionen niederschlagen kann.[81] Es wird angenommen, daß unter dem Einfluß von Alkohol die Tat selbst zum rauschhaften Erlebnis werden kann.[82]In Verbindung mit individueller Alkoholunverträglichkeit kann eine „depressiv-dysphorische Verstimmung" entstehen, bei der

[76] H.-J. Albrecht, a.a.O., 352.

[77] Baer, Psychiatrie für Juristen, 103; Nedopil, Forensische Psychiatrie, 80.

[78] Rasch, Forensische Psychiatrie, 211.

[79] Vgl. Kaiser, Kriminologie, 639, zum Alkoholeinfluß.

[80] Rasch, Forensische Psychiatrie, 214.

[81] Rasch, a.a.O., 214 f.

[82] Baer, Psychiatrie für Juristen, 103.

Gereiztheit sich in aggressiven Handlungen entladen kann.[83] „Toxische Reizoffenheit“ kann dazu führen, daß äußere Anreize strafbare Handlungen als Reaktionen auslösen.[84] In „Rauschdämmerzuständen“ mit Bewußtseinseinengung, Wahrnehmungsstörungen sowie Angst- und Erregungszuständen kann es zu delinquentem Verhalten kommen.[85] Die mit Rauschzuständen verbundenen Einschränkungen der kognitiven und psychomotorischen Fähigkeiten können dazu führen, daß der Berauschte die zum Schutz fremder Rechtsgüter aufgestellten Sorgfaltsanforderungen nicht mehr erfüllen kann und es deshalb zu Fahrlässigkeitsdelikten kommt. In diesem Zusammenhang ist vor allem die durch Alkohol und andere Rauschmittel verursachte Beeinträchtigung der Fahrtüchtigkeit praktisch von Bedeutung.[86] Noch nicht hinreichend erforscht ist, inwieweit am Arbeitsplatz unter dem Einfluß von Rauschmitteln Schäden verursacht werden.[87] Einen Indikator für die kriminalitätsfördernde Wirkung von Rauschzuständen stellen insbesondere die Fälle dar, in denen bisher sozial unauffällige Personen unter dem Einfluß von Rauschmitteln kriminelle Taten mit teilweise beträchtlichen Schäden begehen.[88] Teilweise werden Rauschmittel bewußt eingenommen, um sich für die Begehung geplanter Taten Mut zu machen.[89] Insgesamt dürften bei der rauschbedingten Kriminalität Aggressionsdelikte und Fahrlässigkeitstaten im Vordergrund stehen.

Hierbei darf freilich der Rauschmitteleinfluß bei der Tatbegehung nicht isoliert betrachtet werden. Ob und in welcher Weise sich das Rauschmittel kriminalitätsfördernd auswirkt, hängt von zahlreichen Variablen ab. Von Bedeutung sind insbesondere die Persönlichkeit des Berauschten, z.B. eine ohnehin vorhandene Neigung zu aggressivem Verhalten, die Alkoholtoleranz und die Gestimmtheit in der potentiellen Tatsituation, sowie situative Faktoren wie z.B. Provokationen durch anderen Personen, Interaktionen mit Polizeibeamten beim Widerstand gegen Vollstreckungsbeamte oder gruppendynamische Prozesse.[90] Es ist daher angezeigt, das Rauschmittel als ein Element in dem komplexen Gefüge der tatfördernden Bedingungen, als einen „mit-

---

[83] Rasch, Forensische Psychiatrie, 214.

[84] Rasch, a.a.O.

[85] Rasch, a.a.O., 215.

[86] Zur Verminderung der Fahrsicherheit durch Alkohol vgl. Schwerd, Alkohol und Verkehrssicherheit, 120f.; zum Unfallrisiko durch Alkohol siehe Krüger/Kazenwadel/Vollrat, Das Unfallrisiko unter Alkohol; zum Einfluß von Betäubungsmitteln und Medikamenten auf die Fahrsicherheit vgl. Harbort, Rauschmitteleinnahme und Fahrsicherheit, 103ff.; Ulbricht, Rauschmittel im Straßenverkehr, 66ff.

[87] Vgl. Kornhuber, Alkohol und Menschenwürde, 216.

[88] Kaiser, Kriminologie, 640; Kerner, Alkohol und Kriminalität, 110f., mit einem Fallbeispiel.

[89] Kreuzer, in Handbuch des Betäubungsmittelstrafrechts, 316, für Weckmittel; Mischkowitz/Möller/Hartung, Gefährdungen durch Drogen, 188, für Barbiturate.

[90] Langelüddeke/Bresser, Gerichtliche Psychiatrie, 288f.; Nedopil, Forensische Psychiatrie, 88; Rasch, Forensische Psychiatrie, 212.

gestaltenden Faktor der tatauslösenden Situation"[91] zu betrachten. Diese Überlegungen zeigen auch, daß Tatbegehungen in Rauschzuständen je nach den Umständen des Einzelfalles eine sehr unterschiedliche Gestalt aufweisen können und deshalb jeweils in ihrer Individualität erfaßt werden müssen.

Weiterhin darf die Betrachtung nicht bei der Analyse der jeweiligen Tatsituation und des in ihr wirksamen Rauschmitteleinflusses stehen bleiben. Zu fragen ist vielmehr, welche der Tat vorgelagerten und sie umgebenden Faktoren zu Rauschmitteleinnahme und Tatbegehung geführt haben. Insoweit sind die Befunde der kriminologischen Forschung von Bedeutung, die einen engen Zusammenhang zwischen Ausmaß des Alkoholkonsums und Häufigkeit kriminellen Verhaltens zeigen und Alkoholkonsum wie Kriminalität als Elemente eines devianten Lebensstils aufweisen.[92] So sind nach den Ergebnissen der Tübinger Jungtäter-Vergleichsuntersuchung[93] die Probanden mit starkem Alkoholkonsum in besonders hohem Maß mit Kriminalität belastet und weisen diese Probanden besonders ausgeprägte Defizite in ihrem Arbeitsverhalten, ihrer finanziellen Lage und ihren sozialen Beziehungen auf.[94] Starker Alkoholkonsum und erhebliche strafrechtliche Rückfälligkeit stellen danach „gleichwertige Symptome einer gestörten Interaktion zwischen Bestraftem und Gesellschaft" dar.[95] Hierbei wird von einer „Hintergrundwirkung" des regelmäßigen starken Alkoholkonsums ausgegangen, der die Tendenzen zu kriminalitätsbegünstigendem Verhalten in den einzelnen Lebensbereichen in aller Regel verfestigt, indem er z.B. die Vernachlässigung zwischenmenschlicher Beziehungen verstärkt, das Freizeitverhalten vermehrt in die Richtung offener Abläufe drängt und zu weiteren Auffälligkeiten im Leistungsbereich führen kann.[96] Zu berücksichtigen ist auch die mit Alkohol und anderen Drogen verbundene Gefahr der Abhängigkeit, die zu Beschaffungskriminalität und zu Delinquenz führen kann, die mit psychischen Abbauprozessen und sozialer Verwahrlosung zusammenhängt.[97] Andererseits kann Kriminalität und Sanktionierung für kriminelles Verhalten zu einer Verstärkung des Alkoholkonsums führen.[98] Das Verständnis massiven Alkoholkonsums und erheblicher Kriminalität als Symptome einer umfassenden sozialen Fehlanpassung wird auch durch die Beobachtung gestützt, daß die Abstandnahme von einer

---

[91] Kerner, Artikel Alkohol und Kriminalität, 8.

[92] Vgl. dazu insbes. Kerner/Weitekamp/Stelly/Thomas, Patterns of criminality and alcohol abuse.

[93] Siehe dazu oben bei Fn. 30.

[94] Kerner/Weitekamp/Stelly/Thomas, a.a.O., 416 f.

[95] Kerner, Artikel Alkohol und Kriminalität, 7.

[96] Göppinger, Angewandte Kriminologie, 105.

[97] Zur Beschaffungskriminalität Drogenabhängiger vgl. Kreuzer, in Handbuch des Betäubungsmittelstrafrechts, 179 ff.; zu Auswirkungen von chronischem Alkoholismus auf Delinquenz siehe Feuerlein/Küfner/Soyka, Alkoholismus, 199; Witter, Die Beurteilung Erwachsener im Strafrecht, 1037 f.

[98] H.-J- Albrecht, Alkohol und Kriminalität, 352.

kriminellen Karriere und die Beendigung übermäßigen Alkoholkonsums häufig Hand in Hand gehen.[99] Anscheinend gelingt in diesen Fällen die Umgestaltung des devianten in einen konformen Lebensstil, zu dem die Abstandnahme sowohl von Alkoholmißbrauch als auch von Kriminalität gehört. Auch bei Konsumenten illegaler Drogen zeigen sich deviante Lebensstile, die durch Rauschmittelmißbrauch und Delinquenz gekennzeichnet sind.[100] Die im Rausch begangene kriminelle Tat kann daher Ausfluß eines devianten Lebensstils sein, wobei den Gründen für die Herausbildung eines solches Lebensstils im vorliegenden Zusammenhang nicht nachgegangen werden kann. Daneben gibt es im Rausch begangene Delikte von Personen, die ansonsten sozial angepaßt sind und aus situationsbedingten Gründen zu einem Rauschmittel gegriffen haben. Klargestellt sei außerdem, daß erheblicher Rauschmittelkonsum und Kriminalität nicht notwendig zusammenfallen. So gibt es Personen, die trotz hohen und regelmäßigen Alkoholkonsums ohne kriminelle Auffälligkeiten leben.[101] Auch wenn berücksichtigt wird, daß der Konsum von Alkohol oder Rauschmitteln unter bestimmten Umständen kriminalitätsverhütende Effekte haben könnte,[102] ändert dies an dem durch Rauschzustände grundsätzlich begründeten Kriminalitätsrisiko nichts.

IV. Die strafrechtliche Erfassung von rauschbedingter Kriminalität

Da Rauschzustände die Gefahr von Rechtsgüterverletzungen begründen, müssen Gesellschaften zur Erfüllung ihrer Schutzfunktion gegenüber den Gesellschaftsmitgliedern darauf bedacht sein, den Umgang mit Rauschmitteln einzugrenzen. Dies geschieht zunächst durch soziokulturelle Normen, wie z.B. Trinksitten, durch die der Rauschmittelkonsum auf ein gesellschaftlich tolerables Maß reduziert werden soll. Die soziokulturelle Einbindung des Rauschmittelumgangs reicht freilich zum Rechtsgüterschutz nicht aus. Sie bedarf der Ergänzung und Abstützung durch rechtlich Maßnahmen.[103] Ein „Recht auf Rausch“[104] steht rechtlichen Regelungen zur Verhinderung gefährlicher Rauschzustände nicht entgegen. Auch wenn angenommen wird, daß die in Art. 2 Abs. 1 des Grundgesetzes geschützte allgemeine Handlungsfreiheit auch das Sichberauschen erfaßt, gehört dieses wegen vielfältiger sozialer Auswirkungen nicht zu dem Kernbereich privater Lebensgestaltung, der nach

---

99 Kerner/Weitekamp/Stelly/Thomas, Patterns of criminality and alcohol abuse, 418 f.

100 Vgl. Kreuzer, in Handbuch des Betäubungsmittelstrafrechts, 124 ff., 162 ff.

101 Siehe Kerner, Alkoholkonsum, 203.

102 H.-J. Albrecht, Alkohol und Kriminalität, 348.

103 Zur Eindämmung des Rauschgiftkonsums vgl. den Nationalen Rauschgiftbekämpfungsplan vom 13.6.1990; für ein Gesamtkonzept zur Eindämmung des Alkoholmißbrauchs von Hippel, Zur Bekämpfung des Alkoholmißbrauchs, 132 ff.

104 Postuliert vom Landgericht Lübeck, Neue Juristische Wochenschrift 45 (1992), 1571, 1573.

der Rechtsprechung des Bundesverfassungsgerichts absolut geschützt ist.[105] Im übrigen gewährleistet Art. 2 Abs. 1 des Grundgesetzes die allgemeine Handlungsfreiheit nur in den Schranken der Rechte anderer, der verfassungsmäßigen Ordnung, zu der alle formell und materiell mit der Verfassung in Einklang stehenden Rechtsnormen gehören, und des Sittengesetzes. Wie das Bundesverfassungsgericht zutreffend ausgeführt hat, gibt es ein „Recht auf Rausch", das diesen Beschränkungen entzogen wäre, nicht.[106] Das Sichberauschen darf daher nach Maßgabe des Verhältnismäßigkeitsgrundsatzes im Interesse des Rechtsgüterschutzes eingeschränkt werden. Neben Regelungen des Zivilrechts und des Verwaltungsrechts kommen insoweit auch strafrechtliche Vorschriften in Betracht. Auf diese strafrechtlichen Regelungen konzentrieren sich die folgenden Ausführungen. Unter strafrechtlichen Gesichtspunkten können Rauschzustände insbesondere in zweierlei Hinsicht von Bedeutung sein: Zum einen stellt sich die Frage, ob eine Bestrafung wegen der Verwirklichung eines nicht spezifisch auf einen Rauschzustand bezogenen Straftatbestandes auch dann erfolgen darf, wenn die Tat in einem Rauschzustand begangen wird, wenn also z.B. ein im Alkoholrausch befindlicher Täter einen Mord verübt; zum anderen ist zu erörtern, inwieweit die Herbeiführung eines Rauschzustandes selber unter Strafe steht. Im Folgenden sei zunächst auf den zuerst genannten Aspekt eingegangen.

Wird eine Tat unter dem Einfluß von Rauschmitteln begangen, kann der Rauschzustand insbesondere für die subjektive Tatseite, also die in der Person des Täters liegenden Strafbarkeitsvoraussetzungen, von Bedeutung sein. So kann fraglich sein, ob der Täter den objektiven Tatbestand, etwa die Tötung eines Menschen, vorsätzlich oder fahrlässig verwirklicht hat oder ob er bei der Tatbegehung im Sinne des § 20 StGB schuldfähig war.[107] Vor allem die Frage der *Schuldfähigkeit* spielt in der Praxis der Strafrechtspflege eine erhebliche Rolle. Nach § 20 StGB handelt der Täter ohne Schuld, wenn im Zeitpunkt der Tatbegehung bei ihm eine bestimmte körperlich-psychische Störung (krankhafte seelische Störung, tiefgreifende Bewußtseinsstörung, Schwachsinn oder eine schwere andere seelische Abartigkeit) vorliegt und er wegen dieser Störung unfähig ist, das Unrecht der Tat einzusehen oder nach dieser Einsicht zu handeln. Ist wegen einer dieser Störungen die Einsichts- oder Steuerungsfähigkeit des Täters zwar nicht ausgeschlossen, aber erheblich vermindert, kann nach § 21 in Verbindung mit § 49 Abs. 1 StGB die Strafe gemildert werden. Es ist anerkannt, daß der Einfluß von Alkohol oder von anderen berauschenden Mitteln

---

[105] Entscheidungen des Bundesverfassungsgerichts 90. Band (BVerfGE 90), 145, 171.

[106] BVerfGE 90, 145, 172.

[107] Besonders starke Rauschzustände können dazu führen, daß der Täter sogar seine Handlungsfähigkeit verliert. In diesen Fällen fehlt es mangels einer Handlung im strafrechtlichen Sinn bereits an einem tatbestandsmäßigen Verhalten, vgl. dazu Lenckner, in Schönke/Schröder, StGB, Rdn. 37 ff. vor § 13 und § 20 Rdn. 1.

zu einer Aufhebung oder einer erheblichen Verminderung der Schuldfähigkeit führen kann. Hierbei wird der Einfluß des Rauschmittels heute überwiegend wegen der mit ihm verbundenen toxischen Beeinträchtigung der Hirntätigkeit dem Merkmal der krankhaften seelischen Störung und nicht der tiefgreifenden Bewußtseinsstörung zugeordnet.[108] Allerdings hat nicht jeder Rauschzustand ohne weiteres die Aufhebung oder erhebliche Verminderung der Schuldfähigkeit zur Folge. Dies ist vielmehr eine Frage des Einzelfalles.

Damit ergeben sich für die Praxis der Strafrechtspflege erhebliche Probleme. Es kann z.B. sehr schwierig sein festzustellen, welche Blutalkoholkonzentration beim Täter im Zeitpunkt der Tat vorlag, wenn dem Täter nicht unmittelbar nach der Tat eine Blutprobe entnommen werden konnte. Wurde geraume Zeit nach der Tat eine Blutprobe entnommen, muß von den für die Blutprobe ermittelten Werten eine mit Unsicherheiten behaftete Rückrechnung auf den Tatzeitpunkt vorgenommen werden.[109] Noch größer sind die Unsicherheiten, wenn überhaupt keine Blutprobe vorliegt, etwa, weil der Täter erst längere Zeit nach der Tat ermittelt wurde. Dann muß versucht werden, auf der Grundlage der mehr oder weniger glaubhaften Angaben des Täters oder anderer Personen zu dem vom Täter getrunkenen Alkohol die Blutalkoholkonzentration zur Tatzeit zu ermitteln.[110] Bei der Berechnung der Blutalkoholkonzentration ist nach dem Grundsatz „in dubio pro reo" von den für den Angeklagten günstigsten Werten auszugehen.[111]

Aber auch dann, wenn die Blutalkoholkonzentration im Tatzeitpunkt zuverlässig festgestellt werden kann, ist es häufig äußerst schwierig zu ermitteln, wie sich der genossene Alkohol auf die Einsichts- und Steuerungsfähigkeit des Täters ausgewirkt hat, denn für eine mögliche Einschränkung der Schuldfähigkeit spielen neben der eingenommenen Alkoholmenge zahlreiche andere Umstände eine Rolle. Der 4. Strafsenat des BGH hat zwar versucht, diese Entscheidung in einem gewissen Umfang zu formalisieren, indem er angenommen hat, daß bei einem Blutalkoholgehalt ab 2 Promille eine Einschränkung der Schuldfähigkeit in Form der erheblichen Verminderung des Steuerungsvermögens nahe liege, und eine Entkräftung dieses Erfahrungssatzes nur in Ausnahmefällen für möglich gehalten hat.[112] Dieser Versuch muß jedoch als gescheitert angesehen werden, weil die Wirkung des Alkohols jeweils von der Person des Täters und den Tatumständen abhängig ist und deshalb ein gesicherter Erfahrungssatz, nach dem ab einem Blutalkoholgehalt ab

---

108 Lackner/Kühl, StGB, § 20 Rdn. 4; Rudolphi, in Systematischer Kommentar zum StGB, § 20 Rdn. 7; Tröndle/Fischer, StGB, § 20 Rdn. 9; für Einordnung bei der tiefgreifenden Bewußtseinsstörung Lenckner, in Schönke/Schröder, StGB, § 20 Rdn. 13.

109 Vgl. dazu Baer, Psychiatrie für Juristen, 96ff.; Rasch, Forensische Psychiatrie, 220ff.

110 Zur Methode siehe Baer und Rasch, a.a.O.

111 Lackner/Kühl, StGB, § 20 Rdn. 23a.

112 BGHSt 37, 231, 241.

2 Promille in aller Regel die Schuldfähigkeit erheblich vermindert ist, nicht aufgestellt werden kann.[113] Zu Recht ist der Bundesgerichtshof deshalb von der Rechtsprechung des 4. Strafsenats abgerückt.[114] Es muß deshalb durch sorgfältige Analyse der Umstände des Einzelfalls ermittelt werden, ob der genossene Alkohol zu einer Beeinträchtigung der Schuldfähigkeit geführt hat. Hierbei sind neben der Blutalkoholkonzentration u.a. zu berücksichtigen: der Zeitraum und die Umstände der Alkoholaufnahme, die Ausgangspersönlichkeit des Täters, seine körperliche Verfassung und seine psychische Befindlichkeit vor dem Rausch, seine Alkoholgewöhnung und Alkoholtoleranz, sein „Leistungsverhalten" bei der Tatbegehung, das Auftreten psychopathologischer Symptome und situative Faktoren.[115] Noch schwieriger ist die Beurteilung, wenn der Täter andere Rauschmittel als Alkohol eingenommen hat, weil hierzu weniger Erfahrungswerte vorliegen. Besondere Probleme treten außerdem dann auf, wenn der Täter mehrere Rauschmittel konsumiert hat. Die komplexe Aufgabe der Beurteilung der Schuldfähigkeit kann nur durch Zusammenarbeit der Strafjuristen mit den rechtsmedizinischen, psychiatrischen und psychologischen Sachverständigen gelöst werden.[116] Können trotz Ausschöpfung der zur Verfügung stehenden Erkenntnismöglichkeiten Zweifel über die Wirkungen des Rauschmittels nicht behoben werden, ist in dubio pro reo von einer Aufhebung oder Verminderung der Schuldfähigkeit auszugehen.[117]

Ist der Täter aufgrund des Rauschzustandes im Zeitpunkt der unmittelbaren Tathandlung schuldunfähig, scheidet deshalb allerdings noch nicht ohne weiteres eine Strafbarkeit wegen des im Rausch erfüllten Tatbestandes, also z.B. wegen eines Tötungsdelikts, aus. Vielmehr kommt in Betracht, die Strafbarkeit an die im Zustand der Schuldfähigkeit erfolgte Herbeiführung des Rauschzustandes zu knüpfen. Hierfür ist in Rechtsprechung und Strafrechtswissenschaft die Rechtsfigur der *actio libera in causa* entwickelt worden.[118] Danach kommt trotz Schuldunfähigkeit im Zeitpunkt der unmittelbaren Tathandlung eine Strafbarkeit aus dem verwirklichten Tatbestand in Betracht, wenn der Täter den die Schuldunfähigkeit begründenden Defektzustand schuldhaft herbeigeführt hat. Eine vorsätzliche actio libera in causa liegt vor, wenn der Täter den Defektzustand vorsätzlich verursacht, sein Vorsatz bereits zu diesem Zeitpunkt auf die Begehung eines bestimmten Delikts im Rausch ge-

---

113 Kröber, Kriterien verminderter Schuldfähigkeit, 569 ff.

114 BGHSt 43, 66.

115 BGHSt 43, 66, 69 ff.; Foerster, Die alkohol- und drogenbedingten Störungen, 230 f.; Forster/Joachim, Alkohol und Schuldfähigkeit, 55 ff.; Nedopil, Forensische Psychiatrie, 84; Rasch, Forensische Psychiatrie, 212 f., 215 ff.; Tröndle/Fischer, StGB, § 20 Rdn. 9c.

116 Zur Beurteilung aus der Sicht der Psychiatrie vgl. den Beitrag von Müller-Küppers in diesem Band.

117 BGHSt 8, 113, 124; Lackner/Kühl, StGB, § 20 Rdn. 23.

118 BGHSt 2, 14; 17, 33; 21, 381; 34, 29; Lackner/Kühl, StGB, § 20 Rdn. 25 ff.; Maurach/Zipf, Strafrecht Allg. Teil, 500 ff.; Tröndle/Fischer, StGB, § 20 Rdn. 18 ff.

richtet ist und er diese Tat dann im Rauschzustand vorsätzlich begeht.[119] Dies ist z.B. der Fall, wenn der Täter sich Mut antrinkt, um noch bestehende Hemmungen gegen eine geplante Straftat leichter zu überwinden. Eine fahrlässige actio libera in causa ist gegeben, wenn der Täter sich vorsätzlich oder fahrlässig in den Defektzustand versetzt, hierbei fahrlässig nicht voraussieht, daß er im Zustand der Schuldfähigkeit ein bestimmtes Delikt begehen könnte und dieses Delikt dann im Defektzustand vorsätzlich oder fahrlässig verwirklicht.[120]

Ob es zulässig ist, den Täter mit Hilfe der Rechtsfigur der actio libera in causa für das im Rausch begangene Delikt verantwortlich zu machen, ist freilich umstritten. Die Gegner[121] argumentieren insbesondere, die Konstruktion der actio libera in causa sei mit dem Wortlaut des § 20 StGB, nach dem der Täter bei der Begehung der Tat schuldfähig sein müsse, nicht vereinbar und verstoße deshalb gegen Art. 103 Abs. 2 GG, nach dem eine Tat nur bestraft werden dürfe, wenn die Strafbarkeit vor der Tatbegehung gesetzlich bestimmt sei. Demgegenüber wird das Prinzip der actio libera in causa mit unterschiedlichen Argumenten gerechtfertigt. Teilweise wird angenommen, daß bereits die Herbeiführung des Defektzustandes, durch die der Handelnde sich zu seinem eigenen, in den Zustand der Schuldunfähigkeit versetzten Werkzeug mache, den Beginn der Verwirklichung des jeweiligen Tatbestandes darstelle und deshalb das in § 20 StGB verankerte Prinzip der zeitlichen Koinzidenz von Tatbestandsverwirklichung und Schuld gewahrt sei.[122] Nach einer anderen Argumentationslinie erfolgt die Tatbestandsverwirklichung durch die im Rauschzustand begangene Tat und handelt es sich bei der Anknüpfung des Schuldvorwurfs an die Herbeiführung des Defektzustandes um eine zulässige Ausnahme von dem Grundsatz, daß Tatbegehung und Schuld zeitlich zusammentreffen müssen.[123] Für die Anerkennung der actio libera in causa läßt sich anführen, daß die Herbeiführung des Rauschzustandes und die anschließend im Rausch begangene Handlung als Einheit angesehen werden können, die Begehung der Tat im Sinne von § 20 StGB daher mit der schuldhaften Herbeiführung des Defektzustandes beginnt und die Bestrafung somit sachlich legitim und mit dem Wortlaut des § 20 vereinbar ist.[124] Der Täter kann den vor-

---

119 Wessels/Beulke, Strafrecht Allg. Teil, 120; für vorsätzliche actio libera in causa auch bei fahrlässiger Herbeiführung des Defektzustandes Maurach, Fragen der actio libera in causa, 376.

120 Wessels/Beulke, Strafrecht Allg. Teil, 121.

121 Hettinger, Die „actio libera in causa“, 463 ff.; Paeffgen, Actio libera in causa, 516 ff.; Salger/Mutzbauer, Die actio libera in causa, 565.

122 Jakobs, Strafrecht Allg. Teil, 508; Roxin, Strafrecht Allg. Teil, 783.

123 Jähnke, in StGB: Leipziger Kommentar, § 20 Rdn. 78; Jescheck/Weigend, Lehrbuch, 447 f.

124 Vgl. dazu die Überlegungen von Herzberg, Gedanken zur actio libera in causa, 203 ff.; Lampe, Verantwortung, 292; Schild, Die Straftat als „actio libera in causa“, 204 ff.; Schmidhäuser, Die actio libera in causa, 25 f., 27 ff., 54; Spendel, in StGB: Leipziger Kommentar, § 323a Rdn. 30 ff., und Actio libera in causa, 133 ff., und Streng, Der neue Streit um die „actio libera in causa“, 711 f.; siehe auch Jerouschek, Die Rechtsfigur der actio libera in causa, 388 f.

sätzlichen Angriff gegen das Rechtsgut nicht nur dadurch führen, daß er die Tat vom Anfang bis zum Ende in schuldfähigem Zustand begeht, sondern auch dadurch, daß er sich zunächst berauscht, um die Rechtsgutsverletzung dann frei von Hemmungen verüben zu können. Entsprechend trifft der Fahrlässigkeitsvorwurf auch den Täter, der sich berauscht, obwohl für ihn voraussehbar ist, daß er im Rausch möglicherweise eine bestimmte Rechtsgutsverletzung begehen wird. Allerdings sollen nach dem 4. Strafsenat des Bundesgerichtshofs die Grundsätze der actio libera in causa nicht auf die Straßenverkehrsgefährdung gemäß § 315c StGB und das Fahren ohne Fahrerlaubnis nach § 21 Straßenverkehrsgesetz anwendbar sein, die als sog. eigenhändige Delikte für die Tatbestandserfüllung verlangen, daß der Täter eine spezifische Verhaltensweise – nämlich das Führen eines Fahrzeugs – verwirklicht, „die nicht auch als die Herbeiführung eines dadurch verursachten, von ihm trennbaren Erfolgs begriffen werden kann".[125] Bei diesen Delikten müsse der Täter die tatbestandsspezifische Handlung selbst in schuldfähigem Zustand vornehmen. Diese Einschränkung der actio libera in causa überzeugt jedoch nicht.[126] Auch wenn der Täter beim Führen des Fahrzeugs schuldunfähig war, hat er doch die tatbestandsmäßige Handlung eigenhändig vorgenommen und trifft ihn dafür die strafrechtliche Verantwortung, weil er es durch das schuldhafte Sichberauschen zur Tathandlung hat kommen lassen. Eine Zurechnung über das Prinzip der actio libera in causa ist daher auch bei den Delikten, die eine bestimmte Tätigkeitsbeschreibung enthalten, insbesondere den eigenhändigen Delikten, grundsätzlich möglich.[127]

Ist der Täter aufgrund des Rauschzustandes bei der Begehung der Tat *erheblich vermindert schuldfähig* im Sinne von § 21 StGB, ohne daß die Rechtsfigur der actio libera in causa zu einer strafrechtlichen Haftung wegen voller Schuldfähigkeit führt,[128] erfolgt die Bestrafung aus dem verwirklichten Tatbestand, wobei die Strafe nach § 21 i.V.m. § 49 Abs. 1 StGB gemildert werden kann. Macht das Gericht von dieser Milderungsmöglichkeit Gebrauch, hat das zur Folge, daß die Strafe nicht der dem jeweiligen Tatbestand zugeordneten Strafdrohung zu entnehmen ist, sondern dem nach Maßgabe des § 49 Abs. 1 StGB herabgesetzten Strafrahmen. So tritt bei einem im Zustand der verminderten Schuldfähigkeit begangenen Totschlag an die Stelle des in

[125] BGHSt 42, 235, 239.

[126] Siehe die Kritik an dem Urteil von Hirsch, Anmerkung, 230 ff.; und Spendel, Actio libera in causa, 133 ff.; der Entscheidung zustimmend jedoch Horn, Der Anfang vom Ende der actio libera in causa, 264 ff.; Hruschka, Die actio libera in causa bei Vorsatztaten und bei Fahrlässigkeitstaten, 22 ff.; und Neumann, Anmerkung, 23 ff.

[127] Ob dies für alle eigenhändigen Delikte gilt, kann vorliegend nicht erörtert werden, vgl. etwa zum Meineid Schmidhäuser, Die actio libera in causa, 50.

[128] Zur umstrittenen Anwendbarkeit der Rechtsfigur der actio libera in causa auf die Fälle der erheblich verminderten Schuldfähigkeit vgl. Jähnke, in StGB: Leipziger Kommentar, § 21 Rdn. 14 ff.

§ 212 StGB vorgesehenen Strafrahmens von fünf Jahren bis fünfzehn Jahren Freiheitsstrafe ein Strafrahmen von zwei Jahren bis 11 Jahren 3 Monate Freiheitsstrafe. Die Strafmilderung nach § 21 StGB ist nicht zwingend, sondern fakultativ.[129] Das Gericht muß also nicht in jedem Fall erheblich verminderter Schuldfähigkeit den nach § 49 Abs. 1 StGB herabgesetzten Strafrahmen zugrunde legen. Allerdings verringert die verminderte Schuldfähigkeit grundsätzlich den Schuldgehalt der Tat, so daß es für eine Ablehnung der Strafmilderung gewichtiger schulderhöhender Umstände bedarf.[130] Nach der Rechtsprechung ist zur Beurteilung dieser Frage eine Gesamtwürdigung aller wesentlichen Tatumstände und der Täterpersönlichkeit vorzunehmen.[131] Bei rauschbedingter verminderter Schuldfähigkeit hatte der Bundesgerichtshof zunächst angenommen, daß selbstverschuldete Trunkenheit in der Regel Anlaß sein werde, die Strafe nicht zu mildern.[132] Später hat der Bundesgerichtshof die Voraussetzungen für eine Versagung der Strafmilderung enger gefaßt. Die Ablehnung einer Strafmilderung unter dem Gesichtspunkt, der Täter habe den Zustand verminderter Schuldfähigkeit durch Alkoholgenuß vorwerfbar selbst herbeigeführt, ist danach nur dann rechtsfehlerfrei, wenn der Täter nach Alkoholgenuß zu Verhaltensweisen neigt, die der begangenen Tat entsprechen, und er sich dieser Neigung bewußt war oder hätte bewußt werden können.[133] Dies setzt allerdings nicht voraus, daß der Täter bereits ein gleiches oder ähnliches Delikt tatsächlich begangen hat, dem vermindert schuldfähigen Täter dürfen aber nach der Rechtsprechung nicht solche Taten schulderhöhend zugerechnet werden, mit deren Begehung er aufgrund des Ausmaßes und der Intensität seiner bisher unter Alkoholeinwirkung begangenen Straftaten nicht rechnen konnte.[134] Eine die Strafrahmenmilderung ausschließende Sonderregelung für Soldaten der Bundeswehr enthält § 7 Wehrstrafgesetz. Danach führen selbstverschuldete Trunkenheit oder ein selbstverschuldeter Rausch anderer Art nicht zu einer Milderung der angedrohten Strafe, wenn die Tat eine militärische Straftat im Sinne der §§ 15ff. Wehrstrafgesetz ist, gegen das Kriegsvölkerrecht verstößt oder in Ausübung des Dienstes begangen wird.

129 BGHSt 7, 28, 29; Jescheck/Weigend, Lehrbuch, 444; Lackner/Kühl, StGB, § 21 Rdn. 4; Tröndle/Fischer, StGB, § 21 Rdn. 6; für zwingende Strafmilderung aber Stratenwerth, Strafrecht Allg. Teil, 165.

130 BGHSt 7, 28, 30; Jähnke, in StGB: Leipziger Kommentar, § 21 Rdn. 19.

131 BGHSt 7, 28, 31; 43, 66, 78; für eine Beschränkung der Gesamtwürdigung auf die Umstände, die sich auf den Schuldminderungsgrund beziehen, ein Teil der Literatur, z.B. Lackner/ Kühl, StGB, § 49 Rdn. 4.

132 Vgl. BGH bei Dallinger, Monatsschrift für Deutsches Recht 5 (1951), 657, und die Darstellung der früheren Rechtsprechung bei Foth, Alkohol, 389.

133 BGHSt 35, 143, 145.

134 BGHSt 35, 143, 146; BGH, Neue Zeitschrift für Strafrecht 13 (1993), 537.

Hierdurch soll nach der Gesetzesbegründung Gefahren für die Disziplin der Soldaten begegnet werden, die ein Alkoholmißbrauch mit sich bringt.[135]

Führt der Rausch dazu, daß der Täter wegen Schuldunfähigkeit auch unter Berücksichtigung der Rechtsfigur der actio libera in causa nicht aus dem im Rauschzustand verwirklichten Tatbestand bestraft werden kann, kommt eine Strafbarkeit nach *§ 323a StGB* wegen Vollrausches in Betracht. Wegen dieses Delikts wird bestraft, wer sich vorsätzlich oder fahrlässig durch alkoholische Getränke oder andere berauschende Mittel in einen Rausch versetzt, in diesem Zustand eine rechtswidrige Tat begeht und ihretwegen nicht bestraft werden kann, weil er infolge des Rausches schuldunfähig war oder weil das nicht auszuschließen ist. Der Vollrausch wird mit Freiheitsstrafe bis zu fünf Jahren oder mit Geldstrafe bestraft, wobei die Strafe nicht schwerer sein darf als die Strafe, die für die im Rausch begangene Tat angedroht ist. Wie sich aus der Stellung des § 323a StGB im Besonderen Teil des Strafgesetzbuchs ergibt, hat der Gesetzgeber die Vorschrift nicht als eine die §§ 20, 21 StGB ergänzende Zurechnungsregel des Allgemeines Teils des Strafrechts ausgestaltet, sondern als einen eigenständigen Straftatbestand.[136] Das strafbare Verhalten ist das Sichberauschen. Es wird wegen seiner generellen Gefährlichkeit unter Strafe gestellt. Bei § 323a StGB handelt es sich daher um ein abstraktes Gefährdungsdelikt.[137]Allerdings bejaht der Gesetzgeber nicht schon bei jedem Herbeiführen eines Rauschzustandes ein Strafbedürfnis. Eine Bestrafung erfolgt vielmehr nur dann, wenn der Täter im Rausch eine rechtswidrige Tat begeht, also den objektiven und subjektiven Tatbestand eines Strafgesetzes rechtswidrig erfüllt.[138] Die Begehung dieser Rauschtat hat das Gesetz als außerhalb des Tatbestandes liegende objektive Bedingung der Strafbarkeit konstruiert.[139] Das heißt, daß sich Vorsatz und Fahrlässigkeit sowie das Verschulden des Täters nur auf das Sichberauschen, nicht aber auf die Rauschtat beziehen müssen. Diese Konstruktion ist jedenfalls dann mit dem Schuldprinzip vereinbar, wenn man mit einem Teil der Rechtsprechung und Literatur verlangt, daß für den Täter bei der Herbeiführung des Rausches die Begehung irgendeiner mit Strafe bedrohten Tat im Rauschzustand voraussehbar sein

---

135 Schölz/Lingens, Wehrstrafgesetz, § 7 Rdn. 1.

136 Otto, Grundkurs, 417.

137 Lackner/Kühl, StGB, § 323 a Rdn. 1; Cramer, in Schönke/Schröder, StGB, § 323a Rdn. 1; Horn, in Systematischer Kommentar zum StGB, § 323a Rdn. 2; für ein konkretes Gefährdungsdelikt mit unterschiedlichen Akzenten Hirsch, Alkoholdelinquenz, 15; Lange, Der gemeingefährliche Rausch, 584 ff.; Ranft, Strafgrund der Berauschung, 741 f.; Welzel, Das deutsche Strafrecht, 474.

138 Zu den Anforderungen an die Rauschtat vgl. Lackner/Kühl, StGB, § 323a Rdn. 6 ff.

139 BGHSt 1, 275, 277; Lackner/Kühl § 323a, 5; Tröndle/Fischer § 323a, 9; für ein Verständnis der Rauschtat als unwiderlegliche Beweistatsache für die Gefährlichkeit des Sichberauschens Spendel, in StGB: Leipziger Kommentar, § 323a Rdn. 61.

muß.[140] § 323a StGB ist danach wie folgt zu verstehen: Das vorsätzliche oder fahrlässige Sichversetzen in einen Rauschzustand ist strafwürdiges Unrecht, wenn und weil für den Sichberauschenden voraussehbar ist, daß er im Rauschzustand irgendeinen Straftatbestand verwirklichen könnte. Eine Bestrafung erfolgt jedoch nur dann, wenn es im Rausch tatsächlich zu einer Tatbegehung kommt.

§ 323a StGB erfaßt zunächst den Fall, in dem zweifelsfrei festgestellt wird, daß der Täter infolge des Rauschzustandes bei der Begehung der Rauschtat schuldunfähig im Sinne von § 20 StGB war. Die Vorschrift greift weiterhin dann ein, wenn nach den Feststellungen, die dem Gericht möglich sind, der Täter den sicheren Bereich der erheblich verminderten Schuldfähigkeit im Sinne von § 21 StGB in Richtung auf § 20 StGB überschritten hat und es sich deshalb nicht ausschließen läßt, daß seine Schuldfähigkeit aufgehoben war.[141] Nach der Rechtsprechung ist außerdem nach § 323a StGB zu bestrafen, wenn zwei Sachverhaltskonstellationen (z.B. Blutalkoholkonzentrationen) in der Weise in Betracht kommen, daß der Täter in der einen Variante nicht ausschließbar schuldunfähig und in der anderen Variante (nur) erheblich vermindert schuldfähig war.[142] In dieser Konstellation steht jedenfalls fest, daß der Rausch zu einer erheblichen Verminderung der Schuldfähigkeit geführt hat, so daß er als gefährlich angesehen werden kann. Möglich ist schließlich auch eine Konstellation, in der nicht nur Schuldunfähigkeit und erheblich verminderte Schuldfähigkeit in Betracht kommen, sondern auch nicht ausgeschlossen werden kann, daß der Täter im Zeitpunkt der Tatbestandsverwirklichung voll schuldfähig war. Die Behandlung dieser Fallkonstruktion ist umstritten. Wird für eine Verurteilung nach § 323a StGB ein Rauschzustand verlangt, der mindestens den Grad des § 21 StGB erreicht,[143] kann der Tatbestand in dieser Konstellation nicht festgestellt werden und ist, da auch eine Verurteilung aus dem im Rausch verwirklichten Tatbestand wegen nicht auszuschließender Schuldunfähigkeit ausscheidet, freizusprechen.[144] Hält man dagegen für § 323a StGB auch einen Rausch für ausreichend, der unterhalb des Schweregrades des § 21 StGB liegt,[145] kann eine Verurteilung aus § 323a StGB erfolgen, wenn sich überhaupt eine Berauschung des Täters feststellen läßt, mag

140 BGHSt 10, 247; Bayerisches Oberstes Landesgericht, Neue Juristische Wochenschrift 43 (1990), 2334, 2335; Maurach/Schroeder/Maiwald, Strafrecht Besonderer Teil 2, 372; gegen dieses Erfordernis Lackner/Kühl, StGB, § 323a, 14.

141 BGHSt 16, 187; 17, 333, 334.

142 BGHSt 32, 48.

143 Dafür Forster/Rengier, Alkoholbedingte Schuldunfähigkeit, 2871; Lackner/Kühl, StGB, § 323a Rdn. 4.

144 Eine Wahlfeststellung zwischen § 323 a StGB und der im Rausch begangenen Tat kommt nicht in Betracht, BGHSt (Großer Senat) 9, 390, 394.

145 Dafür Horn, in Systematischer Kommentar zum StGB, § 323a Rdn. 16; Maurach/Schroeder/Maiwald, Strafrecht Besonderer Teil 2, 378.

diese auch möglicherweise die Schuldfähigkeit nicht erheblich vermindert haben. Schließlich wird § 323a StGB als Auffangtatbestand teilweise auch für anwendbar gehalten, wenn zweifelhaft bleibt, ob der Täter sich überhaupt berauscht hat.[146] Bei der Strafzumessung wegen eines Delikts des Vollrausches nach § 323a StGB dürfen nach der Rechtsprechung als Anzeichen für den Gefährlichkeitsgrad des Rausches auch Art, Umfang, Schwere und Gefährlichkeit oder Folgen der im Rausch begangenen Tat berücksichtigt werden.[147]

Durch § 323a StGB wird die Herbeiführung eines Rauschzustandes unter Strafe gestellt, der generell für strafrechtlich geschützte Rechtsgüter anderer gefährlich ist. Begeht der Täter im Rausch keine mit Strafe bedrohte Handlung, sondern verwirklicht er den Tatbestand einer Ordnungswidrigkeit, kommt die Ordnungswidrigkeit des Vollrausches nach § 122 des Gesetzes über Ordnungswidrigkeiten in Betracht. Im übrigen kann die Einnahme eines Rauschmittels dann zu einer Strafbarkeit oder einer Sanktionierung wegen einer Ordnungswidrigkeit führen, wenn der Täter unter dem Einfluß eines Rauschmittels ein Fahrzeug im *Straßen-, Bahn-, Schiffs- oder Luftverkehr* führt. Nach § 316 StGB wird mit Freiheitsstrafe bis zu einem Jahr oder mit Geldstrafe bestraft, wer vorsätzlich oder fahrlässig im Verkehr ein Fahrzeug führt, obwohl er infolge des Genusses alkoholischer Getränke oder anderer berauschender Mittel nicht in der Lage ist, das Fahrzeug sicher zu führen. Nach §§ 315a und 315c StGB wird die Tat schwerer bestraft, wenn die rauschmittelbedingte Fahruntüchtigkeit dazu führt, daß Leib oder Leben eines anderen Menschen oder fremde Sachen von bedeutendem Wert konkret gefährdet werden oder ein entsprechender Schaden eintritt. Nach der Rechtsprechung liegt alkoholbedingte Fahruntüchtigkeit bei der Führung eines Kraftfahrzeuges im Straßenverkehr vor, wenn der Fahrer im Tatzeitpunkt eine Blutalkoholkonzentration von 1,1 Promille oder mehr aufweist (sog. absolute Fahruntüchtigkeit) oder wenn sich – bei niedrigerer oder nicht genau feststellbarer Blutalkoholkonzentration – aus konkreten Beweisanzeichen ergibt, daß der Fahrer nicht fähig ist, sein Fahrzeug im Straßenverkehr eine längere Strecke, und zwar auch bei plötzlichem Auftreten schwieriger Verkehrslagen, sicher zu steuern (sog. relative Fahruntüchtigkeit).[148] Für andere Rauschmittel als Alkohol konnte bisher ein absoluter Grenzwert nicht bestimmt werden, so daß auf sie die Regeln für die relative Fahruntüchtigkeit anzuwenden sind.[149]

Die Strafvorschriften über das Fahren im Zustand rauschmittelbedingter Fahruntüchtigkeit werden durch Ordnungswidrigkeiten ergänzt. Nach § 24a

---

146 Tröndle/Fischer, StGB, § 323a Rdn. 5c.

147 BGHSt 16, 124, 127; 23, 375, 376; 38, 356, 361; im Ergebnis zustimmend Lackner/Kühl, StGB, § 323a Rdn. 16; gegen die Berücksichtigung von Art und Schwere der Rauschtat Tröndle/Fischer, StGB, § 323a Rdn. 18.

148 BGHSt 37, 89.

149 Lackner/Kühl, StGB, § 315c Rdn. 5.

Abs. 1 in Verbindung mit Abs. 3 Straßenverkehrsgesetz (StVG) handelt ordnungswidrig, wer vorsätzlich oder fahrlässig im Straßenverkehr ein Kraftfahrzeug führt, obwohl er 0,25 mg/l oder mehr Alkohol in der Atemluft oder 0,5 Promille oder mehr Alkohol im Blut oder eine Alkoholmenge im Körper hat, die zu einer solchen Atem- oder Blutalkoholkonzentration führt. Eine Ordnungswidrigkeit begeht nach § 24a Abs. 2 Satz 1 in Verbindung mit Abs. 3 StVG und der Anlage zu § 24a StVG auch, wer unter der Wirkung von Cannabis, Heroin, Morphin, Kokain, Amphetamin oder Designer-Amphetamin im Straßenverkehr ein Kraftfahrzeug führt. Eine Wirkung der genannten berauschenden Mittel liegt nach § 24a Abs. 2 Satz 2 StVG vor, wenn eine dieser Substanzen im Blut nachgewiesen wird. Die Ordnungswidrigkeit greift nach § 24 Abs. 2 Satz 3 StVG nicht ein, wenn die Substanz aus der bestimmungsgemäßen Einnahme eines für einen konkreten Krankheitsfall verschriebenen Arzneimittels herrührt. Die komplizierte Fassung des § 24a StVG läßt die Schwierigkeiten deutlich werden, die sich bei der sachgerechten rechtlichen Erfassung des Fahrens unter Rauschmitteleinfluß ergeben. Hat der Täter bei einer Ordnungswidrigkeit nach § 24a Abs. 1 StVG 0,40 mg/l oder mehr Alkohol in der Atemluft oder 0,8 Promille oder mehr Alkohol im Blut oder eine Alkoholmenge im Körper, die zu einer solchen Atem- oder Blutalkoholkonzentration führt, oder begeht er eine Ordnungswidrigkeit nach § 24a Abs. 2 StVG, so ist gemäß § 25 Abs. 1 S. 2 StVG mit der Festsetzung einer Geldbuße in der Regel ein Fahrverbot zu verknüpfen.

Das *Betäubungsmittelgesetz* bedroht in den §§ 29ff. den Umgang mit den in den Anlagen I bis III zu diesem Gesetz genannten Rauschmitteln umfassend mit Strafe. Nicht erfaßt wird allerdings die Einnahme des Betäubungsmittels zur Herbeiführung eines Rauschzustandes, weil dieses Verhalten anders als z.B. der unerlaubte Besitz von Betäubungsmitteln nicht mit der Gefahr verbunden ist, daß das Rauschmittel in die Hände anderer Personen gelangt und sich dort schädlich auswirkt.[150]

Hat der Täter eine der genannten mit Strafe bedrohten Handlungen im Zusammenhang mit der Einnahme von Rauschmitteln begangen, kommt als *Rechtsfolge* nicht nur eine Kriminalstrafe in Betracht. Ist die Tat auf eine Rauschmittelabhängigkeit zurückzuführen, kann auch die im Zusammenhang mit einer Aussetzung der Vollstreckung einer Freiheitsstrafe zur Bewährung oder einer Verwarnung mit Strafvorbehalt stehende Weisung, sich einer Entziehungskur zu unterziehen (§§ 56c Abs. 3, 59a Abs. 2 StGB),[151] die Unterbringung in einer Entziehungsanstalt nach § 64 StGB oder – bei Taten aufgrund einer Betäubungsmittelabhängigkeit – die Zurückstellung der Strafvoll-

---

150 Zu den Problemen des Drogenstrafrechts vgl. Dölling, Eindämmung des Drogenmißbrauchs.

151 Bei der Anwendung von Jugendstrafrecht kann nach Maßgabe des § 10 Abs. 2 Jugendgerichtsgesetz die Weisung erteilt werden, sich einer Entziehungskur zu unterziehen.

streckung zugunsten einer Therapie nach den §§ 35ff. Betäubungsmittelgesetz angezeigt sein. Unter Umständen kommt auch die Unterbringung in einem psychiatrischen Krankenhaus gemäß § 63 StGB in Betracht. Die Therapie von Rauschmittelabhängigkeit ist schwierig, kann aber durchaus erfolgreich sein, so daß sich ihr Ausbau empfiehlt.[152]

V. Kriminalpolitische Überlegungen

In der letzten Zeit werden zunehmend Forderungen nach Änderungen oder Ergänzungen der geltenden strafrechtlichen Vorschriften zur Erfassung rauschbedingter Kriminalität erhoben. Diese Forderungen haben ihren Ausgangspunkt zum einen in der durch die oben[153] behandelte Entscheidung des 4. Strafsenats des BGH erheblich verstärkten Diskussion über die Zulässigkeit einer strafrechtlichen Zurechnung mit Hilfe der Figur der actio libera in causa. Zum anderen gehen die Forderungen darauf zurück, daß die für die Sanktionierung rauschbedingter Delikte zur Verfügung stehenden Strafrahmen als zu niedrig und die Strafzumessungspraxis der Gerichte als zu mild empfunden werden. Ein bei der Tatausführung vorliegender Rauschzustand wird teilweise nicht als legitimer Strafausschluß- oder Strafmilderungsgrund angesehen, wenn der Täter das Rauschmittel zurechenbar zu sich genommen hat.

Im Hinblick auf die actio libera in causa wird teilweise vorgeschlagen, in § 20 StGB eine Regelung aufzunehmen, daß dem Täter das Delikt trotz fehlender Einsichts- oder Steuerungsfähigkeit im Zeitpunkt der Tatbestandsverwirklichung als schuldhafte Tat zuzurechnen ist, wenn die Voraussetzungen der actio libera in causa vorliegen.[154] Als Vorbilder für eine solche Vorschrift können eine Reihe von Regelungen im ausländischen Recht herangezogen werden. So sind nach Art. 12 des Schweizer StGB[155] die Art. 10 und 11, die den §§ 20 und 21 des deutschen StGB vergleichbar sind, nicht anwendbar, „wenn die schwere Störung oder Beeinträchtigung des Bewußtseins vom Täter selbst in der Absicht herbeigeführt wurde, die strafbare Handlung zu begehen“. Nach Art. 20 Nr. 1 Abs. 2 des Codigo Penal Español von 1995 schließt vorübergehende Geistesstörung die Strafe nicht aus, wenn sie vom Täter hervorgerufen wurde, um die Tat zu begehen, oder er die Tatbegehung vorhergesehen hatte. Das gleiche gilt nach Art. 20 Nr. 2 für eine im Rauschzustand begangene Tat.[156] Gemäß Art. 92 Codice Penale Italiano schließt ein Rauschzu-

---

[152] Dölling, Eindämmung des Drogenmißbrauchs, 20ff.

[153] Bei Fn. 125.

[154] Vgl. etwa Ambos, Der Anfang vom Ende der actio libera in causa?, 2298; Neumann, Anmerkung, 25; Salger/Mutzbauer, Die actio libera in causa, 565.

[155] Angeführt bei Ambos, a.a.O.

[156] Ambos, a.a.O.

stand, der nicht durch einen Zufall oder durch übermächtige Gewalt verursacht worden ist, die Zurechenbarkeit der Tat nicht aus.[157]

In der deutschen Literatur hat Hruschka einen konkreten Gesetzgebungsvorschlag ausgearbeitet. Im Hinblick auf § 20 StGB plädiert Hruschka für eine Regelung, nach der der Täter nicht entschuldigt wird, wenn er für die krankheitsbedingte Unfähigkeit, das Unrecht der Tat einzusehen oder nach dieser Einsicht zu handeln, selbst verantwortlich ist. Die Strafe soll jedoch in diesem Fall nach § 49 Abs. 1 StGB gemildert werden können.[158] Die Verantwortlichkeit des Täters für den Defektzustand ist nach Hruschka gegeben, wenn der Täter objektiv sich aktiv handelnd in den Defektzustand versetzt, es unterläßt zu verhindern, in einen solchen Zustand zu geraten, oder sonst den vermeidbaren Eintritt des Defektzustandes nicht vermeidet und damit die konkrete Gefahr einer tatbestandsmäßigen und rechtswidrigen Handlung während des Defektzustandes schafft und wenn der Täter in subjektiver Hinsicht sich vorsätzlich oder fahrlässig in den Defektzustand begibt und dabei mit Blick auf die Gefahr eines tatbestandsmäßigen Handelns im Defektzustand vorsätzlich oder fahrlässig handelt.[159] Hruschka schlägt weiterhin vor, die Ausnahmebestimmung nicht auf § 20 StGB zu beschränken, sondern eine allgemeine Ausnahmebestimmung für alle Entschuldigungsgründe zu schaffen, die wie folgt lauten könnte: „Ist der Täter dafür verantwortlich, daß Umstände oder sonstige Bedingungen eingetreten sind, die die Schuld ausschließen, dann ist die Tat trotz des Eintritts dieser Umstände oder Bedingungen zur Schuld zuzurechnen. Die Strafe kann jedoch nach § 49 Abs. 1 StGB gemildert werden".[160] Außerdem tritt Hruschka dafür ein, § 323a StGB zu streichen.[161]

Die Gesetzgebungsvorschläge, die primär auf eine Verschärfung der Sanktionierung von unter Rauschmitteleinfluß begangenen Taten abziehen, knüpfen teilweise an Regelungen im Strafgesetzbuch der ehemaligen DDR an. Dieses enthielt in dem die Zurechnungsfähigkeit regelnden § 15 den folgenden Abs. 3: „Wer sich schuldhaft in einen die Zurechnungsfähigkeit ausschließenden Zustand versetzt und in diesem Zustand eine mit Strafe bedrohte Handlung begeht, wird nach dem verletzten Gesetz bestraft".[162] Der zweite Absatz des die verminderte Zurechnungsfähigkeit regelnden § 16 DDR-StGB lautete: „Die Strafe kann nach den Grundsätzen über die außergewöhnliche Strafmilderung herabgesetzt werden. Dabei sind die Gründe zu berücksichtigen, die zur verminderten Zurechnungsfähigkeit geführt haben. Das gilt nicht,

---

157 Zitiert nach Hruschka, Die actio libera in causa, 67 Fn. 26.; vgl. auch die Hinweise auf weitere ausländische Regelungen bei Hirsch, Alkoholdelinquenz, 5 Fn. 16.

158 Hruschka, Strafrecht, 302 f.; ders., Die actio libera in causa, 69.

159 Hruschka, Die actio libera in causa, 71.

160 A.a.O., 72.

161 Hruschka, Strafrecht, 302; ders., Die actio libera in causa, 71.

162 Strafrecht der DDR, 74.

wenn sich der Täter schuldhaft in einen die Zurechnungsfähigkeit vermindernden Rauschzustand versetzt hat".[163] Diese Regelungen wurden dahingehend interpretiert, daß aus der schuldhaften Einschränkung der Zurechnungsfähigkeit kein strafmildernder Gesichtspunkt herzuleiten sei.[164] Das Strafrecht der ehemaligen DDR sah somit eine härtere Sanktionierung von Taten unter Rauschmitteleinfluß vor als das Recht der Bundesrepublik Deutschland.

Der Generalstaatsanwalt von Brandenburg, Rautenberg, berichtet, daß in den neuen Bundesländern die Strafzumessungspraxis für Taten, die in vom Täter schuldhaft herbeigeführten Rauschzuständen begangen würden, als im Vergleich zu früher unangemessen nachsichtig kritisiert werde, und spricht sich dafür aus, die Versagung der Strafmilderung bei in selbstverschuldeten Rauschzuständen begangenen Straftaten nach dem Vorbild der Regelungen im DDR-StGB auszuweiten.[165] § 20 StGB solle um den folgenden Abs. 2 erweitert werden: „Wer sich schuldhaft in einen die Schuldfähigkeit ausschließenden Rauschzustand versetzt und in diesem Zustand eine rechtswidrige Tat begeht, wird nach dem verletzten Gesetz bestraft. Ist danach lebenslange Freiheitsstrafe angedroht, tritt an deren Stelle Freiheitsstrafe nicht unter drei Jahren".[166] Außerdem solle in § 21 StGB ein Absatz 2 aufgenommen werden, der die Möglichkeit der Strafmilderung bei verminderter Schuldfähigkeit ausschließe, „wenn die Verminderung der Fähigkeit des Täters auf einem selbstverschuldeten Rauschzustand beruht".[167] § 323a StGB solle entfallen.[168] Dieser Vorschlag dürfte erheblich über die Erwägungen zu einer ausdrücklichen Regelung der actio libera in causa hinausgehen, denn anscheinend wird für die Zurechnung der im Rausch begangenen Taten nur verlangt, daß der Täter sich vorsätzlich oder fahrlässig in einen Rausch versetzt, und nicht, daß er auch hinsichtlich der Tatbestandsverwirklichung im Rausch vorsätzlich oder fahrlässig handelt. Praktisch dürfte dieser Vorschlag bedeuten, daß auch in den Fällen, in denen nach geltendem Recht lediglich nach § 323a StGB zu bestrafen ist, die Bestrafung aus dem im Rauschzustand verwirklichten Tatbestand zu erfolgen hätte. Außerdem wäre eine Strafrahmenmilderung nach § 49 Abs. 1 StGB nur bei den wenigen Tatbeständen möglich, für die lebenslange Freiheitsstrafe angedroht ist.

Andere Vorschläge zur Verschärfung der Sanktionierung von Kriminalität im Zusammenhang mit Rauschzuständen knüpfen nicht an die §§ 20 und 21 StGB, sondern an § 323a StGB an. So hat das Land Berlin in einem 1997 dem Bundesrat vorgelegten Gesetzesantrag vorgeschlagen, in § 323a StGB einen

---

163 A.a.O., 79.
164 Strafrecht der DDR, 78; Rautenberg, Strafmilderung, 46.
165 Rautenberg, Strafmilderung, 45, 46.
166 A.a.O., 47.
167 Ebenda.
168 A.a.O., 46f.

neuen Absatz einzufügen, der für besonders schwere Fälle des Vollrausches eine Freiheitsstrafe von sechs Monaten bis zu zehn Jahren vorsieht. Ein besonders schwerer Fall soll nach dem Gesetzesantrag in der Regel vorliegen, wenn der Täter sich vorsätzlich in einen Rausch versetzt und die in diesem Zustand begangene Tat ein Verbrechen ist.[169] Begründet wird dieser Vorschlag damit, daß die in der geltenden Fassung des § 323a StGB vorgesehene Höchststrafe von fünf Jahren bei Begehung schwerer Gewalttaten oder einer Vielzahl von Taten im Rauschzustand unzureichend sei.[170] Außerdem ermögliche der einheitliche Strafrahmen des § 323a StGB keine Differenzierung nach der Strafandrohung der Rauschtat. Während bei leichteren Rauschdelikten, die keine höhere Strafe als § 323a StGB androhten, der Rauschtäter grundsätzlich mit derselben Sanktion belegt werden könne, die ihm im schuldfähigen Zustand schlimmstenfalls drohen könnte, werde der Täter, der schwerste Rauschtaten begehe, z.B. einen Totschlag, für den der Strafrahmen bei Begehung im schuldfähigen Zustand bis zu 15 Jahre reiche, in hohem Maße privilegiert.[171]

Die Beratungen des Berliner Antrages im Bundesrat haben zu einem Gesetzentwurf des Bundesrates vom 17. 10. 1997 geführt, der vorsieht, dem § 323a Abs. 1 StGB folgende Sätze anzufügen: „Droht das Gesetz für die im Rausch begangene Tat Freiheitsstrafe von mehr als fünf Jahren an, so ist die Strafe Freiheitsstrafe von drei Monaten bis zu zehn Jahren. Satz 2 ist auch dann anzuwenden, wenn die im Rausch begangene Tat die Voraussetzungen eines besonders schweren Falles erfüllt, der mit Freiheitsstrafe von mehr als fünf Jahren bedroht ist. Berauscht sich der Täter in den Fällen der Sätze 2 und 3 fahrlässig, so ist die Strafe Freiheitsstrafe von drei Monaten bis zu fünf Jahren.[172] Mit diesem Gesetzentwurf hat der Bundesrat das Anliegen des Berliner Antrages in modifizierter Form aufgenommen. Auch der Gesetzentwurf des Bundesrates wird damit begründet, daß die im geltenden § 323a StGB enthaltene Strafrahmenobergrenze von fünf Jahren in Fällen, in denen besonders schwere Rauschtaten begangen würden, keine angemessene Ahndung ermögliche und mit der Neuregelung Ungereimtheiten des geltenden Rechts beseitigt würden.[173] Mit Beschluß vom 26. 2. 1999 hat der Bundesrat den Entwurf vom 17. 10. 1997 erneut beim Deutschen Bundestag eingebracht.[174] Für eine Änderung der Strafdrohung des § 323a StGB haben sich auch Fahnenschmidt/Klumpe ausgesprochen. Sie schlagen vor, in § 323a StGB jeweils auf

---

169 Gesetzesantrag des Landes Berlin vom 19.2.1997, Anlage, 1.

170 A.a.O., Anlage, 2f.

171 A.a.O., Anlage, 6; kritisch zu diesem Gesetzentwurf Sick/Renzikowski, Strafschärfung bei Rauschtaten?, 486f.

172 Gesetzentwurf des Bundesrates vom 17.10.1997, Anlage, 1.

173 A.a.O., Anlage, 2f.

174 Gesetzentwurf des Bundesrates vom 26.2.1999.

die Rechtsfolge des im Rausch begangenen Deliktes zu verweisen, wobei an eine Milderungsmöglichkeit nach § 49 Abs. 1 StGB zu denken sei.[175]

Wie die Darstellung der Gesetzesvorschläge zeigt, müssen die in den §§ 20, 21 StGB und in § 323a StGB getroffenen Regelungen über im Rauschzustand begangene Delikte im Zusammenhang gesehen werden und müssen auch die Bezüge zu nicht rauschmittelbedingten Fällen der Schuldunfähigkeit sowie zu anderen Entschuldigungsgründen beachtet werden. Wenn der Gesetzgeber Änderungen des geltenden Rechts erwägt, etwa bei der Strafdrohung des § 323a StGB, sollte er sich daher nicht nur mit einzelnen Regelungen befassen, sondern die Gesamtheit der Regelungen einer Überprüfung unterziehen. Hierbei sollte er sich von der Überlegung leiten lassen, daß auch gegen rauschmittelbedingte Kriminalität ein wirksamer Rechtsgüterschutz gewährleistet sein muß, dieser aber nur nach Maßgabe des Grundsatzes schuldangemessenen Strafens erfolgen darf.[176] Danach sollte der Täter, der einen Straftatbestand im Zustand rauschbedingter Schuldunfähigkeit rechtswidrig verwirklicht, unter den Voraussetzungen der actio libera in causa wegen des verwirklichten Tatbestandes bestraft werden. Dies ergibt sich nach der hier vertretenen Auffassung bereits aus der sachgerechten Auslegung des geltenden Rechts, so daß eine entsprechende Regelung (nur) klarstellende Bedeutung hätte. Für die Fälle rauschbedingter erheblich verminderter Schuldfähigkeit sollte sorgfältig geprüft werden, inwieweit sich auf der Grundlage des geltenden § 21 StGB gerechte Lösungen finden lassen und ob insbesondere eine Strafmilderung häufiger als in der gegenwärtigen Praxis der Rechtsprechung versagt werden könnte.[177] Kommt eine strafrechtliche Haftung aus dem im Rausch verwirklichten Tatbestand nicht in Betracht, erscheint es vertretbar, auf einen Tatbestand zurückzugreifen, der wie der geltende § 323a StGB die Herbeiführung generell gefährlicher Rauschzustände erfaßt und dann zu einer Bestrafung führt, wenn der Täter im Rausch eine rechtswidrige Tat begeht. Bei einer möglichen Änderung des § 323a StGB sollte nicht nur die Strafdrohung, sondern auch die Fassung des Tatbestandes in den Blick genommen werden und überlegt werden, ob sich eine klarere gesetzliche Lösung für die der Rechtsanwendung erhebliche Schwierigkeiten bereitende Fälle finden läßt, in denen nicht festgestellt werden kann, ob der Täter im Zeitpunkt der Begehung der Rauschtat schuldunfähig, vermindert schuldfähig oder voll schuldfähig war.[178] Zu berücksichtigen ist freilich, daß sich die Problematik rauschbedingter Kriminalität durch das Strafrecht allein nicht lösen läßt, son-

175 Fahnenschmidt/Klumpe, Der Anfang vom Ende der actio libera in causa?, 81.

176 Zu den Grundlagen gerechten Strafens vgl. Lampe, Strafphilosophie.

177 Siehe dazu Foth, Alkohol, 390, nach dessen Auffassung bei vorwerfbarer Trunkenheit sehr häufig kein Anlaß besteht, von der in § 21 StGB vorgesehenen Möglichkeit der Strafmilderung Gebrauch zu machen.

178 Vgl. dazu oben bei Fn. 143–146.

dern daß es maßgeblich darauf ankommt, ob es der Gesellschaft gelingt, Formen verantwortungsbewußten Umgangs mit Rauschmitteln sozial und kulturell zu verankern.

Literatur

Albrecht H-J (1985) Alkohol und Kriminalität – Theoretische Verknüpfungen und empirische Befunde –. Bewährungshilfe: Fachzeitschrift für Bewährungs-, Gerichts- und Straffälligenhilfe 32:345–357

Ambos K (1997) Der Anfang vom Ende der actio libera in causa? Neue Juristische Wochenschrift 50:2296–2298

Athen D (1986) Syndrome der akuten Alkoholintoxikation und ihre forensische Bedeutung. Springer Berlin u.a.

Baer R (1988) Psychiatrie für Juristen. Beck München, Enke Stuttgart

Beiträge zum VI. Deutsch-jugoslawischen Juristentreffen in Köln 1980 (1981) Strafrechtliche Referate und Diskussionsbericht über Probleme der Alkoholdelinquenz. Hrsg. von Jescheck H-H. de Gruyter Berlin, New York

Bode H-J (1994) Alkoholunfälle und Fahrerlaubnisentziehungen wegen Alkoholverkehrsstraftaten in Deutschland von 1975 bis 1993. Blutalkohol: Alcohol, Drugs and Behavior 31: 367–378

Breitenacher M (1998) Alkohol – Zahlen und Fakten zum Konsum. In: Jahrbuch Sucht '99, S 7–19

Das Unfallrisiko unter Alkohol: Analyse · Konsequenzen · Maßnahmen (1995) Hrsg. von Krüger H-P. Fischer Stuttgart u.a.

Dölling D (1995) Eindämmung des Drogenmißbrauchs zwischen Repression und Prävention. Müller Heidelberg

Drogen und Verkehrssicherheit (1995) Symposium der Bundesanstalt für Straßenwesen und des Instituts für Rechtsmedizin der Universität Köln 19. November 1994 Bergisch Gladbach. Hrsg. von der Bundesanstalt für Straßenwesen. Wirtschaftsverlag NW Bremerhaven

Eisenberg U (1995^4) Kriminologie. Heymanns Köln u.a.

Fahnenschmidt W, Klumpe G (1997) Der Anfang vom Ende der actio libera in causa? Deutsche Richter-Zeitung 75:77–81

Festschrift für Hans-Heinrich Jescheck zum 70. Geburtstag (1985) Hrsg. von Vogler T. Duncker & Humblot Berlin

Festschrift für Günter Spendel zum 70. Geburtstag am 11. Juli 1992 (1992) Hrsg. von Seebode M. de Gruyter Berlin, New York

Festschrift für Otto Triffterer zum 65. Geburtstag (1996) Hrsg. von Schmoller K. Springer Wien, New York

Feuerlein W, Küfer H, Soyka M (1998^5) Alkoholismus – Mißbrauch und Abhängigkeit: Entstehung – Folgen – Therapie. Thieme Stuttgart, New York

Foerster K (1994) Die alkohol- und drogenbedingten Störungen. In: Psychiatrische Begutachtung, S 225–243

Forster B, Joachim H (1997) Alkohol und Schuldfähigkeit: Eine Orientierungshilfe für Mediziner und Juristen. Beck München, Enke Stuttgart

Forster B, Rengier R (1986) Alkoholbedingte Schuldunfähigkeit und Rauschbegriff des § 323a StGB aus medizinischer und juristischer Sicht. Neue Juristische Wochenschrift 39:2869–2872

Foth E (1991) Alkohol, verminderte Schuldfähigkeit, Strafzumessung. Neue Justiz 45:386–390

Gesetzesantrag des Landes Berlin vom 19. 2. 1997: Entwurf eines Gesetzes zur Änderung des Strafgesetzbuches (§ 323a StGB) – Strafschärfung bei Rauschtaten –. Bundesrats-Drucksache 123/97

Gesetzentwurf des Bundesrates vom 17. 10. 1997: Entwurf eines ... Strafrechtsänderungsgesetzes – § 323 a StGB – (... StrÄndG). Bundesrats-Drucksache 123/97 (Beschluß)

Gesetzentwurf des Bundesrates vom 26. 2. 1999: Entwurf eines ... Strafrechtsänderungsgesetzes – § 323 a StGB – (... StrÄndG). Bundesrats-Drucksache 97/99 (Beschluß)

Göppinger H (1983) Der Täter in seinen sozialen Bezügen: Ergebnisse aus der Tübinger Jungtäter-Vergleichsuntersuchung. Springer Berlin u.a.

Göppinger H (1985) Angewandte Kriminologie: Ein Leitfaden für die Praxis. Springer Berlin u.a.

Göppinger H (1997[5]) Kriminologie. Bearbeitet von Bock M, Böhm A. Beck München

Handbuch des Betäubungsmittelstrafrechts (1998) Hrsg. von Kreuzer A. Beck München

Handbuch der forensischen Psychiatrie (1997) Hrsg. von Göppinger H, Witter H. Band I und II. Springer Berlin u.a.

Harbort S (1996) Rauschmitteleinnahme und Fahrsicherheit: Indikatoren – Analysen – Maßnahmen. Boorberg Stuttgart u.a.

Herzberg, RD (1992) Gedanken zur action libera in causa: Straffreie Deliktsvorbereitung als „Begehung der Tat" (§§ 16, 20, 34 StGB)? In: Festschrift für Günter Spendel, S 203–236

Hettinger M (1988) Die „actio libera in causa": Strafbarkeit wegen Begehungstat trotz Schuldunfähigkeit? Eine historisch-dogmatische Untersuchung. Duncker & Humblot Berlin

Hirsch H-J (1981) Alkoholdelinquenz in der Bundesrepublik Deutschland. In: Beiträge zum VI. Deutsch-jugoslawischen Juristentreffen, S 2–38

Hirsch H-J (1997) Anmerkung zum Urteil des Bundesgerichtshofs vom 22. 8. 1996 – 4 StR 217/96. Neue Zeitschrift für Strafrecht 17:230–232

Holz, A, Leune J (1998) Versorgung Suchtkranker in Deutschland. In: Jahrbuch Sucht '99, S 154–174

Horn E (1997) Der Anfang vom Ende der actio libera in causa. Strafverteidiger 17:264–266

Hruschka J (1988[2]) Strafrecht nach logisch-analytischer Methode: Systematisch entwickelte Fälle mit Lösungen zum Allgemeinen Teil. de Gruyter Berlin, New York

Hruschka J (1996) Die action libera in causa – speziell bei § 20 StGB mit zwei Vorschlägen für die Gesetzgebung. Juristen-Zeitung 51:64–72

Hruschka J (1997) Die actio libera in causa bei Vorsatztaten und bei Fahrlässigkeitstaten. Zur neuesten Rechtsprechung des BGH. Juristen-Zeitung 52:22–27

Jahrbuch Sucht '99 (1998) Hrsg. von der Deutschen Hauptstelle gegen die Suchtgefahren. Neuland Geesthacht

Jakobs G (1991[2]) Strafrecht Allgemeiner Teil: Die Grundlagen und die Zurechnungslehre: Lehrbuch. de Gruyter Berlin, New York

Jerouschek G (1997) Die Rechtsfigur der actio libera in causa: Allgemeines Zurechnungsprinzip oder verfassungswidrige Strafbarkeitskonstruktion? Juristische Schulung 37:385–389

Jescheck H-H, Weigend T (1996[5]) Lehrbuch des Strafrechts Allgemeiner Teil. Duncker & Humblot Berlin

Kaiser G (1996[3]) Kriminologie. Ein Lehrbuch. Müller Heidelberg

Kazenwadel J, Vollrath M (1995) Das Dunkelfeld der Trunkenheitsfahrten. In: Das Unfallrisiko unter Alkohol, S 115–124

Kerner H-J (1990) Alkoholkonsum, Verhaltensprobleme und Problemverhalten. Ein Beitrag zum Zusammenhang zwischen Alkohol und Kriminalität im Alltag und in der Lebensgeschichte. In: Kriminalität, S 183–204

Kerner H-J (1992) Alkohol und Kriminalität: Zur Bedeutung von Alkoholkonsum bei einzelnen Straftaten und bei der Ausprägung krimineller Karrieren. In: Kriminalprognose, S 107–124

Kerner H-J (1993) Artikel Alkohol und Kriminalität. In: Kleines Kriminologisches Wörterbuch, S 5–9

Kerner H-J, Weitekamp E, Stelly W, Thomas J (1997) Patterns of criminality and alcohol abuse: results of the Tuebingen Criminal Behaviour Development Study. Criminal Behaviour and Mental Health 7:401–420

Kleines Kriminologisches Wörterbuch (1993[3]) Hrsg. von Kaiser G, Kerner H-J, Sack F, Schellhoss H. Müller Heidelberg

Konrad N, Rasch W (1992) Zur psychiatrischen Beurteilung forensisch relevanter Rauschzustände. In: Kriminalprognose, S 167–177

Kornhuber H (1990) Alkohol und Menschenwürde. In: Kriminalität, S 213–230

Kriminalität: Persönlichkeit, Lebensgeschichte und Verhalten (1990) Festschrift für Hans Göppinger zum 70. Geburtstag. Hrsg. von Kerner H-J, Kaiser G. Springer Berlin u.a.

Kriminalprognose. Alkoholbeeinträchtigung – Rechtsfragen und Begutachtungsprobleme (1992) Hrsg. von Frank C, Harrer G. Springer Berlin u.a.

Kröber H-L (1996) Kriterien verminderter Schuldfähigkeit nach Alkoholkonsum. Neue Zeitschrift für Strafrecht 16:569–576

Krüger H-P (1995) Auftreten und Risiken von Cannabis im Straßenverkehr. Eine epidemiologische Studie. In: Drogen und Verkehrssicherheit, S 25–39

Krüger H-P, Kazenwadel J, Vollrath M (1995) Das Unfallrisiko unter Alkohol mit besonderer Berücksichtigung risikoerhöhender Faktoren. In: Das Unfallrisiko unter Alkohol, S 1–113

Lampe E-J (1989) Verantwortung und Verantwortlichkeit im Strafrecht. In: Verantwortlichkeit und Recht, S 286–305

Lampe E-J (1999) Strafphilosophie: Studien zur Strafgerechtigkeit. Heymanns Köln u.a.

Lange R (1940) Der gemeingefährliche Rausch. Zeitschrift für die gesamte Strafrechtswissenschaft 59:574–600

Langelüddeke A, Bresser PH (1976[4]) Gerichtliche Psychiatrie. de Gruyter Berlin, New York

Lackner K, Kühl K (1999[23]) Strafgesetzbuch mit Erläuterungen. Beck München

Maschke W (1987) Das Umfeld der Straftat: Ein erfahrungswissenschaftlicher Beitrag zum kriminologischen Tatbild. Minerva München

Maurach R (1961) Fragen der actio libera in causa. Juristische Schulung 1:S 373–383

Maurach R, Zipf H (1992[8]) Strafrecht Allgemeiner Teil Teilband 1: Grundlehren des Strafrechts und Aufbau der Straftat: Ein Lehrbuch. Müller Heidelberg

Maurach R, Schroeder F-C, Maiwald M (1991[7]) Strafrecht Besonderer Teil Teilband 2: Straftaten gegen Gemeinschaftswerte: Ein Lehrbuch. Müller Heidelberg

Mischkowitz R, Möller M, Hartung M (1996) Gefährdungen durch Drogen: Blutprobenuntersuchungen zur Prävalenz und Wirkung von Drogen- und Medikamentenbeeinflussung im Straßenverkehr und bei Kriminaldelikten. Bundeskriminalamt Wiesbaden

Müller A, Weiler C (1987) Ergebnisse einer Untersuchung über Alkoholiker als Kraftfahrer: Zugleich ein Beitrag zum Problem der Dunkelziffer bei Trunkenheitsfahrten. Blutalkohol: Alcohol, Drugs and Behavior 24:109–125

Nationaler Rauschgiftbekämpfungsplan: Maßnahmen der Rauschgiftbekämpfung und der Hilfe für Gefährdete und Abhängige (1990) Hrsg. vom Bundesminister für Jugend, Familie, Frauen und Gesundheit und vom Bundesminister des Innern. Bonn

Nedopil N (1996) Forensische Psychiatrie: Klinik, Begutachtung und Behandlung zwischen Psychiatrie und Recht. Beck München, Thieme Stuttgart

Neumann U (1997) Anmerkung zum Urteil des Bundesgerichtshofs vom 22. 8. 1996 – 4 StR 217/96. Strafverteidiger 17:23–25

Otto H (1998[5]) Grundkurs Strafrecht: Die einzelnen Delikte. de Gruyter Berlin, New York

Paeffgen H-U (1985) Actio libera in causa und § 323a StGB. Zeitschrift für die gesamte Strafrechtswissenschaft 97:513–541

Pernanen K (1991) Alcohol in human violence. The Guilford Press New York, London

Polizeiliche Kriminalstatistik 1987 (1988) Hrsg. vom Bundeskriminalamt. Bundeskriminalamt Wiesbaden

Polizeiliche Kriminalstatistik 1990 (1991) Hrsg. vom Bundeskriminalamt. Bundeskriminalamt Wiesbaden

Polizeiliche Kriminalstatistik Bundesrepublik Deutschland Berichtsjahr 1994 (1995) Hrsg. vom Bundeskriminalamt. Bundeskriminalamt Wiesbaden

Polizeiliche Kriminalstatistik Bundesrepublik Deutschland Berichtsjahr 1997 (1998) Hrsg. vom Bundeskriminalamt. Bundeskriminalamt Wiesbaden

Psychiatrische Begutachtung: Ein praktisches Handbuch für Ärzte und Juristen (1994[2]) Hrsg. von Venzlaff U, Foerster K. Gustav Fischer Stuttgart u.a.

Ranft O (1972) Strafgrund der Berauschung und Rücktritt von der Rauschtat. Monatsschrift für Deutsches Recht 26:737–743

Rasch W (1999[2]) Forensische Psychiatrie. Kohlhammer Stuttgart

Rautenberg EC (1997) Strafmilderung bei selbstverschuldeten Rauschzuständen? Eine Anregung für den Gesetzgeber aus den neuen Bundesländern. Deutsch-Deutsche Rechts-Zeitschrift 8:45–47

Rechtsmedizin: Lehrbuch für Mediziner und Juristen (1992[5]) Hrsg. von Schwerd W. Deutscher Ärzte-Verlag Köln

Roxin C (1997[3]) Strafrecht Allgemeiner Band I: Grundlagen. Der Aufbau der Verbrechenslehre. Beck München

Salger H, Mutzbauer N (1993) Die actio libera in causa – eine rechtswidrige Rechtsfigur. Neue Zeitschrift für Strafrecht 13 (1993), S 561–565

Schewe G (1981) Alkoholdelinquenz aus medizinischer Sicht. In: Beiträge zum VI. Deutsch-jugoslawischen Juristentreffen, S 39–75

Schild W (1996) Die Straftat als „actio libera in causa“: Bemerkungen zum grundsätzlichen Problem der Zurechnung von Unfreiheit im Strafrecht. In: Festschrift für Otto Triffterer, S 203–222

Schmidhäuser E (1992) Die actio libera in causa: ein symptomatisches Problem der deutschen Strafrechtswissenschaft. Vandenhoeck und Ruprecht Göttingen

Schneider HJ (1987) Kriminologie. de Gruyter Berlin, New York

Schöch H (1985) Empirische Grundlagen der Generalprävention. In: Festschrift für Hans-Heinrich Jescheck. Zweiter Halbband, S 1081–1105

Schöch H (1996) Verdachtlose Atemalkoholkontrolle und Grenzwertdiskussion. Deutsches Autorecht 65:44–50

Schöch H (1997) Präventive Verkehrskontrollmaßnahmen bei Alkohol- und Drogenfahrten und ihre Bedeutung für das Straf- und Bußgeldverfahren. Blutalkohol: Alcohol, Drugs and Behavior 34:169–179

Schölz J, Lingens E (1988[3]) Wehrstrafgesetz. Beck München

Schönke A, Schröder H (1997[25]) Strafgesetzbuch: Kommentar. Bearbeitet von Lenckner T, Eser A, Cramer P, Stree W. Beck München

Schwerd, Wolfgang: Alkohol und Verkehrssicherheit. In: Rechtsmedizin, S 104–123

Sick B, Renzikowski J (1997) Strafschärfung bei Rauschtaten? Zum Entwurf des Landes Berlin vom 19. 2. 1997. Zeitschrift für Rechtspolitik 30:S 484–488

Spendel G (1997) Actio libera in causa und Verkehrsstraftaten. Juristische Rundschau 51: 133–137

Stephan E (1988) Trunkenheitsdelikte im Verkehr und Alkoholmißbrauch: Ein Abschied von individuellen und gesellschaftlichen Illusionen ist notwendig. Blutalkohol: Alcohol, Drugs and Behavior 25:201–227

Strafgesetzbuch: Leipziger Kommentar: Großkommentar (1993, 1996) Hrsg. von Jähnke B, Laufhütte HW, Odersky W. 12. Aufl. de Gruyter Berlin, New York; 10. Lieferung: §§ 19–21. Bearbeitet von Jähnke B, 1993; 22. Lieferung: §§ 317–323c. Bearbeitet von Wolff W, Spendel, G, 1996

Strafrecht der Deutschen Demokratischen Republik(1987[5]) Kommentar zum Strafgesetzbuch. Hrsg. vom Ministerium der Justiz; Akademie für Staats- und Rechtswissenschaft der DDR. Staatsverlag der Deutschen Demokratischen Republik Berlin

Strafverfolgung 1977 (1979) = Fachserie 10 Rechtspflege: Reihe 3 Strafverfolgung: 1977. Hrsg. vom Statistischen Bundesamt. Kohlhammer Stuttgart, Mainz
Strafverfolgung 1987 (1989) = Fachserie 10 Rechtspflege: Reihe 3 Strafverfolgung: 1987. Hrsg. vom Statistischen Bundesamt. Metzler-Poeschel Stuttgart
Strafverfolgung 1997 (1998) = Fachserie 10 Rechtspflege: Reihe 3 Strafverfolgung: 1997. Hrsg. vom Statistischen Bundesamt. Metzler-Poeschel Stuttgart
Straßenverkehrsunfälle 1977 (1978) = Fachserie 8 Verkehr: Reihe 3.3 Straßenverkehrsunfälle: 1977. Hrsg. vom Statistischen Bundesamt. Kohlhammer Stuttgart, Mainz
Straßenverkehrsunfälle 1987 (1988) = Fachserie 8 Verkehr: Reihe 3.3 Straßenverkehrsunfälle: 1987. Hrsg. vom Statistischen Bundesamt. Kohlhammer Stuttgart, Mainz
Stratenwerth G (1981[3]) Strafrecht, Allgemeiner Teil I: Die Straftat. Heymanns Köln u.a.
Streng F (1994) Der neue Streit um die „actio libera in causa". Juristen-Zeitung 49:709–714
Systematischer Kommentar zum Strafgesetzbuch (1998). Von Rudolphi H-J, Horn E, Samson E, Günther H-L, Hoyer A. Luchterhand Neuwied, Kriftel
Tröndle H, Fischer T (1999[49]) Strafgesetzbuch und Nebengesetze. Beck München
Ulbricht E (1990) Rauschmittel im Straßenverkehr: Eine Untersuchung über Medikamente als Rauschmittel im Sinne der §§ 315c, 316 StGB. Elwert Marburg
Verantwortlichkeit und Recht (1989) Hrsg. von Lampe EJ. Jahrbuch für Rechtssoziologie und Rechtstheorie Bd. XIV. Westdeutscher Verlag Opladen
Verkehrsunfälle 1992 (1993) = Fachserie 8 Verkehr: Reihe 7 Verkehrsunfälle: 1992. Hrsg. vom Statistischen Bundesamt. Metzler-Poeschel Stuttgart
Verkehrsunfälle 1997 (1998) = Fachserie 8 Verkehr: Reihe 7 Verkehrsunfälle: 1997. Hrsg. vom Statistischen Bundesamt. Metzler-Poeschel Stuttgart
Von Hippel E (1999) Zur Bekämpfung des Alkoholmißbrauchs. Zeitschrift für Rechtspolitik 32:132–135
Welzel H (1969[11]) Das Deutsche Strafrecht: Eine systematische Darstellung. de Gruyter Berlin
Wessels J, Beulke W (1998[28]) Strafrecht Allgemeiner Teil. Müller Heidelberg
Witter H (1972) Die Beurteilung Erwachsener im Strafrecht. In: Handbuch der Forensischen Psychiatrie, Band II, S 966–1094

Wahnsinniger Rausch – Platon über Manie und Eros

von Knut Eming

Einleitung

Für Platon entsteht die Bejahung des Rauschs unter den Menschen aus ihrem Streben nach Glück. Menschen wollen glücklich sein, sie wollen glückhafte Zustände erlangen, weil sie diese als Zufriedenheit und Befriedigung erleben. Platons Kritik des Rauschs richtet sich gegen die Verwechslung von Glück und Lust. Da es im Rausch kein Maß gibt, schlägt die angestrebte Lust in Unlust um. Die Wahrheit des Rauschs liegt in seiner Unwahrheit – verstanden als Täuschung: Er verspricht Lust, endet aber in Unlust. Diese Diagnose bezieht Platon auf Räusche wie den Weinrausch,[1] den Liebesrausch, das Glücksspiel, ausschweifende Festräusche. Sie entstehen aus der *Manie*, dem Wahnsinn der Vergrößerung eines Begehrens zum Zwecke und um den Preis der Selbstauflösung.

Daneben spricht er auch von einem „göttlichen Rausch“, der in seiner Ausschließlichkeit auf Wertvolles hin zwar auch als Wahnsinn, als *Manie* verstanden wird, aber als eine, aus der nach Platon die „größten Werke“[2] entstanden sind. Dazu zählt Platon die Manie der Dichter, den prophetischen, den dionysischen und den erotischen Rausch, die dadurch heilsam werden, daß in ihnen die jeweilig zugehörigen Götter der griechischen Mythologie (Musen, Apoll, Dionysos, Aphrodite und Eros) wirksam sind.[3] Alkibiades – die zentrale Rauschgestalt Platons – versucht, die Wahrheitsliebe der Philosophen auch als Manie diesen mythisch heilsamen Räuschen anzugleichen. Platon würde diesen Angleichungsversuch bestreiten und allenfalls zustimmen, daß die Wahrheitsmanie der Philosophen ein Rausch eigener Art ist – der parado-

[1] Platon faßt seine Kritik dieses Rauschs in dem Bild zusammen, daß der betrunkenen Alte vom Kind nach Hause geführt werden muß. Natürlicherweise wäre das Verhältnis von Führen und Folgen genau umgekehrt.

[2] Phdr. 244a. Gemeint sind *alle* musischen Werke in den Künsten, im Kult und in der Natur (Eros).

[3] Phdr. 265bc.

xe „Rausch“ der Besonnenheit, die sich an einem anderen, nicht rauschhaften Gottesbild orientiert.

Die Problemstellung

Wenn wir mit den begrifflichen Mitteln der platonischen Philosophie danach fragen, was der Rausch ist, so tut sich ein grundsätzliches Problem auf: Ist der Rausch (a) eine Bewegung oder (b) etwas jenseits der Bewegung, nämlich ein außergewöhnliches Ruhen oder besser ein Getragen-Werden? Bevor man diese Alternative voreilig entscheidet, sei kurz darauf hingewiesen, welche verschiedenartigen Phänomene rauschhaft genannt werden können. Rauschhaftes findet sich in oder bei so unterschiedlichen Bewegungen wie Tanz, Musik, dem erotischen Begehren der Liebenden, aber auch im Taumel des Alkoholexzesses, den Träumen der Fieberkranken oder dem Blutrausch des Meuchelmörders. Umgekehrt ist Rausch auch die Erfüllung eines Strebens oder Begehrens als Ruhen, das sich dann einstellt, wenn wir ganz in etwas versunken sind oder ganz in etwas anderem aufgehen, ohne daß wir dabei Anstrengung oder Mühe empfinden.

Jeder, der dazu tendiert, Rausch als (a) sich steigernde Bewegung zu verstehen, folgt einem Verständnis des Rauschs, das sich aus der Wortgeschichte herleiten ließe. Das semantische Äquivalent zum mittelhochdeutschen Wort *rusch* ist bei Platon die Manie (*mania*),[4] also der Wahnsinn, den man bei starken Affekten wie Liebe und Zorn beobachten kann. Manisch sind Liebende wie Zürnende, weil sie ihr ganzes Denken und Handeln auf ein Ziel richten, das sie zu fördern oder zu schädigen trachten. Das Rauschgefühl entsteht dadurch, daß man diesem Ziel näher kommt, wobei allein schon die gedankliche Vorwegnahme der Zielerreichung in ein Hochgefühl versetzt, das bei schrittweiser Realisierung sich steigert. Derartige Affektbewegungen haben Platon und Aristoteles an Rauschpersönlichkeiten wie dem rasenden Zorn des Achill oder der alles verschlingenden Liebe der Medea analysiert.

Umgekehrt könnte man einwenden, daß (b) der Rausch keine Bewegung, sondern ein Zustand ist. Wer einen Rausch hat bzw. in einem Rausch ist, hat seinen gewöhnlichen Zustand verlassen und in einen anderen, neuen und un-

---

[4] Etymologisch entsteht *mania* aus dem Verb *manjw = denken, geistig erregt sein* , wobei die Substantive *manas* und *manyus* für *Sinn, Mut, Zorn* stehen. Sprachgeschichtlich sind also die eigentlichen Gegenstände, womit sich das Denken beschäftigt, Affekte. Es verwundert dann nicht mehr, daß zum Bedeutungsfeld von *Manie* sowohl *meinen*, wie *erinnern* gehört, aber auch althochdeutsch *minna*, mittelhochdeutsch *minne* (= Liebe) wie altgriechisch *menis* (=Zorn, Groll, Rache). Schließlich kommt noch ein kultischer Bedeutungsbereich hinzu, denn gotisch *munan* für *meinen* ist mit althochdeutsch *manen* für *mahnen* verwandt, das auf das altgriechische *mantis* für *Priester* zurückverweist. Der semantische Befund ähnlicher Wortfelder für Rausch als Manie umfaßt also Gegensätzliches wie die geistigen Erregungen Liebe und Zorn, die man allesamt als sich beschleunigende Bewegungen verstehen darf.

gewöhnlichen Zustand gewechselt. Offenkundig ist der Rausch kein Werden zu etwas, sondern ein Ankommen und Erreichen, was gern mit dem Hinweis verknüpft wird, daß auch das Zeiterleben ein anderes ist. Der Rauschhafte ist nicht in, sondern außerhalb der Zeit, er ist der Zeit enthoben, ja vielleicht reißt sogar das Band, das uns mit der gewöhnlichen Zeit verbindet – der sogenannten Zeitreihe und ihrer Ordnung des Früher und Später. Insofern wäre gerade der Rausch kein Begehren dessen, was man nicht hat, sondern ein Erreichen dessen, was man sich wünscht: Erfüllung und Vollendung zeitloser Dauer.

Auch dieses Verständnis des Rausches als Erreichung einer Vollendung kann sich auf semantische Gründe stützen, ist doch schon in der antiken Philosophie die Vollendung als Erreichung eines Ziels, eines Telos, verstanden. So wurden diejenigen, die in die Mysterien eingeführt waren, als „Eingeweihte"[5] (*teletai*) bezeichnet, denn über die Berührung des Göttlichen hinaus als dem von allem Vorzüglichsten gibt es keine Steigerung mehr. Auf die Initiationsriten des Dionysoskults spielt Platon kritisch an mit dem berühmten Wort, „Thyrsusträger sind viele, aber wahrhaft Begeisterte (*bakchoi*) wenige" (Phd. 69c8–9). Thyrsusträger waren die Berauschten, die Trunkenen – also in den Kult Eingeführte, während die wahrhaft Begeisterten für Platon diejenigen sind, die in die Philosophie – die durch den Dialog bewirkte Reinigung der Seele von ihren Schlechtigkeiten – eingeführt waren. Platon kehrt hier also den aus den Mysterien bekannten Gegensatz von Trunkenheit und Ernüchterung um und nennt die ernüchterten Philosophen paradox die „wahrhaft Eingeweihten".

Nimmt man die Alternative Ruhe oder Bewegung ernst, so sieht man sich mit der Ambivalenz des Rausches konfrontiert, die ihrerseits dadurch erhöht wird, daß der Rausch mit starken Lustgefühlen verbunden ist. Der Rausch ist für alle erst einmal die Erfahrung besonderer Lust, genauer gesagt eines Lust-Unlust-Kontrastes, der diejenigen Zustände höher bewertet, die lustvoller als andere und daher auch seltener als diese eintreten. Vielleicht ist es sogar ein Naturgesetz, daß alles Natürliche nach Zuständen strebt, die ein Wesen als besonders lustvoll erlebt und versteht bzw. umgekehrt, die Zustände nicht verlassen will, die in dieser Weise vorzüglich sind. Daß aber niemand einzig die Lust im Rausch erstrebt, ist jedem einsichtig, so bald man sich klar macht, daß wir in dem Wechsel zwischen Tag und Nacht, Wachen und Schlafen nie allein nur einen der beiden Zustände erstreben, denn allein den Schlaf zu wollen, hieße eigentlich den Bruder des Schlafs, den Tod zu wählen. Daß wir – zeitweilig zumindest – letzteres wählen, macht darauf aufmerksam, daß der Rausch ein Fascinosum eigener Art ist.

Es ist also durchaus der Mühe wert, sich mit verschiedenen philosophischen Rausch-Analysen näher zu beschäftigen. Platon ist deswegen ein geeigneter Gesprächspartner, weil er den Rausch unter verschiedenen Fragestellun-

[5] Phd. 69c2.

gen untersucht; zu den genannten Ruhe oder Bewegung, Lust oder Unlust sind vor allem zu nennen die Erotik und die Auseinandersetzung mit dem Bild des Göttlichen, wie es im Dionysoskult und dem Mythos entfaltet ist. Immerhin beansprucht der Kult, eine eigene Wahrheit berühren zu können, die Wahrheit des Göttlichen, worauf Platon damit reagiert, daß er den Dichtern ein sehr menschliches Verständnis des Göttlichen nachweist. Gemeinhin gilt Platon als Rauschverächter und -kritiker. Das ist nur die eine Hälfte dieser Geschichte, denn Platon stellt heraus, daß die Manie der Dichter und des Eros die stärkste bewegende Kraft auch der Philosophie ist.

Der heilsame Rausch der Philosophie

Platon steht zur Nachbarschaft von Rausch (Kult) und Wahrheit in einem Konkurrenzverhältnis, das er mit seiner Philosophie zu überbieten sucht. Diese Konkurrenz bezieht sich auf die Arten des Rauschs (*mania*), das beste Rauschmittel (*pharmakon*), die reinigende Wirkung des Rauschs (*katharsis*) und das angestrebte Glück (*eu zen*). Der besonnene Rausch der Philosophie ist die Begeisterung für die Wahrheit, das Rauschmittel sind die philosophischen Reden, die Reinigung geschieht durch die Befreiung von schädlichen Affekten, indem man im Dialog die Seele des noch Unwissenden bespricht, und das angestrebte Glück wird dadurch wirklich, daß der Philosophierende lernt, durch Ausbildung von Gewohnheiten gut zu leben. Gleichwohl ist Philosophie keine kultische oder para-religiöse Veranstaltung, sondern ein Streben nach einer Vernünftigkeit, die die ekstatischen Triebe in das Vernunftleben einbezieht.

Gegen den dionysischen und erotischen Taumel der griechischen Kultur setzt Platon den Rausch der philosophischen Rede, der zwar trunken macht, weil er begeistert[6], aber nicht besinnungslos werden läßt. In der aus den Mysterienreligionen bekannten Alternative Rausch oder Nüchternheit stellt sich Platon entschieden auf die Seite des Rausches, wenn damit der heilende Rausch gemeint ist. Die Philosophie als Heilmittel der Seele (*medicina mentis*) vermag im Unterschied zur Arztkunst (*medicina corporis*) den Menschen zu heilen, indem sie ihn aus seiner Affektgebundenheit befreit und zur Selbsterkenntnis führt. Insofern befähigt die Philosophie, die Platon auch als Liebe zu den Reden (Philologie)[7] versteht, den Menschen dazu, den Grund seines Strebens[8]

---

[6] Mitunter nennt Platon das Fortschreiten des philosophischen Gedankens eine Berauschung durch die Rede. Vgl. Lysis 222c: „Wir sind gleichsam berauscht durch die Rede".

[7] Im *Phaidros* stellt Sokrates eine Grenzüberschreitung dadurch fest, daß Sokrates in seinem Lob auf Eros den Stil der bloßen Rede verlassen und in den der hymnischen Verse gewechselt hat. Dieser Überstieg, diese Veränderung ist insofern heilender Rausch, als die Intensitätssteigerung mit einem größeren Maß von Ordnung einhergeht.

[8] Nach Phd. 83b f. sind die menschlichen Affekte (Lust und Leid, Begierde und Furcht) – modern würden wir sagen, des Menschen Grundbefindlichkeiten – im Leib verortet. Wenn der Mensch seine affektiven Zustände in Haltungen verwandeln kann, was ihm mit Hilfe der Vernunft möglich ist, weil sie ihm liebenswerte Objekte anbietet, dann kann er seine affektiv-

nach dem Göttlichen einzusehen. Platon warnt dagegen vor den Räuschen bzw. Rauschmitteln, die zwar auch Grenzen überschreiten, aber in ihren Wirkungen schädlich sind, weil sie zur Minderung bzw. Auflösung der eigenen Integrität führen.[9] Dazu gehört der unrechte, weil übermäßige Gebrauch der Aphrodisia und des Weins, dessen Übermaß daran erkennbar wird, daß die jeweils entstehende Lust in ihr Gegenteil umschlägt, in die Unlust. Dieser Dynamik von Lust und Unlust liegt der Gegensatz von Grenze und Unbegrenztem[10] zugrunde; wird der Rausch um seiner bloßen Intensitätssteigerung willen über die Grenze des Zuträglichen getrieben, löst sich die ihn treibende Aktivität im Unendlichen auf. In der einfachen Beschreibung des *Philebos* heißt es, Lust kann nur dann als förderlich gespürt und gelebt werden, wenn sie mit der Vernunft verbunden ist, andernfalls endet die Lust nicht bloß in der Unlust, sondern im Tod, denn das Unendliche ist letztlich der Tod des Subjekts.

Ob es einen Rausch gibt, der über die Vernunft hinausgeht, sie überschreitet – in der Sprache der Philosophie ausgedrückt: einen Rausch, der die Vernunft transzendiert, ist für Platon nur so denkbar, daß dieser Rausch dasjenige erreicht, was die Vernunft zu „berühren" versucht, weil sie es selbst nicht mehr zu erkennen vermag, das Göttliche. Es ist ein Topos in der antiken Philosophie, daß das Höchste, das Göttliche zu „berühren" als Vollendung einer Denkbewegung verstanden wird, die als vollendete, als zu einem Höchst- und Endpunkt gelangende höchste Zufriedenheit, Erfüllung verschafft. Diese Transzendierung kann nur in Bildern als Anschauung oder als Berührung des Göttlichen anderen mitgeteilt werden. Insofern muß Platon sich der mythischen Götterbilder bedienen, um den heilenden Rausch in seiner Möglichkeit vorstellbar zu machen. Aufgrund dieses Doppelcharakters von Weg und Erfüllung ist der heilende Rausch sowohl Bewegung als auch Ruhe. Als Bewegung ist er die Überschreitung der Vernunft durch das Medium der Anschauung[11]; als Ruhe ist er nur im Moment des Berührens ein Geschenk, also die Erfüllung des Begehrens nach der Unsterblichkeit, denn die Götter sind un-

---

leibliche Natur – seine Zentrierung auf den Körper – in Richtung auf ein ausgeglichenes Leben verwandeln. Das labile Affektleben, das durch das Angebot und Suchen neuer Lustquellen – Platon nennt es zusammenfassend das Süße (τὸ ἡδύ) –überraschend immer neue und sich wieder ändernde Richtungen bekommt, wird durch Verstärkung von den Erfahrungen, die Angenehmes und Gutes erinnern, zur Ausbildung von Gewohnheiten geführt, die sich nicht mehr durch überraschend sich darbietende Lustquellen stören lassen.

9 Z. B. in Symp. 187e wird vom medizinischen Standpunkt aus festgelegt, daß es schwierig ist, „mit den Gelüsten (Räuschen) richtig zu verfahren, um die Lust davon zu genießen ohne Krankheit."

10 Zum Verhältnis von Grenze (πέρας) und Unendlichkeit (ἄπειρον) vgl. u.a. Tht. 157a1–2, Phil. 27e ff., 24a–25a.

11 In der platonischen Psychologie gesprochen hat also die Anschauung (νοῦς) als Fähigkeit des ersten Seelenteils die Führung inne. Das Schauen des Göttlichen ist so die Erfüllung des Begehrens nach dem Unendlichen. Daß die Vernunft nach Platon nicht bloß denkt und rechnet, sondern auch schaut, ist Grund ihrer Vollendbarkeit.

sterblich, was von der menschlichen Vernunft nicht gesagt werden kann. Da dieser Moment des Berührens nur punktuell gelingt, er plötzlich, unerwartet und wie von selbst geschieht, hat er keine Ausdehnung, keine Dauer. Insofern ist der heilige Rausch mit begrifflichen Mitteln gedacht nicht Dauer, sondern in der Plötzlichkeit (*exaiphnes*) des Erleidens auch schon Erinnerung geworden. Für den pythagoreisch denkenden Plato heißt das: Nur im Jenseits, im überhimmlischen Ort gibt es dauernd währendes Glück.

Rausch als Mania bei Platon

Nach Platon ist jeder Rausch (*mania*) „das Verlassen von Gewohnheiten, die regelhaft geworden sind".[12] Darin enthalten ist die Voraussetzung, daß der Rausch ein Überstieg über Gewohnheiten ist, die wie Gesetze regelhafte oder auch bindende Wirkung haben. Insofern gehört der Rausch innerhalb der platonischen Begriffsalternative von Grenze (*peras*) und Unbegrenztes (*apeiron*) zum Begehren nach dem Unbegrenzten. (Die antike Mystik wird daraus das Streben nach der Unendlichkeit machen) Als Streben oder Begehren ist der Rausch ein Werden, ein Prozeß der Steigerung des Begehrens, der – weil er auf ein Jenseits der gewohnheitlichen Grenzen geht – keiner Erfüllung und keiner Befriedigung fähig ist. Auf den ersten Blick mag das bei der Trunkenheit oder in der Vereinigung der Liebenden, dem Liebesrausch, anders scheinen. Aber Platon sieht im Rausch und in dem ihn begleitenden Lustgefühl eine dialektische Umkehrung ins Gegenteil. Den Rausch lediglich als Erfüllung des Begehrens anzusehen würde bedeuten, zu übersehen bzw. zu vergessen, daß die Fülle bzw. die Anfüllung aus einer Leere, aus einem Mangel heraus geschieht. Der Prozeß der Anfüllung kommt nicht zu einem Ende, also auch nicht zu einer Befriedigung, denn rein physiologisch vermag kein Organ die aus einer Anfüllung entstehende Lust zu halten. Insofern gebiert jede Lust auch Unlust. Als Vorgang der Bewegung betrachtet, entsteht auf dem Höhepunkt der Lust aus ihr das Gegenteil: der Umschlag (*metabole*) in die Unlust. Der Rausch ist also keineswegs eine in sich vollendete Bewegung, sondern der Übergang zwischen den gegensätzlichen Polen Leere und Fülle, Unlust und Lust als unaufhörliches Hin und Her, wobei der Doppelcharakter von Lust und Unlust zu betonen ist. Sowohl der Vorgang der Anfüllung als Spannungszunahme, als auch der der Entleerung als Spannungsverminderung kann als lustvoll empfunden werden, so daß sich in diesen Prozessen Lust und Unlust mischen. Platon gibt für diese Lust-Unlust-Mischungen absichtlich auch abstoßende Beispiele wie die Krätze, aber auch das Frieren oder den Blutstau. Jemand, der die Krätze hat, kratzt sich unentwegt, um sich „durch das Reiben zu heilen" (Phil. 46a, 46d), wobei dies bis aufs Blut geschieht, so daß der Vorgang schmerz- wie lustvoll ist, denn der Juckreiz nimmt ab. Das zeigt sich

[12] ἐξαλλαγῆς τῶν εἰωθότων νομίμων γιγνομένην, Phdr. 265a10–11.

auch, wenn sich ein naturgemäßer Zustand wiederherstellt, wie beim Frierenden, der langsam warm wird, in diesem Zugleich von „kalt" und „warm", wofür Platon paradigmatisch den Begriff der „Bittersüße" einführt (Phil. 46c). Ähnlich verhält es sich mit dem Blutstau, den Sokrates nach Abnahme der Fußfesseln im Gefängnis beschreibt. Dieser Zustand sei merkwürdig (*atopos*), weil das Lösen des Schmerzes durch Auflösen des Blutstaus die Lust bewirke, wobei allerdings die Unlust noch da sei. Nach Sokrates habe Gott die Gegen-

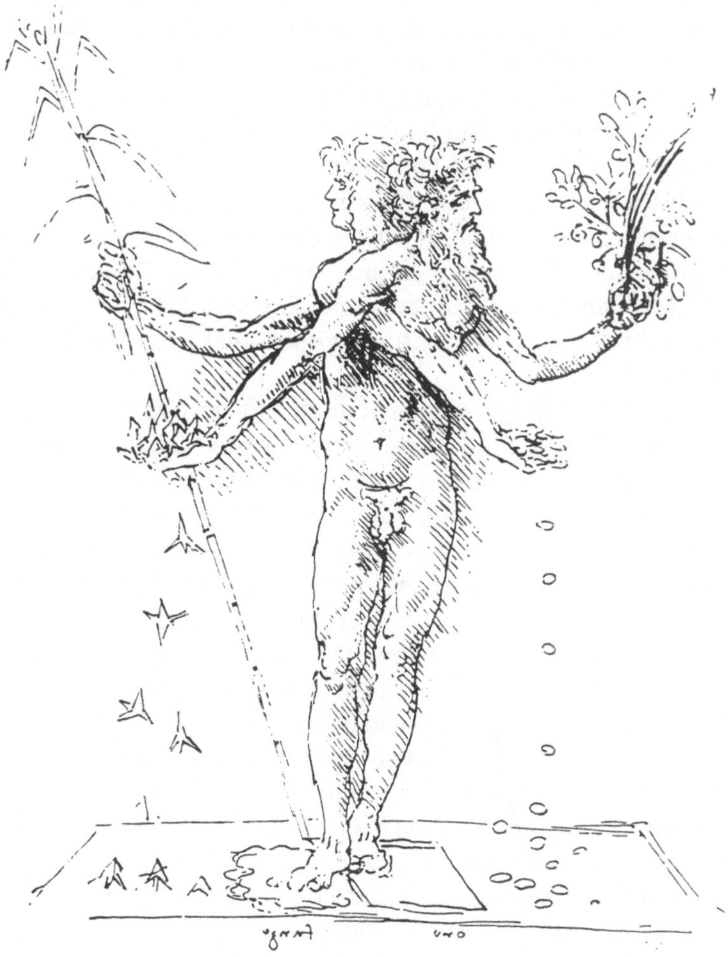

Abb. 1. Leonardo, Allegorie der Lust und Pein. (Christ Church, Oxford) Abbildung nach Eissler (1992), 111. Leonardo schreibt dazu: „Lust und Pein werden als Zwillinge dargestellt, weil eines nie ohne das andere ist, als hingen sie zusammen, und sie wenden sich die Rücken zu, weil sie Gegensätze sind." „Wenn Du der Lust frönen willst, so wisse, daß sie etwas nach sich zieht, was Dir Pein und Reue bereiten wird."

sätze miteinander aussöhnen wollen und weil er dies nicht vermochte, habe er Lust und Unlust „an ihren Scheitelpunkten zusammengebunden" (Phd. 60c).

In ähnlicher Weise ist auch der Rausch seiner Bewegung nach ein Begehren nach Lust *und* Unlust. Und selbst dann, wenn jemand allein auf heftige und starke Lust aus sei, wie bei „den Maßlosen und Übermütigen, [die] die heftige Lust bis zum Wahnsinn einnimmt" (Phil. 45e) sei dies zu beobachten. Aus dem Drang nach heftiger Lust nehmen sie auch heftige Unlust in Kauf, ja steigern diese sogar durch die Unlust und vergrößern so „ihre krankhaften Zustände" (Phil. 46a). Aus der Sicht Platons betrachtet kann der Rausch daher nicht – wie manche psychologisch motivierten Ansätze nahelegen – als Glückszustand oder Flow-Erlebnis bestimmt werden. Grundsätzlich gilt für Platon, daß die Überschreitung der Grenze in unseren Handlungen ins Unbegrenzte, in die Unordnung und letztlich, wenn nicht irgendeine Grenze aufgerichtet wird, in Untergang und Tod führt.

Umgekehrt kennt Platon ein glückliches Begehren dann, wenn es in der Begrenzung durch die Vernunft (*nous*) sich Gegenständen zuwendet, in deren Beschäftigung Lust als ständige Freude sich einstellt. Dergestalt sind all diejenigen Tätigkeiten, die ein Können unter Leitung der Vernunft perfektionieren. Dazu rechnet Platon bekanntlich wissenschaftliche wie auch technische und künstlerische Tätigkeiten.

Platons späte Hommage an den Rausch gilt im *Symposion* und *Phaidros* den natürlichen Wesen, die schöpferisch tätig sind, ohne daß diese Tätigkeiten wissenschaftliche, technische oder künstlerische sind, nämlich die Erzeugung von Nachkommen. Analog zu den vollendeten Bewegungen versteht er sie als ein natürliches Streben, weil in ihnen die Natur selbst schöpferisch wird, ohne daß ihr eine planende Vernunft zugrunde gelegt werden müßte. Die Grundlage dieser Hommage ist der typisch platonische Begriff des Schönen. Schön (*kalon*) ist keine ästhetische Kategorie, sondern eine kosmische Universalie, die Platon all den natürlichen Prozessen gibt, in denen unterschiedliche Kräfte sich in ein Gleichgewicht bewegen, das für alle Beteiligten und ihre Umgebung förderlich (*agathon*) ist. Dem gemäß kann Platon auch die Zeugung von Nachkommen als eine „Erzeugung im Schönen" (*tokos en kalo*) bezeichnen. Insofern ist auch die Liebe, also der Eros, ein Begehren nach der Erzeugung im Schönen und von göttlicher Natur. Die Erzeugung als besondere Form der Bewegung findet eine Vollendung, eine Erfüllung, aber in einem anderen, das eine eigenständige Natur erlangt. In der Liebe als der Erzeugung im Schönen wächst die Natur und also auch der Mensch über sich hinaus. Er wird zwar nicht Gott, aber göttlich. Er wird aber keineswegs göttlich aufgrund seiner Teilhabe an der Vernunft, wie man zuweilen in einer Übervereinfachung des platonischen Standpunkts gesagt hat, sondern aufgrund seiner leiblichen Natur, denn er zeugt aus sich heraus – aus seiner Leiblichkeit – neues Leben. Aufgrund dieser Analogisierung der Bewegungsformen findet der Eros, gerade weil er im Liebesrausch über sich hinaus geht, eine Würdigung bei Platon. Diese Würdigung ist allerdings nicht eine des Rausches überhaupt, sondern eine des erotischen Rausches im Rahmen einer Philosophie des Schönen.

Platon – wie später auch Nietzsche – lobt den Rausch nie um seiner selbst willen, sondern um deswillen, was er bewirkt. Weil es nämlich einen Rausch gibt, „aus dem uns die größten Güter entstehen" und diese selbst nicht durch unser Vermögen hervorgebracht werden, sondern „durch göttliche Gunst", deshalb ist er ein göttliches Geschenk. Sokrates gibt diese mythische Antwort im *Phaidros* im Blick auf die vereinfachende These der sophistischen Rhetorik, daß der Besonnene eher zu lieben sei als derjenige, der sich im Rausch befinde (*mainetai*, 244a6). Unter Rausch versteht Platon hier sowohl den erotischen Rausch, den er auch als den „besten"[13] bezeichnet und den er auf Aphrodite und Eros zurückführt, sodann den apollinischen Rausch der Weissagung durch Priester, aber auch den dionysischen Rausch des Weingenusses und des Tanzes sowie den dichterischen durch die Musen. Platon unterscheidet also die vier göttlichen Räusche nach ihrer Wirkung und ordnet ihnen Götter zu, dem Liebesrausch (1) Eros und Aphrodite, dem Dichterrausch (2) die Musen, dem Initiationsrausch der Einweihung in die Mysterien (3) Dionysos und der prophetischen Sehergabe (4) Apoll. Ganz im Gegensatz zu Nietzsche stehen also Dionysos und Apollo, was ihre Macht angeht, genau so nebeneinander wie Eros/Aphrodite und die Musen.

Weil es gute göttliche Rauscherfahrungen gibt, kann man nach Platon der sophistischen These nicht zustimmen, daß schlechthin der Besonnene dem Trunkenen vorzuziehen und zu loben sei. Umgekehrt betrachtet redet Platon dem Rausch nicht das Wort, denn ebenso unmißverständlich macht er in demselben Dialog klar, daß jeder göttliche Rausch uns „zufällig"[14] zuteil wird und er uns nur ausnahmsweise ergreift. Daraus folgt doch wohl, daß die anderen Räusche angesichts ihrer Folgen eben nichts Gutes verschaffen. Geht man ins Detail, so wird Platon selbst in seinem übrigen Werk den dionysischen Rausch des Weines ebenso differenziert bewerten wie den erotischen und ihn nämlich dann unter ein ethisches Verdikt stellen, weil beide die Vernunft des Menschen an den Körper fesseln können. Im Dialog *Phaidros* findet man von all diesen Einschränkungen nur kleine Hinweise, denn von der mythischen Ableitung der Formen des Rausches aus den bekannten Göttern Eros und Aphrodite, Apollon und Dionysos[15] erklärt Sokrates im Nachhinein, diese „seien wirklich nur im Scherz gesprochen worden"; anders gesagt in ihr habe

[13] 265b5: ἀρίστην. In 244c1 wird allerdings die Seherkunst (μαντικὴ τέχνη) als „schönste Kunst (καλλίστη τέχνη)" bezeichnet.

[14] 265c9: ἐκ τύχης ῥηθέντων.

[15] Phdr. 265b. Zu dieser Ableitung vgl. man das Kapitel *Die Segnungen des Wahnsinns* in E. R. Dodds, 38–54.

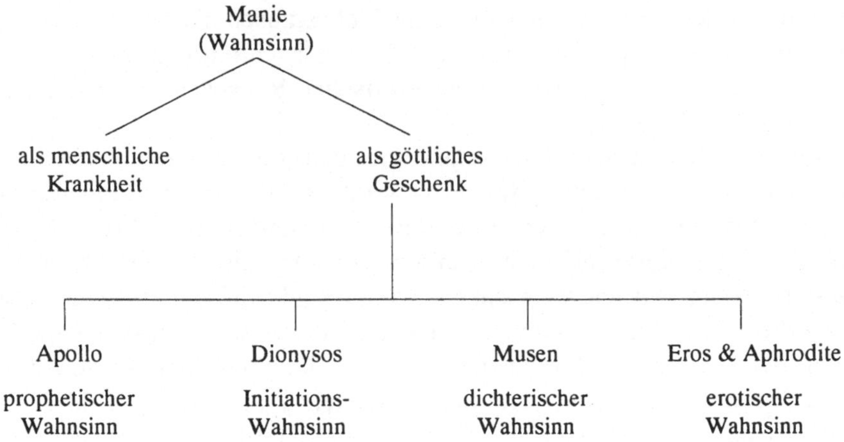

Abb. 2. Platons ironische (265 bc) Einteilung des menschlichen und göttlichen Wahnsinns

sich die sokratische Ironie ausgedrückt, in der sich nach Platon Spiel mit Ernst vermischt. Tatsächlich genügt diese Einteilung logischen Kriterien des dihairetischen Verfahrens der strengen Zweiteilung nicht, denn die „Vierteilung“ im Phaidros spielt mit den üblichen Vorstellungen der Volksreligion.

Immerhin – wenn es mythische „Formen“ des Rausches gibt, die als göttliche Geschenke zu verstehen sind, so muß es auch Formen des Rausches geben, die sich die menschliche Natur selbst verschaffen kann. Interessant an dieser Gegenüberstellung ist, daß Platon sie aus menschlicher Verursachung entstanden versteht, genauer aus „menschlicher Krankheit“[16] Damit wird darauf hingewiesen, daß Platon den Rausch unter dem Gegensatz Krankheit und Gesundheit behandelt. Die menschlichen Räusche sind aus zweierlei Gründen krank: weil sie aus Unvernunft nach Lust streben, aber Unlust bewirken und weil diese Unlust wie eine Krankheit schwächt. Platons vollständige Definition des Rausches lautet denn auch: „Es gibt zwei Arten des Rausches (*mania eide duo*), die eine aus menschlicher Krankheit, die andere aus göttlicher Aufhebung des gewöhnlichen Zustandes“ (265a). Diese Definition des Rausches ist mit Aristoteles gesprochen eine, die zugleich auf die Entstehung und das Was des Rausches geht. Der Rausch, so übersetzt Schleiermacher, sei „eine Aufhebung des gewöhnlichen und ordentlichen Zustands“, wobei es wörtlich heißt, er sei ein „Verlassen dessen, was durch Gewohnheiten regelhaft geworden ist.“ Mit dem Substantiv *exallaxis* ist überhaupt Veränderung gemeint, die sich unter anderem dadurch ergeben kann, daß jemand einen Ort verläßt und zu einem anderen sich hinbewegt, den er noch nicht kennt, so wie wenn jemand über einen offenen Platz geht und in ein Stadtviertel gerät, von

[16] 265a9: ὑπὸ νοσημάτων ἀνθρωπίνων.

dem ihm weder die Gebäude noch der Grundriß vertraut sind. In ihm kennt er sich nicht aus, er ist nicht gewohnt, ihn zu begehen, so daß er auch keine Orientierung in ihm hat. Der Rausch ist also nach dieser Definition ein Verlassen oder Übergang aus dem, was zu Gewohnheit und Gesetz geworden ist. Das gilt umgekehrt nicht; der Rückweg in das uns Bekannte ist keineswegs Rausch, sondern Ernüchterung. Schleiermachers Übersetzung fängt dennoch etwas ein, denn er spricht das Rauscherleben an, das nach Verlassen unseres gewöhnlichen Zustands als Aufhebung, als instantane Plötzlichkeit erlitten wird. Den Rausch schlicht als Ortsveränderung von A nach B zu verstehen, ist auch noch aristotelisch, der Ekstase schlicht eine Ortsbewegung nennt[17] – und sich nicht in die spekulativen Ansprüche der Mystiker verstrickt, deren ekstatische Visionen Platon in der Ideenschau vorwegnimmt.

Den Rausch als Manie zu verstehen bedeutet auch für griechisches Denken, ihn zunächst als Krankheit zu sehen. Manisch in seinem Verhalten ist sowohl der rasende Zorn des Achill wie der Zorn von Ajax. Achills Zorn ist zunächst gehemmter, entstanden aus der Kränkung durch Agamemnon, gegen den anzugehen Achill keine Möglichkeit sieht. Insofern sagt Aristoteles vom Zorn auch folgerichtig, daß er ein „mit Schmerz verbundenes Trachten nach dem ist, was uns als Rache für das erscheint, worin wir eine Kränkung unserer selbst erblicken, von jemandem, dem das Kränken nicht zukommt."[18] Erst als Achill durch den Tod von Patroklos dazu bewegt wird, einen Ausweg, eine Lösung für seine Rachegelüste zu sehen, wird sein Zorn zur Raserei. Achill gerät außer sich, Tod und Untergang der Trojaner wie auch sein eigener sind die Folgen. Daß Zorn und Raserei (= Wahnsinn) eng mit dem Schmerz (= Kränkung) und der Lust (= Vergeltung der Kränkung) sowie mit Tod und Untergang verknüpft ist, zeigt auch das Drama des Ajax. Ajax' Streit mit Agamemnon um die Waffen des toten Achill endet damit, daß Ajax diese nicht erhält, obwohl „Achill, wenn er selbst entschied, ... er sie mir und keinem anderen zuerkannt" hätte, wie Ajax bei Sophokles in einem Monolog sagt. Wie bekannt, verfällt Ajax in Zorn und trachtet danach, sich an den Heerführern zu rächen, was Athene durch eine Blendung verhindert. Bei Achill wie bei Ajax wird der rasende Zorn auf einen anderen Gegenstand gelenkt, Achill tobt seinen Zorn an Hektor aus, während Ajax meuchelnd in eine Schafherde einfällt. Bei beiden ist der Tod das Ende ihres Zorns. Allerdings bei Ajax der Tod durch das eigene Schwert, um auf diese Weise seine öffentliche Anerkennung wiederherzustellen.

Diese beiden mythischen Beispiele zeigen die Verwandtschaft zwischen Zorn und Rausch. Beide sind aber nach griechischem Verständnis keine körperlichen Krankheiten, denn sie entstehen nicht primär aus einer Schwächung der körperlichen Verfassung. Achill entscheidet sich gewissermaßen freiwillig

[17] An. Pr. A2, 406b13: ἐκστάσις ἐστι τοῦ κινουμένου.
[18] Rh. B2, 1378a28ff.

für seinen Zorn, während Ajax seinen unheilvollen Zorn selbst nicht lenken kann, so daß Athene ihn von den Heerführern weglenken muß, um diese vor Schaden zu schützen und den Fortgang des Krieges zu gewährleisten. Für Platon wie für Aristoteles sind die Zornnaturen Ajax und Achill einer anderen Krankheit erlegen, nämlich dem Zornesrausch, den Platon zu „den Krankheiten der Seele"[19] rechnet. Ihn bestimmt Platon als eine Form der Unvernunft (*anoia*), von der er die andere, die Unwissenheit (*amathia*) unterscheidet. Diese zentrale Bestimmung der Manie als Unvernunft trifft Platon im *Timaios* an der Stelle, wo er über die Krankheiten und die Möglichkeiten ihrer Therapie redet. Danach wäre der Zornesrausch des Ajax unvernünftig in dem Sinne, daß die körperlichen Kräfte in ihm so stark werden, daß sie die Seele mit sich reißen und unterwerfen, so daß die Vernunft ihre Führungsaufgabe nicht wahrnehmen kann. Gemäß seinem psychosomatischen Ansatz würde Platon also sagen, Ajax rase ohne Vernunft auf das Falsche und gerät in einen Blutrausch, aus dem er erst dann erwacht, wenn er alle „Feinde" getötet hat. Ihm mißlingt das, was nach Platon Aufgabe eines jeden ist, den Leib mit der Seele und die Seele mit dem Leib zu befreunden (Ti 88c). Nach dem *Timaios* entsteht so der Rausch bzw. die Manie psychosomatisch als eine „Krankheit der Seele in Folge einer bestimmten körperlichen Verfassung".[20] Diese Genealogie des manischen Rausches nimmt als Grundlage an, daß der Mensch ein Lebewesen ist, daß durch die aufsteigenden Säfte Blut, Galle, Samen und Schleim dann in einen Rausch verfällt, wenn diese Säfte die Seele mit sich reißen. Zorn wäre dann eine übermäßige Erhitzung des Blutes, die zur Raserei führt, während „Trübsinn und Mißmut"[21] eine Vergiftung des Ganzen durch Galle ist, was Schwerfälligkeit bewirkt.

Für die vernunftlose Manie würde diese Einteilung zu der erheblichen Konsequenz führen, daß es nicht nur den Rausch als Aufwallung des Zorns bis zur Raserei gibt, sondern auch einen Rausch als Verlangsamung und Minderung der Lebensaktivität in der Depression. Aus diesem Grund kann Platon auch in den *Gesetzen* vom „Taumel der Furcht" reden, die ja auch eine Minderung des Aktionsgrades ist. Faßt man diese Analysen des vernunftlosen Rausches als Manie zusammen, so bestätigt sich erneut, daß man ihn als eine Bewegung zu bestimmen hat, die aus Lust und Unlust gemischt ist.

Platon nimmt in seiner Philosophie dann, wenn er über den heilen und den kranken Rausch nachdenkt, Mythologeme und Gestalten aus der Mythologie auf, an denen er seine Haltung zum Rausch entwickelt. Bevor also die philosophischen Grundlagen seiner Philosophie diskutiert werden, soll zuerst eine Rauschgestalt, der schon erwähnte Alkibiades, vorgeführt werden, an dem ge-

[19] Ti. 86b1: νοσήματα περὶ ψυχὴν.
[20] 86b2: διὰ σώματος ἕξιν τῇδε.
[21] 87a5: δυσκολίας καὶ δυσθυμίας.

zeigt werden kann, wie Platon den Rausch quasi plastisch modelliert.[22] Zugleich werden solche Mythologeme in die Darstellung eingeflochten, die eine Ahnung davon vermitteln, wie vielschichtig Platon das Rausch-Problem aufnimmt. Methodisch ist diese Vorgehensweise darin gerechtfertigt, daß es möglich ist, zuerst im Kleinen das Einzelne zu betrachten, um dann in die Perspektive auf das Ganze zu wechseln.

Gestalten des Rauschs

Die zentrale Rauschgestalt der platonischen Dialoge ist Alkibiades, den Platon im *Symposion* als Dionysos redivivus vorführt. Dionysos ist der Gott, der jeden, der sein Wesen berührt oder verstehen will, in Rausch versetzt. An Alkibiades und seinen Reden über das, was er liebt, symbolisiert Platon das Wesen des Rausches. Zur Erinnerung: Der historische Alkibiades hatte vergebens versucht, ein Schüler des Sokrates zu werden, wurde dann General und Politiker, ist in Intrigen verstrickt und im Exil ermordet worden. Am wechselvollen Schicksal und Untergang des Alkibiades illustriert Platon der antiken Leserschaft das Schicksal und den Untergang der dem Rausch verfallenen Stadt Athen, so daß die Folgen des zügellosen Rauschs augenfällig werden.

Alkibiades unterbricht die noch nüchternen Symposiasten (= Teilnehmer) des platonischen *Gastmahl*, das an seinem Zenit gerade angekommen war: der philosophischen Bestimmung des Eros als Dämon, als Zwischenwesen, das göttlich und menschlich ist. Der betrunkene Alkibiades platzt plötzlich (*exaiphnes*, 212c6) mit viel Lärm in die Festgemeinschaft ein, beendet damit gewaltsam die philosophische Untersuchung und führt unwissend die versammelten Athener wieder in den lächerlichen Rausch, von dem es am Anfang hieß, daß man froh sei, ihm jetzt zu entkommen.

Die vornehmen Athener begrüßen Alkibiades sogleich, indem sie „alle durcheinander lärmend" reden. Der Lärm, der durch das kreuz und quer Reden entsteht, ist bei Platon das Leitmotiv für den Lärm der Stadt Athen, die von ihrer Vergnügungssucht weiter in die Orientierungslosigkeit getrieben wird. Bezeichnenderweise wird das aufgeregte Gespräch wiederum durch das plötzliche Hereinbrechen (*exaiphnes*, 223 b2, also wieder durch Gewalt) von nachströmenden Komasten beendet, wodurch das Gastmahl in Unordnung versinkt, in den Rausch des Weines und das sich daran anschließende Versinken in tiefen Schlaf. „Plötzlich aber sei ... gewaltig viel Wein getrunken." (223b)

Schon als Alkibiades mit Komasten und einer Flötenspielerin einzieht, erhält er von Platon die Attribute, die in der Mythologie Dionysos auszeichnen. Alkibiades hat einen „dicken Kranz von Efeu und Violen und Bänder in gro-

[22] Andere Rauschgestalten sind bei Platon: Kallikles (*Gorgias*), Dionys II (*7. Brief*) oder Thrasymachos (*Staat I*).

ßer Menge auf dem Kopf". (212d) Traditionell ist das Efeu, das dem Dionysos heilig ist, in den antiken Darstellungen dem Dionysos um den Kopf gewunden, um zu symbolisieren, daß Dionysos der Gott des Waldes[23] ist. Die „Violen und Bänder" wurden wiederum zur Auszeichnung von Siegern benutzt, wodurch eine Doppeldeutigkeit entsteht. Alkibiades will – wie er selbst sagt – den Tragödiendichter „Agathon bekränzen" (212 e), entwindet aber die Bänder seinem eigenen Haupt.[24] Für die Szene heißt das doch wohl, daß im Wettstreit um das beste Lob auf Eros, dessen dämonische Natur als Begehren zum Schönen zuvor bestimmt worden war, Alkibiades-Dionysos für sich beansprucht, Sieger zu sein.[25]

Der äußere Anlaß für die Bekränzung des Agathon ist sein Sieg in einem Tragödienwettstreit, den er am Tag zuvor gewonnen hatte. Auf den Tragödien- folgt ein Komödienwettstreit, und da der Komödiendichter Aristophanes schon im platonischen *Symposion* den Eros als Begehren nach Rückkehr in den ursprünglichen Zustand der Lächerlichkeit preisgegeben hat (189a ff.), sind wir hier nach der antiken Dichtungstheorie am Beginn eines 3. Wettstreits um das Satyrspiel, dessen Ziel die Erregung des Gelächters als nicht artikulierter Rausch der Stimme ist, das durch das Zwerchfell losgerüttelt wird. Wie in allem, so übertreibt Alkibiades seine Auszeichnungsabsichten, denn er macht aus Agathon, dem Tragödiendichter, den „weisesten und schönsten Manne" und behauptet wie alle Betrunkenen: „Ihr lacht mich aus, weil ich betrunken bin? Sei's drum, auch wenn ihr lacht, weiß ich, daß ich die Wahrheit sage." Alkibiades erhebt den Wahrheitsanspruch trotz oder gerade wegen des Weinrauschs. Allerdings muß Alkibiades sich sogleich korrigieren, denn gerade wegen seiner Trunkenheit hat er den Sokrates, der neben Agathon sitzt und „ihn direkt vor Augen hatte" (213a), nicht gesehen.

Nachdem Alkibiades-Dionysos sich gesetzt und Agathon auf den dahinter sitzenden Sokrates aufmerksam gemacht hat, springt er wieder auf und erkennt diesen. Sokrates verbirgt sich hinter Dionysos? Wahrheit oder Zufall? Komödienhafte Verwechslung oder satyrhafte Vergröberung? Immerhin erkennt Alkibiades-Dionysos in Sokrates das eigentlich dionysische Attribut der Überraschung, der plötzlichen Umwendung wieder: „Du pflegst mir immer plötzlich zu erscheinen, wo ich am wenigsten glaube, daß du sein wirst."

[23] Das ist höchst bedeutsam, denn Alkibiades wird nicht als Weingott eingeführt, dann hätte er Weinranken als Schmuck. Symbolisiert er den Waldgott, der im Winter mit seinen Mänaden über Berggipfel tanzt und alles in seinen rasenden Rausch zieht? Bricht er als die faunische Natur in die nächtliche Stadtgemeinschaft ein und nimmt sich sein Recht?

[24] Von wem wurde Alkibiades-Dionysos als Sieger bekränzt und aus dem Reigen der Götter ausgewählt – von den Bürgern der Stadt Athen, dessen Liebling Alkibiades-Dionysos ist? Hat Alkibiades in Selbstüberschätzung (Hybris) sich selbst zum Sieger bekränzt?

[25] Es sei daran erinnert, daß es antike Darstellungen gibt, in denen Eros als Begleiter des Dionysos auftritt. Für den Verlauf des *Symposion* heißt das implizit, die ursprüngliche Natur des Eros ist Dionysos, dargestellt in den Zügellosigkeiten des Alkibiades.

(213b) Die Plötzlichkeit ist auch das Attribut, das Sokrates in seiner Auseinandersetzung mit der Stadt Athen von Platon zugesprochen bekommt, in der Stadt an Orten aufzutauchen, an denen man ihn am wenigsten erwarten würde, bei den Handwerkern, Kriegern und Festen.[26] Alkibiades widerruft zwar nicht das, was er zuvor über Agathon an Wahrem gesagt hat, aber er bittet von Agathon einige Bänder zurück, um auch Sokrates als Sieger auszuzeichnen; „weil er in Reden alle Menschen besiegt, nicht nur einmal, wie du gestern, sondern immer." (213e)

Die vieldeutige Inszenierung ist trotz ihres Beziehungsreichtums in etwa folgende: die den Dionysien zugeneigte Stadt Athen befindet sich wie Alkibiades zwischen der Tragödie (Agathon) und der Philosophie (Sokrates). Um beides kümmert sich Alkibiades nur wegen der durch sie möglichen Lustbarkeiten, denn keines von beiden behält die Führung über das Geschehen, sondern „ich erwähle mich zum Vorsitzenden beim Trunk solange, bis ihr genug getrunken habt." (213e). Alkibiades verstößt damit gegen die übliche Gewohnheit,[27] daß bei einem Trinkgelage die Anwesenden sich untereinander einigten, wer das Gelage leiten und zu welchem Zweck es vollzogen werden soll. Dieses ungeschriebene Gesetz hat Platon zu Anfang seines *Gastmahls* eingehalten, wenn auch in der Form der Abweichung vom Zwang des Trinkens – man hat am Tag zuvor genug getrunken – so daß man also keinen Leiter brauchte, sondern als Gleiche nach den Festen zuvor nun über den Eros reden will. Wenn Alkibiades-Dionysos in eine Gemeinschaft eindringt, dann übernimmt er – ohne die Betroffenen zu fragen – tyrannisch den Vorsitz, weil dies in der Macht seines Rauschmittels (*pharmakon*) – dem Wein – liegt. Dieses tyrannische Verhalten des Alkibiades spiegelt ironisch der Arzt Eryximachos, indem er dem sich selbst ernannten Rausch- bzw. Chorführer Alkibiades mit einem Homerzitat unterstellt, er käme als Heilender und brächte also ein Gesundungsmittel mit: „Wie du befiehlst [Alkibiades], dir muß man ja doch folgen, denn ein heilender Mann wiegt viele andere auf (Il. XI 514). Ordne also an, was du willst." (214 b) Was also den einen – den Bürgern – als süß und angenehm scheint, nämlich die berauschende Wirkung des Weins oder die Teilnahme an einem Dionysosfest, ist für den medizinischen Fachmann Gewaltanwendung, der niemand Widerstand leisten kann – bis auf Sokrates. Alkibiades-Dionysos selbst gibt zu, daß allein Sokrates stärker als sein Trick (*sophisma*, 214a4) ist, denn sein Rauschmittel überwindet ihn nicht. Er

[26] Es sind eben nicht philosophische Orte, also Orte, an denen man zu philosophieren pflegte, sondern Orte des Wettbewerbs und des daraus resultierenden Übermaßes.

[27] Alkibiades macht sich im Folgenden mehrerer Regelverstöße schuldig, die er mit seiner Redefreiheit (*parrhesie*) begründet, die offenbar auch eine Folge seiner Trunkenheit und dem durch sie bewirkten Kontrollverlust ist. Für den Leser wie den Hörer ist diese Redefreiheit ohne Scham ein Vorteil, denn sie erfahren die ganze Wahrheit über Sokrates – allerdings auch die über Alkibiades.

kann von ihm nicht Besitz ergreifen, denn Sokrates ist von einem anderen Gott bewohnt. „Gegen den Sokrates, ihr Zecher, hilft mir mein Kunststück [viel zu trinken] nichts, denn wieviel einer nur will, trinkt er [Sokrates] aus und wird deshalb doch nicht berauscht." (214a)

Das Verhältnis zwischen Sokrates und Alkibiades ist also eines der Konkurrenz. Aber nicht allein darum geht es, wer von beiden wessen Bewunderer ist – in der Sprache des *Symposion*, wer Liebender und wer Geliebter ist –, sondern auch, wer stärker ist, wer mehr Macht bis hin zur Gewalt hat: Dionysos-Alkibiades oder Sokrates? Daß dann Alkibiades auf Sokrates eine Lobrede hält, bedeutet in der Reihenfolge der Reden des *Symposion*, daß Sokrates zum Eros, zum Geliebten wird, Alkibiades und die anderen Anwesenden seine Anhänger werden. Für das Konkurrenzverhältnis von Rausch und Philosophie, von Trunken-werden und Nüchtern-bleiben (214c7), von dem Wahnsinn des Rausches und dem Rausch der Philosophie ist dann erst vom Ende des Dialogs her zu entscheiden, wer letztlich den Sieg davonträgt. Dort heißt es, daß Sokrates, der bis zuletzt allein mit Agathon, dem Tragödiendichter, und Aristophanes, dem Komödiendichter, wach und das heißt bei Bewußtsein geblieben ist, folgendes: Von beiden „erzwingt" Sokrates entgegen der griechischen Tradition das Eingeständnis, „daß ein und derselbe Künstler Komisches wie Tragisches zu dichten verstehen müsse" (223d), denn nur dann könne man von einer Kunst bzw. einem Können sprechen. Es geht also im ganzen *Symposion* um Konkurrenzverhältnisse, denn der Zwang[28], den Sokrates hier auf beide ausübt, ist der Zwang des Mächtigeren.

Der Provokation, daß selbst die beiden besten zeitgenössischen Dichter nicht wissen, was ihre Kunst können müßte, wenn sie denn Kunst wäre,[29] liegt das sokratische Argument zugrunde, daß jedes Können auf Gegensätze geht und auch Gegensätzliches zu bewirken in der Lage sein muß. Der Arzt kann heilen, aber auch eine Krankheit verschlimmern. Der General muß gewinnen, aber auch, wenn nötig, eine Schlacht geschickt verlieren können. Und nicht bloß muß der Fachmann das Entgegengesetzte können; vielmehr muß er im Sinne der platonischen Perfektionsthese beides in bester Weise (*ariston*, 219b2) können. Platon führt diese These in seinem Dialog *Phaidros* auf die Spitze: Der Philosoph, der sich auf die Wahrheit versteht, muß nicht bloß Wahres sagen, sondern auch am besten lügen können. Das ist keine ironische Übertreibung oder nur ein rhetorischer Kniff, um recht zu behalten. Sokrates' Schmährede auf den Eros[30] ist eine solche Rede, die beste Unwahrheitsrede, die an sich selbst den Verfall der Erotik von dem Begehren zur schlechten Vernünftigkeit darstellt. Die Rede des Alkibiades im *Symposion* ist ebenso eine

---

[28] 223d2: προσαναγκάζειν ... αὐτοὺς; d5: αναγκαζομένους αὐτοὺς.

[29] Zu Platons Verhältnis zu den Dichtern vgl. man H. G. Gadamer, *Plato und die Dichter*, 187–211.

[30] Phdr. 237a–238c.

Überbietung allen gewöhnlichen Redens: Der trunkene Alkibiades-Dionysos zeigt, daß Sokrates der vollkommene Erotiker ist, weil er besonnen, tapfer und weise lebt[31]. Sie nimmt das auf, was die Schlußszene des *Gastmahl* (223c–d) vom Dichter verlangt, Tragisches und Komisches in einem Werk zu vereinen. Komisch ist die Rede, weil sie die Lächerlichkeit des Alkibiades öffentlich zur Schau stellt; tragisch, weil sie das Drama[32] des Sokrates ankündigt. Von Anfang an ist das Konkurrenzverhältnis zwischen Alkibiades und Sokrates da, denn Sokrates sei nach Alkibiades „immer gleich voller Eifersucht und Neid, macht die wunderlichsten Dinge, bricht in Schimpfworte aus und wird beinahe handgreiflich" (213d). Die platonische Konkurrenzthese ist auch auf das Verhältnis von Rausch und Philosophie anzuwenden. Sollte die Philosophie (Sokrates) mehr vom Rausch verstehen als die Dionysien (Alkibiades-Dionysos), dann muß sie nicht nur sagen können, was der Rausch ist, sondern was der vollkommene Rausch ist.

Es ist der Neid auf das Besser-Sein des anderen, der zwischen beiden erst einmal Rachegelüste weckt und den Streit vergrößert. Streit entsteht durch Nähe und Ähnlichkeit. Platon macht Alkibiades zur Epiphanie des Dionysos, um so ein anderes mythisches Paar als bekanntes Bild zu transportieren – Sokrates wird zum Marsyas, zu einem Silen, der dem Gefolge des Gottes Dionysos angehört.[33] Sokrates als Anhänger des Alkibiades? Oder ist das Verhältnis nicht umgekehrt; ist nicht – wenn schon – Sokrates der wahre Dionysos (für Plato also Eros) und Alkibiades, wie er selbst sagt (213d1), sein Anhänger, also Marsyas?

Bevor die mythischen Anspielungen aufgeklärt werden, muß das Verhältnis von Philosophie und Rausch nach der Konkurrenzthese Platons geklärt werden: Der vollkommene Rausch ist der Rausch der Philosophie, der stärker ist als die Trunkenheit. Der vollkommene Rausch ist das Wachsein und -bleiben im Rausch, ohne ihm zu erliegen, ohne in den „Zustand eines Unfreien" (215e) zu geraten, der vom Rausch beherrscht wird und schließlich bewußtlos einschläft. Der Rausch ist für Platon dann schädlich, wenn er die Eigen-Aktivität bremst und in die Passivität, das Erleiden führt, so daß das Rauschmittel von jemand Besitz ergreifen kann. Die Alternative lautet also: Freiheit im Ge-

---

31 Alkibiades nimmt darin die erotischen Ziele der Diotima-Rede auf.

32 In 222d3 redet Alkibiades von Sokrates' „satyrischem und silenischen Drama", womit gemeint ist, daß Sokrates wie in der Peripetie des Dramas es vermag, das Verhältnis von Tun und Leiden, von Lieben und Geliebtwerden, umzukehren. Platon benutzt zur Veranschaulichung das Bild von Jagd (Jäger) und Flucht (Wild). Sokrates wird aus dem, der den jungen Leuten nachstellt, zum Wild; die jungen Leute werden zu Jägern, die dem alten und häßlichen Sokrates hinterherlaufen. Einfacher gesagt: Sokrates wird zum Geliebten und bewegt andere wie ein Geliebter (Aristoteles, Metaphysik XII). Diese Umkehrung ist lächerlich und dramatisch, denn geliebt werden nach griechischer Vorstellung die Schönen und nicht die Häßlichen, dramatisch, weil das „Wild" Sokrates erlegt wird: Sokrates wird wegen Jugendverführung zum Tode verurteilt.

33 Symp. 215b, c, e.

brauch der Rauschmittel oder Herrschaft des Rauschmittels über den ehemals Freien. Freiheit darf hier aber nicht als Freiheit von allem, als Zügellosigkeit und Freiheit vom Gesetz und vom Guten mißverstanden werden, denn die Freiheit im Gebrauch des Rauschmittels ist selbst abhängig davon, daß das Rauschmittel ein Gut bewirkt. Platon ist besonnen genug, um anzuerkennen, daß der Kreativitätsrausch der Dichter mehr Gutes bewirkt hat als alle anderen Räusche, auch wenn man zugeben muß, daß die Dichter ekstatisch außer sich sind, wenn sie ohne Vernunft schöpferisch tätig werden. Es wäre eine Vereinfachung, wenn man daraus schließt, jeder Rausch sei unvernünftig oder dionysischer Rausch und Philosophie seien gegensätzlich oder ein philosophischer Gebrauch des Rauschs sei unmöglich.

Es gibt Räusche, die der Besonnenheit in der Weise bedürfen, daß sie durch sie erst möglich und gesteigert werden können. Alkibiades selbst gibt offen zu, daß Sokrates den rechten Gebrauch des Weines praktizierte, denn „als einziger versuchte [er] zu genießen, besonders wenn er, was ihm freilich zuwider war, zum Trinken genötigt wurde: da übertraf er uns alle" (220e). In dieser Konkurrenz geht es aber nicht um kultisch praktiziertes Wettrinken, sondern um das rechte Genießen (*enkrateia*, 220c) und darin frei zu bleiben. Die sokratisch-platonische Begründung für solchen besonnenen Umgang mit der Lust lautet: Nur der kann die Lust genießen, der stärker als sie ist. Da die Lust aus der Entfesselung der Affekte des 3. Seelenteils, den Begierden Essen, Trinken und Sexualität entsteht, muß die Entfesselung dieser Begierden, die wir in der Moderne seit Nietzsche als Triebe bezeichnen, unter Leitung der Vernunft geschehen, sonst kippen sie in ein Zuviel um. Die Lust des 3. Seelenteils muß maßvoll gebraucht werden, denn aus dem Zuviel oder Zuwenig an Nahrung zum Beispiel entstehen Krankheit und Tod. Alle Erziehung und Kultur besteht darin, durch Gewohnheiten Weisen des sinnvollen Umgangs mit diesen Lüsten zu erlernen. Daneben gibt es auch einen ursprünglichen Gegensatz von Vernunft und Unvernunft derart, daß durch schlechte Erziehung die Lüste verwildert und gegen die Vernunft – und d.h. für Platon – gegen das Gesetz eingenommen sein können. Die nicht gebildeten Triebe können sich auf Objekte der Befriedigung richten, deren Genießen im Verstoßen gegen das Gesetz (*nomos*) und gegen die Gemeinschaft besteht und gerade daraus ihre Lust bezieht. Diese anomische und unvernünftige Lust ist nicht eigentlich eine hedonistische, sondern eine, die aus dem Problem der Objektbesetzung und der ungelungenen Sublimierung dieser Objektbesetzungen entsteht. Mit der Mutter zu schlafen und den Vater zu töten sind auch für Platon die größten Ungerechtigkeiten.[34] Die Literatur vermischt gegen Platon beides unzulässig miteinander, so daß Platon schlechthin als Lustverächter erscheint.

---

[34] Staat IX.

Zu unterdrücken bzw. zu transformieren ist aber seiner Auffassung nach nur die anomische, nicht die kultur- und gesetzeskonforme Objektbesetzung.[35]

Den Rausch genießen, sich nicht verwirren oder stören zu lassen und darin die eigenen Gewohnheiten auch noch zu vervollkommnen, nämlich wie bei Sokrates das gemeinschaftliche Nachdenken und Philosophieren, das ist für ihn der vollkommene Rausch. Darin ist Sokrates selbst stärker als Alkibiades-Dionysos, dem er nicht erliegt. Sokrates ist also der vollkommene Dionysos? Warum aber stellt Alkibiades den Sokrates als Marsyas dar? Ist das nur komödiantisches Spiel der ironischen Verschiebung von Rollen?

Von Anfang an ist die Rede des Alkibiades-Dionysos dem einzigen Thema der *Atopia*,[36] der Merkwürdigkeit des Sokrates gewidmet. Der trunken-nüchterne Alkibiades will trotz der Besonderheit, die sich nicht auf einen Begriff bringen läßt, weil Sokrates in sich Gegensätzliches verbindet, den Sokrates in seiner Eigenart erfassen. Dieser Schwierigkeit in der Darstellung begegnet Alkibiades, indem er methodisch klug und nüchtern[37] auf den Ausweg kommt, Sokrates „in Bildern zu loben" (*epainein ... di' eikonon*, 215a4). Jemand in Bildern zu loben heißt, ihn neben etwas anderes, das ihm gleicht und das allgemein bekannt ist, zu stellen. Bekanntes (Sokrates) durch Bekanntes (ein mythisches Bild) zu beschreiben ist ein in der Komödie[38], aber auch bei Platon[39] übliches Verfahren. Am Bild erkennt man manchmal leichter, was etwas ist, als an dem Gegenstand selbst. So wird im *Staat* die Gerechtigkeit an etwas Großem, der Polis betrachtet, um dann die Ergebnisse am Einzelmenschen zu konkretisieren. Im Unterschied zur Verfassung der Seele als Bild der Gerechtigkeit, von der es deutliche und weniger deutliche Abbildungsverhältnisse gibt, kann die platonische Philosophie von Einzeldingen nicht sagen, sie seien deutlich erkennbar. Das gilt erst recht von Personen, weil sie sich in ihrem Verhalten zu sich und zu anderen willentlich und unwillentlich irren und

[35] Staat IX. „Gesetz" meint hier die Gewohnheiten, die man in einer Gemeinschaft als richtig angenommen hat. Dieser Gesetzesbegriff läßt also zu, daß über neue Gewohnheiten „Gesetze" geändert und also eine neue Lebenspraxis „institutionalisiert" werden kann.

[36] Wörtlich bezeichnet A-topia die Ortlosigkeit des Sokrates in Athen. Er ist für die Athener keiner von ihnen, sondern jemand, der sich selbst außerhalb stellt. Als Bürger von Athen ist er zugleich ein Fremder.

[37] Alkibiades hält als neuer Dialogpartner etwas ein, was die anderen Mitunterredner nach Sokrates (198a–199b) falsch gemacht hatten, denn sie haben über das Wie des Eros geredet und seine Eigenschaften gelobt, während man doch die Eigenschaften des Eros erst durch die Kenntnis seines Was ordnen und loben kann (199c). Methodisch gesehen haben nur Substanzen ein definitorisches Was, das in Gattungs- und Artbegriffen festgelegt werden kann. Bei physischen Personen das Was zu klären heißt zu sagen, wer jemand ist. Es wird im *Gastmahl* nicht gefragt, *was* der Eros ist, sondern *wer* er ist. Insofern ist der methodische Wechsel von der dialektischen Untersuchung (Was ist X?) zur Betrachtung von (Götter-) Bildern (Wer ist X?) notwendig.

[38] Aristophanes: *Vögel* 801–08, *Wespen* 1308–13.

[39] Men. 80a–c.

auch täuschen können. Sokrates ist von den Athenern als Täuschender verstanden worden, wobei man nicht unterscheiden konnte, wann er absichtlich täuscht, um seine Mitunterredner lächerlich zu machen, und wann er selbst lächerlich wurde, wenn er philosophiert. Die Atopia des Sokrates ist also ein besonders extremer Fall dessen, was Personen sein können. Sokrates' Eigenart verständlich zu machen, kann methodisch dadurch gelingen, ihn neben etwas anderes zu stellen, dem er ähnelt (*eoikenai*, 215b4), das auch so rätselhaft ist wie er, das man aber kennt. Es wird also im Sinne des Symbol-Begriffs eine Zweier-Beziehung, eine Dualität hergestellt. Ein Anwesender – Sokrates – wird mit einem Abwesenden – Marsyas – verglichen, wobei dieser als Bild, als Phantasievorstellung da ist. Mit dieser methodischen Reflexion nutzt der platonische Alkibiades erneut einen Überraschungseffekt, denn die Atopia des Sokrates ist auf den ersten Blick mit der Tragödie des Marsyas unvergleichlich, weil verschieden. Man lernt aus dem überraschenden Vergleich von Sokrates und Marsyas erst dann etwas, wenn man die Verschiedenheiten zwischen beiden aufzulösen beginnt. Der symbolische Vergleich ist aber kein Verfahren, das Gemeinsamkeiten heraussucht, in denen sich die beiden Hälften der Dualität Punkt für Punkt entsprechen. Vielmehr gehört es zur Produktivität des Bildes, mit der Entdeckung von Verschiedenheiten ein Gesicht neue, bisher nur geahnte Konturen und Tiefen annehmen zu lassen. Das Symbol als dualer Bildvergleich ist so auch rauschhaft, denn es gebiert Ungeahntes: Es zeigt Sokrates auf metaphorische Weise als göttlichen Musiker. Klärt man diese Metapher auf, so lernt man einiges über den Gegensatz von Besonnenheit (Sokrates) und Rausch (Marsyas), von Erotik und Musik.

Die Rede des Alkibiades[40] macht die Gestalt des Sokrates zu einer Ikone (*eikon*) des Rausches, einer Verbindung von Göttlichem und Menschlichem, des Rausches und des Sieges über den Rausch, aber nicht in einer flächigen Figur, die nur von vorne betrachtet und bestaunt werden kann, sondern zu einer solchen, wie sie die Bildhauer machen (215b2), die ein Vorne und Hinten, Oben und Unten, Innen[41] und Außen hat. „Ich behaupte, daß Sokrates dem Satyr Marsyas gleicht." Als Beweismittel für die Ähnlichkeit nennt Alkibiades Sokrates' Gestalt, seine Hybris, seine Auletik, verstanden als berauschende Wirkung der sokratischen Rhetorik auf die Hörer, seine Gewalttätigkeit, verstanden als Verführung, auf die Alkibiades mit Scham und Flucht reagiert.

---

[40] Gerhard Krüger gibt in seinem Buch *Einsicht und Leidenschaft,* 283–292 eine bündige Interpretation der ganzen Alkibiades-Rede und beschäftigt sich mit dem Musik- und Rauschaspekt nicht eingehend.

[41] Zum besseren Verständnis sei darauf hingewiesen, daß Alkibiades im Verlauf seiner Rede Sokrates mit einem Silenschrein vergleicht, der sich öffnen ließ. Sokrates´ äußere Häßlichkeit (die scheinbare Lächerlichkeit seiner Reden) steht im Widerspruch zur inneren Schönheit seiner Reden, die „inwendig Vernunft haben, ganz und gar göttlich sind und die schönsten Götterbilder der Vollkommenheit in sich enthalten" (222a). Sokrates vereinigt in sich Gegensätze, menschliche Lächerlichkeit und göttliche Schönheit.

Die vielfältigen Bezüge der einzelnen Bildelemente können hier nicht durchgegangen werden, weil sie das Thema Rausch übersteigen. Herausgegriffen sei nur das Verhältnis von außen und innen, von Wahrscheinlichkeit und Wahrheit, von Wirkung (*ergon*) und Ursprung (*arche*), von rasender Bewegung (*mania*) und Ruhe (*theoria*), denn an ihnen erweist sich der Rausch als Zugleich von Gegensätzen, als Zugleich von Lust und Schmerz.

Sokrates wird von Alkibiades sowohl mit einem Satyr, wie mit einem Silen verglichen[42], zwischen denen die griechische Religionsgeschichte auch keinen Unterschied macht. Alkibiades weist damit auf die Ähnlichkeit in der Figur zwischen den lüsternen Rauschgestalten des Weingotts Dionysos – den Silenen und Satyrn, die den Dionysos-Rausch (*thiasos*)[43] begleiten – und Sokrates hin: „Du bist ihnen in der Figur ähnlich." (215b5) Die pygnische Statur des Sokrates ist aus anderen Dialogen hinreichend bekannt: kurze Beine, kugelrunder Bauch, hervorquellende Augen, Stumpfnase und Stirnglatze, kurz: ein

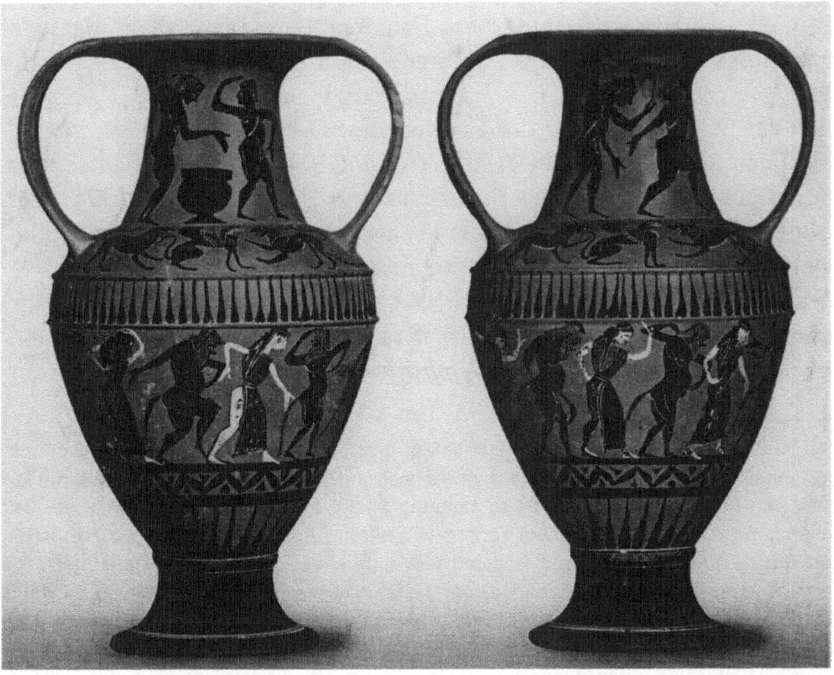

Abb. 3: Bandhenkelamphore des Töpfers Nikosthenes (Privatsammlung Bellizona), Athen, um 530 v. Chr. Tanzender Schwarm des Dionysos mit jeweils einer Mänade und einem dicken Silen, am Hals der Amphore vier tanzende Zecher (Simon, 1976, 80 f.)

[42] 215b, 216d, 221d.

[43] Der Rausch ist wörtlich verstanden nichts anderes als der tanzende Schwarm (θιάσος) des Gefolges des Dionysos.

auswendig häßlicher Mensch[44], dessen zu einer Trommel gespannter Kugelbauch darauf schließen läßt, daß Sokrates alle körperlichen Lüste genossen und in sich aufgenommen hat. Sokrates' ausschweifendes Leben[45] wie seine die Begierden hemmende Selbstbeherrschung ist das Zentrum dieser noch menschlichen Darstellung, von der Alkibiades sagt, Sokrates könne sie „selbst nicht bestreiten", denn diese Gestalt liegt jedem, der sie betrachtet, vor Augen.

Wesentlich drastischer ist der andere Bildvergleich, der in satyrischer Übertreibung Sokrates zu einer Rauschgestalt par excellence macht, zu einem zweibeinigen, halbmenschlichen Pferdewesen. Als ihre Vorläufer gelten die im 7. Jahrhundert vor Chr. nachweisbaren Dickbauchtänzer[46], deren ungestüme Natur später, wenn sie in den Kreis des Dionysos-Gefolges einbezogen werden, als animalisch-triebhafte Wesen mit Pferdeohren, -schwanz und Hufen dargestellt werden. Ihre Funktion ist verschieden, mitunter erscheinen sie als Angreifer der Nymphen, denen sie Gewalt antun, dann wieder ist der alte Silen als Papa-Silen Anführer des Satyrchores im Satyrspiel. Sokrates als Chorführer, aus dem nach Nietzsches Dramentheorie der Protagonist entsteht? Oder Sokrates als Erzieher des Alkibiades, den Platon als Dionysos redivivus darstellt?

Nach der Mythologie war der Erzieher des Dionysos ein Silen. Damit wird auf Sokrates als Erzieher des Alkibiades angespielt. Beide Männer sind von außen betrachtet Gestalten des Scheiterns und Untergangs. Mit den waghalsigen Unternehmungen des Alkibiades schwindet Athens Macht in Hellas und scheitert Alkibiades, der im Exil von Schergen des Großkönigs ermordet wird. Mit Sokrates' Tod durch den Schierlingsbecher scheitern die hochfliegenden Erziehungspläne der Philosophie. In dem Verhältnis von Sokrates und Alkibiades wie im gesamten Dialog *Symposion* spiegelt sich die Konkurrenz um

---

44 Noch Nietzsche sieht in Sokrates' Häßlichkeit den „Ausdruck einer gekreuzten, durch Kreuzung gehemmten Entwicklung"- und beruft sich auf „jenes berühmte Physiognomen-Urteil ..., das den Freunden des Sokrates so anstößig klang. Ein Ausländer, der sich auf Gesichter verstand, sagte, als er durch Athen kam, dem Sokrates ins Gesicht, er sei ein Monstrum – er berge alle schlimmen Laster und Begierden in sich. Und Sokrates antwortete bloß: "Sie kennen mich, mein Herr!" (*Götterdämmerung*, II, 952) Nietzsche kommt ein zweites Mal auf die Anekdote zurück, nennt ihn „eine Höhle aller schlimmen Begierden" und schreibt Sokrates die Antwort zu: "Dies ist wahr", sagte er [Sokrates], aber ich wurde über alle [die schlimmen Begierden] Herr" (*Götterdämmerung* II, 954) – Die Antike ist dem Bild, das Platons Alkibiades von Sokrates als Silen entwirft, nicht gefolgt, sondern stellt Sokrates als „guten Bürger" und besonnenen Politiker dar. Zur Darstellung von Philosophen-Porträts vgl. man Paul Zanker, *Die Maske des Sokrates,* München 1995 und H. G. Gadamer, *Platon als Porträtist*, Ges. Werke Bd. 7, 228–257.

45 Die Zügellosigkeit (*akolasia*) ist auch ein Merkmal der anderen Rauschgestalten, die Platon analysiert: Kallikles, Thrasymachos, Dionys II.

46 Zur wechselvollen Geschichte Athens vgl. man die bewundernswerte Darstellung von Christian Maier, *Athen*, Berlin 1993.

die Macht in Athen wider, denn die Redner entstammen verschiedenen Kreisen mit eigenen Machtansprüchen: Orientierung suchenden jungen Bürgern, Dichtern und Wissenschaftlern, Philosophen und dem zu spät kommenden Alkibiades, der am bisherigen Fortgang keinen Anteil hatte.

Ob und inwiefern Alkibiades mit seiner ausschweifenden Ikonisierung des Sokrates recht hat, läßt sich nur beantworten, wenn wir seine Symbolisierung der Sokrates-Figur als eigentlicher Rauschgestalt auf dem Hintergrund des gesamten *Symposion* betrachten, denn dort waren schon andere Symbolisierungen des Strebens nach dem Göttlichen entworfen worden, hinter die Alkibiades scheinbar zurückfällt. Rekapitulierend läßt sich sagen: Thema des *Symposion* vor Alkibiades' Auftritt war die Frage danach, was die Liebe (= der Gott Eros) ist. Da keiner der Symposiasten noch Lust auf das Weintrinken hat, entschließt man sich dazu, nüchtern zu bleiben. Von „der alten Festthematik von Trinken, Essen, Musik, Tanz und Liebe“[47] bleibt im *Symposion* nach dem gemeinsamen Essen nur die Liebe übrig, denn man entscheidet sich dazu, sich an Reden auf den Eros zu berauschen. Alle Redner haben – bis auf Sokrates – den Eros als Gott in Lobreden gepriesen, als Gott der mit sich selbst vermählenden Natur und des Liebesstrebens, der Getrenntes wieder vereint und neu erstarken läßt. Da Eros nicht zu den olympischen Göttern gehört, müssen die Redner seine mythische Herkunft aufklären. Bei einem Trinkgelage war es üblich, zu Beginn dem Weingott mit einem Trinkspruch zu danken. Da nicht getrunken wird, sondern das Thema die Liebe ist, muß man die übliche Gewohnheit abwandelnd den Götterdank auf einen dem Dionysos verwandten Gott, den Eros ausbringen. Der Streit unter den Symposiasten geht darum, ob Eros (1) der älteste Gott und also elternlos ist (so Phaidros in Symp. 178b), der das Chaos ordnete, oder ob Eros (2) ein ambivalenter Gott ist, der als Sohn der Aphrodite himmlische und irdische Aufgaben hat (so Pausanias in Symp. 180de) oder ob Eros (3) ein zugleich rück- wie vorwärts gewandter Gott ist, da er als Rückkehr zur Einheit einer ursprünglichen Stärke dem jetzt geschwächten Menschen neue Kraft gibt (Aristophanes in Symp. 192e) oder ob Eros (4) nicht der jüngste Gott ist, der nach einigen Kriegen unter den Göttern neu Frieden stiftet (so Agathon in Symp. 195ab).

Sokrates ist der erste Redner, der mit der Theologisierung des Eros bricht, aber gleichwohl die von Pausanias aufgeworfene Ambivalenz des Eros fortführt. Eros ist nach Sokrates' philosophischer Mythologie ein Wesen zwischen Gott und Mensch, ein Dämon, der von dem Gott Poros gezeugt wurde, der betrunken von einem Gastmahl der Götter weggeht und dem von der Penia im Schlaf Gewalt angetan wird, der Verkörperung des Menschen, die im Vergleich zu Gott arm ist (*Penia* = Armut),. Aus dieser Verbindung entsteht Eros als der Dämon, der seiner Herkunft und seinem Wesen nach sich zwischen Armut und Reichtum, Mangel und Fülle bewegt, dessen Göttlichkeit (= *Poros*)

---

47 Paul Zanker, *Eine Kunst für die Sinne*, 1998, 112.

in sich betrunken schläft und dessen Menschlichkeit (= *Penia*) als mit Schmutz und Entbehrung behaftet nach diesem Göttlichen strebt, das als (Er-) Findungskunst im Menschen schläft. Diese Streben ist so gewaltig, daß der Mensch wie Penia bereit ist, ihm, dem Gott, Gewalt anzutun.

Der philosophisch-mythische Bildvergleich Platos zeigt, daß der Mensch in seinem Liebesstreben ein Begehren nach seiner anderen göttlichen Hälfte hat, die er noch nicht ganz besitzt. Allerdings muß dieses Begehren in seiner Göttlichkeit noch aus dem trunkenen Schlaf erwachen, denn die Natur des Poros ist eben nicht Rausch, sondern Erfindungsreichtum – in Platons philosophischer Sprache ausgedrückt eigentlich Phronesis, also Einsicht. Das Erwachen der Einsicht bringt auch des Menschen andere Natur in den Blick, seine Armut, die es nicht im Rausch zu vergessen, sondern mit Hilfe der Philosophie zu erdulden gilt. Sokrates' Dämonisierung des Eros ist also keine angstmachende Propagierung des Bösen, wie die moderne Verwendung des Ausdrucks „Dämon" vermuten läßt, sondern ein Hinweis auf den Menschen als einem Zwischenwesen, dessen Natur noch genauer bestimmt werden muß. Wonach strebt sein Begehren? Auf die Verschmelzung mit dem Göttlichen? Oder auf das, was das Göttliche ist: Poros, Erfindungsreichtum, für Platon also Phronesis (Vernünftigkeit)? Alkibiades würde diese Antwort nicht teilen, denn für ihn ist es unsinnig zu sagen, der Mensch stehe zwischen Mensch und Gott; genauer müßte man sagen, der Mensch steht zwischen dem, was der Mensch als natürliches Wesen auch ist, nämlich Tier (animal) und Gott. Diese Konsequenz verschweigt Sokrates in seiner Bestimmung des Menschen; an sie erinnert die Rede des Alkibiades, dem zufolge Sokrates sich selbst nicht erkennen konnte, sondern darin des Alkibiades als seinem satirischen Kritiker bedürftig ist.

Für Alkibiades ist Eros nicht ein Gott, den man außerhalb der Symposiasten suchen muß, weil er die ganze Zeit schon während des bisher nüchternberauschten *Gastmahl* da ist. Alkibiades' Ikonisierung des Sokrates identifiziert diesen frech mit dem Gott Eros und greift damit die symbolisch-ambivalente Gestalt von Eros auf und führt sie unwissend um diesen Zusammenhang fort. Das ist von Platon in seiner Komposition des *Gastmahl* bewußt und absichtlich gestaltet, denn so ist der Rausch: eine widersprüchliche Bewegung – im Rausch erfaßt Alkibiades eine Wahrheit, der er selbst nicht Herr ist. Zugleich zeigt sich in diesem Umschlag (Peripetie) der Dialogbewegung der Eros in seiner wahren Gestalt – als Gott des Rausches, der seiner Herkunft nach Anfang und Ende des Begehrens nach dem Göttlichen ist und in sich beides, Anfang und Ende verbindet.[48]

Alkibiades führt die Fruchtbarkeit des Mythos im Erzeugen immer neuer Bilder vor, indem er eine endlose (grenzenlose) Kette einander ähnlicher Bil-

[48] Es gibt Darstellungen des Dionysos (Archäologische Sammlung Universität Zürich), wie er mit seinem von Panthern gezogenen Wagen in eine Festgemeinde hineinbricht, während Eros über dem Kopf des Dionysos schwebt. Ist also Eros der Dämon des Dionysos?

der anstößt, wenn er Sokrates mit Mayas vergleicht. Marsyas ist der Gott der Flötenmusik, die den bacchantischen Weinrausch überschreitet. Dieser endet im Schlaf der Trunkenheit, jener – wie sich zeigen wird – im Tod. Alkibiades drückt damit die Wirkung und das Schicksal des Sokrates aus, indem er eine Kette von sich verschiebenden Bildern aufreiht, die von der Ähnlichkeit der Flötenmusik mit der genuin sokratischen Musik, den Reden (*logoi*) und ihrer emotionalen Verwirrung der Zuhörer lebt.

Gehen wir zuerst auf die mythische Erinnerung an Marsyas ein. Marsyas ist nach dem Mythos ursprünglich ein Quellgott des in Phrygien gleichnamigen Flusses, ein Gott des Wassers also, der früh in den Kreis der Kybele integriert wurde. Einmal gilt er als Erfinder der Doppelflöte, dessen Spielweise er vollendet an Olympos weitergibt, dann wiederum wird in Athen die Herkunft seiner Kunst auf Athene zurückgeführt, die die Doppelflöte wegwirft, weil sich beim Blasen ihr (schönes) Gesicht verzerrt.[49] Erst darauf habe Marsyas die am Boden liegende Flöte aufgenommen. Für unseren Zusammenhang wichtig ist die Häßlichkeit des Gesichts bei der Benutzung der Flöte durch den Spieler, was eine einseitige Bewertung der Flötenmusik ist, denn sie unterschlägt die andere Seite, die Lustwirkung auf den Hörer, der in Trauer und Tränen versetzt wird. Musik ist ein Rauschmittel (*pharmakon*), sie wirkt wie Eros lösend und versetzt in den Wahnsinn der Verzückung.

Von dieser Macht der Flötenmusik erzählt der Wettstreit zwischen Marsyas und Apollon, der der Gott der Kithara war, also eines Seiteninstruments, zu dem gesungen wurde. Der Wettstreit zwischen Marsyas und Apollo entsteht nicht aus einem Streit um die Schönheit ihrer Kunst, noch aus Neid um die Kunst des anderen, denn vorerst ist keiner geringer als der andere. Keiner besitzt mehr, sondern nur Verschiedenes. Der Streit zwischen Marsyas und Apollo geht um die Macht, verstanden als Können. Wer kunstfertiger ist, ist auch der Weisere, wobei unausgemacht ist, was Weisheit[50] hier bedeutet: die Fähigkeit, mehr Melodien spielen zu können? Die Fähigkeit, an den Anfang (das Tierische im Menschen) rühren zu können? Die Fähigkeit, die Wirkung der Ekstase (Aulos) oder der ahnungsvollen Einsicht (Kithara) hervorrufen zu können?

Im Wettstreit zwischen Apoll und Marsyas obsiegt nach dem Mythos anfangs keiner von beiden; erst als der kluge Apoll von Marsyas verlangt, er solle sein Instrument spielen, nachdem er es umgedreht hat bzw. er solle zur Musik singen, kann er beides nicht. Da zuvor ausgemacht war, daß der Sieger mit dem Verlierer verfahren darf, wie er will, läßt Apoll den Marsyas an

[49] Übertragen heißt das: Die Erzeugung der Flötenmusik verwandelt die Schönheit in Häßlichkeit. Hier kündigt sich ein neuer Rausch-Begriff an, der nicht der platonische ist: Der Rausch ist lustvoll, auch wenn er die Schönheit in Häßlichkeit verwandelt.

[50] Nach Xenophon, An. 1, 2, 8 ging der Wettstreit um die Weisheit von Apoll und Marsyas.

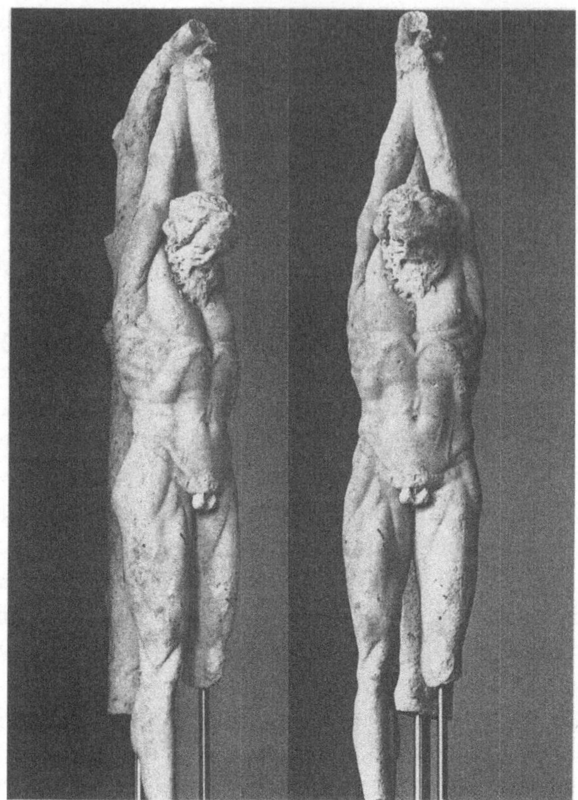

Abb. 4. Statue des hängenden Marsyas mit schmerzverzerrtem Gesicht kurz nach Beginn der Häutung, Marmor. Römische Kopie nach einem Original des 2. Jahrhunderts v. Chr. (Archäologische Sammlung Universität Zürich, Inv. 4408)

einem Ast aufhängen und von einem Skythen die Haut abziehen. Die Haut des Marsyas soll in einer Grotte bei Kelainai, Aition, aufgehängt sein, wobei unklar ist, ob das zum Trocknen aufgespannte Fell mythisch den Ursprung der Trommel symbolisiert oder ob es als Schlauch aufgehängt wird, der dann, wenn der Wind in ihn hineinrauscht, phrygische Weisen ertönen läßt und so an den Ursprung des Dudelsacks erinnert.[51]

Die Verschiebung der Signifikanten bzw. das Gleiten der Signifikanten unter dem Signifikat (Lacan) ist auf der Ebene des martialischen Mythos offensichtlich; ihre Ausdeutung ist insofern endlos, als jeder Signifikant neue Ketten von sich verschiebenden Signifikanten öffnet. Die Symbolik des Begehrens (Streben nach Macht) und die ihrer Organe (Flöte, Sack, Trommel), die

[51] Alkibiades spielt in 215e auf den Korybantentänzer an, die die Göttin Kybele mit Trommel- und Flötenmusik begleiteten. Vgl. dazu auch Ion 533e, 536c.

zugleich Örter der Lust sind, ist in den Musikinstrumenten Flöte und Trommel als Ergänzung von Rausch und Tod in Wahnsinn und Anfüllung dargestellt. Aus den Tränen der Trauer von Nymphen und Satyrn um den Tod des Marsyas – bzw. aus dessen Blut selbst – soll der Fluß Marsyas entstanden sein.[52] Zum Rausch gehören nach dem Bild vom Schicksal des Marsyas Wasser wie Blut, das Blut der ausschweifenden Natur wie das Wasser der Festgemeinde, die angesichts des Todes zur Trauergemeinde wird. Das Wasser ist als Bild der Seele die Tiefe des Unbewußten, auf dessen Oberfläche sich die Welt spiegelt, an deren Grund aber der Tod dumpf rührt. Der Rausch wird so mythologisch betrachtet zum Verschwimmen, zur Auflösung der Gegensätze von Lust und Tod. Das Verschwimmen seinerseits ist die Auflösung der Erinnerung im Rausch als Vergessen und Entrücken. Das Schlagen der Trommel, das Berühren des Bauches (Sackpfeife) weckt die Erinnerung auf, allerdings nur als verschwommene, in deren Lösen jeder Widerstand versinkt. Schließlich ist der tanzende Satyr, ithyphallisch die Flöte spielend, zugleich die Symbolisierung der männlichen Seite des Begehrens[53], das nach dem ihm anderen drängt.

Wie soll man den satirischen Vergleich ausbuchstabieren, nach dem Alkibiades Sokrates als den Trommler von Athen verstehen dürfte, was wiederum ambivalent ist? Führt Sokrates-Marsyas mit Aulos und Trommel seine Anhänger in den Streit um den heiligen Rausch, oder erinnert er an eine Wahrheit, der er selbst zum Opfer gefallen ist, obwohl er meisterlich seinen Rausch und seine Rauschmittel beherrschte?

Im Mythos unterliegt Marsyas dem Apoll. Der platonische Sokrates unterliegt nicht, sondern folgt freiwillig dem Apoll, so zumindest zeigen ihn die anderen platonischen Dialoge. Apoll ist nicht allein der Gott der Ratio und der Rechenkunst, zu dem man ihn manchmal machen will, der kaltblütig den Unterlegenen schlachtet, sondern der verständige Gott der Musik, der Einheit von *logos* und *melos*. In dem Dialog *Euthydem* gibt Platon dem Bild der Häutung des Marsyas eine andere Wendung. Auch im *Euthydem* geht es um den Wettstreit der Wirkung zweier Künste, der Dialektik und der sophistischen Rhetorik. Sokrates vertritt die Widerspruchskunst des Dialektikers, während Dionysodoros und sein Bruder Euthydem die Überredungskunst der sophistischen Rhetorik. Der Vorwurf von Dionysodoros lautet, daß das Widersprechen den Widerlegten nicht bloß verwirrt, sondern eine Schmähung bzw. Beschimpfung seiner Person und seiner Meinung ist.[54] Oft genug reagieren in den platonischen Dialogen die Widerlegten auch so, daß sie das Widerlegt-Werden als Beschimpfung verstehen, worauf sie zornig werden. Sokrates selbst sieht darin keinen Schaden, sondern treibt den Einwand des Di-

[52] Ovid, Met. 6, 391 ff.
[53] Dionysos galt auch als Gott der Baumzucht.
[54] Euth. 284d

onysodoros auf die Spitze, indem er zugibt, daß jede Widerlegung „irgendwie den Tod und den Untergang“[55] des Selbst bewirkt. Es komme nur darauf an, welche Folge diese Art des Todes hat, denn Menschen auf solche Weise untergehen zu lassen, daß „aus schlechten und unvernünftigen gute und vernünftige“ werden, ist gerade das Anliegen der sokratischen Dialektik. Und Sokrates setzt hinzu, daß auch die in den Widerlegungen anwesende Öffentlichkeit[56], die schweigt, durch die Widerlegung ihrer Meinung besser und vernünftiger werden solle.

Da auch die Sophistik die Kunst des „Besser-machens“ für sich reklamiert, stellt Sokrates sich im *Euthydem* seinen Gegnern zur Verfügung. Wie im Wettstreit zwischen Marsyas und Apollon gesteht Sokrates zu, Dionysodoros dürfe „alles, was er will, tun“ und das „alles“ heißt für Sokrates: „er bringe mich um, ja er koche mich, wenn er will ... nur bringe er mich als einen Guten zum Vorschein“ (285c). Auch wenn Sokrates auf die „kolchische Medea“ verweist, die Aison, Jasons Vater, zerstückelte und in einem Kessel aufkochte, um ihm neue Jugend zu verleihen[57], so schwingt darin auch das Bild mit, daß das Fell des Marsyas nach dem Mythos in einem Kessel ausgekocht und in einer Grotte zum Trocknen aufgespannt wurde. Das diesen Bildern zugrunde liegende Schema ist der Übergang von Rohem zu Gekochtem, den Levi-Strauss als den Übergang zur Kultur versteht. Die Kultur ist das Verlassen der Barbarei des Blutes, sie ist die Verspeisung des Opfers mittels des Bestecks, die Werkzeuge der Vernunft sind. Sokrates' Mitunterredner, Ktesippos, spricht die Verschiebung der Bilderkette aus, wenn er die Kulturerfahrung des Besserwerdens mit Marsyas in Zusammenhang bringt. „Auch ich bin bereit, mich den Freunden [Dionysodoros und Euthydem] zu überantworten, sogar, wenn sie wollen, mich zu gerben, ärger als sie es schon jetzt tun, wenn nur am Ende nicht aus meinem Fell wie aus des Marsyas ein Schlauch wird, sondern Vortrefflichkeit.“ (285cd)

Die Häutung als Annehmen eines anderen Aussehens ist nur dann besser bzw. schöner, wenn unter der abgeworfenen Haut eine neue beweglichere gewachsen ist. Die Entblößung des Fleisches als Verlust der Haut ist Tötung und Rückversetzung in den gesichtslosen Zustand, der noch unterhalb des Tieres liegt, dessen Gesicht sein Fell ist.[58] Aus dieser Perspektive sind die

---

[55] 285b1: φθόρον τινὰ καὶ ὄλεθρον.

[56] 285b7: ἅπαντάς γε ἡμᾶς τοὺς ἄλλους.

[57] Ovid, Met. VII 159 ff.

[58] Das Fell des Marsyas als Schlauch zu bezeichnen, ist selbst eine Bildverschiebung auf den Wein, der oft in Schläuchen aufbewahrt wurde. Das Fell wird so zum Aufbewahrungsort für das Rauschmittel; es faßt den Wein, ohne ihn zu haben. Marsyas hat das Rauschmittel (die Flötenmusik) gehabt, ohne ihn (den Rausch) erfaßt zu haben, denn sonst hätte er auch Apollo in den Rausch versetzen können. Weil das nicht gelang, hat er dabei sein Eigenstes verloren. Das Fell als Schlauch des flötenspielenden Marsyas ist eine historisch wirksam gewordene Bildverschiebung, denn in Rom stand auf dem Forum ein Silen mit einem Schlauch, den man

Geburtsschmerzen, von denen die sokratische Dialektik und Erotik[59] redet, dann sinnvoll, wenn sie für Sokrates' Mitunterredner in einen anderen, höheren Zustand münden, der besser ist.

Wir haben also im Bildvergleich 3 Ebenen zu unterscheiden, auf denen wir 3 Paare in Beziehung gesetzt finden: Aulos und Kithara, Marsyas (Dionysos) und Apollo, Sokrates und Alkibiades. Natürlich ist die Zuordnung des Sokrates zur Auletik und Marsyas in der Rede des Alkibiades gewaltsam, denn Sokrates versteht sich selbst, wenn schon, dann als Apollodiener und nicht als Dionysiker. Dennoch wird man ihn in seiner Wirkung auf seine Umgebung als dionysisch erlebt haben. Dazu braucht man nur die Eigenschaften zusammenzunehmen, die Alkibiades Sokrates zuspricht: sein plötzliches Auftreten, die Verwirrung der Mitunterredner, das Umdrehen der Beziehungen von Liebender zu Geliebter, die öffentliche Entblößung ihrer Machtlosigkeit. Im Unterschied zum dionysischen Rausch aber beginnt Sokrates damit, ihnen die bittere Erfahrung der Unlust als Unkenntnis und Unvermögen beizubringen, für die er allerdings ein Heilmittel hat: die philosophische Suche nach dem rechten Gebrauch der Lust. Die Befreiung von Unwissen bereitet, besonders dann, wenn sie öffentlich praktiziert wird, Unlust, aber auch den Boden für ein anderes Leben. Für Platon lockt der Weinrausch mit Lust und endet – bei maßlosem Gebrauch – in Unlust, während Sokrates sein Gefolge gerade in die Unlust-Glück-Reihenfolge führt.

Musikgeschichtlich ist die Kithara des Apoll keineswegs besser als die Doppelflöte des Marsyas, denn Platon gesteht in der Musiktheorie, die er im *Staat* entwickelt, zu, daß die Flöte „das vielseitigste Instrument"[60] ist, so daß „die auf alle anderen Tonarten eingerichteten Instrumente nur Nachahmungen der Flöte" sind. Normalerweise ist bei Platon derjenige bzw. dasjenige besser, was mehr kann bzw. Vorbildfunktion hat und mithin paradigmatisch ist. Dennoch wird die Flötenmusik von Platon aus dem Idealstaat verbannt. Was also ist der Grund dieser Inkonsequenz?

Bekanntlich folgt Platon in der Musiktheorie dem ersten griechischen Musiktheoretiker Damon, wenn er anknüpfend an den Wettstreit zwischen Marsyas und Apollo die über das phrygische Kleinasien kommende Flötenmusik (wie Athene im Mythos) verwirft. Seine Begründung liegt in der Darstellbarkeit der ionischen und lydischen Tonarten auf der Flöte, die Platon als „wirklich und bei Gastmahlen üblich" (398e) bezeichnet und die er mit dem „Weingenuß und Weichlichkeit und Faulheit" parallelisiert. Die Gefahr der Flötenmusik liegt also darin, daß man auf die erschlaffenden Harmonien ausweichen und diese gegen die „dorische und phrygische" (399a) Harmonie dominant

---

Marsyas nannte. Die Verbindung von Doppelflöte und Schlauch ist möglicherweise ein Hinweis auf den Dudelsack.

59 Tht. 149a ff.

60 399d4: πολυχορδότατον.

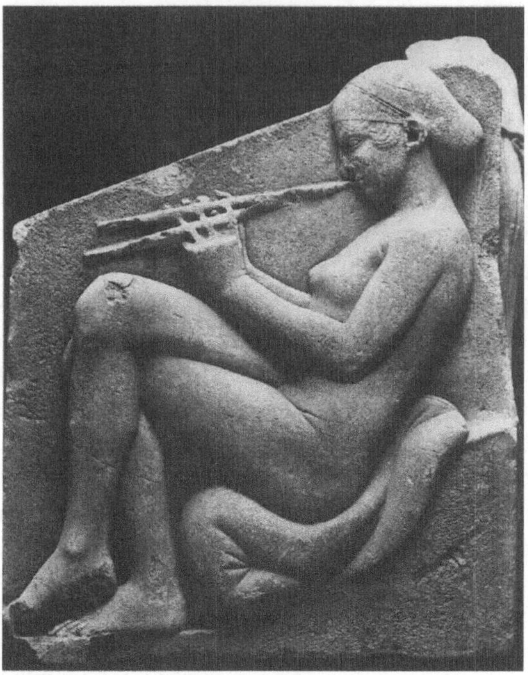

Abb. 5. Flötenspielerin mit Doppelflöte vom sogenannten Thron der Aphrodite. Attisch-ionisch um 480 v. Chr. Rom, Museo Nazionale (Copyright mit freundlicher Genehmigung des Egger Verlags, Brixen)

werden lassen könnte, die von Platon als ethisch wertvoll bezeichnet werden, weil sie gleichmäßige Gewohnheiten fördern. So verbannt Platon den Aulos also aus dem *Staat*, weil er die Verführbarkeit durch die Vielseitigkeit der Flöte, ihren Reichtum an Harmonien, sieht. Er vertraut nicht darauf, daß streng ausgebildete Musiker die weichen Harmonien nicht benutzen. Vermutlich denkt er, daß der Klang der Doppelflöte, die eher wie unsere heutige Oboe klingt, also nicht spitz, schrill und hüpfend, wie man glauben könnte, sondern weich, voll und tragend, den Musiker dazu verführen würde, dem Begehr eines sympotischen Publikums nach weicher und lösender Musik nachzugeben. Das rechte Verhältnis von Benutzer und Instrument würde sich dann nach Platon umkehren: Das Instrument würde den Benutzer benutzen,[61] so daß nach der platonischen Psychologie der Körper (Instrument) die Macht über die Seele (Spieler) gewänne, ein Verhältnis, das doch natürlicherweise umgekehrt vorgesehen sei. Diese Musiktheorie mag in ihren Absichten genau so streng sein wie die Verbote zu melodischen Veränderungen.[62] wie sie aus

[61] Euthyd. 281a3: ὀρθῶς χρῆσθαι ἡ ἐπιστήμη.
[62] Staat 424b.

der altägyptischen[63] oder chinesischen Tradition bekannt sind. Auch steht sie quer zur Aufführungspraxis der Flötenmusik in Athen und erst recht der Römer, bei denen die Doppelflöte, deren eines Rohr begleitend, das andere intonierend gespielt wird, sich allerhöchster Beliebtheit erfreute. Tatsächlich ist Aristoteles in seiner Musiktheorie noch strenger und konsequenter, wenn er der Überzeugung ist, daß mit der aus Phrygien stammenden Flöte auch die phrygische Harmonie zu verwerfen ist, „denn diese Weise hat dieselbe Wirkung unter den Tonarten wie die Flöte unter den Instrumenten: beide wirken orgiastisch (berauschend) und pathetisch (die Gefühle aufregend).“[64]

In der ausschweifenden und freimütigen Rede des Alkibiades nun spürt man von der philosophischen Ablehnung der Auletik nichts.[65] Vielmehr führt Alkibiades die sokratische Dialektik als Steigerung der Flötenmusik von Marsyas ein, denn „jener bezauberte mit dem Instrument die Menschen durch die Gewalt seines Mundes ... du aber zeichnest dich um so viel mehr vor jenem aus, da du ohne Instrument durch bloße Worte dasselbe bewirkst.“ (215c) Sokrates ist also nicht der andere Marsyas, sondern mehr als Marsyas, weil er sich auf die Kunst der Berauschung durch die Rede versteht.

Die Parallelisierung der Wirkung von Marsyas und Sokrates ist eine, die nur möglich ist, weil Alkibiades aufgrund seines Weinrauschs eine unverhohlene Lobrede auf Sokrates halten kann,[66] ohne vor den Schamgrenzen der athenischen Öffentlichkeit zurückzuweichen. Auch wenn Rausch und Wahrheit sich nicht bedingen, so gilt doch für Alkibiades, daß der Rausch seine wahre Rede beflügelt, so daß er die dunklen Seiten in der sokratischen Erotik ansprechen kann. Zwar wäre er als trunkener Zeuge bei Gericht[67] nicht zugelassen worden, dennoch schmälert diese Einschränkung nicht den Erfolg seiner Rede, denn aufgrund seiner Trunkenheit berührt Alkibiades mehr Seiten an Sokrates, er deckt mehr auf, als bei Gericht von Interesse wäre. Zumindest

---

[63] Nomoi 656e.

[64] Aristoteles, Politik VIII 7, 1342b1–2.

[65] Alkibiades schämt (216b2, 3, 6; 217d3)sich gegenüber Sokrates, denn er weiß, daß Sokrates ihn erkannt hat. Dennoch reicht seine Scham nicht aus, eine andere Lebensweise auszubilden, die darin bestünde, besonnen, also stärker als die Lust zu sein. Alkibiades steht zwischen dem Rausch und der Philosophie und gibt so zu erkennen, daß er nicht weiß, was das Bessere ist. Besser ist die Philosophie, weil sie eine andere Lust verschafft, die des Erkennens. In der Fixierung auf sie liegt die besonnene Manie des Philosophen.

[66] Ganz zu Anfang seiner Rede erhebt Alkibiades den Wahrheitsanspruch des dionysischen Rausches für seine Rede, wenn er sich das Sprichwort „der Wein (mit oder ohne Kinder) sagt Wahres“ (217e4) beruft. In seiner Kommentierung gibt Dover die metrisch korrekte Form des Wortes so wieder: οἶνος καὶ παῖδες ἀληθεῖς und bemerkt dazu: „The proverb ... cited by Photius means that drunken men, through carelessness, and children, through natural candour, tell the truth.“ (169).

[67] „Ich wenigstens, ihr Männer, könnte euch unter Eid erzählen, wenn ich euch nicht völlig trunken vorkommen müßte, was mir selbst bei dem Reden dieses Mannes widerfahren ist und noch heute widerfährt.“ (215d).

auf Alkibiades' Rede auf Sokrates trifft zu, daß der Trunkene sogar mehr Wahrheit[68] erfaßt und sagt als der Nüchterne. Das zeigt sich auch an dem Gegensatz von Rhetorik und Dialektik, den Sokrates in sich vereint. Sokrates versteht sich selbst sowohl als Dialektiker wie Rhetoriker,[69] so daß Alkibiades ihn neben „Perikles oder andere gute Redner" (215e) stellt. Alkibiades schränkt aber sein Lob der sokratischen Rhetorik nicht auf die antiken Gattungen der Gerichts- und Beratungsrede ein, sondern er macht Sokrates zu einem kultischen Dichter. Danach ist Sokrates ein Meister der Affekterregung, der andere in einen „korybantischen Taumel" versetzt, „das Herz pochen macht" und „die Tränen auspreßt". Man mag darin eine kathartische Absicht erkennen, die Befreiung von den schädlichen Affekten, die der philosophischen Untersuchung wie dem freien Leben entgegenstehen. Alkibiades verbleibt in seiner dionysischen Lobrede, wenn er im weiteren Verlauf Sokrates' Redekunst mit der berauschenden Musik der Sirenen vergleicht. Anders als Odysseus, der die Sirenen nur anzuhören wagt, wenn er an den Mast gebunden ist, muß Alkibiades beim Anhören der sokratischen Reden aus übergroßer Erregung und Verwirrung seiner Seele „mit Gewalt, wie vor den Sirenen, sich die Ohren zuhalten" und sieht als Rettung vor Sokrates und seinen Reden nur die „Flucht" (216a) .

Fliehen muß man nach Platon das Schlechte und die schädliche Lust, nicht aber das Gute und die wahre Lust. Wenn Alkibiades die Nähe zu Sokrates flieht und die Nähe zum athenischen Volk sucht, so handelt er der Größe und Intensität seiner Lust am Rausch gemäß, wie er selbst sagt, denn in der Wahl zwischen diesen beiden „Räuschen" will er „nicht immer nur sitzen bleiben und neben diesem [i.e. Sokrates] alt werden." (216a) Alkibiades' rauschhaftes Umherschweifen in Athen und sein Drang, kein Fest auszulassen, war stadtbekannt. Umgekehrt ist dann, wenn er zufällig auf Sokrates – seinen Kritiker und den der Stadt Athen – trifft, seine bzw. ihre Scham vor ihm sehr groß, weil Alkibiades weiß, daß „mir so vieles mangelt" und er wegen seiner Abhängigkeit von öffentlicher Anerkennung sich in einer Verfassung befindet, „die eines freien Menschen unwürdig ist".[70] Alkibiades' Lobrede auf Sokrates zeigt also zugleich die eigene zügellos rauschhafte Seite und die von Athen, so daß er sich und zugleich sie offenbart. Alkibiades ist unmäßig und dennoch trifft er in seiner Rede die Wahrheit über Sokrates wie indirekt über sich. Die Unmäßigkeit des Rauschs verhindert nicht, sondern steigert bei Alkibiades die Erkenntnisfähigkeit – zumindest so lange, wie er im sich steigernden Rausch nicht in die Volltrunkenheit kippt.

---

[68] Wiederholt hebt Alkibiades hervor, nur Wahres (217b, 220e) zu sagen.

[69] Sokrates versteht sich darauf, sowohl dialektisch knapp (κατὰ βραχύ διαλέγεσθαι) als auch rhetorisch ausschweifend reden zu können.

[70] Alkibiades gibt damit zu, daß er gegenüber der Lust ein Unfreier, ein Sklave ist. Er muß ihrem Zwang folgen und nicht sie ihm.

An der Rauschgestalt Alkibiades kann man die Natur des Rausches erkennen, die sowohl Steigerung der Helle und Weite des Erkennens ist, als auch Lust vergrößert durch das Streben nach noch deutlicherer Erkenntnis in der Vergrößerung des Rauschs. Der Rausch – sei er nun der der Flötenmusik, des Weins oder der Erotik – ist ambivalent; er übersteigt die gewohnten Grenzen und verschafft Einblicke in die dunklen Seiten einer Person. Andererseits ist der Rausch maßlos und macht aus dem vormals vernünftig Handelnden einen unvernünftig Leidenden, der an den Folgen seiner eigenen Unvernunft trägt. Die aber entsteht nicht aus der Affekterregung wie bei der Auletik oder dem Drama, sondern bei Alkibiades aus der Dissonanz zwischen seinem Talent zur Philosophie und dem Drang zu den einfacheren, weil schneller zu befriedigenden Lüsten.[71] Alkibiades ist damit selbst ein Dämon, ein Zwischenwesen, das zwischen Sokrates (dem vernünftigen bzw. besonnenen Rausch, dem

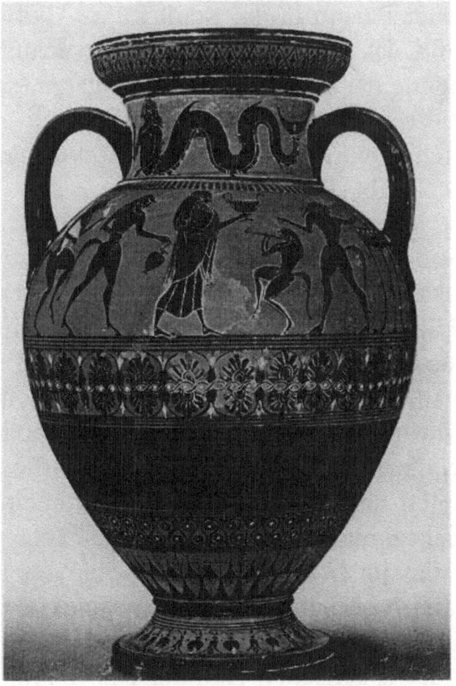

Abb. 6. Nordionische Halsamphore (Northamptonvase). Nordionien um 530 v. Chr. Dionysos mit Kantharos inmitten seiner Silene, am Hals der Amphora ein großer, bärtiger Triton mit gewelltem Fischleib (Simon, 1976, 60f)

[71] Alkibiades gesteht zu, daß er nur Sokrates gegenüber Scham empfindet. Das soll doch wohl heißen, daß er ansonsten, wie jeder weiß, ganz ohne Scham lebt. In der Affekttheorie des Sokrates ausgedrückt bedeutet das, daß Alkibiades die Grenze der Scham, die Achtung des Gesetzes, längst überschritten hat. Er ist wie Kallikles (Gorg. 492ac, Staat 364a, 609c) ein Zügelloser. Er hat allen Begierden die Zügel heruntergenommen und läßt ihnen freien Lauf.

richtigen Gebrauch der Lüste) und dem Volk (dem orgiastischen Rausch) steht und sich zwischen beiden hin und her bewegt, beide Räusche zu befriedigen sucht, auch wenn sie sich nicht vertragen.

Das Drama des Alkibiades erweist sich an ihm selbst als lächerlich.[72] Das Drama des Rausches ist lächerlich, denn der Rausch kippt auf seinem Höhepunkt, der maximalen Lust, in sein Gegenteil um, in die helle Erkenntnis des Sokrates, die in der Schmähung des Geliebten, in Schmerz mündet. Der Rausch ist so – wie im unsinnigen Liebesstreben des Alkibiades zu Sokrates – Suche nach der Verbindung, nach der Verschmelzung, nach der Einswerdung mit dem anderen, erweist sich aber letztlich als Auflösung des Anderen im Selbst. Lächerlich ist das Drama des Alkibiades, weil er wissend um seine Rauschnatur im Rausch die Wahrheit des Rausches vorführt, aber im Vergleich den sokratischen Rausch der Philosophie nicht ergreifen kann, weil er die zuvor zu überwindende Unlust nicht aushalten kann, sondern der schnellen Anerkennung seiner Person in der Stadt folgt. Alkibiades folgt damit einem Handlungsschema, das Platon in seinen Untersuchungen zur Lust als unvernünftige Bevorzugung der schnellen und geringeren (schädlichen) Lust vor der ferneren, aber besseren beschreibt. Philosophisch gesagt liegt hier ein Urteils- und Schlußfehler vor, die Platon als Störung des Verhältnisses von Seele und Körper beschreibt (Phd. 66a, 79c).

Alkibiades *ist* die lächerliche *und* tragische Gestalt des Rausches. Die Mischung von Vernunft und Unvernunft ist tragisch, denn Alkibiades übersieht, daß auch der schnell und leicht einzulösende Lustrausch der Orgien Zwang und Macht ausübt. Die Rauschmittel Wein, Eros und Musik verführen durch die Verheißung großer Lust und schlagen bei Übermaß *immer* um in Unlust und Unfreiheit. Er wählt sie in der Unwissenheit darum, daß in dieser Verführung noch größerer Zwang steckt, der vermittels scheinbar unschädlicher Lust dazu führt, daß man die Lust als Freiheit vermeint, die jedoch als maßloser Rausch in ihr Gegenteil umschlagen wird, in Unfreiheit. Das gilt zumindest vom sokratischen Rausch nicht, denn das Übermaß schlägt hier in Erkenntnis um. Solange Alkibiades im *Gastmahl* nur mit Sokrates als Gegenüber redet, bleibt er trotz seiner Trunkenheit bei heller Vernunft. Bei Alkibiades ist aber diese Erkenntnis nicht allein auf den Weinrausch zurückzuführen, sondern darauf, daß er trotz der asketischen Haltung von Sokrates weiter in ihn verliebt ist. Der Eros bewirkt das Wachsen seiner (Erkenntnis)Kräfte, während der Weingenuß diese gegen Ende das *Gastmahl* schwinden lassen. In der Sprache des Mythos ausgedrückt ist der Eros heilbringender als Dionysos, so

[72] Das Unvernünftige ist für Platon lächerlich, komisch, denn es gebärdet sich als vernünftig, wenn es gute Argumente für das Befolgen des Lustvolleren hat. Das *Gastmahl* insgesamt ist in seinen Lobreden auf Eros letztlich nichts anderes als der Versuch der Begründung des Komischen, dargestellt am Drama des Eros.

daß das Thema des *Gastmahl,* Lobreden auf den Eros zu halten, die seine Macht herausstellen, auch in der letzten Rede durchgeführt wird.

Betrachten wir nun rückblickend noch einmal die anderen Reden daraufhin, inwiefern sie den Zusammenhang von Rausch, Eros und Lust aufklären helfen. Da ist zunächst vor allem die Komödie des Eros, wie Aristophanes sie darstellt. Die Lust, die im Rausch als Auflösung der Selbstbeherrschung und Berühren einer anderen Wahrheit erlebt wird, ist mit dem von Aristophanes eingeführten Schema von der Lust als Rückkehr in einen ursprünglichen Zustand beschreibbar. Der Liebeswunsch[73] richtet sich eigentlich auf „Wiederherstellung unserer ursprünglichen Natur“,[74] die der platonische Aristophanes damals als ganz, jetzt als getrennt versteht. Nach ihm streben die Menschen in der Liebe eigentlich nach etwas anderem, „ohne es sagen zu können“, nämlich durch die Rückkehr zur ursprünglichen Natur wieder ganz zu werden, was für Aristophanes so viel heißt wie „an Kraft und Stärke gewaltig zu sein und hochfliegende Pläne zu haben“. (190b) Die Gewalt des ursprünglichen Zustands war nach Aristophanes so groß, daß die Menschen gottähnlich waren und deshalb neidisch auf die Macht der Götter ihnen die Herrschaft streitig machten. Wieder ist es der Neid, der den Wettkampf um die Macht bewirkt; zugleich wird aber durch den Neideffekt die Gegengewalt der Götter heraufbeschworen, die zur Kastration[75] der kugelförmigen Menschen führt, wovon die Menschen als Stigma „der ursprünglichen Verletzung“[76] den Bauchnabel zurückbehalten. In der Liebe wollen die Menschen nach Aristophanes also nicht den Menschen gleich werden, sondern den Göttern, denen sie ehemals glichen. Aristophanes macht in seiner Rede den menschlichen Eros lächerlich, weil er als Verschmelzen und Selbstvergessen den Menschen zu unvernünftigen Handlungen bewegt, „immer bei dem andern zu bleiben“, ohne daß der Vorteil daraus ergriffen wird, selber stärker gegenüber den Göttern zu werden. Für Aristophanes ist die Liebe also ein unvernünftiger und lächerlicher Affekt, weil sie so lange nicht zur Wiedererlangung ursprünglicher Macht führt, wie sie sich dabei aufhält, immer nur den anderen festzuhalten.

Umgekehrt heißt das doch, daß die Liebe als Begehren zu einer Gutes bewirkenden Macht wird, wenn sie nicht allein im Verschmelzen[77] mit dem anderen und nicht allein im neidvollen Streit mit den Göttern ihre Macht auf-

[73] Die Liebe zum anderen bestimmt Platon als Wünschen (192d), was bei Aristoteles (*Rhetorik B4*) in seiner Analyse der Freundschaft als dem „anderen alles Gute wünschen“ (1380b36) wiederkehrt und zwar um seinetwillen und nicht, wie in der erotischen Beziehung, um meinetwillen.

[74] 192e10: ἡ ἀρχαία φύσις ἡμῶν.

[75] Zeus „zerschnitt die [ursprünglichen] Menschen in 2 Hälften, wie wenn man Früchte zerschneidet, um sie einzumachen, oder wenn sie Eier mit Haaren zerschneidet.“ (190d).

[76] 191a4: παλαιοῦ πάθους.

[77] Jeder Liebende „strebte von Anfang an danach, durch Nahesein (συνελθὼν) und Verschmelzen (συντακεὶς) mit dem Geliebten aus zweien einer zu werden.“ (192e).

braucht. Unvernünftig ist es doch, in der *Selbstvergessenheit* der Liebe Macht zu wollen und im Rausch das Ich zu steigern, denn beides verliert man darin. Daher hatte Sokrates in seiner Rede betont, daß der Mensch an seiner göttlichen Hälfte[78] nur dadurch Anteil gewinnt, wenn er zeugt, wenn er Neues hervorbringt, seien es nun physische oder geistige Nachkommen. Zeugen will bzw. kann er nur im Schönen, denn im Häßlichen versiegt die Zeugungskraft, es sei denn, sie wird durch betäubende Rauschmittel – Narkotika, Aphrodisia und Pharmaka – angestachelt benutzt. Das ist nach Platon ein falscher Gebrauch solcher Mittel, der in Unglück führt und Leid vergrößert, auch und gerade dann, wenn große und schnelle Lust bezweckt und gesucht wird. Natürlich ist der Rausch dennoch ein Zustand, den man, geht man ganz in ihn hinein, nicht kontrollieren kann und der auch kein rechtes Maß hat: In den gewöhnlichen Räuschen gibt es nicht die Mitte zwischen einem Zuviel und einem Zuwenig, sondern nur falsche Wahl, nur Unwahrheit. Das Beispiel des Alkibiades zeigt, daß auch und vor allem die Wahl des guten Objekts gerade von den gewöhnlichen Rauschmitteln frei macht.

In Sokrates' Herkunftsmythos wird Eros vom betrunkenen Gott Poros gezeugt. Poros zeugt in der Penia, die aus der Sicht des Gottes häßlich ist. Das ist in Sokrates' eigener Rede scheinbar ein Gegenargument gegen seine These, daß man im Häßlichen nicht zeugen kann.[79] Platon will sagen, im Häßlichen kann man nur dann zeugen, wenn man Rauschmittel genommen hat. Schöner, besser und leichter ist es, im Schönen zu zeugen. Platons Beschreibung der menschlichen Liebe macht deutlich, wie er das Bild von Poros und Penia verstehen will. Wenn Menschen sich verlieben, dann sehen sie im anderen den Gott bzw. ein Gottesbild, so daß die Liebe auf einer Verwechselung beruht. Einfacher gesagt, ist die Verehrung des geliebten anderen, dem man wie einem Gotte Geschenke bringt, ein Vorgang der Idealisierung, der zu seiner Steigerung gerade die Täuschung braucht. Den anderen für göttlich zu halten, vergrößert noch die Liebe. So faszinierend diese Deutung ist, so zwiespältig ist sie auch. Einen Menschen um seines Menschsein willen zu lieben, bleibt so unverständlich.

Widerlegung des rauschhaften Gottesbildes

Platons Beweis für die Vollkommenheit Gottes bildet die Mitte seiner Kritik an den Dichtern, die in ihren Erzählungen die Götter als Mächte[80] darstellen, die den Menschen überrollen, schädigen und täuschen, fortwährend Ehebruch

[78] 191d5,7: σύμβολον.

[79] Häßlich meint hier nicht die äußerliche Eigenschaft von Personen, sondern meint die Relation zwischen Poros und Penia, den Kontrast zwischen Alles und Nichts, zwischen Reichtum und Armut. Penia ist bedürftig und arm; sie strebt deswegen nach der Vereinigung mit Poros, von dessen Reichtum sie etwas abhaben will.

[80] Staat 381e ff.

treiben, fremdes Eigentum stehlen und nicht davor zurückschrecken, Vater oder Mutter zu töten. Platon wendet sich gegen das in den Mythen stillschweigend angenommene Bild dessen, was die Götter sind, nämlich in jeder Beziehung wankelmütig und ungerecht zu sein, und entwickelt ein philosophisch gereinigtes Gottesbild. Er geht von der These aus, daß Gott niemals übelwollend, sondern stets gut und wohlmeinend[81] ist. Seine Natur ist nicht schwankend und sich ständig verändernd, sondern vollkommen. Von diesem neuen Verständnis sind die Symposiasten des *Gastmahl* bei Platon und erst recht die griechische Frömmigkeit weit entfernt.

Der platonische Gottesbeweis im *Staat* formuliert in seinen Vordersätzen disjunktive Hypothesen, in denen sich die platonischen und mythologischen Götterattribute wechselweise ausschließen. Der in sich komplexe und steigernd aufgebaute Beweis ist in seiner Struktur negativ, denn es wird jeweils die Falschheit der Gegenthese nachgewiesen – also die jeweiligen Attribute der Götter aus der Tradition der dichterischen Mythologie (Homer et al.): Gott wird durch anderes bewegt, Gott lügt (= sagt Unwahres) und täuscht, er ist des Menschen Feind[82] – so daß die Wahrheit der platonischen Gottesattribute und der sie stützenden Voraussetzung ex negativo als erwiesen gelten darf. Die platonischen Gottesattribute lauten: Gott ist gut, er lügt und täuscht nicht, er ist des Menschen Freund, um den er sich kümmert. Grund und Ziel des gesamten Beweises ist die Prämisse, daß Gott nicht durch anderes bewegt oder verändert wird, denn Gott hat keine Ursache sich zu verändern, weil jede Veränderung von Vollkommenen nur in Verschlechterung umschlagen kann. Dies ist ein starkes Argument gegen die Göttlichkeit von Dionysos und den durch ihn bewirkten Rausch. Wenn Dionysos wie sein Anhänger Alkibiades die Festgemeinde in die besinnungslose Trunkenheit versetzt, dann kann er kein Gott sein, denn er führt sie in den schlechteren Zustand. Wenn Dionysos selber trunken wird und gar als Waldgott symbolisch wie die Natur stirbt, dann ist er nicht göttlich, sondern scheint es nur zu sein. Vom Boden der platonischen Theologie aus müßten die Menschen einem anderen Gott und auf andere Weise opfern.

Dieser Gottesbeweis hat zwei Teile, einen, der den Nachweis erbringen soll, daß Gott nur Ursache des Guten ist, weil er selbst wesentlich gut ist,[83] denn das Schlechte ist dem Guten entgegengesetzt und fremd. Diese schlichte Auffassung wird als Gesetz (*nomos*) für die dichterischen Reden über die Götter in dem zu gründenden Staat festgeschrieben, und zwar mehr als typo-

81 Staat 379b.

82 Von anderem bewegt (= verändert) zu werden, würde z. B. bedeuten, durch Rauschmittel (bei Dionysos durch den Wein) oder durch Geschenke und Opfer den jeweiligen Gott gnädig zu stimmen. (Euthphr. 14b).

83 379b1: ἀγαθὸς θεὸς τῷ ὄντι.

logische Vorschrift,[84] an der man sich in Wort und Werk[85] orientieren kann.[86] Dieser erste Teil des Beweises ist genau betrachtet nicht beweiskräftig, denn es werden nur die Prädikate „gut" und „schlecht" und die mit ihnen jeweils kompatiblen Eigenschaften[87] als disjunktiv gesetzt und geordnet. Als Ursache des Guten gilt Gott, während von allem Schlechten „andere Ursachen"[88] zu suchen sind. Der zweite Teil des Beweises hat daher zwei Funktionen, er soll hinausgehend über die göttlichen Prädikate sowohl die Ursachen der Dichterreden über Gott erweisen, als auch aus der Klärung dieser Reden die Voraussetzungen der wahren Natur Gottes im Umriß darstellen.

Auch der zweite Teil des Beweises, von dem jetzt allein die Rede sein soll, ist seiner Struktur nach disjunktiv, so daß durch ihn die Disjunktion des ersten Beweisteils verschärft und vertieft wird. Zentral ist die Frage, „ob Gott sowohl einfach, als auch von allem am wenigsten aus seiner eigenen Gestalt heraustritt?", die Sokrates nach Gelingen des Beweises bejahen möchte. Gott als „einfach"[89] zu setzen, heißt das Gegenteil zu verneinen, daß er aus seiner Gestalt „heraustreten" würde oder will. Was der Text als „Heraustreten"[90] benennt, ist nichts anderes als die Ekstase Gottes. Damit wird ipso facto die ekstatische Natur des Dionysos wie aller anderen Götter als nicht-göttliches Attribut bezeichnet, das Gott nicht zukommt.[91] Wenn also die Dichter – oder auch der Volksglaube – Götter als Zauberer, die Gestalt wechselnd oder gar als vielgestaltig und täuschend darstellen, dann steht auch der zweite Beweis unter einer Disjunktion: Ist Gottes Natur gleichbleibend oder (sich plötzlich) verändernd? Da nach dem Satz vom zu vermeidenden Widerspruch etwas nicht zugleich gegensätzliche Prädikate haben kann, ist eine Seite der Alternative falsch. Entweder ist Gott (a) einfach (eingestaltig) oder (b) vielfältig (vielgestaltig).

Faszinierend an dem Beweis ist, daß jedes einzelne Glied der Disjunktionen durch einen eigenen Syllogismus gerechtfertigt ist, der nur dann verständlich wird, wenn der Leser selbst die ihn jeweils bestimmende Vorausset-

---

84 380c8: νόμων τε καὶ τύπων.

85 λέγειν καὶ ποιεῖν.

86 Mehrfach heißt es, daß die Grundzüge (τύπους, 379a2) gesucht werden, nach denen die Dichter mythologisieren (μυθολογεῖν), also von den Göttern reden sollen. Sokrates nennt diese Grundzüge sehr modern typologisch (οἱ τύποι περὶ θεολογίας, 379a5). Der Beweis will Gott umrißhaft darstellen und stellt die Forderung an die Dichter, Gott in seiner vorbildlichen Natur zu beschreiben.

87 Gott ist gut, d.h. schadet nicht, sondern nutzt, er ist gerecht, d.h. straft nur, um zu bessern.

88 379cb: ἄλλα ... τά ἄιτια. Platons Insinuation will sagen, daß alle schlechten Eigenschaften den Göttern von den Menschen beigelegt worden sind, so daß ihre schlechten Eigenschaften eigentlich die der Menschen sind.

89 380d5: ἁπλοῦν.

90 380d6: ἐκβαίνειν.

91 Dionysos ist ein Daimonion, auf das zutrifft, was seit der Odyssee auch vom Dämonischen gesagt werden kann, daß die Eingebung durch es sich oft genug als „nachteilig herausgestellt hat". (E. R. Dodds, *Die Griechen und das Irrationale*. Darmstadt 1974, 10).

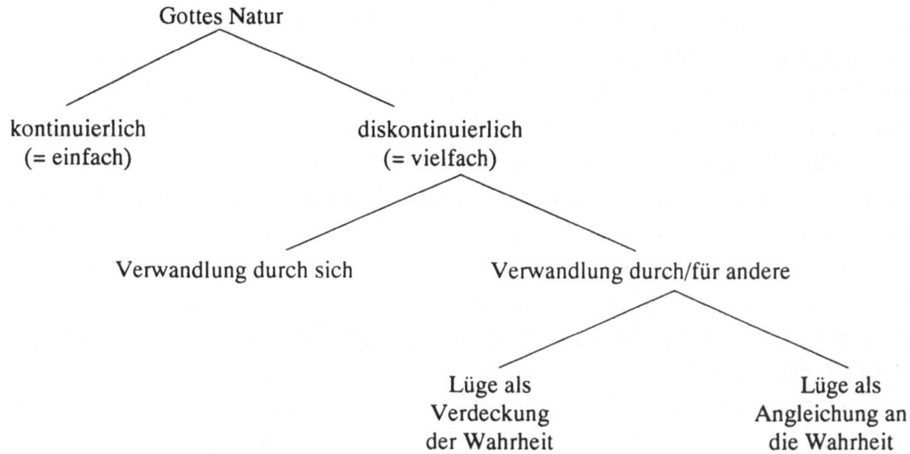

Abb. 7. Platons Beweis für die Kontinuität Gottes

zung formuliert. Die Schlichtheit der Disjunktion des ersten Beweisteils wird also dadurch überschritten, daß im 2. Teil des Beweises die weiteren Disjunktionen durch Syllogismen abgewiesen werden, so daß sie alle die Form der reductio ad absurdum annehmen, wodurch sich die Schlichheit der allerersten Disjunktion nochmals verschärft und grundsätzlich wird.

Der Beweis ist disjunktiv und negativ, so daß Gottes Natur dann zu Recht als kontinuierlich angenommen werden darf, wenn alle anderen Disjunktionen, die Gottes Diskontinuität näher charakterisieren sollen, als falsch erwiesen sind. Erwiesen wird aber nicht nur apagogisch die Wahrheit des 1. Disjunktionsgliedes (Gott ist einfach und eingestaltig.), sondern in der Zurückweisung der falschen Prädikate scheinen andere Eigenschaften auf, die die Gleichgestaltigkeit Gottes konkretisieren.

Nehmen wir den Fall der Verwandlung Gottes für andere, den die Dichter als Lüge und Täuschung verstehen. Diese Behauptung wird von Sokrates pädagogisch verbrämt, denn Mütter würden ihren Kindern, um sie das Fürchten zu lehren, erzählen, „daß nachts gewisse Götter allerlei wunderlichen Fremdlingen ähnlich sich sehen ließen." (382b) Zur Widerlegung dieses pädagogischen Sophismus stellt Sokrates die These auf, daß es zu einer „wahren Lüge" gehört, für irgend etwas nützlich zu sein. Ein möglicher Fall einer nützlichen Lüge, die Sokrates auch als „Heilmittel"[92] bezeichnet, ist (1) der, einem Freund, der „aufgrund von Wahnsinn oder Unverstand"[93] eine Handlungsmöglichkeit zu verschleiern, um ihn davor zu schützen, etwas Schlimmes zu

[92] 382c11: φάρμακον.
[93] 382c9: διὰ μανίαν ἤ τινα ἄνοιαν.

tun.[94] Ein anderer Fall (2) ist die nützliche Lüge gegenüber dem Feind, dem man den Sachverhalt der zahlenmäßigen Überlegenheit vortäuschen könnte, um ihn vom Angriff abzuhalten. Sokrates weist das Argument (2) für Gott zurück, indem er auf die unzutreffende Voraussetzung hinweist, daß „Gott wohl aus Furcht vor seinen Feinden lügen sollte?" Das Argument (1) ist ebenso unzutreffend, denn „Gott liebt nicht die Unvernünftigen und Wahnsinnigen", was ein deutlicher Hinweis auf die Berauschten ist. Zuvor hieß es nämlich, daß Gott das ihm Zugehörige liebt,[95] weil es vollkommen ist. Sind dann die Berauschten mit ihm möglicherweise verwandt,[96] wenn sie zu ihm und seinem Chor gehören? Die im Hintergrund verborgenen Voraussetzungen lauten: Gott ist (1) niemandes Feind, weil er niemanden fürchtet, und Gott ist (2) selber nicht unwissend und wahnsinnig oder berauscht, sondern liebt nur die, die ihm gleichen, die so wie er ihre vorzüglichste Gestalt angenommen haben.

Das zweite Glied der 3. Disjunktion widerlegt Sokrates unter Zuhilfenahme der Mehrsinnigkeit des Ausdrucks „lügen", der auch „täuschen" bzw. „so tun als ob". Da die Dichter „nicht wissen, wie sich die alten Begebenheiten in Wahrheit verhalten" haben, sei man auf den Behelf gekommen, die Darstellung so zu wählen, daß „sie sich der Wahrheit so weit wie möglich annähert", um sie so brauchbar zu machen. Hinzunehmen muß man noch das damals übliche Verfahren der Dichter, die mythische Rede als von den Göttern selbst gesprochen darzustellen. Gott also als brauchbarer Lügner von Begebenheiten, bei denen er selbst nicht dabei war, die ihm aber unbekannt sind? „Soll er [Gott] etwa, weil er die Vergangenheit nicht kennt, sich der Wahrheit annähern?" Das ist offenkundig „lächerlich". Also muß man unterstellen, daß die Dichter nicht der Wahrheit teilhaftig sind und daher auch nicht mit Weisheit ihre Werke erstellen.

Platons Gegenargument liegt die Voraussetzung zugrunde, daß „in dem vorzüglichsten Teil seiner selbst und über das Vorzüglichste niemand sich freiwillig täuschen will" (382e). Die Vernunft in der menschlichen Seele will sich nicht über Gott, das höchste Vernünftige, täuschen, denn das hieße, daß die Vernunft sich selbst täuschte, diese Selbsttäuschung ihrerseits aber nicht bemerkt, was unsinnig ist. Der Einwand lautet daher, die Dichter sind unwissend und wagen es dennoch, Gott und das ihm Eigentümliche darzustellen. Für Platon bleibt Gott als das beste und höchste Wesen in seiner gleichbleibenden Gestalt, die sich nicht verwandelt. Anders gesagt: Gott ist seiner Natur nach kontinuierlich. Zu seiner Kontinuität gehört, daß er nichts Besseres oder Schöneres werden kann. Daß er aber in Schlechteres und Häßlicheres sich freiwillig verwandeln soll, ist wiederum „lächerlich" bzw. „undenkbar". Platon

---

[94] Gedacht ist vielleicht an das Beispiel aus dem 1. Buch, wo jemand dem Freund die Rückgabe seiner Waffe verweigert, weil Selbstmordabsichten bestehen.

[95] 381b4: τὰ τοῦ θεοῦ.

[96] 382e3: οἱ κείων.

behauptet damit auch, daß nur die philosophischen Darstellungen – also auch etwa die im *Symposion* – wahr sind. Wahr sind sie in der Weise, daß in wahrscheinlichen Bildern ein Unterschied gemacht wird zwischen den mythologischen und den philosophischen Gottesbildern. Alkibiades-Dionysos und Sokrates-Marsyas kennen das neue philosophische Gottesbild Platons noch nicht, an dem die neue Welt des Monotheismus aufscheint.[97] Lediglich in Sokrates' Bestimmung des Eros als Daimonion kündigt sich eine Kritik an dem mythischen Gottesbild an, denn für Platon haben die Götter der Mythen ihre vollkommene Gestalt noch nicht erreicht.

Der Unterschied zwischen diesen beiden Götter-Welten wird im *Gastmahl* schrittweise und fast unmerklich vorbereitet, indem man von Hesiods Gottesverständnis – am Anfang war Chaos – über Kosmologie, Medizin und Anthropologie hin zu dem sokratischen Verständnis von Eros und Dionysos als dämonisch geführt wird. Wenn Eros und Dionysos als eigentlich jüngste und älteste Götter die mythische Götterwelt anführen, dann unterstellt Platon im *Gastmahl*, daß die alten Götter ebenso dämonisch bzw. aus philosophischer Perspektive keine Götter im Vollsinn sind. Platons neues Gottesbild ist also im Hintergund längst mit der Verschiebung des alten Gottesbildes beschäftigt. Platons Gott ist nicht dämonisch, sondern einfach und eingestaltig – und: er ist nicht im Rausch oder Gott des Rauschs. Alkibiades weiß das durch den Umgang, den er mit Sokrates hat,[98] jedoch kann er genauso wenig wie seine Zeitgenossen gegen ihre Rauschgewohnheiten aus der alten Götterwelt heraustreten, denn diese Ekstase wäre eine aus dem Rausch in die Besonnenheit gewesen. Eine Besonnenheit, die eine andere „Lust" bewirkt, die keinen plötzlichen Umschlag, Veränderung bzw. Bewegtwerden in Leid und Schmerz kennt, die freiwillige Besonnenheit der Kontinuität des Bei-sich-seins.

Die volle Wahrheit des ersten Disjunktionsgliedes würde sich also erst dann zeigen, wenn man alle unzutreffenden Disjunktionen durchliefe, um damit das nach Platon einzig zutreffende Prädikat – Gottes Bleiben in seiner Gestalt, seine Kontinuität – besser zu erfassen. Welche Schwierigkeiten die Idee der Kontinuität Gottes der philosophischen Theologie stellt, soll nicht verschwiegen werden. Die eine ist mit der Differenz zwischen Vollkommenheit und Bestheit verknüpft, die andere mit der Frage der Unveränderlichkeit Gottes.

---

[97] Platon bringt in Nom. X und im Phdr. 245c ff. im Rahmen seiner Bewegungstheorie Beweise für die Einzigkeit und Unveränderlichkeit Gottes. Danach ist Gott selber nicht Bewegung, sondern Anfang aller Bewegung. Heidegger hat darin den Beginn der abendländischen Metaphysik als Ontotheologie gesehen.

[98] Zu Sokrates' Verhältnis zu den Mythen vgl.: H.G. Gadamer, *Sokrates' Frömmigkeit des Nicht-Wissens*, Tübingen 1991, 83–120.

Wenn Platon die Möglichkeit der Veränderung aus Gottes Natur ausschließt,[99] so begründet er das mit Gottes Bestheit (*ariston*). Schleiermacher übersetzt mit „Vollkommenheit", und viele Übersetzer sind ihm darin gefolgt. Tatsächlich redet der Text aber davon, daß Gott und das, was Gottes ist, „sich auf beste Weise verhält".[100] Wer Gott als vollkommenes Wesen denkt, das alle guten Eigenschaften auf vollkommene Weise hat, verwechselt Bestheit mit Vollkommenheit, *perfectio* – einer Idee des 18. Jahrhunderts, die besonders Leibniz entwickelt hat. Kants Polemik gegen die Vollkommenheitsmänner ist bekannt, die sich vor allem gegen Christian Wolf und die Schulphilosophie richtet.

Für Platon ist Gott im *Staat* nicht ein *ens perfectum*, sondern der inkorporierte Superlativ. Ausgehend von menschlichen, technischen und natürlichen Eigenschaften (keine Ethisierung des Rausches) wird er als jemand gedacht, der die uns bekannten Eigenschaften am allerbesten haben dürfte; dazu gehören Schönheit und Tapferkeit, Tugend und Vernunft (menschliche Eigenschaften) bzw. gut Hergestelltes und gut Verfaßtes (zusammengesetztes Gerät, das zu etwas taugt) bzw. Gesundheit und Stärke (wie bei Pflanzen, die Hitze, Sturm und Ähnlichem standhalten). Immer ist es der Blick von unten, der Gott

---

99 Der Text bezeichnet die Möglichkeit der Veränderung in zweifacher Weise: (1) als „anders werden" (ἀλλοιοῦται, 380e3, 381a1,c1, ἀλλοιοῦν, c7), was man im Deutschen nachbilden kann als Veränderung oder Ver-Anderung. Wenn jemand von Gottes Veränderlichkeit redet, nimmt er also an, daß Gott ein anderer werden könnte. Wohin das führen kann, spricht der Text (2) als Verwandlung oder auch Wechsel an (μεταβολή, 381b2, 8, 10). Ungeachtet dessen, daß alles sich in Besseres oder Schlechteres verwandeln kann, so wird von Gottes Natur angenommen, daß sie „gut geraten" (εὖ ἔχοντα, 381a8) ist. Gottes Natur will also nicht (ἀδύνατον ἐθέλειν) wie das gute Wetter in schlechtes Wetter umschlagen. Dies kann also nur durch Erleiden einer Einwirkung von außen (τι ἔξοθεν πάθος, 381a4) geschehen. Da nach griechischem Verständnis die Götter die Mächtigsten sind, können sie von außen weder durch Zwang oder Gewalt noch durch Erleiden von affektiven Störungen (πάθος ταραξεῖεν, a4) in ihrer gleichbleibenden Natur verwirrt werden. Somit sind die Götter weder durch Geschenke oder Schmeichelei noch durch Geschrei aus ihrer Natur herauszubewegen.
Übrig bleibt dann die Veränderung durch sich selbst, die mit der reductio ad absurdum abgewiesen wird, daß etwas nur dann von sich aus (freiwillig) sich verändert, wenn es sich in Besseres und Schöneres verwandelt. Das aber ist für Gott als dem Wesen, das alle guten Eigenschaften bestens (ἄριστον) besitzt, unmöglich.
Nur Menschen verhalten sich nach Platon so, daß sie sich in eine schlechtere Verfassung bringen lassen, wenn sie dazu durch die Verlockung großer Lust – Platon denkt dabei vor allem an die Lüste, die aus Essen, Trinken und Geschlechtsleben entstehen – verführt werden. Zusammenfassend lebt also der Beweis von dem Kontrast menschlichen und göttlichen Lebens. Platon kann sich für die Götter nicht vorstellen, daß sie aus Lust in einen Rauschzustand wechseln. Davor bewahrt sie ihre Weisheit, die Platon als vollkommene Lust versteht. Götter sind so gesehen wie Menschen lustbetonte Wesen, mit dem Unterschied, daß sie die größte und wahre Lust kennen, die deswegen die beste ist, weil sie keine Minderung herbeiführt.

100 381b4: παντῃ ἄριστα ἔχει.

aus der Komplexität[101] von pflanzlich, leiblich, psychisch und technisch Verfaßtem betrachtet und der nur von daher in der Komplexität seiner Natur als am besten angesehen wird, weil er am allerwenigsten erschüttert oder gestört werden kann. „Also alles, was sich von Natur oder Kunst aus oder durch beides schön und gut verhält, nimmt am allerwenigsten durch anderes eine Verwandlung an." (381b) Platon denkt hier nicht an eine Stufung des Natürlichen, das mit zunehmendem Komplexitätsgrad eine höhere Ordnungsstufe erreicht und damit für alles andere minderer Ordnung vorbildlich wäre, denn technisches Gerät – also Werkzeuge und Maschinen – kann auch gut oder schlecht, brauchbar oder unnütz sein. Platon macht vielmehr auf etwas aufmerksam, was schon für unsere Herstellung von Gerät gilt. Wir ordnen die vielen Teile, aus denen etwas hergestellt wird, so an, daß ein erwünschter Gebrauchszweck gelingt. Dafür gibt es im *Staat* viele einfache, z.T. „lächerliche" Beispiele, wie das Zaumzeug oder die Rebschere. Letztere wird eigens für das Trennen der Trauben vom Rebstock so gefertigt, daß die einzelnen Funktionen diesem Zweck zugeordnet sind. Die Angemessenheit des Werkzeugs an die menschliche Hand (meist rechtshändig), die Beugung der Messer (ihre Trennung in Druck- und Schneidefläche usw.), aber auch die Stärke der zu schneidenden Pflanze und ihre Positionierung – stehend auf der Höhe oder über dem Kopf des Schneidenden – und vieles weitere wird dabei beachtet. Es kommt nun nicht darauf an, daß eine Rebschere dann ihre Funktion verliert, wenn ihr eine Eigenschaft verlorengeht – z.B. das Abbrechen eines Griffs. Platon legt vielmehr Wert darauf, daß bei gut hergestellten Dingen nichts Überflüssiges ist. Alle Einzelteile sind gut zusammengefügt und bilden eine gute Verfassung, einen guten Zusammenhang. Das gilt in ähnlicher Weise auch von Natürlichem. Es ist in seiner Verfassung dann gut, wenn es seine Eigenschaften so ausbilden kann, daß diese ein gutes Verhältnis zueinander und so auch ein gutes Verhalten im Gebrauch bilden. Gerade weil es bei Natürlichem mehr als nur einen Zweck gibt (Bewegung, Ernährung, Fortpflanzung, Wahrnehmung) besteht erst recht dort die Aufgabe, die vielen Teile einer von der Natur ausgestatteten Verfassung so aufeinander abzustimmen, daß ein hoher Grad des Zusammenhalts der einzelnen Funktionen die Möglichkeiten des jeweiligen Lebens erhöht und verstärkt. Die Einfachheit der Verfassung von Lebendigem ist also weder mit Primitivität noch mit Vollkommenheit zu verwechseln, denn die Bestheit einer einheitlichen Struktur ist nicht relativ zu anderen, sondern intern betrachtet. Von Interesse ist für Platon die Frage, ob es Teile in einer Gesamtverfassung gibt, die sich abspalten lassen oder ein Eigenleben führen oder gar den Zusammenhalt stören und auflösen wollen. Offenbar gibt es Räusche, die zur Steigerung der Verfassung von

[101] Es widerstreiten sich also nicht die Einfachheit (ἁπλοῦν) von Gottes Natur und seine Komplexität, auch wenn dieses Leben als Einheit und Einssein gedacht werden darf.

etwas beitragen oder den erreichten Grad inneren Zusammenhalts mindern. Und vor allem: Wenn etwas nach dem Rausch strebt, so ist anzunehmen, daß es noch nicht den gewollten Grad an Leben und innerem Zusammenhalt erreicht hat. Insofern enthält der Drang nach dem Rausch auch ein Bewußtsein davon in sich, einen höchsten Grad des Lebens, das wir dem Göttlichen zuzusprechen bereit sind, verwirklichen zu wollen.

Im *Staat* untersucht Platon nicht, welche Teilfunktionen Gott auf beste Weise in sich vereinheitlicht hat. Platon thematisiert auch nicht, ob Gott in dem Kontrast zu dem, was zu ihm gehört,[102] auch der Beste oder gar Vollkommene ist. Platon will nur zeigen, daß eine luxurierende Gesellschaft sowohl in ihrem Gottesverständnis wie ihrer Art, Götter zu feiern, die Verfassung ihres Lebens, ihre Lebensgewohnheiten zur Darstellung und Legitimation bringt. Wenn das Werk und die Wirkung des Gottes Dionysos der Rausch ist, dann ist es für diese luxurierende Gesellschaft legitim, seine Rauschnatur annehmen zu wollen. Daß das Göttliche selber rauschhaft ist, wird dabei ungefragt vorausgesetzt. Für Platon ist dagegen schon aus dem Lebensvollzug der Menschen festzustellen, daß sie gewohnheitlich ein Streben nach Kontinuität angenommen haben, das sie in orgiastischen Räuschen aber aus Unvernunft zu verlassen streben. Wenn aber Gott selbst nach Platon die besten Gewohnheiten hat, dann wird er dabei bleiben, diese fortzusetzen. Ist der Rausch als Streben danach, unseren gewohnheitsmäßigen Lebensprozeß zu verlassen, dann nicht ein Streben zur Diskontinuität hin, wenn Menschen toll danach sind, Orgien zu feiern? Platon versucht nicht zu denken, ob etwa das Göttliche selber seine bleibende Gestalt darin hat, daß es sich fortwährend im „Rausch" befindet und somit dauernd sich „ver-rückt" verhält. Das setzte voraus, daß Gott noch nicht das Beste (*ariston*) in sich selbst ist, sondern nur relativ zu uns. Für Platon schließen sich also Veränderung und Bestheit aus.

Die zweite Schwierigkeit der philosophischen Theologie ergibt sich aus diesem Gedanken der Unveränderlichkeit Gottes, wie ein kurzer Blick auf den *Sophistes* zeigt, wo Platon die Begriffe Ruhe und Bewegung für eine Theorie des Seienden betrachtet. Würde man dem Göttlichen die Bewegung (= Veränderung) absprechen, so würde man ihm zugleich Leben, als auch alle damit einhergehenden Prozesse wie Seele, Einsicht und Vernunft absprechen. Platon wagt diese Konsequenz nur als Frage nach einer Unmöglichkeit zu formulieren. „Aber wie, bei Zeus? ... Sollen wir uns leichtfertig überreden lassen, daß das Göttliche weder lebe, noch denke, sondern hehr und heilig, der Vernunft

---

[102] Bei Dionysos wäre sein rauschhaftes Gefolge (θιάσος) von menschlichen und halbmenschlichen Wesen das, was zu ihm gehört. Es ist ihm zu eigen, denn seine berauschende Macht zeigt sich an ihnen. Da Dionysos in den Darstellungen selbst als Genießender und – in Folge davon – als Ermüdender gezeigt wird, ist ihm der Rausch nicht fremd, jedoch hat er selbst an dem Treiben seines Gefolges keinen Anteil, denn das Tanzen, Schreien und das Zerreißen junger Zicklein sind nicht seine Eigenschaften.

entbehrend, unbeweglich dastehe?“ (248e) Die Erstarrung des Göttlichen wäre die Konsequenz. Daß das Göttliche als bestes Leben nicht selber lebendig sein soll, ist unsinnig. Nach Platon gilt schon für die elementarste Bewegung, die an einem Ort stattfindet, zweierlei: sie ist (1) Schwingen und Kreisen und: (2) sie kann als Bewegung im Raum nicht an einem Punkt stattfinden.[103] Das Göttliche muß als Bei-sich-sein verstanden auch in Bewegung und also lebendig sein. Als beste Lebensweise verstanden kennt es keine Ver-Anderung, aber durchaus Veränderung in der Weise, daß ihm seine neuen Zustände nicht andere und fremde wären. Um aber das Göttliche als Bewegung zu denken, das dennoch bei sich ist, muß Platon eine Kosmologie entwickeln, die Gottes Sein als lebendig und zugleich kontinuierlich erweist.

Im Unterschied zur veränderlichen Natur des Menschen hat das Göttliche eine Gleichmäßigkeit des Verhaltens ausgebildet, das durch nichts und auch nicht durch sich selbst gestört wird. Gottes Gleichmäßigkeit ist gerade der Grund dafür, daß er sich anderem (z.B. den Menschen) zuwenden kann, ohne in seiner Natur so gestört zu werden, daß er diese verlassen würde. Einfacher gesagt, sein Kontakt mit den Unvollkommenheiten des Menschen bewirkt nicht, daß er ihre Verhaltensgewohnheiten annehmen würde. Zur Veranschaulichung dieses Verhältnisses benutzt Platon gern die Sorge und Zuwendung des Vaters zu seinen Kindern, für die analog ähnliche Beziehungen gelten.

Auf diesem Hintergrund ist es einerseits auch verständlich, daß nach Platon die Menschen dem Göttlichen mit Haß und Neid begegnen, denn sie wollen ihm und der Gleichförmigkeit seiner Natur ähnlich sein. Haß und Neid entstehen dann, wenn man gegenüber Eigenschaften eines anderen sich geringer fühlt und weniger hat. Für Platon ist ein solches Verhalten unvernünftig, denn das Bessere und erst recht das Beste soll man nicht seinerseits klein machen, sondern es in der Freiheit der Anerkennung nachahmen.

Wenn Platon also die Ambivalenz des Rausches als Streben nach Lust, die sich im Verlauf in Unlust verwandelt, brandmarkt, dann geschieht das nicht aus moralischen Motiven.[104] Platon vollzieht nicht bloß das Interesse jeder

---

[103] Der Gedanke einer räumlichen Bewegung, die schlicht nur an einem Punkt stattfindet, ist widersprüchlich. Wenn die Eigendrehung oder Schwingung die einfachste Form der Bewegung nach Platon ist, dann besteht sein Kontinuum nicht aus Punkten, wie schon Zenon zeigt, und auch nicht aus Strecken (Pythagoreer), sondern aus räumlicher Eigenbewegung und Schwingung.

[104] Oft genug wird in der Literatur mißverständlich geredet, als ob Platon aus ethischen Motiven den Rausch brandmarke. Das ist so lange falsch, wie man unter dem Ethischen ein Regelwerk versteht, das Handlungen nach der Alternative „moralisch gut“ (erlaubt und geboten) versus „schlecht“ (verboten) beurteilt. Ethos wird von Platon als Ausbildung von Gewohnheiten gedacht. Danach vermag es Gott auf vorzügliche Weise, Gewohnheiten auszubilden, die nicht durch Diskontinuitäten unterbrochen und gestört werden können. Nach diesem Verständnis von Gewohnheit hat alles Natürliche eine Tendenz zur Wiederholung und Verstärkung von nützlichen Handlungen. Darin besteht natürlich auch die Gefahr, daß Handlungen, die als sehr lustvoll erlebt werden, eher als andere wiederholt werden.

Gemeinschaft, aufgrund des sozialen Überlebens dem anarchischen Rausch des Dionysos nur als Nachtseite und ausnahmsweise in kultischen Festen der Volksreligion ein relatives Daseinsrecht einzugestehen. Es ist richtig, daß er aus Gründen der Vereinheitlichung von Verhaltensgewohnheiten Gottes Natur frei von Rausch versteht, denn Gott hat nach Platon die Gewohnheit der Gleichförmigkeit angenommen, so daß ihm die schlechten Eigenschaften des Rausches, seine Manie, Unvernunft und Zügellosigkeit nicht zu eigen sind.

Literatur

Aristoteles (1972 ff.) Werke in deutscher Übersetzung. Hrsg. Flashar H., Berlin

Burkert W (1977) Griechische Religion der archaischen und klassischen Epoche. Stuttgart: Kohlhammer

Dodds ER (1970) Die Griechen und das Irrationale. Darmstadt: Wissenschaftliche Buchgesellschaft

Dover, K (1980) Plato, Symposium. Cambridge: University Press

Eissler KR (1992) Leonardo da Vinci. Psychoanalytische Notizen zu einem Rätsel. Basel: Stroemfeld

Gadamer H-G (1985) Platos dialektische Ethik. Phänomenologische Interpretationen zum Philebos. Gesammelte Werke Bd 5. Tübingen: Siebeck

Gadamer H-G (1985) Plato und die Dichter. Gesammelte Werke Bd 5. Tübingen: Siebeck, S 187–211

Gadamer H-G (1991) Platon als Porträtist. Gesammelte Werke Bd 7, S 228–257

Gadamer H-G (1991) Sokrates' Frömmigkeit des Nicht-Wissens. Gesammelte Werke Bd 7. Tübingen, S 83–120

Lesky A (1973) Geschichte der griechischen Literatur. München: Francke

Krüger G (1948) Einsicht und Leidenschaft. Das Wesen des platonischen Denkens. 2. Aufl. Frankfurt

Maier C (1993) Athen. Ein Neubeginn der Weltgeschichte. Berlin: Siedler

Nietzsche F (1982) Werke in drei Bänden. Hrsg von Schlechta K

Ovid (1996) Metamorphosen. Lateinisch und deutsch. Hrsg von Holzberg N, Zürich: Artemis

Platon (1972 ff.) Werke in 8 Bänden, griechisch und deutsch. Hrsg. von Eigler G. Darmstadt: Wissenschaftliche Buchgesellschaft

Simon E (1976) Die griechischen Vasen. Aufnahmen von Max und Albert Hirmer. München: Hirmer

Volkmann-Schluck K-H (1999) Plato. Der Anfang der Metaphysik. Hrsg von Bandau I, Strohmexer I. Würzburg: Königshausen & Neumann

Xenphon (1997) Anabasis. Der Zug der Zehntausend. Griechisch und deutsch. Hrsg von Müri W, Zürich: Artemis

Zanker P (1995) Die Maske des Sokrates. Das Bild des Intellektuellen in der antiken Kunst. München: Beck

Zanker P (1998) Eine Kunst für die Sinne – Zur Bilderwelt des Dionysos und der Aphrodite, Berlin: Wagenbach

Abkürzungen der platonischen Dialoge

Apol.	= Apologie
Euth.	= Euthydem
Euthphr.	= Euthyphron
Men.	= Menon
Nom.	= Nomoi
Phd.	= Phaidon
Phdr.	= Phaidros
Rep.	= Staat
Soph.	= Sophistes
Symp.	= Symposion

Ästhetische Erfahrung als Rauschzustand Überlegungen mit Rücksicht auf literarische Texte in Orientierung an Kant und Nietzsche

von Horst-Jürgen Gerigk

I. Was heißt Rausch?

„Rausch“, so vermerkt Friedrich Kluges *Etymologisches Wörterbuch der deutschen Sprache* (1963), sei eine „(leichte) Trunkenheit“, rückgebildet aus dem Zeitwort „rauschen“ (mhd. *rûschen, riuschen*). Angesprochen wird hier also der Gehörsinn. Wer einen Rausch hat, der wird also offensichtlich durch das, was er hört, auf sich selbst verwiesen; die Welt zieht sich zusammen auf das, was da zu hören ist. Das Zeitwort ist, wie Friedrich Kluge feststellt, eine „lautmalende Bildung“.[1]

Der Rausch sorgt also offensichtlich dafür, daß derjenige, der ihn hat, für anderes nur noch bedingt empfänglich ist. Der Rausch immunisiert gegen den Andrang der Welt und schafft gleichzeitig für das Subjekt die Möglichkeit der Entgrenzung innerhalb solcher Reduktion. Das Resultat sind die künstlichen Paradiese, Paradiese nämlich, die durch den Rausch hergestellt werden.

Zwei Bedeutungen des Begriffs „Rausch“ sind zu unterscheiden: eine negative und eine positive. In Gerhard Wahrigs *Deutschem Wörterbuch* (1997) heißt es zu „Rausch“: „meist mit Traurigkeit od. Heiterkeit verbundene Benebelung der Sinne als Folge von reichl. Alkoholgenuß“. Dies wird als wörtliche Bedeutung angegeben. Im übertragenen Sinne bedeute „Rausch“: „überwältigendes Glücksgefühl, überwältigende Begeisterung“ mit den Beispielen „Freudenrausch“ und „Glücksrausch“. Auch „Rausch der Leidenschaft“ wird angeführt.[2]

Kurz gesagt: der Rausch entführt den Menschen aus der Nüchternheit des Alltags, aus der Nüchternheit der Normalität. Ganz offensichtlich ist grundsätzlich zu unterscheiden zwischen einem „toxisch“ herbeigeführten Rausch

[1] Kluge, Etymologisches Wörterbuch, 587.
[2] Wahrig, Deutsches Wörterbuch, 1010.

(Alkohol, Drogen aller Art) und einem ohne toxische Zutat zustande kommenden Zustand der Steigerung der Lebenskräfte, wie er als „Freudenrausch" oder „Glücksrausch" zu benennen wäre: als Rausch der Begeisterung. Das eine Mal liegt die „Basis" im somatischen Bereich, das andere Mal im Geistigen.

Es kommt darauf an, angesichts der Zuständlichkeit allen Rausches dessen prozessualen Charakters nicht zu ignorieren. Zur phänomenalen Fülle des Rausches gehören sein „Verlauf" mit Anfang, Höhepunkt und Ende sowie die vom Subjekt gewonnene „Freiheit": alles wird leicht. Die Tyrannei der Zwänge verschwindet. Nicht nur „Umwelt" wird anders, d.h. intensiver, auffälliger erfahren, sondern auch das eigene „Selbst". Welterfahrung wird Selbsterfahrung. „Begeisterung" lautet das Stichwort. Solcher Rausch ist eine Sonderform von Selbstverhältnis: dem Bewußtsein wird seine eigene Arbeit zur Lust, mit dem Resultat der Freude darüber, hier und jetzt in dieser Welt zu sein. Sobald der Rausch aufhört, tritt die Alltäglichkeit mit ihren Zwängen wieder ihre Herrschaft an. Mit einem Wort: kein Rauschzustand läßt sich halten, er verläuft begrenzt in der Zeit.

Ich werde sogleich auf Friedrich Nietzsche zu sprechen kommen, in dessen Philosophie der Begriff des Rausches die umfassendste Bedeutung erlangt. Doch zunächst sei aus einem Brief des amerikanischen Schriftstellers Sherwood Anderson zitiert, der auf jenen Rausch Bezug nimmt, der für meine hier vorgelegten Überlegungen zur Debatte steht: der Lektüre-Rausch, der Rausch des ästhetischen Erlebens.

Zum Verständnis der zu zitierenden Passage sei vorausgeschickt, daß Sherwood Anderson mit seinem Zyklus von Erzählungen *Winesburg, Ohio* aus dem Jahre 1919 die Entwicklung der amerikanischen Erzählprosa entscheidend beeinflußt hat. In einem Brief aus dem Jahre 1924 schildert Sherwood Anderson, daß er bereits 1911 die Erzählkunst des russischen Schriftstellers Iwan Turgenjew kennenlernte, speziell dessen *Aufzeichnungen eines Jägers*, ebenfalls ein Zyklus von Erzählungen und in der Kunst, den auratischen Augenblick darzustellen, ein Vorbild für Sherwood Anderson. Er schreibt:

> I was perhaps 35 years old when I first found the Russian prose writers. One day I picked up Turgenieff's *Annals of a Sportsman*. I remember how my hands trembled as I read the book. I raced through the pages like a drunken man.[3]

Hier wird genau das bezeugt, worum es mir geht. Sherwood Anderson beschreibt seine Lektüre Turgenjews als psychosomatischen Sonderzustand: seine Hände zittern vor Begeisterung, als er Turgenjews *Aufzeichnungen eines Jägers* liest, und er rast durch die Seiten „wie ein Betrunkener" (like a drunken man).

---

[3] Sutton, The Road to Winesburg, 301–302.

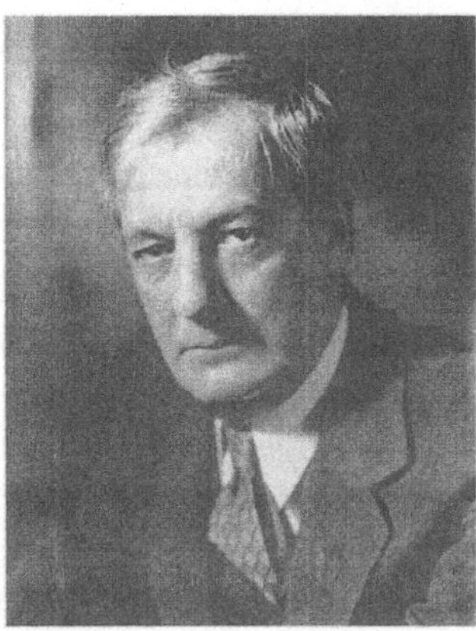

Abb. 1. Sherwood Anderson (1876–1941). Amerikanischer Schriftsteller, Hauptwerk: *Winesburg, Ohio* (1919)

Der hier beschriebene Zustand hat mit einer Benebelung der Sinne nichts zu tun. Er ist durch geistige Klarsicht gekennzeichnet. Sherwood Anderson sieht sich durch die Turgenjew-Lektüre nämlich auf den eigenen Weg als Schriftsteller gebracht. Er ist begeistert von Turgenjews Kunst, die ihm eine Steigerung der eigenen Lebenskräfte vermittelt.

Sherwood Anderson hat hier einen Zustand in aller Ausdrücklichkeit beschrieben, den jeder Leser kennt, der durch die Begegnung mit einem literarischen Text, der ihn begeistert, regelrecht aus der Bahn geworfen wird, aus der Bahn des Alltags und der Normalität.

Wie ist solcher Augenblick der Begeisterung vor dem Kunstwerk, der Begeisterung in der Konfrontation mit einer Dichtung begrifflich zu fassen? Für eine sachgerechte Antwort scheint mir eine Orientierung an Nietzsches Begriff des „ästhetischen Zustands“ hilfreich zu sein.

II. Der „ästhetische Zustand“

Der Begriff „ästhetischer Zustand“ findet sich in jeweils verschiedener Bedeutung bei Friedrich Schiller, Friedrich Nietzsche und Max Bense. Schiller versteht darunter Stufe zwei der Erziehung des Menschen zu seiner Bestimmung: auf den „physischen Zustand“ folgt der „ästhetische Zustand“. Und auf den „ästhetischen Zustand“ folgt der „moralische Zustand“. Und doch heißt die einschlägige Schrift *Über die ästhetische Erziehung des Menschen in einer Reihe von Briefen* und nicht über die *moralische* Erziehung des Menschen, denn „es gibt keinen andern Weg, den sinnlichen Menschen vernünftig zu machen, als daß man denselben zuvor ästhetisch macht“. Der Weg zur „Wahrheit und zur Pflicht“ führt über die „Schönheit“, d.h. über die Ausbildung „ästhetischer Kultur“. Der Schritt aber vom ästhetischen Zustand zum moralischen ist „unendlich leichter" als der Schritt vom physischen Zustand zum ästhetischen. Und Schiller faßt zusammen:

> Der Mensch in seinem *physischen* Zustand erleidet bloß die Macht der Natur; er entledigt sich dieser Macht in dem *ästhetischen* Zustand, und er beherrscht sie in dem *moralischen.*[4]

Nietzsche wiederum will nur vom „ästhetischen Zustand" etwas wissen. Er nennt ihn auch den „künstlerischen Zustand". Die Wahl des Ausdrucks „ästhetischer Zustand" wird ganz offensichtlich in Absetzung von Schiller, dem „Moral-Trompeter von Säckingen" (*Götzen-Dämmerung*),[5] vorgenommen, denn Nietzsche setzt den ästhetischen Zustand an die Spitze aller anderen Zustände: im Namen des Lebens. Hierzu sogleich näheres.

Max Bense seinerseits benutzt den Ausdruck „ästhetischer Zustand" ebenfalls zentral, das aber mit völlig anderer Bedeutung, gegenüber der Schiller und Nietzsche wiederum zusammenrücken. In Benses *Einführung in die informationstheoretische Ästhetik* heißt es:

> In erster Näherung ist Ästhetik eine „Theorie ästhetischer Zustände", die [...] an natürlichen, künstlerischen und technischen „Gegebenheiten" („Trägern") verwirklicht sind.[6]

Von den „ästhetischen Zuständen" sind die „ästhetischen Empfindungen" zu unterscheiden, die am betrachtenden Subjekt auftreten. Bense aber geht es um eine „objektive Ästhetik", die er als „materiale" Ästhetik kennzeichnet. Die „objektive Ästhetik" betrachtet das Werk und nicht den Leser. Bense formuliert dies folgendermaßen:

> Es wird also die „Quelle", der „Sender", der „Expedient" der „ästhetischen Empfindungen" betrachtet, nicht aber diese selbst. In dieser Weise unterscheiden wir die „ästhetischen Zustände" der „Quelle", also des „ästhetischen Objekts", von den „ästhetischen Empfindungen" des „ästhetischen Subjekts", also des Herstellers oder des Betrachters. In der „materialen Ästhetik" wird also eine Theorie der realen Objekte angestrebt, die sich durch ästhetische Zustände auszeichnen. Eine interpretierende „Gefallensästhetik" bleibt demnach außerhalb unseres Interesses.[7]

Der „ästhetische Zustand" ist ein künstlerisches Produkt. Bense grenzt „ästhetische Zustände" von „physikalischen Zuständen" und „semantischen Zuständen" ab, gleichwohl „verbrauchen" ästhetische Zustände physikalische Zustände und semantische Zustände. Das bedeutet:

> In jedem künstlerischen Objekt erfolgt die Erzeugung des singulären ästhetischen Zustands gegen die Vorgegebenheit des generellen physikalischen Zustandes der materialen Elemente des Trägers. Es ist in jedem kunsterzeugenden Prozeß ein physikalisch determiniertes „Repertoire" materialer Elemente vorgegeben (wie Farben, Laute, Silben, Töne u. dergl.

[4] Schiller, Werke, Bd. 4, 260–264.
[5] Nietzsche, Sämtliche Werke, Bd. 6, 111.
[6] Bense, Einführung, 9.
[7] Ebd., 9.

Mittel überhaupt), das *selektiv* über einen kommunikationsfähigen Kode semantischer Determination zu einem Träger der ästhetischen Zustände kreativ umrealisiert wird.[8]

Kreativ, so erläutert Bense, heiße soviel wie „neu“, „innovativ“, „original“ und impliziere „selektive Prozesse“, die „repertoireabhängig“ seien. Mit einem Wort: der „ästhetische Zustand“ ist für Max Bense eine Eigenschaft des Kunstwerks als „Objekt“, jene Eigenschaft nämlich, durch die sich dieses Objekt als „künstlerische“ Produktion definiert. Eine künstlerische Produktion ist ein objektiv hinterlegter „ästhetischer Zustand“.

Mit diesem Exkurs zu Max Benses informationstheoretischer Ästhetik ist die Folie für Nietzsches Verwendung des Ausdrucks „ästhetischer Zustand“ gegeben. Für Nietzsche bedeutet dieser Begriff den kunstschaffenden Zustand, der durch das *Werk*, d.h. durch das Kunstwerk auf den Leser übertragen wird. Der „ästhetische Zustand“ ist also für Nietzsche keine Eigenart des Kunstwerks, sondern der Zustand, in den der Leser (oder Betrachter) durch das Kunstwerk versetzt wird. Dieser Zustand aber ist kein beliebiger Zustand, sondern ein Zustand gesteigerter Lebensfreude, ein Zustand der Begeisterung, mit einem Wort: ein Rauschzustand.

Unter der Überschrift *Aesthetica* hat Nietzsche im Herbst 1887 den „ästhetischen Zustand“ definiert, dies aber beiläufig. Als Gegenbegriff wird der „unkünstlerische Zustand“ benannt. Dieser Ausdruck aber wird von Nietzsche grundsätzlich im Plural verwendet, weil es von der Sache her nur einen „ästhetischen Zustand“, aber unzählige „unkünstlerische Zustände“ gibt. Den logisch naheliegenden Ausdruck „künstlerischer Zustand“ benutzt Nietzsche an dieser Stelle nicht. Ganz offensichtlich ist der streunende Begriff „ästhetischer Zustand“ erst durch Martin Heideggers Nietzsche-Monographie aus dem Jahre 1961 zum herausragenden Terminus, ja zum Etikett für Nietzsches Grundstellung zum Leben geworden. Was aber versteht Nietzsche unter dem „ästhetischen Zustand“? Er sagt:

> – und eine Mischung dieser sehr zarten Nuancen von animalischen Wohlgefühlen und Begierden ist der *ästhetische Zustand*.[9]

Es wird sofort klar, daß dieser „ästhetische Zustand“ ein Zustand des Subjekts ist, das betrachtet, das erlebt, und kein Zustand eines Gegenstandes, der betrachtet wird. Fast unmittelbar im Anschluß an die zitierte Passage notiert Nietzsche:

> Die Kunst erinnert uns an Zustände des animalischen vigor; sie ist einmal ein Überschuß und Ausströmen von blühender Leiblichkeit in die Welt der Bilder und Wünsche; andererseits eine Anregung der animalischen Funktion durch Bilder und Wünsche des gesteigerten Lebens; – eine Erhöhung des Lebensgefühls, ein Stimulans desselben.[10]

---

[8] Ebd., 33.
[9] Nietzsche, Bd. 12, 393.
[10] Ebd., 394.

Man sieht: Nietzsche schränkt den „ästhetischen Zustand" des wahrnehmenden Bewußtseins nicht auf die Begegnung mit einem Kunstwerk ein. Die Begegnung mit dem Kunstwerk ist nur eine Möglichkeit, den „ästhetischen Zustand" zu erfahren. Das Kunstwerk wird jedoch für Nietzsche zur Metapher für den Auslöser des „ästhetischen Zustandes". So heißt es etwa:

> Das Kunstwerk, wo es *ohne* Künstler erscheint, z.B. als Leib, als Organisation (preußisches Offiziercorps, Jesuitenorden). In wiefern der Künstler nur eine Vorstufe ist. Was bedeutet das „Subjekt" – ?
> Die Welt als ein sich selbst gebärendes Kunstwerk – –.[11]

Der „Künstler" nur eine Vorstufe – das heißt: was der Künstler tut, wenn er ein Kunstwerk schafft, ist weniger als das, was sich außerhalb der Kunst als Wille zur Macht vollzieht, als „Kunstwerk, wo es ohne Künstler erscheint". In solcher Sicht erweist sich die „Welt als ein sich selbst gebärendes Kunstwerk" – sich selbst, das heißt nichts anderes als: aus dem Willen zur Macht heraus – deswegen der Hinweis auf „preußisches Offiziercorps" und „Jesuitenorden" als Kunstwerke, die ohne Künstler erscheinen.

Nietzsche beschreibt also die Resultate des Willens zur Macht als analog zu einem Kunstwerk, um dann das von einem Künstler geschaffene Kunstwerk als Sonderfall der Kunstwerke aufzufassen, die „ohne Künstler" erscheinen. Für das Gemeinte bleibt dennoch das von einem Künstler geschaffene Kunstwerk das zentrale Beispiel. Das Kunstwerk nämlich läßt auf exemplarische Weise die „idealisierende Wirkung" des Kraft- und Füllegefühls im Rausche deutlich werden, nämlich den Zustand dessen, der ein Kunstwerk schafft, so daß der Genießende in den kunstschaffenden Zustand versetzt wird, sobald er sich dem Kunstwerk überläßt. Der „ästhetische Zustand" des Genießenden ist also identisch mit dem kunstschaffenden Zustand. Das Kunstwerk hat somit für Nietzsche seine Funktion darin, den ästhetischen Zustand seines Autors auf den Leser zu übertragen. Deshalb kann Nietzsche notieren: „ [...] die Kunst als Suggestion, als Mittheilungs-Mittel, als Erfindungsbereich der induction psycho-motrice".[12]

Der Wert des Kunstwerks ist für Nietzsche sein Wert für das Leben, für die Steigerung der Lebenskräfte – mit einem Wort: der Wert des Kunstwerks besteht in der Herbeiführung des „ästhetischen Zustandes".

Nicht jeder ist allerdings fähig, durch die Begegnung mit der Kunst in den „ästhetischen Zustand" zu gelangen. Wörtlich heißt es, der „ästhetische Zustand"

> tritt nur bei solchen Naturen ein, welche jener abgebenden und überströmenden Fülle des leiblichen vigor überhaupt fähig sind; in ihm ist immer das primum mobile. Der Nüchterne, der Müde, der Erschöpfte, der Vertrocknete (z.B. ein Gelehrter) kann absolut nichts von der

[11] Ebd., 118–119.
[12] Nietzsche, Bd. 13, 530.

> Kunst empfangen, weil er die künstlerische Urkraft, die Nöthigung des Reichtums nicht hat: wer nicht geben kann, empfängt auch nichts.[13]

Das Gegenteil des „ästhetischen Zustand" ist der „unkünstlerische Zustand", der die verschiedenste Ausprägung haben kann. Als „unkünstlerische Zustände" benennt Nietzsche: „Auszehrung, Verarmung, Ausleerung, – Wille zum Nichts (Christ, Buddhist, Nihilist) der verarmte Leib"; die Furcht der „*Schwachen, Mittleren*" vor den „Sinnen, vor der Macht, vor dem *Rausch* (Instinkt der *Unterlegenen* des Lebens)".[14]

Solche Stichworte machen deutlich: der „ästhetische Zustand" steht in einer ausgezeichneten Beziehung zum Leben, ja er *ist* das Leben. Das aber heißt: die Kunst ist das Leben, der Augenblick der ästhetischen Erfahrung gehört zu den höchsten Selbstverwirklichungen des Lebens. Leben ist Rausch.

Es ist nun ein besonderes Wort darüber notwendig, was Nietzsche unter „Rausch" versteht, warum er den Begriff „Rausch" auszeichnet. Es sei nicht vergessen, daß sein zentrales Begriffspaar „apollinisch – dionysisch" Rauschzustände bezeichnet. Ich zitiere eine besonders schlagende Definition aus den nachgelassenen Fragmenten zur *Geburt der Tragödie*:

> Psychologische Grunderfahrungen: mit dem Namen „apollinisch" wird bezeichnet das entzückte Verharren vor einer erdichteten oder erträumten Welt, vor der Welt des *schönen Scheins* als einer Erlösung vom *Werden:* auf den Namen des Dionysos ist getauft, andererseits, das Werden aktiv gefaßt, subjektiv nachgefühlt, als wüthende Wollust des Schaffenden, der zugleich den Ingrimm des Zerstörenden kennt. Antagonismus dieser beiden Erfahrungen und der ihnen zu Grunde liegenden *Begierden*: die erstere will die Erscheinung *ewig*, vor ihr wird der Mensch stille, wunschlos, meeresglatt, geheilt, einverstanden mit sich und allem Dasein: die zweite Begierde drängt zum Werden, zur Wollust des Werden–machens d.h. des Schaffens und Vernichtens.[15]

Das Zitat macht besonders gut klar, daß Nietzsches Auszeichnung des Rausches nicht den toxikologischen Rausch meint, sondern den geistigen Rausch, die Begeisterung, wenn auch der „normale" toxikologische Rausch als Sonderform miteinbezogen bleibt. Nietzsche zählt auf, kennzeichnet per Stichwort, was das für Zustände sind, in denen wir den „ästhetischen Zustand" als Rauschzustand erfahren: „[...] der Geschlechtstrieb, der Rausch, die Mahlzeit, der Frühling, der Sieg über den Feind, der Hohn, das Bravourstück; die Grausamkeit, die Ekstase des religiösen Gefühls"[16] – und bündelt dann: „Drei Elemente vornehmlich: der Geschlechtstrieb, der Rausch, die Grausamkeit: alle zur ältesten Fest*freude* des Menschen gehörend: alle imgleichen im anfänglichen ‚Künstler' überwiegend".[17]

---

[13] Nietzsche, Bd. 12, 393.
[14] Nietzsche, Bd. 13, 530.
[15] Nietzsche, Bd. 12, 115.
[16] Ebd., 393.
[17] Ebd., 393.

Mit der psychosomatischen Fundierung des Kunsterlebens, Nietzsche spricht von der „Physiologie der Kunst“, soll die wahre Wirkung der Kunst von aller Moral entbunden werden: Lust kennt kein Sittengesetz. Daß damit die Zweitrangigkeit des „ästhetischen Zustandes“ gegenüber dem „moralischen Zustand“, wie sie Schiller so eindringlich dargelegt hatte, überwunden werden sollte, liegt auf der Hand. Man lese nur Schillers Überlegungen *Über den Grund des Vergnügens an tragischen Gegenständen* und im Anschluß daran *Die Geburt der Tragödie aus dem Geiste der Musik*, um Nietzsches Kunstphilosophie als Gegenentwurf zu der Schillers zu erkennen. Die Orientierung an der Tragödie ist ja in beiden Fällen die Orientierung am Schrecklichen, am „Blick ins Grauen der Nacht“,[18] mit Nietzsche gesprochen. Schiller bindet das „Vergnügen an tragischen Gegenständen“ an das Einverständnis mit dem sittlichen Gefühl als *conditio sine qua non*. Wörtlich heißt es aber dann:

> Für die Würdigung der Kunst ist es aber vollkommen einerlei, ob ihr Zweck ein moralischer sei, oder ob sie ihren Zweck nur durch moralische Mittel erreichen könne, denn in beiden Fällen hat sie es mit der Sittlichkeit zu tun und muß mit dem sittlichen Gefühl im engsten Einverständnis handeln; aber für die Vollkommenheit der Kunst ist es nicht weniger als einerlei, welches von beiden ihr Zweck und welches ihr Mittel ist. Ist der Zweck selbst moralisch, so verliert sie das, wodurch sie allein mächtig ist, ihre Freiheit, und das, wodurch sie so allgemein wirksam ist, den Reiz des Vergnügens.[19]

Das ist deutlich genug. Und ein wenig später pointiert Schiller:

> Nur indem sie [die Kunst] ihre höchste ästhetische Wirkung erfüllt, wird sie einen wohltätigen Einfluß auf die Sittlichkeit haben, aber nur, indem sie ihre völlige Freiheit ausübt, kann sie ihre höchste ästhetische Wirkung erfüllen.[20]

Was steht hier im Dienste wessen? Die Ästhetik im Dienste der Moral? Die Moral im Dienste der Ästhetik? Beide Fragen lassen sich mit Ja beantworten, denn Schillers Problemformulierung ist von einer jesuitischen Finesse. Das „Vergnügen“ aber wird nur durch die Kunst, nicht durch die Moral herbeigeführt. Das Vergnügen ist keines, das thematisch vorläge, es ist „am Ganzen“, sobald der Zweck kein moralischer, aber durch moralische Mittel herbeigeführt wird. Eine solche Definition des Vergnügens an tragischen Gegenständen hat den „intelligiblen“ Menschen im Sinne Kants zur Voraussetzung, den Menschen in seiner Freiheit, die moralische Person. Die „Schönheit in ihrem höchsten Glanze“ als ästhetische Wirkung hat für Schiller die Darstellung der „höchsten Schönheit des Menschen“ als Veranschaulichung des „logisch Guten“ zur Voraussetzung (*Kallias oder Über die Schönheit*).[21]

---

[18] Nietzsche, Bd. 1, 126.
[19] Schiller, Werke, Bd. 4, 61.
[20] Ebd., 61.
[21] Ebd., 75.

Diese Voraussetzung aber gilt nicht für Nietzsche. Er orientiert sich am „Leben“, das sich jenseits aller Moral verwirklicht: sein „ästhetischer Zustand“ ist die sich im Subjekt vollziehende Bejahung des „Lebens“. Solch eine Bejahung ist kein dezidierter Akt, sondern: das „Leben“ ergreift das Subjekt, reißt es aus der Nüchternheit heraus in den „ästhetischen Zustand“, in den ewigen Augenblick des auratischen Hier und Jetzt: solcher Zustand ist Rausch. Dieser Zustand ist ein „künstlerischer“ Zustand: in der Begegnung mit dem Kunstwerk spielt sich exemplarisch ab, was überall geschieht, wo das Leben als Wille zur Macht sich selber will: der Wille zur Macht ist Kunst. Und deshalb ist das Kunstwerk, so Nietzsche, nur ein Sonderfall des Willens zur Macht als Kunst. Nietzsches „anfänglicher ‚Künstler‘“ geht aus der „Festfreude des Menschen“ hervor, worin „Geschlechtstrieb“, „Rausch“ und „Grausamkeit“ ungeschieden sind – „Rausch“ in solcher Aufzählung durchaus toxikologisch gefaßt.

Daß Schillers „Vergnügen an tragischen Gegenständen“ eine Verwandtschaft zu Nietzsches „ästhetischem Zustand“ aufweist, liegt auf der Hand. Der geltend gemachte „Grund“ aber ist jeweils ein anderer, weil Schiller von einer anderen anthropologischen Prämisse ausgeht als Nietzsche. Anders ausgedrückt: Nietzsches Einstellung zu den „tragischen Gegenständen“ bezieht die Gegenposition zu der Schillers: Nietzsches „ästhetischer Zustand“ will von Moral nichts wissen und er verbannt sie in die „unkünstlerischen Zustände“ der Müden und Erschöpften, der Gelehrten, der Christen ...

Schiller oder Nietzsche? Wer hat recht? Diese Frage soll in unserem Zusammenhang gar nicht gestellt werden, denn eine ganz andere drängt sich nach vorn: Wie kommt es, daß aus konträren Einstellungen gegenüber den „tragischen Gegenständen“ ein und dasselbe Phänomen in den Blick kommt: der Lustzustand dessen, der ein Kunstwerk genießen kann, sein „Vergnügen“ (Schiller), seine „Festfreude“ (Nietzsche)?

Die Erklärungen dieses Phänomens sehen jeweils anders aus. Wie aber ließe sich dieses Phänomen jenseits oder diesseits seiner Erklärungen beschreiben? Es kommt darauf an, angesichts der unterschiedlichen theoretischen Fixierungen die natürliche Identität dieses Phänomens nicht unbedacht zu lassen, an der jede Fixierung nach Maßgabe ihrer Prämissen teilhat. Zur Kennzeichnung dieser Aufgabe sei Kant ins Spiel gebracht. Seine Überlegungen in der *Kritik der Urteilskraft* zur „schönen Kunst“ als der „Kunst des Genies“ scheinen mir den Vorzug zu besitzen, die anstehende Aufgabe angemessen zu zergliedern.

Auch Kant betont den Lust-Effekt des gelungenen Kunstwerks. Dies sei deshalb hervorgehoben, weil Nietzsche sich gegen Kant richtet – zu unrecht, wie Heidegger gezeigt hat. Ich werde sogleich die Argumentation Kants mit der Nietzsches zusammenführen und dabei, entsprechend, auf Heideggers Argumente für Kant eingehen. Der Begriff des „Rausches“, wie ihn Nietzsche einbringt, soll dabei leitend bleiben für die Kennzeichnung der ästhetischen Erfahrung.

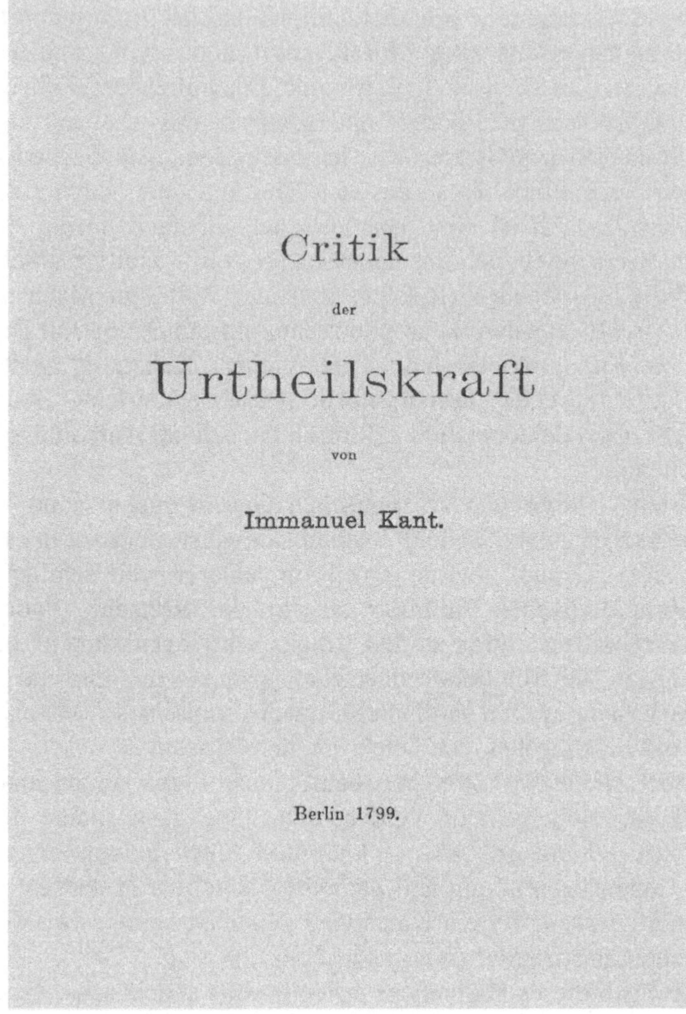
Critik

der

Urtheilskraft

von

Immanuel Kant.

Berlin 1799.

Abb. 2. Immanuel Kant: *Kritik der Urteilskraft* (1790), Titelblatt der dritten Auflage im Verlag F.T. Lagarde, Berlin 1799

Die Begegnung mit dem „Schönen", d.h. mit einem *Werk* der „schönen Kunst" (nicht mit einem dargestellten „schönen" Gegenstand), vollzieht sich im ästhetischen Urteil, d.h. im „reinen Geschmacksurteil". Dieses ist mit Lust verbunden. Kant definiert diese Lust folgendermaßen:

> Diese Lust ist [...] auf keinerlei Weise praktisch, weder die aus dem pathologischen [d.h. sinnlich bedingten] Grunde der Annehmlichkeit, noch die aus dem intellektuellen des vorgestellten Guten. Sie hat aber doch Kausalität in sich, nämlich den Zustand der Vorstellung selbst und die Beschäftigung der Erkenntniskräfte ohne weitere Absicht zu *erhalten*. Wir *weilen* bei der Betrachtung des Schönen, weil diese Betrachtung sich selbst stärkt und repro-

duziert; welches derjenigen Verweilung analogisch (aber doch mit ihr nicht einerlei) ist, da ein Reiz in der Vorstellung des Gegenstandes die Aufmerksamkeit wiederholentlich erweckt, wobei das Gemüt passiv ist.[22]

Die „Beschäftigung der Erkenntniskräfte" ist hier der für uns wichtigste Ausdruck. Er bedeutet, daß „Einbildungskraft" und „Verstand" auf besondere Weise vereinigt werden, nämlich im freien Spiel. Normalerweise arbeitet die Einbildungskraft „unter dem Zwange des Verstandes" zum Zweck der Erkenntnis. In „ästhetischer Absicht" aber, d.h. im Dienste des Genies, liefert die Einbildungskraft über das hinaus, was zur Veranschaulichung eines Begriffs, d.h. für die Wahrheit des dargestellten Gegenstands, notwendig ist, noch weiteres, das nicht für solche Veranschaulichung notwendig ist: „ästhetische Ideen". Kant sagt:

Denn was das Wissenschaftliche in jeder Kunst anlangt, welches auf *Wahrheit* in der Darstellung ihres Objekts geht, so ist dieses zwar die unumgängliche Bedingung (*conditio sine qua non*) der schönen Kunst, aber diese nicht selber.[23]

„Wahrheit" meint hier zuallererst die Richtigkeit der eingebrachten Realien: so setzt etwa „Moby Dick" als dargestelltes Objekt genaue Kenntnisse des Autors auf dem Gebiet der Cetologie voraus und das „Leben des deutschen Tonsetzers Adrian Leverkühn" ein musiktheoretisches Wissen. Darzustellende Befindlichkeiten wiederum, man denke etwa an die sittliche Empörung eines Michael Kohlhaas, sind auf „objektive Korrelate" (im Sinne T. S. Eliots) angewiesen, um in phänomenaler Fülle veranschaulicht vorzuliegen und damit „wahr" zu sein.

Daß in einem Kunstwerk ein Gegenstand in seiner Wahrheit zur Darstellung kommt, ist für Kant selbstverständlich. Solche Darstellung hat, so hebt Kant eigens hervor, etwas „Schulgerechtes": sie läßt sich lehren und lernen.

Obzwar mechanische oder schöne Kunst, die erste als bloße Kunst des Fleißes und der Erlernung, die zweite als die des Genies, sehr voneinander unterschieden sind, so gibt es doch keine schöne Kunst, in welcher nicht etwas Mechanisches, welches nach Regeln gefaßt und befolgt werden kann, und also etwas *Schulgerechtes* die wesentliche Bedingung der Kunst ausmachte. Denn etwas muß dabei als Zweck gedacht werden, sonst kann man ihr Produkt gar keiner Kunst zuschreiben; es wäre ein bloßes Produkt des Zufalls. Um aber einen Zweck ins Werk zu setzen, dazu werden bestimmte Regeln erfordert, von denen man sich nicht freisprechen darf.[24]

Die Wahrheit des dargestellten Gegenstandes untersteht also dem Begriff. Damit aber ein Werk der „schönen Kunst" als „Kunst des Genies" entsteht, muß noch etwas hinzukommen, was über die identifizierende Veranschaulichung des dargestellten Gegenstandes (des Begriffs, des Zwecks) hinausgeht. Dies nennt Kant die „ästhetische Idee".

---

[22] Kant, Kritik der Urteilskraft, 61.
[23] Ebd., 215.
[24] Ebd., 163.

> Mit einem Worte, die ästhetische Idee ist eine, einem gegebenen Begriffe beigesellte Vorstellung der Einbildungskraft, welche mit einer solchen Mannigfaltigkeit von Teilvorstellungen in dem freien Gebrauche derselben verbunden ist, daß für sie kein Ausdruck, der einen bestimmten Begriff bezeichnet, gefunden werden kann, die also zu einen Begriffe viel Unnennbares hinzudenken läßt, dessen Gefühl die Erkenntnisvermögen belebt und mit der Sprache, als bloßem Buchstaben Geist verbindet.[25]

Und „Geist", so erläutert Kant, „*Geist*, in ästhetischer Bedeutung, heißt das belebende Prinzip im Gemüte". Ja, Kant hebt hervor und kleidet solche Hervorhebung bezeichnenderweise in die Ich-Form: „Nun behaupte ich, dieses Prinzip sei nichts anderes als das Vermögen der Darstellung ästhetischer Ideen" und fügt hinzu:

> unter einer ästhetischen Idee aber verstehe ich diejenige Vorstellung der Einbildungskraft, die viel zu denken veranlaßt, ohne daß ihr doch ein bestimmter Gedanke, d.i. *Begriff*, adäquat sein kann, die folglich keine Sprache völlig erreicht und verständlich machen kann.[26]

Anders ausgedrückt: In einem gelungenen Kunstwerk ist der dargestellte Gegenstand (Begriff) derart veranschaulicht worden, daß die Veranschaulichung mehr enthält, als für die Identifikation des Begriffs nötig ist – dies aber nicht so, daß aus der Veranschaulichung noch ein weiterer Begriff hervorgeht, sondern so, daß der Begriff (des dargestellten Gegenstandes) „auf unbegrenzte Art ästhetisch erweitert" wird: die Einbildungskraft ist hierbei „schöpferisch" und sorgt dafür, „mehr nämlich bei Veranlassung einer Vorstellung zu denken (was zwar zu dem Begriffe des Gegenstandes gehört), als in ihr aufgefaßt und deutlich gemacht werden kann".[27]

Die Veranschaulichungen stehen, so ist zu erläutern, in einem doppelten Bannkreis, wenn ein Werk der schönen Kunst vorliegt: im Bannkreis des Begriffs, dem sie „logisch" dienen, und im Bannkreis der „ästhetischen Ideen", durch die sie dem Bannkreis des Begriffs scheinbar (!) enthoben werden, um „das Gemüt zu beleben, indem sie ihm die Aussicht in ein unabsehliches Feld verwandter Vorstellungen" eröffnen.[28] Aus diesem „unabsehlichen Feld verwandter Vorstellungen" erwächst die Vorstellung einer „Zweckmäßigkeit ohne Zweck", d.h. der „Form der Zweckmäßigkeit".

Damit habe ich die Überlegungen Kants soweit in Erinnerung gebracht, wie es nötig ist, um seine These über die Lust am Schönen verständlich werden zu lassen. Diese These lautet: Weil die „Einbildungskraft ohne Begriff schematisiert",[29] so muß „das Geschmacksurteil auf einer bloßen Empfindung der sich wechselseitig belebenden Einbildungskraft in ihrer *Freiheit* und des Verstandes mit seiner *Gesetzmäßigkeit*" beruhen. Die damit ausgelöste Lust hat ihren

---

[25] Ebd., 171.
[26] Ebd., 167–168.
[27] Ebd., 169.
[28] Ebd., 169.
[29] Ebd., 137.

Grund darin, daß sie den Begriff, nach dem sie strebt, niemals erreichen kann. Die Einbildungskraft schematisiert „ohne Begriff": sie kommt nicht zur Ruhe wie im logischen Urteil, sondern bleibt auf ewig unbefriedigt, weil „ein solches Spiel" stattfindet, „welches sich von selbst erhält und selbst die Kräfte dazu stärkt".[30] Der Verstand mit seinem auffangenden Begriff steht bereit, bekommt aber nichts zu fassen. Dies nennt Kant „das freie Spiel" der Erkenntnisvermögen Einbildungskraft und Verstand. Sie werden uns gleichsam außer Dienst vorgeführt. Und dieser Vorgang, der das „reine Geschmacksurteil" hervorbringt, nutzt sich nicht ab, denn er versetzt die „Gemütskräfte zweckmäßig in Schwung", nämlich „in ein solches Spiel, welches sich von selbst erhält und selbst die Kräfte dazu stärkt".[31] Ein Erkenntnisurteil wird dabei ständig durch die Suggestion einer „Zweckmäßigkeit ohne Zweck" auf eine besondere, nämlich positive Weise verhindert, und aus solcher Verhinderung ergibt sich das „freie Spiel" der Erkenntnisvermögen, das im reinen Geschmacksurteil resultiert.

Was hier von Kant als ein Verstehensprozeß *sui generis* beschrieben wird, läuft automatisch ab, sobald dafür die Bedingungen vom „Genie" des Autors ins Werk gesetzt wurden, indem die „Natur im Subjekte [...] der Kunst die Regel" gegeben hat. Diese Regel läßt sich nicht „beschreiben oder wissenschaftlich anzeigen", auch nicht vom „Urheber eines Produktes, welches er seinem Genie verdankt", sie ist nur in ihrer Wirkung erfahrbar.[32] Kant impliziert mit dieser Regel, wie ich nebenbei vermerken möchte, das Paradoxon eines „ästhetischen Zustands" im Sinne Max Benses, der *per definitionem* einer Analyse entzogen bleibt, weil sich die Regel, nach der er am „Träger" verwirklicht wird, wissenschaftlich nicht anzeigen läßt.

Man beachte nun, welches Ensemble der Lüste Kant benennt: da ist die Lust am Angenehmen, d.h. an Reiz und Rührung, an Spannung; da ist die Lust am Guten, d.h. an den dargestellten moralischen Werten, und da ist, als Hauptsache, die Lust am Schönen, d.h. am „freien Spiel der Erkenntnisvermögen". Mit der Lust am Schönen ist immer die Lust an der *pulchritudo vaga*, der „freien Schönheit", gemeint, und niemals die *pulchritudo adhaerens*, die „anhängende Schönheit", d.h. die Schönheit eines dargestellten Gegenstandes.

Es ist zu betonen, daß Kant nicht fordert, ein Werk der schönen Kunst müsse das Angenehme und das Gute ausschließen und nur auf die Herstellung des Schönen aus sein. Kant sagt nur, daß das Angenehme und das Gute keine Kriterien für den künstlerischen Rang eines Kunstwerks sind.

---

[30] Ebd., 167.
[31] Ebd., 167.
[32] Ebd., 160–161.

Man bedenke die Chronologie der Wahrnehmungsakte, die zum ästhetischen Urteil, zum reinen Geschmacksurteil führen. Zuerst wird der dargestellte Gegenstand erkannt: die Mannigfaltigkeit der in der Vorstellung begegnenden Sinnesdaten wird auf einen bestimmten Begriff hin schematisiert. Einbildungskraft und Verstand gelangen zu einem Erkenntnisurteil. Diesem Vorgang aber sind die ästhetischen Ideen bereits „beigesellt", wie Kant sagt. Das heißt: in unmittelbarem Gefolge der Erkenntnis des dargestellten Gegenstandes verläuft das Schematisieren der Einbildungskraft ohne Begriff. Dieses Schematisieren, das nicht in die Ruhe des Begriffs gelangt, wird nun aber zur Hauptsache, ohne daß jedoch der dargestellte Gegenstand, der veranschaulichte Begriff nämlich, aus den Augen verloren wird. Aber auch das Angenehme tut währenddessen mit Reiz und Rührung seine Wirkung. So besteht also die Begegnung mit dem Kunstwerk aus einem Ensemble verschiedenartiger Lüste, wobei in diesem Ensemble die Lust am Schönen, die durch ein bestimmtes Verhältnis der im freien Spiel befindlichen Erkenntnisvermögen ausgelöst wird, die höchste Stelle einnimmt: sie ist ein Wohlgefallen „ohne alles Interesse", während das Wohlgefallen am Angenehmen und am Guten „mit Interesse verbunden" ist.[33]

III. Kants Lehre vom Schönen und Nietzsches Begriff des „Rausches"

Es stellt sich nun die Frage, ob sich Kants Lehre vom Schönen mit Nietzsches Begriff des „ästhetischen Zustandes" vereinbaren läßt. Nietzsche selbst hat bekanntlich abgewinkt:

> Seit Kant ist alles Reden von Kunst, Schönheit, Erkenntnis, Weisheit vermanscht und beschmutzt durch den Begriff „ohne Interesse".[34]

Heidegger hat in seiner Nietzsche-Monographie von 1961, die auf Freiburger Vorlesungen aus den Jahren 1936 bis 1940 zurückgeht, geltend gemacht, daß Nietzsche Kants Begriff des „Wohlgefallens ohne alles Interesse" mißverstanden habe – und das auf Grund der Mißdeutung durch Schopenhauer. In seiner Schrift *Zur Genealogie der Moral* grenzt sich Nietzsche mit seiner Auffassung des „ästhetischen Zustandes" explizit von Kant und von Schopenhauer ab, dem er vorwirft, „nicht aus dem Bann der Kantischen Definition herausgekommen" zu sein.[35] Ich gehe hier auf Schopenhauer nicht ein,[36] denn es soll jetzt um Nietzsches Begriff des „ästhetischen Zustandes" im Hinblick auf Kants Lehre vom Schönen gehen. Heidegger wendet gegen Nietzsches Kritik an Kants Lehre vom Schönen ein:

---

33 Ebd., 40, 42, 43.
34 Nietzsche, Bd. 10, 243.
35 Nietzsche, Bd. 5, 347.
36 Vgl. meine Ausführungen zur Aktualität Schopenhauers in: Gerigk, Unterwegs zur Interpretation, 158–185.

> Die Mißdeutung des „Interesses" führt zu der Irrmeinung, es sei mit der Ausschaltung des Interesses jeder wesenhafte Bezug zum Gegenstand unterbunden. Das Gegenteil ist der Fall. Der wesenhafte Bezug zum Gegenstand selbst kommt durch das „ohne Interesse" gerade ins Spiel. Es wird nicht gesehen, daß jetzt erst der Gegenstand zum Vorschein kommt, daß dieses in-den-Vorschein-Kommen das Schöne ist. Das Wort „schön" meint das Erscheinen im Schein solchen Vorscheins.[37]

Es geht Heidegger darum, Nietzsche und Kant auf das ihnen Gemeinsame in der Bestimmung des Schönen anzusehen, ohne aber „zu versuchen, Nietzsches Auffassung von der Schönheit auf die Kantische zurückzuführen".[38] Wenn Nietzsche darauf poche,

> Das „Los-sein von Interesse und ego" ist Unsinn und ungenaue Beobachtung: – es ist vielmehr das Entzücken, jetzt in *unserer* Welt zu sein, die Angst vor dem Fremden loszusein![39]

so sei damit genau jenes bezeichnet, „was Kant mit der ‚Lust der Reflexion'" meine[40], wie sie in den §§ 57 und 59 der *Kritik der Urteilskraft* erläutert werde. „Rausch", so vermerkt Heidegger, „heißt für Nietzsche hellster Sieg der Form".[41] Im Rausch erschließt sich das Schöne. Und Heidegger faßt zusammen. „Das Schöne selbst ist jenes, was in das Rauschgefühl versetzt".[42] Den Künstlern müsse, wie Nietzsche betont, „eine Art Jugend und Frühling, eine Art habitueller Rausch im Leibe sein".[43] Und deshalb kann Nietzsche feststellen: „–: die Wirkung der Kunstwerke ist die *Erregung des kunstschaffenden Zustandes*, des Rausches ...".[44]

Es sei an dieser Stelle betont, daß auch Kant von einem „Zustand" spricht, wenn er die Bedingung für die Lust am Schönen benennt, nämlich den „Zustand eines *freien Spiels* der Erkenntnisvermögen".[45] Es bietet sich an, diesen Zustand des freien Spiels der Erkenntnisvermögen den „ästhetischen Zustand" zu nennen, was Kant aber nicht tut. Es fällt auf, daß sowohl dieser „Zustand des *freien Spiels* der Erkenntnisvermögen", als auch Schillers „Vergnügen" an tragischen Gegenständen und Nietzsches „ästhetischer Zustand" als Rausch ein und demselben Phänomen „theoretisch", also unterschiedlich nachstellen: der Steigerung der Lebenskräfte in der Begegnung mit der Wirklichkeit der Kunst, die ganz offensichtlich das Subjektive und das Objektive fusioniert. In der Begegnung mit dem Schönen gelangt das Subjekt über sich hinaus. Heidegger hat dies auf folgende Weise auszudrücken versucht:

---

[37] Heidegger, Nietzsche, Bd.1, 130.
[38] Ebd., 131.
[39] Ebd., 132.
[40] Ebd., 132.
[41] Ebd., 141.
[42] Ebd., 133.
[43] Nietzsche, Bd. 13, 295.
[44] Ebd., 241.
[45] Kant , Kritik der Urteilskraft, 56.

> Der Rausch als Gefühlszustand sprengt gerade die Subjektivität des Subjekts. Im Gefühlhaben für die Schönheit ist das Subjekt über sich hinaus gekommen, also nicht mehr subjektiv und Subjekt. Umgekehrt: die Schönheit ist kein vorhandener Gegenstand eines bloßen Vorstellens [...]. Die Schönheit durchbricht den Kreis des weggestellten, für sich stehenden „Objektes" und bringt dieses in die wesenhafte und ursprüngliche Zugehörigkeit zum „Subjekt". [...] Der ästhetische Zustand ist weder etwas Subjektives noch etwas Objektives. Die beiden ästhetischen Grundworte Rausch und Schönheit benennen in derselben Weite den ganzen ästhetischen Zustand und das, was in ihm sich eröffnet und ihn durchherrscht.[46]

Es zeigt sich nun: die Begegnung mit dem Kunstwerk vollzieht sich als ästhetische Erfahrung, und nicht dieser Vollzug wird zum Problem, denn er geschieht von selbst, sondern die Möglichkeit, diesen Vollzug theoretisch zu verkennen, ihn durch eine unzuständige „Wissenschaft" zu verstellen.

Ich erinnere an das eingangs zitierte Beispiel der Turgenjew-Lektüre Sherwood Andersons, der nach eigenem Zeugnis die *Aufzeichnungen eines Jägers* „wie ein Betrunkener" durchraste („I raced through the pages like a drunken man"). Hier wird genau das beschrieben, was Nietzsche die „Erregung des kunstschaffenden Zustandes" nennt: der „Rausch" als „Wirkung der Kunstwerke". Und dieser Rausch ist kein dumpfes Sichgehenlassen, sondern höchste Klarsicht, Begeisterung nämlich, das heißt: Ablegung all dessen, was lebenshemmend ist.

Weder „Lust" (Kant) noch „Rausch" (Nietzsche) angesichts der „schönen Kunst" beziehen sich auf einen thematischen Sachverhalt. Nicht der dargestellte Gegenstand hat „Lust" oder „Rausch" zu sein, was aber auch nicht ausschließt, daß „Lust" oder „Rausch" dargestellte Gegenstände sein *könnten.* Nur: Für den „Zustand des freien Spiels der Erkenntnisvermögen" (Kant) und den „ästhetischen Zustand" als Rausch (Nietzsche) ist der dargestellte Gegenstand in seiner thematischen und handwerklichen Bestimmtheit keinesfalls ein Garant, sondern ausschließlich in seiner ästhetischen Verarbeitung zum Werk. Worin diese „wirklich" besteht, mag ein Rätsel bleiben, unleugbar allerdings bleibt das Faktum, daß ästhetische Erfahrung etwas mit Begeisterung zu tun hat und das unabhängig von der möglichen „Schwärze" der Thematik. Wenn Heidegger versucht hat, Kant und Nietzsche in ihrer unterschiedlichen Lehre vom Schönen zusammenzudenken, so wird damit, ganz unabhängig von den aufgewendeten Argumenten, das Terrain bezeichnet, auf dem das Phänomen der ästhetischen Erfahrung einzukreisen ist.

IV. Folgerungen für die Literaturwissenschaft

Kant und Nietzsche führen an eine Grenze, vor der die „Wissenschaft" zurückstecken muß. Max Bense hat mit seiner *Programmierung des Schönen* (1960) diese Grenze überschreiten wollen. Die Frage, die sich hier stellt, lau-

[46] Heidegger, Nietzsche, Bd. 1, 145.

tet aber: ob nicht die ästhetische Erfahrung als Rauschzustand den ursprünglichen Bezug zu den primären Gegenständen, den Kunstwerken, ausmacht, auf den dann alle „Wissenschaft" zu reagieren hat.

Hans Sedlmayrs Warnung vor der „ersten Kunstwissenschaft", die etwa im Positivismus eines form- und themengeschichtlichen Wissens zur Ruhe käme, hat zweifellos nichts an Aktualität verloren. Sedlmayr wirft die wahrhaft abgründige Frage auf:

> Wie würde eine Kunstwissenschaft aussehen, die ihre primären Gegenstände – die Kunstwerke – *nicht versteht*? Welche Probleme könnte sie sehen und lösen? Welche nicht? In welchen Bezirken wäre ihr Strenge erreichbar? Welche Erkenntnisbedürfnisse könnte sie befriedigen?[47]

Solche Fragestellung ist abgründig, weil ihre Beantwortung soviel Positives aufzuweisen hat, Positives an Wissen nämlich für solche Personen, „die selbst keine Zugänge zur ‚Kunst' haben" und dies gar nicht als einen Mangel empfinden.[48] Und doch kann die „zweite Kunstwissenschaft", die sich als „verstehende Kunstwissenschaft" definiert, auf manche Ergebnisse der „ersten Kunstwissenschaft" nicht verzichten.

Die Analogien solcher Überlegungen zur Literaturwissenschaft liegen auf der Hand. Das aber bedeutet auch, daß die theoretische Fixierung der ästhetischen Erfahrung als Rauschzustand keine Orientierung an einer „ersten Literaturwissenschaft" zuließe, die in der Form- und Themengeschichte ihre erklärten Hauptziele hätte. Es fände damit eine Blicksperre statt, die das anstehende Phänomen der Begeisterung und der Steigerung der Lebenskräfte angesichts der Wirklichkeit der Kunst regelrecht ausblenden würde. „Gefordert" im doppelten Sinne des Wortes ist jetzt die Phänomenologie, die den Vollzug des Verstehens aus der Differenz von *actus exercitus* und *actus signatus* begreift. Verstehensprozesse sind es, aus denen die ästhetische Erfahrung als Rauschzustand hervorgeht.

Aus der hier demonstrierten Sicht Nietzsches auf die ästhetische Erfahrung gewinnt das von Kant für unseren Umgang mit Werken der schönen Kunst als zuständig geltend gemachte Ensemble der Lüste eine unerwartete hermeneutische Relevanz: Verstehensprozesse werden durch die Leitbegriffe des „Angenehmen", des „Guten" und des „Schönen" systematisiert. Es sind jeweils eigenständige Aktvollzüge, die in den so benannten Regionen automatisch ablaufen. Es stellt sich die Aufgabe, diese Aktvollzüge in ihrer systematischen Zuordnung zu unterscheiden und vor ihrem Zusammenspiel, das die ästhetische Erfahrung ausmacht, den Schritt zurück zu tun, um sie zu „signieren". Der *actus exercitus* (Verstehensvollzug) wird *actus signatus* (verstandenes Verstehen). Die Interpretation hat die Verbalisierung des in seiner Wahr-

[47] Sedlmayr, Kunst und Wahrheit, 36.
[48] Ebd., 39.

heit dargestellten Gegenstandes zu überschreiten: durch Erfassung des Zusammenspiels der verschiedenen Verstehensvollzüge, das auf die „freie Schönheit“ eingerichtet ist. Hierzu wäre zugunsten einer Literaturwissenschaft, die sich unter Berufung auf Kant der ästhetischen Erfahrung zu stellen sucht, noch vieles zu sagen. Ästhetische Erfahrung als Rauschzustand weist dem hermeneutischen Problem eine völlig andere Arena zu, als dies durch ein bloß formales und thematisches Reden über Kunst geschieht. Es geht jetzt um den künstlerischen Effekt und seine Bedingungen im Werk und in uns.

Literatur

Anz T (1998) Literatur und Lust. Glück und Unglück beim Lesen. Beck München

Bense M (1969) Einführung in die informationstheoretische Ästhetik. Grundlegung und Anwendung in der Texttheorie. Rowohlt Reinbek bei Hamburg (= rowohlts deutsche enzyklopädie Bd 320)

Bense M (1960) Programmierung des Schönen. Allgemeine Texttheorie und Textästhetik. Aesthetica IV. Agis Verlag Baden-Baden, Krefeld

Gerigk H-J (1989) Unterwegs zur Interpretation. Hinweise zu einer Theorie der Literatur in Auseinandersetzung mit Gadamers „Wahrheit und Methode“. Guido Pressler Hürtgenwald

Heidegger M (1961) Nietzsche. 2 Bde. Neske Pfullingen

Kant I (1959) Kritik der Urteilskraft. Hrsg. von Karl Vorländer. Felix Meiner Hamburg (= Philosophische Bibliothek Bd 39a)

Kluge F (1963) Etymologisches Wörterbuch der deutschen Sprache. 19. Auflage, bearbeitet von Mitzka W. Walter de Gruyter Berlin

Nietzsche F (1980) Sämtliche Werke. Kritische Studienausgabe in 15 Bänden. Hrsg. von Colli C, Montinari M. Deutscher Taschenbuch Verlag/Walter de Gruyter München, Berlin, New York

Schiller F (1966) Werke. 4 Bde. Insel Verlag Frankfurt/Main

Sedlmayr H (1958) Kunst und Wahrheit. Zur Theorie und Methode der Kunstgeschichte. Rowohlt Hamburg (= rowohlts deutsche enzyklopädie Bd 71)

Sutton WA (1972) The Road to Winesburg. A Mosaic of the Imaginative Life of Sherwood Anderson. The Scarecrow Press Metuchen, New Jersey

Wahrig G (1997) Deutsches Wörterbuch. Neu hrsg. von Dr. Wahrig-Burfeind R. Mit einem „Lexikon der deutschen Sprachlehre“. Bertelsmann Lexikon Verlag Gütersloh

„Diesen Trinker gnade Gott!“
Säuferpoesie im deutschen Mittelalter

von Fritz Peter Knapp

Wie rückständig und bescheiden die Zivilisation des mittelalterlichen Abendlandes gegenüber dem Morgenlande war, zeigt sich nicht zuletzt darin, daß sie den Rausch des Opium- und Haschischrauchens nicht kannte.[1]

Immerhin konnten sich die Wohlhabenden, allen voran die Adeligen, die ‚gewöhnlichen‘ leiblichen Genüsse der Sexualität, des Essens und Trinkens bis zum Überdruß beschaffen, während den Besitzlosen oft nur der Ausweg billiger Rauschmittel blieb, um in Traum, Trance und Ekstase die unendliche Plackerei des täglichen Lebenskampfes zu vergessen und die verwehrten Freuden scheinhaft zu erleben. Die dazu gebrauchten Drogen heißen in den schriftlichen Quellen, die natürlich von Gelehrten, nicht vom ‚Volk‘ verfaßt sind, Hexensalben oder Hexendrogen. Sie dürften oft tatsächlich Halluzinationen erotischen Erlebens oder der Fähigkeit, sich in die Luft erheben oder sich in Tiere verwandeln zu können, hervorgerufen haben. Alkaloidhaltige Rauschmittel, die dazu taugten, waren Alraune, Bilsenkraut, Mohn, Eisenhut, Schierling, Tollkirsche und andere. Das Bilsenkraut wurde übrigens auch,

---

[1] Dies und das Folgende dieses Absatzes nach Kuhlen, Rauschmittel, Sp. 479 f. Die Angaben sind jedoch offenbar von pharmazeutischer Seite nicht unbestritten. Wie mir Herr Kollege Michael Wink von der Fakultät für Pharmazie der Ruprecht-Karls-Universität freundlicherweise mitteilt, können Schierling und Eisenhut ihrer tödlichen Wirkung halber nicht als Rauschmittel eingesetzt worden sein. Keinen Widerspruch müssen allerdings die Behauptungen bedeuten, daß der Schlafmohn zwar durchaus als Opiat, aber doch nicht zum Rauchen verwendet wurde. – Bemerkenswerterweise kennt das Mittelhochdeutsche für den Rausch nur die Ausdrücke *trunkenheit* und (ganz selten) *trunkenschaft*. Das Wort *rûsch* bezeichnet dagegen nur die „rauschende Bewegung, (den) Anlauf, Angriff“ (Lexer, Mittelhochdeutsches Handwörterbuch II, Sp. 555). Erst im 16. Jahrhundert erhält *rausch* auch die Bedeutung „Trunkenheit“ (nach Kluge, Etymologisches Wörterbuch, S. 585), im Niederdeutschen wohl etwas früher. Noch im niederdeutschen Mönchsexempel vom *Bruder Rausch* aus dem 15. Jahrhundert ist jedoch dieser Name für den Teufel, der sich unter die Mönche mischt und sie zur Unmäßigkeit verführt, nicht von dieser, sondern vom „rauschenden“, polternden Wesen des Teufels abgeleitet. Vgl. Harmening, ‚Bruder Rausch‘, Sp. 1043–1045.

solange sich das Bierbrauen mit Hopfen noch nicht durchgesetzt hatte, als Zusatz zur Stabilisierung des frischen Gebräus verwendet und entfaltete auch hier seine, freilich nur leichte, narkotisierende Wirkung. Berühmte Orte des Bierbrauens wie das böhmische Pilsen tragen danach ihre Namen.

Den gehobenen Schichten dienten jene Rauschmittel natürlich vor allem als Arzneien zur Linderung von Schmerzen und zur Betäubung. Wieweit sie dann auch vom Adel und vom Klerus als Genußmittel ‚mißbraucht' wurden, ist von unserem literaturwissenschaftlichen Standpunkt deshalb kaum von Bedeutung, da sie als solche in der Dichtung bemerkenswerterweise keine Rolle spielen. Im Höfischen Roman werden zwar allenthalben Zaubertränke[2] verabreicht, jedoch nur als Gifte und Gegengifte. Die größte Prominenz hat natürlich der Liebestrank erlangt, der eine Person gegen ihren Willen erotisch an eine andere binden sollte. Tristan und Isolde sind die berühmtesten, aber bei weitem nicht die einzigen Opfer dieses Zaubers in der höfischen Literatur. Er kann aber auch raffinierter eingesetzt werden. Dem ausschließlich auf Ginover, die Gattin des Königs Artus, fixierten Helden des großen Lancelot-Romans wird mehrfach ein Gift eingeflößt, meist nur um ihn einzuschläfern, zu entführen und gefangen zu halten, einmal aber auch um dem Schlafenden im Traum vorzuspiegeln, seine Geliebte sei ihm untreu,[3] ein anderes Mal um ihm selbst eine Liebesnacht mit seiner Geliebten vorzutäuschen, die jedoch in Wirklichkeit eine ganz andere Frau ist.[4] Daß solche Erzeugnisse literarischer Phantasie die realen pharmazeutischen Möglichkeiten der Zeit zumeist beträchtlich überstiegen, versteht sich von selbst.

Aber nicht um unfreiwillige Opfer von Rauschgiften soll es in diesem Beitrag gehen, sondern um die Lust am Rausch, und auch um diese nur insoferne, als sie eine dichterische Darstellung erfahren hat. Und auf diesem Territorium erweist sich Gott Bacchus nahezu als Alleinherrscher.

Das Bier[5] konnte bei Gebildeten im Mittelalter kaum je das Odium abstreifen, welches ihm seit der Antike anhaftete. Griechen und Römer hielten es für das Getränk der armen Leute und der Barbaren. Die Kelten brauten seit Alters her Bier aus Gerste oder Weizen, die Germanen auch aus Hafer. Die Germanen sprachen dem Getränk – aber auch dem Met und dem Zider – heftig zu,

[2] Eine pharmakologische Bestimmung der verabreichten Substanzen erfolgt, soweit ich sehe, höchstens ansatzweise; im *Lancelot en prose* wird aber immerhin die Anwendung schwarzer Magie als reales Faktum angeführt, z.B. in Kap. XXXI, § 6 *si [Morgue] li a mis poisons en son beivre qui furent confites a conjurement et a charies* (mit Magie und Hexerei)*: si li troblerent la cervelle [...]* (hg. v. Micha, Lancelot).

[3] Ebenda.

[4] Ebenda, Bd. 4, Kap. LXXVIII, §§ 53–56. Hier ist nur von Gift (*poison*), das man trinken müsse und dessen Kraft dann ins Gehirn steigt, die Rede (§ 53). Am ehesten wäre hier an die erotisierende Wirkung der Alraunwurzel zu denken.

[5] Das Folgende nach van Uytven, Bier und Brauwesen, Sp. 135–139.

wie Tacitus berichtet (Germania 23,1),[6] und blieben ihm auch im Mittelalter treu, namentlich dort, wo die von den Römern importierten Weinreben spärlich oder gar nicht gediehen. Der preisbedingte Rückgang des Weinverbrauchs, der wohl noch bis ins 14. Jahrhundert angestiegen war, konnte von Zeitgenossen als Symptom des Verfalls im Deutschland des 15. Jahrhunderts verbucht werden.

Im Frühmittelalter war das Verbreitungsgebiet des Weins in Deutschland ja zu Anfang mit dem des Christentums identisch gewesen. „Wo es Fuß faßte, schätzte man Wein nicht nur als Nahrungs- und Konsummittel. Dank ihrer biblischen Symbolik waren Rebstock, Traube und Wein in Liturgie und rituellen Handlungen präsent und prägten in zahlreichen Lebensvollzügen Feste und Brauchformen.“[7] Daß der Klerus ein besonders enges Verhältnis zu diesem Getränk entwickeln mußte, versteht sich dann von selbst. Da die Geistlichkeit im Frühmittelalter im Besitz des Schriftmonopols war und noch Jahrhunderte lang die Dominanz auf diesem Gebiet behauptete, kann es kaum wundernehmen, wenn in der mittelalterlichen Dichtung Bier, Met, Obstweine oder Branntweine dem aus Traubensaft gegorenen alkoholhaltigen Getränk nicht das Wasser reichen können.

Dem ungehemmten Weingenuß des Geistlichen stand freilich die biblische Warnung entgegen:

> Adtendite autem vobis
> ne forte graventur corda vestra in crapula et ebrietate et curis huius vitae
> et superveniat in vos repentina dies illa ... *(Lc 21, 34).*

„Habet acht auf euch, daß eure Herzen nicht niedergedrückt werden von Rausch und Trunkenheit und den irdischen Sorgen und euch jener Tag (des Endes) nicht unversehens überfalle...“

> sobrii estote vigilate
> quia adversarius vester diabolus
> tamquam leo rugiens circuit
> quaerens quem devoret *(1 Pt 5, 8).*

„Seid nüchtern und wachet! Euer Widersacher, der Teufel streift umher wie ein brüllender Löwe und sucht, wen er verschlinge.“

Selbst ohne Androhung von Tod, Teufel und Verdammnis war der fromme Weise auf die Ratschläge des Jesus Sirach verwiesen:

---

[6] Bemerkenswerterweise besitzt das Germanische zwei ganz verschiedene sprachliche Wurzeln für die Bezeichnung des Getreidegebräus, **alut-* und **beura-* (verwandt mit deutsch *brauen*?). Die erste ist im Norden gebräuchlich (altnordisch *öl*), die zweite auf dem Kontinent (althochdeutsch und altsächsisch *bior*); im Englischen stehen beide nebeneinander (angelsächsisch *ealu, ealuð; béor*). Vgl. Kluge / Seebold, S. 83.

[7] Matheus, Wein, -bau, -handel, Sp. 2116. – Mit der Sache übernahmen die germanischen Völker auch das lateinische Wort *vinum*.

„Der Wein ist zum Frohsinn geschaffen, nicht zur Trunkenheit von Anfang an. Herz und Sinn erhebt der Wein, wird er mäßig getrunken [...] Er verbittert den Sinn, wird er in Menge getrunken."[8]

„Seid nüchtern und wachet!" galt in besonderem Maße für die Mönche. Benedikt von Nursia, der Gründer des abendländischen Mönchtums, bemüht sich wie in vielen anderen Fragen so auch hier, den Brüdern ein nicht allzu schweres Joch aufzubürden. Zwar lobt er diejenigen, die sich des Weingenusses ganz enthalten können, hält aber etwa ein Viertelliter am Tag für erlaubt und fügt sogar hinzu:

„Sollten jedoch die Ortsverhältnisse, Arbeit oder Sommerhitze mehr fordern, so ist das dem Ermessen des Oberen überlassen; doch muß er immer darauf achten, daß nicht Sättigung oder Trunkenheit aufkommt. Zwar lesen wir, der Wein sei überhaupt nichts für Mönche [*Vitae patrum* 5,4,31]; da man aber die Mönche unserer Zeit davon nicht überzeugen kann, sollten wir uns wenigstens dazu verstehen, nicht bis zur Sättigung zu trinken, sondern weniger; denn ‚der Wein bringt sogar die Weisen zum Abfall' [Sir 19,2]."[9]

Es sieht ganz so aus, als seien viele Mönche selbst von dieser Mäßigkeit nicht zu überzeugen gewesen. Jedenfalls hallen die Klagen über betrunkene Mönche ebenso durchs Mittelalter wie die lateinischen Zechgesänge. Deren schönste Sammlung steht im dritten Teil der – um 1230 wohl in Südtirol gesammelten – *Carmina Burana* (Benediktbeurer Lieder).[10]

Die als Carmen Buranum 219 hier aufgenommene versifizierte Ordensregel der Vaganten schreibt in Parodie der zitierten *Regula sancti Benedicti* geradezu vor:

10. Ordo noster prohibet semper matutinas,
sed statim, cum surgimus, querimus popinas,
illuc ferri facimus vinum et gallinas.

10. Unser Orden verbietet für immer die Frühgottesdienste, vielmehr suchen wir gleich nach dem Aufstehen die Wirtshäuser heim. Dort lassen wir Wein und Hühner kommen.

Zwei der Preislieder auf das Besäufnis haben Musikfreunde auch heute noch durch Carl Orffs Vertonung im Ohr, CB 191 *Aestuans interius ira vehementi* und CB 196 *In taberna quando sumus.* Dieses gipfelt in einem rhythmischen Katalog der Säufer aller Arten, Rassen, Charaktere, Schichten, Berufe und Altersstufen:

Bibit hera, bibit herus, / bibit miles, bibit clerus / ...

„Es trinkt die Herrin, es trinkt der Herr, / es trinkt der Ritter, es trinkt der Kleriker..."

---

[8] *vinum in iucunditate creatum est / non in ebrietate ab initio / exultatio animae et cordis vinum moderate potatum* [...] *amaritudo animae vinum multum potatum* (Sir 31, 35–39).

[9] Die Benediktus-Regel, Kap. 40, 5–7, 133.

[10] Ausgabe von Bischoff, Carmina Burana, I 3. – Zusammenfassender Überblick über die Sammlung bei Knapp, Die Literatur des Früh- und Hochmittelalters, 407–422.

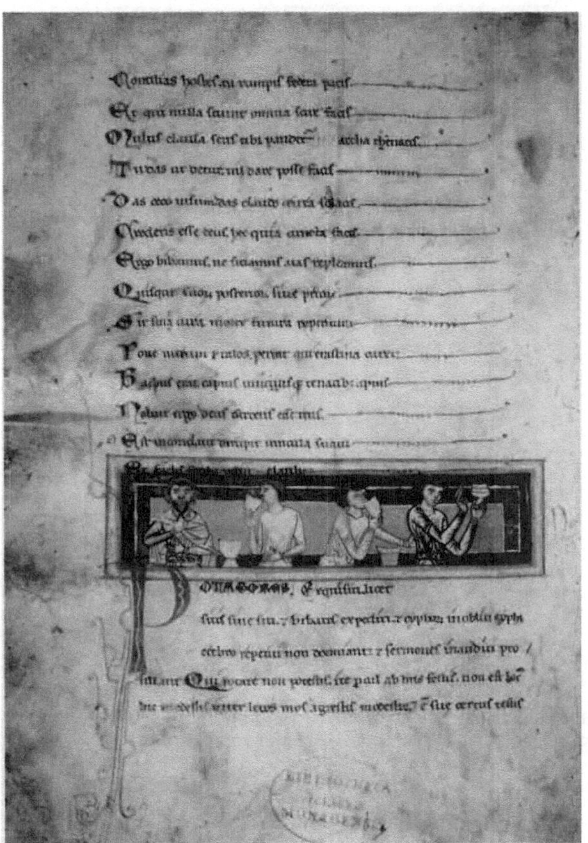

Abb. 1. Codex latinus Monacensis 5660 (um 1230), folio 89 verso, Illustration zu Carmen Buranum 202 *Potatores exquisiti*: Vier Zecher.

Dichterisch wesentlich höherstehend ist das andere (von Orff nur fragmentarisch vertonte) Lied, die sogenannte Vagantenbeichte des Archipoeta,[11] eine hochartifizielle Parodie auf Beichtformular, Bibel und Liturgie in Anlehnung an die Liebesbeichte des klassischen antiken Dichters Ovid (4. Elegie des dritten Buches der *Amores*), ein satirisches Bettelgedicht, gerichtet um 1160 an den Reichskanzler des Stauferkaisers, den Mäzen des lateinischen Hofdichters. Unter den keineswegs demütig-reuevollen, sondern halbherzig oder gar ironisch eingestandenen und mit der naturgegebenen Schwäche des Fleisches entschuldigten Verfehlungen findet sich hier nicht zuletzt die Trunksucht:

---

[11] Zur Interpretation vgl. u.a. Cairns, The Archpoet's Confession, S. 87–103, Hamacher, Die „Vagantenbeichte“, 160–167 und den Kommentar in der zweisprachigen Ausgabe der Carmina Burana von Vollmann, S. 1214–19.

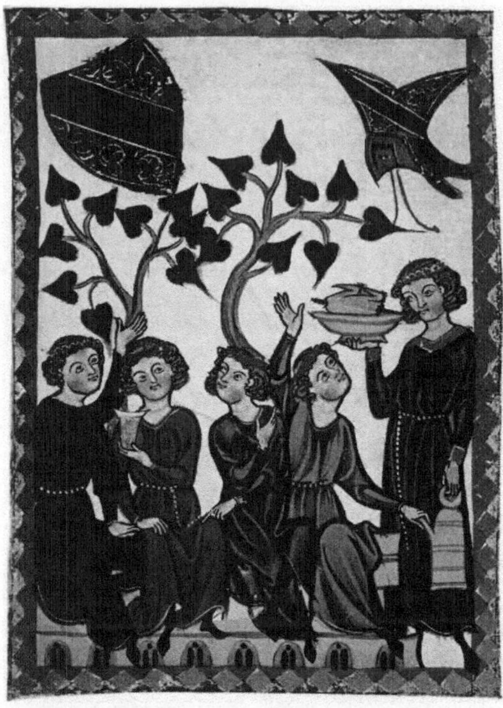

Abb 2. Codex palatinus germanicus 848 (Große Heidelberger Liederhandschrift, 1. Drittel 14. Jh.), folio 308 verso, Dichterbildnis *Nr. LXXXVII Steinmar*: Gelage im Freien.

11. Tertio capitulo memoro tabernam:
illam nullo tempore sprevi neque spernam
donec sanctos angelos venientes cernam
cantantes pro mortuis: „requiem aeternam."
12. Meum est propositum in taberna mori
ut sint vina proxima morientis ori;
tunc cantabunt letius angelorum chori:
„Sit Deus propitius huic potatori."

11. Im dritten Kapitel erwähne ich das Wirtshaus: Das habe ich niemals verschmäht und werde ich nie verschmähen, bis ich die heiligen Engel kommen sehe, die für die Toten das *Requiem aeternam* singen. 12. Es ist mein Vorsatz, im Wirtshaus zu sterben, auf daß die Weine dem Mund des Sterbenden ganz nahe seien. Dann werden die Engelschöre voller Freude singen: „Gott sei diesem Säufer gnädig!"

Strophe 12 ist die bekannteste des Liedes. Gottfried August Bürger hat sie im 18. Jahrhundert der deutschen Bierseligkeit der Göttinger Studenten so angeglichen:

Drum will ich bei Ja und Nein!
Vor dem Zapfen sterben.
Nach der letzten Ölung soll
Hefen noch mich färben.

Engelschöre weihen dann
Mich zum Nektarerben:
„Diesen Trinker gnade Gott!
Laß ihn nicht verderben!"

Im Original bildet die Strophe den Gipfelpunkt der Parodie. Ausgangspunkt ist der Wunsch in der 10. Elegie des 2. Buches der *Amores* Ovids: „Mir aber sei es beschieden, in Liebesbewegungen zu ermatten, wenn die tödliche Stunde kommt, und möge ich mich mitten im Werke auflösen“ (V. 35 f.). Der Archipoeta hat das Liebeslager des Don Juan mit dem Aufenthaltsort des Säufers (und Spielers) vertauscht, aber diesem einen ebenso seligen, nun christlichen Tod prophezeit. Die Engel selbst werden ihn abholen, will heißen: den Dämonen Luzifers entreißen, ihm die Totenmesse singen und ihm Vergebung bei Gott erflehen mit den nur ganz geringfügig abgewandelten Worten des reuigen Zöllners bei Lukas 18, 13: „Gott sei mir Sünder gnädig!“ (*Deus propitius esto mihi peccatori!*).

Der Wein als Geistesnahrung wird von nun an ein Leitmotiv des Gedichtes sein.

17. Unicuique proprium dat Natura donum:
ego versus faciens bibo vinum bonum,
et quod habent purius dolia cauponum;
vinum tale generat copiam sermonum.

17. Einem jeden schenkt Natur eine eigene Gabe: Ich trinke beim Versemachen guten Wein, den besten, welchen die Wirtsfässer enthalten. Solcher Wein erzeugt die Fülle der Rede.

Auf köstliche Weise mischt sich hier wiederum ein Bibelzitat mit antiken poetischen Topoi. Paulus schreibt im ersten Korintherbrief 7, 7: „Ein jeder hat von Gott seine eigene Gabe.“ Aus den Gnadengaben, die zur Verbreitung der Lehre Christi dienen, sind aber solche der ganz weltlichen Dichter geworden. Deren Gaben tragen gerade keine Früchte, wenn ihre Besitzer sich von der Welt abwenden. Wie sagt doch der klassische Poet Horaz? „Gedichte können nicht gefallen oder lange leben, die von Wassertrinkern geschrieben werden“ (Episteln I, 19, 2–3). „Wen (aber) machten nicht volle Becher beredt?“ (Ep. I, 5, 19).[12]

19. Michi numquam spiritus poetrie datur,
nisi prius fuerit venter bene satur;
dum in arce cerebri Bacchus dominatur,
in me Phebus irruit et miranda fatur.

19. Mir wird niemals der Geist der Poesie zuteil, bevor nicht der Bauch richtig satt ist. Wenn in der Burg des Hirns Bacchus herrscht, bricht Apoll bei mir ein und verkündet Wunderbares.

Der *spiritus poetriae* übertrumpft hier parodistisch den *spiritus prophetiae*, den Geist der Prophezeiung, welcher nach der Geheimen Offenbarung 19, 10 im Zeugnis Jesu besteht. Die alten Griechen glaubten dagegen, daß Phoibos

[12] Quintus Horatius Flaccus, Opera, hg. v. Klingner, Epistulae I, 19, 2–3: *nulla placere diu nec vivere carmina possunt, / quae scribuntur aquae potatoribus*. Epistulae I, 5, 19: *fecundi calices quem non fecere disertum?*

Apollon die Dichter- und Sehergaben verleiht – daher die Gleichsetzung von *poeta* und *vates* „Seher“ in der Antike. Nach gutem antikem Brauch benötigt aber, wie wir gesehen haben, Apoll den Gott des Weines als Gefährten, will er erfolgreich den Dichter „begeistern“ (wie etwa Horaz in Ode 3, 25). Dieser Gedanke wird sonst in mittelalterlicher Dichtung vor dem Beginn des Frühhumanismus ganz selten aufgegriffen. Und auch hier bleibt die Frage zu stellen, wie ernst er denn gemeint ist – eine offene Frage bei der Beurteilung der gesamten „Beichte“. Auf keinen Fall dürfen wir eine derartige Parodie mit modernen Maßstäben messen und sogleich der Blasphemie verdächtigen. Das Heilige, Bibel, Legende, Predigt, Liturgie, konnte dem Klerus deshalb so rasch zum Vorwurf einer Parodie werden, weil es ihm aus dem täglichen Umgang unmittelbar vertraut war. Selbst der gläubigste Mensch wird, wenn er zugleich geistvoll und gebildet ist, nicht ständig in ehrfurchtsvoller Ergriffenheit verharren können. Der entstandene Überdruck macht sich in spielerischem Witz Luft. Die Vagantenbeichte braucht also weder den Zwiespalt und die Verzweiflung eines reuigen Sünders, der von der Sünde nicht loskommt, noch die freigeistige Bloßstellung eines inhumanen kirchlichen Askesegebotes zu enthalten, wie man vielfach angenommen hat. Daß der Reichskanzler und Erzbischof Rainald von Dassel kein religiöser Eiferer war, dürfte feststehen. Er wird wohl wie die meisten Christen, die sich nicht zur radikalen Umkehr entschließen können, auf Gottes Langmut spekuliert haben. Ein genialer Spaßvogel konnte dann als sein Hofdichter dieser Leichtfertigkeit Ausdruck verleihen, eleganten sprachlichen Ausdruck mit raffiniertem Doppelsinn und stilistischen Finessen, Klangfiguren und Wortspielen aller Art nach rhetorischen Vorschriften. Nur der Kenner durchschaute das alles, und die gemeinsame Kennerschaft stärkte das klerikale Publikum in seinem Elitebewußtsein. Bereits daraus und aus dem natürlichen Unterhaltungsbedürfnis ließ sich die Existenzberechtigung eines solchen Werkes wie der „Vagantenbeichte“ ableiten.

Leben gerade die besten lateinischen Zechlieder zu einem guten Teil von der Parodie auf geistliche Texte, so die besten deutschen Zechlieder und Zechreden von der Parodie auf die deutsche Minnedichtung.[13] An die Stelle der Liebesfreuden im Wonnemonat des Frühlings treten die Freuden des Erntemonats im Herbst, so z.B. in Steinmars[14] berühmtem Herbstlied, welches dem alemannischen Dichter sogar die Verewigung in Stein am Straßburger Münster (vor 1275), wenngleich wohl als abschreckendes Beispiel, eingetragen hat. Der Minnesänger nimmt in dem Lied (Nr. 1) vom vergeblichen Werben um seine Minnedame Abschied und ergibt sich dem *luoder*, dem Leben in Fraß und Völlerei. Dem Wirt ruft er zu:

---

[13] Zusammenfassend dazu Grunewald, Die Zecher- und Schlemmerliteratur; Adam, Die ‚wandelunge‘.

[14] Vgl. Glier, Steinmar, Sp. 281–284.

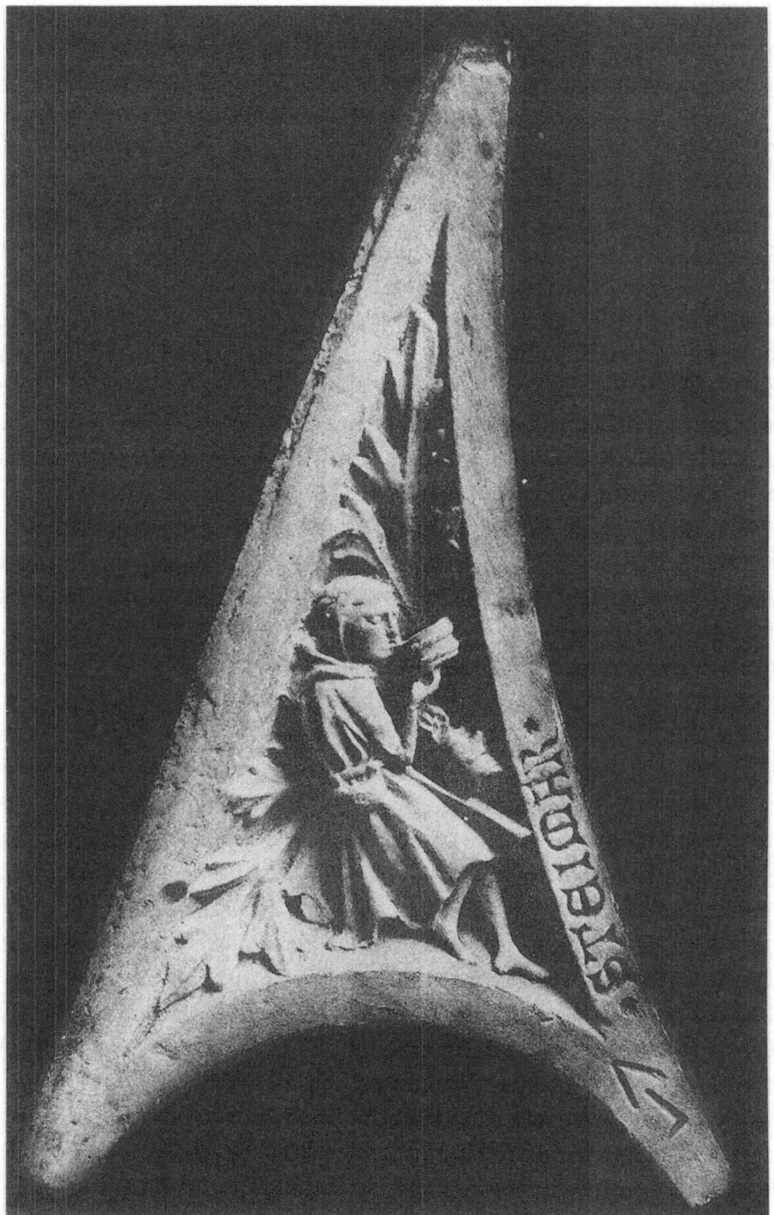

Abb 3. Relief an der Wandarkatur des nördlichen Seitenschiffs des Straßburger Münsters (vor 1275): Ein Trinker mit Beischrift: *Steinmar.*

Wirt, durch mich ein strâze gât:
dar ûf schaffe uns allen rât,
manger hande spîse.
wînes der wol tribe ein rat
hoeret ûf der strâze pfat.
mînen slunt ich prîse:
mich würget niht ein grôziu gans so ichs slinde.
herbest, trûtgeselle mîn, noch nim mich z'ingesinde.
mîn sêle ûf eime rippe stât,
wâfen! diu von dem wîne drûf gehüppet hât.

Wirt, durch mich führt eine Straße, auf der laß uns jeglichen Vorrat heranschaffen, Speisen aller Art. Eine Menge Weines, die durchaus ein Mühlrad treiben könnte, gehört auf die Bahn dieser Straße. Meinen Schlund preise ich: Mich würgt nicht einmal eine große Gans, wenn ich sie verschlinge. Herbst, mein geliebter Freund, nimm mich noch unter deine Diener auf. Meine Seele steht auf einer Rippe, heißa!, die dort hinauf gehüpft ist, um sich vor dem Wein zu retten.

Die Angst, das Seelenheil könnte im Wein „ersaufen", wird hier durchaus eingestanden, aber ironisch beseitigt, damit aber auch die Hoffnung auf höhere Begeisterung im Rausch. Seelische Verzückung ist das letzte, was dieser Säufer ersehnt.

Mit dem Herbstlied hat Steinmar eine literarische Tradition begründet wie der Stricker in der ersten Hälfte des 13. Jahrhunderts mit dem Reimpaargedicht vom *Unbelehrbaren Zecher.*[15] Dieser ist bereit, für den Wein die Wonnen des höfischen Lebens, die Jagd, das Turnier, prunkvolle Kleider, die Schönheiten der Natur, Musik und Dichtung und sogar die Minne hinzugeben. Sein grotesker Anspruch auf Allmacht, Weltherrschaft und Weisheit und seine Ablehnung etablierter adeliger Werte sollen sich als Ausgeburten des Säuferwahns offenkundig selbst desavouieren, ohne daß sie ausdrücklich verurteilt werden mußten.

Während hier wie allenthalben beim Stricker das Lehrhafte kaum jemandem verborgen bleiben konnte, wird in der Zechrede vom *Weinschwelg* (Mitte des 13. Jahrhunderts; Tirol?) die Welt des Weines und des Trinkers gleichsam absolut gesetzt.[16] Die Einleitung präsentiert der Welt gewaltigsten Säufer,[17] der nur aus großen Kannen riesige Schlucke tut. An den Wein oder an sich selbst, kaum je an anwesende Zuschauer richtet er seine große Rede. Sie ist in 23 ungleichzeilige Abschnitte gegliedert, welche alle von der Erzählerbemerkung geschlossen werden: *dô huob er ûf unde tranc.* Die vorletzte Zeile des Abschnitts bietet zu diesem Refrain den nötigen Paarreim. Die erste Zeile des folgenden Abschnitts gibt in syntaktischer Abhängigkeit vom Verb *trinken* die Art des Schlucks an. Alle Abschnitte sind also mittels Reimbrechung miteinander verfugt, so daß nie eine Atempause entsteht. Der Schwall des Weines und der Rede rinnt und wogt also ununterbrochen wie ein Perpetuum mobile dahin und läßt sich am Ende des Gedichts in Gedanken ad infinitum fortsetzen. Die Erzähleinschübe malen Bilder der ständig steigenden Wirkung des Weines. In Abschnitt VIII entfachen die Weinwogen in der zu engen Kehle ein solches Gedränge, daß sie blubbern und rauschen wie eine Windsbraut auf dem Meer. Der Trunk in XIV hört sich wie das Wasser in der Mühle an. Der Säufer beginnt mit seltsamen Sprüngen zu tanzen. In XVII kracht die Bank; in

[15] Die Kleindichtung des Strickers, hg. v. Moelleken, Bd. III,1, Gedicht Nr. 60.

[16] Das Folgende teilweise wörtlich nach einer Passage meiner Literaturgeschichte (zitiert Anm. 10), 536–538.

[17] Mhd. *swelch,* zum Verb *swelhen, swelgen* „schlingen, schlucken, saufen".

XX birst des Trinkers Gürtel; in XXII biegt sich die Kanne; in XXIII schließlich reißt das Hemd, so daß er sich in Hirschhaut und einen Eisenharnisch schnüren lassen muß. So kann er weitertrinken und doch nicht bersten.

Gleichwohl sind die Erzählpartien von geringem Ausmaß gegenüber dem gewaltigen Redefluß des Säufers, der nun in konsequenter Parodie an die Stelle von Minne und Minnedame den Wein und an die Stelle des ehrerbietigen Minnedieners den Trinker setzt. Nur der Weingenuß bessere den Mann, nicht der Minnedienst. Die berühmten Minnemärtyrer, Paris, Dido, Pyramus und Thisbe, und wie sie alle heißen, beschuldigt er alle der Dummheit: Hätten sie wie er den Wein geliebt, hätten sie besseren Lohn erhalten. Zuletzt ergreift im *Weinschwelg* wie schon im *Unbelehrbaren Zecher* die Umwertung auch den religiösen Bereich. Der Zecher setzt sich geradewegs an die Stelle Gottes, des Allmächtigen: Alle Leute sollen seinem Gebote gehorchen, alle Lebewesen ihn erkennen. Die ganze Welt ist sein eigen. Er tut, was er will. Was er will, ist getan. Deshalb heißt er *Ungenôz,* Ohnegleichen (vgl. Psalm 23, 1 f.; 49, 12; 113, 3; 134, 6; 88, 9; Jesaja 46, 9). Die Parodie der Bibelworte, die gelehrte Rhetorik und Allusionstechnik stellen ohne Zweifel eine gewisse Verbindung zur Welt der *Carmina Burana* her, die jedoch die primäre Verwurzelung in der volkssprachigen Literaturtradition nicht in Frage stellen kann.

Da das höfische Kontrastbild hier stets mitbedacht werden soll und die Gestalt des Säufers über alles menschliche Maß ins Überwirkliche, Urbildliche gesteigert erscheint, liegt primär das vor, was Hans Robert Jauß in der Theoriediskussion „Komik der Gegenbildlichkeit“ genannt hat.[18] Man lacht über den komischen Helden, weil er hohe Ideale – deren Geltung vom Autor wohl noch nicht wirklich angetastet wird – auf sein bloß kreatürliches Niveau herabzerrt. Das konnte auf jeden Fall als momentane Entlastung vom Druck der Normen empfunden werden, vielleicht aber von einigen Hörern und Lesern sogar als mehr. Vielleicht gewinnt dieser Trinkerheros trotz aller Verzerrungen schon soviel Eigengewicht und Plastizität, daß man – wie später bei Shakespeares Falstaff – nicht mehr bloß über ihn, sondern auch schon mit ihm lacht, weil das Materiell-Leibliche das positive Übergewicht zu bekommen beginnt.

Es mag nicht ganz abwegig erscheinen, vergleichbare Überlegungen angesichts der „Säufernovelle“ von *Der Wiener Meerfahrt* anzustellen.[19] Der Autor, der sich hinter dem Pseudonym „der Freudenleere“ verbirgt, könnte die unter Wiener Patriziern spielende Geschichte für die Oberschicht böhmischer

---

[18] Jauß, Über den Grund des Vergnügens am komischen Helden, 105.

[19] Das Folgende entnehme ich, wiederum teilweise wörtlich, aber stark gerafft, einer Partie des zweiten Bandes meiner in Anm 10 genannten Literaturgeschichte: Die Literatur des Spätmittelalters (im Druck).

Städte im ausgehenden 13. Jahrhundert verfaßt haben. In Wien sei, behauptet der Erzähler, alles käuflich für Silber und Gold: Rosse, Essen und Trinken, jede Art von Kurzweil und Vergnügen. Wer aus der Fremde kommt, dem bereitet man in Wien ein unangenehmes „Bad", welches ihn rasch „entblößt": Sein Geld und sogar seine Kleider wird er hier gründlich los (V. 54–64). Der Epilog (V. 645–705) warnt dann vor der Trunksucht. Zwar könne der Wein, in Maßen genossen, einen traurigen Sinn erfreuen; der *übertranc* aber schade dem Leib, dem Besitz, der Ehre und der Seele. Nur dem Geizigen empfiehlt der Freudenleere einen gelegentlichen Rausch, der ihn zur Freigebigkeit verleiten könnte – ohne freilich viel Hoffnung auf das Rezept zu setzen.

Das (ironische) Lob der freudenvollen Wienerstadt geht unmittelbar in das konkrete Beispiel über: Die *rîchen burgaere* (V. 84), fremde und einheimische, sitzen beisammen und tun sich an trefflichen, gut gewürzten Speisen und starkem, süßem Wein gütlich (V. 65–97). *Ûf einer louben* (V. 98), in einem Gastzimmer über einem der Laubengänge, wo die Kaufleute ihre Waren anbieten, leeren sie schon nachmittags so manches Glas bis auf den Grund, so daß ihnen ihre Füße kugelrund und ihre Nachbarn fremd vorkommen. Als man die Lichter anzündet, beginnt das Saufen zur Freude des Wirts aufs neue (V. 84–124). Selbst weniger Bemittelte wetteifern mit den Wohlhabenden. Alle fühlen sich wie Verwandte. Man beginnt Ruhmestaten zu erzählen, so von einer Pilgerreise nach Santiago de Compostela und von einer Preußenfahrt. Einige fallen schon von den Bänken, andere springen noch wild hinauf und verrenken sich die Füße (V. 125–155). Einer schlägt zur Begeisterung aller eine Kreuzfahrt ins Heilige Land vor. Man rückt zusammen, läßt als Proviant reichlich Speis und Trank und wiederum Gewürze heranschaffen. Am meisten davon spendiert der Wirt selbst, ebenfalls ein Patrizier, der auch an der Pilgerreise teilnimmt. Der Wein, den sie nun sowohl gekühlt als auch gewärmt trinken, macht Alte jung und Junge alt (V. 193–237). Keiner kann sich mehr gerade halten. Sie glauben, mitten auf dem Meer Segel gesetzt zu haben, schreien und singen so laut, daß die Laube wankt. Um Mitternacht vertrauen sie einander Frau und Kinder, die zu Hause bleiben, an und intonieren das Pilgerlied *In gotes namen vare wir* (V. 281). Die Fröhlichkeit erreicht den Höhepunkt (V. 238–289). Aber allmählich wird ihnen die Windstärke auf dieser Meerfahrt zu groß, da sie ununterbrochen weitertrinken. Sie fallen bei jedem Schritt hin und fühlen das Schiff wanken. Angst vor einem aufkommenden Sturm macht sich breit (V. 290–340). Man bekreuzigt sich, schwört, gelobt Buße, ruft Gott um Erbarmen an. Da der Morgen graut, glaubt einer einen toten Pilger im Schiff entdeckt zu haben, der Gott erzürnt habe und nur über Bord geworfen werden müsse, um den Sturm zu beruhigen (V. 341–393). Der angebliche Tote wehrt sich auch in seinem Rausch heftig, wird aber erbarmungslos aus dem Fenster geworfen, so daß er sich auf der Straße Arm und Bein bricht. Die anderen aber saufen beruhigt weiter, da Gott selbst den todgeweihten Mann aus dem Schiff gesandt habe (V. 394–443). Sie singen so laut, daß sie den auf der Straße Schreienden nicht hören, der seine Trunksucht nun wahrhaft büßt und bereits wieder nüchtern ist (V. 445–493). Jetzt, am hellen Tage kommen die Nachbarn, lachen über den Seefahrtsbericht der Betrunkenen, bedauern aber dann das Geschick des Verletzten, der auch der Oberschicht angehört (V. 494–554). Seine Verwandten wollen Rache nehmen (V. 555–589). Zuerst müssen die Betrunkenen aber in ihren Betten ausgenüchtert werden. Nach drei Tagen sehen sie wieder klar, schämen sich sehr und zahlen ein Schmerzensgeld von 200 Pfund Silber, eine gewaltige Summe, die für eine ehrenvolle Reise übers Meer gereicht hätte (V. 590–650).

Wie ernst ist das im Epilog ausgesprochene moraltheologische Verdikt, daß die Trunkenheit *an allen houbetsünden* teilhabe, gemeint? Der Erzähler folgt damit natürlich geläufiger kirchlicher Lehre (s.o.). An religiösen Anspielungen mangelt es in dem Text wahrlich auch sonst nicht. Die Säufer besinnen sich ihrer gemeinsamen Abstammung *von Adâmes rippe* (V. 133), prahlen mit ihren Pilgerfahrten und ziehen vermeintlich nach Jerusalem. In Wirklichkeit verfallen sie als Erben des Sündenfalls dem Teufel Alkohol. Auch der ins Meer geworfene angebliche Tote könnte – obwohl das Motiv gewiß primär aus dem spätantiken paganen Apollonius-Roman stammt – mit einer biblischen Gestalt assoziiert worden sein. Auch der Prophet Jona wird, allerdings nicht als Toter, von den Schiffern auf der Überfahrt von Japho nach Tarschisch ins Meer geworfen. Da er vor Jahwe fliehen will, ist Jona schuldig, wird aber von Gott nach den drei Tagen im Bauche des Fisches begnadigt (Buch Jona Kap. 1–2). Ebenso büßt auch der betrunkene Teilnehmer der „Meerfahrt“ seine Schuld mit dem schweren Sturz, kommt aber mit dem Leben davon. Und auch die übrigen müssen mit Schande und Geld reichlich für ihre Torheit bezahlen. Von einer kirchlichen Buße hören wir nichts. Prediger ist der Freudenleere keiner. Auch die satirische Spitze gegen die Wiener Patrizier sollte man nicht überbewerten. Man hätte ihnen Schlimmeres als einen exzessiven Heurigenabend vorwerfen können.

Worauf es dem Erzähler in erster Linie ankommt, ist offenbar die komische Darstellung des wachsenden Rausches der Bürger und ihres zunehmenden Realitätsverlustes, der immer wieder mit der Wirklichkeit konfrontiert wird: „Das Meer war noch fern“ (V. 237); sie „waren da bei Gott noch nicht einmal auf dem halben Weg nach Brindisi“ (V. 359f.); „sie wußten nichts von dem Umstand, die dummen Wiener, daß sie in Wien waren, wo sie seit ihrer Kindheit alle erzogen worden waren“ (V. 469–473) usw. Die Wirkungen des Alkohols, das tumultuarische, laute Verhalten, das Bramarbasieren, das Nachlassen des Tast-, Geschmacks- und Gesichtssinns, die Unfähigkeit zu gehen, zu stehen, zu sitzen, bis alle unter den Tischen und Bänken liegen, wird realistischer als im *Weinschwelg* gezeichnet, aber durchaus mit Sprachwitz, der sich dann natürlich vor allem an den Seefahrts- und Sturmesmetaphern für die Trunkenheit entzündet.

Das zugrundeliegende Motiv hat der Freudenleere allerdings nicht erfunden, sondern auf unbekanntem Wege aus der Antike bezogen. Athenaios von Naukratis erzählt mit Berufung auf den sizilianischen Geschichtsschreiber Timaios von Tauromenion in seinen *Deipnosophistai* (um 200 n. Chr.), in Agrigent hätten sich einmal junge Leute so sehr betrunken, daß sie wähnten, auf dem Meer zu fahren und einen Seesturm zu erleben, und, um das Schiff zu erleichtern, Tische und Stühle über Bord warfen. Nach dem Freudenleeren greifen das Motiv Hugo von Trimberg im *Renner* (um 1300) und neuzeitliche Schriftsteller auf. Aber ein älterer mittelalterlicher Beleg läßt sich nicht auffinden. Wie der Freudenleere aber auch immer an den Stoff gekommen sein mag, die Umgestaltung zu einer scheinbaren Pilgerfahrt – vielleicht in Anspielung auf den 1275 von König Rudolf I. gelobten Kreuzzug, vielleicht aber auch angeregt durch eine lateinische Zechparodie auf das berühmte Palästina-Lied Walthers von der Vogelweide –,[20] die Verbindung mit dem Jona-Motiv und vor allem die beziehungsreiche Situierung in der weinseligen Wiener Heurigenszene sind sein geistiges Eigentum und sichern ihm einen Platz unter den besten Schwankerzählern der deutschen Literatur.

Daß diese Situierung nicht ohne Verankerung in der zeitgenössischen sozialen und ökonomischen Realität vorgenommen worden, also keine bloße dichterische Erfindung gewesen ist, läßt sich der Landesgeschichtsschreibung entnehmen, die regelmäßig den Reichtum (Nieder-)Österreichs an Wein und Getreide hervorhebt. Jans von Wien, ein Bürger der Stadt, schreibt in den siebziger Jahren des 13. Jahrhunderts in dem Völkerspiegel seiner *Weltchronik* (V. 27357–27652), daß die Böhmen die besten Wirte und Biertrinker seien, jedoch

27538 daz ze Oesterrîch in dem lant
ist kornes unde wîns vil.
der ez gern koufen wil,
dem gît man ez vil ringe
umb sîn pfenninge.

daß es im Land Österreich viel Korn und Wein gibt. Wer es gern kaufen möchte, dem gibt man es sehr preiswert für sein Geld.

Schon in den bald nach 1217 verfaßten hexametrischen *Versus de primis fundatoribus Zwetlensis monasterii* (*Versen über die ersten Gründer des Klosters Zwettl*)[21] heißt es im Lob Österreichs: *Vino, frumento pollet* (V. 8: „an Wein und Getreide ist es reich"). Im ausführlichen Preis der Stadt Wien aus

[20] Carmen Buranum 211 *Alte clamat Epicurus: / „Venter satur est securus"*. Literatur dazu im Kommentar von Vollmann (zit. Anm. 11).

[21] Vgl. Knapp, Literatur I, S. 203 f.

den achtziger Jahren des 13. Jahrhunderts von dem Zisterziensermönch Gutolf von Heiligenkreuz lesen wir, daß die nördlich von Wien gelegenen Berge „reichlichst bebaut sind mit Rebstöcken, deren hochgeschätzter Saft den Trinkenden so erquickt, daß es Sünde wäre, nach Falernerwein zu verlangen.“[22] Abgesehen von der antiken Stilisierung und Überhöhung bemüht sich Gutolf im gesamten Lob der Stadt sichtlich, sachlich-realistisch zu bleiben. Urkundliche Quellen bestätigen, daß der Anbau und die Ausschank von Wein wesentlich zur Wohlhabenheit des Wiener Bürgertums beitrugen.[23] Daß es da auch Preistreiberei gegeben hat, versteht sich fast von selbst, aber die vom Freudenleeren angeprangerte Ausplünderung der Wirtshausgäste dürfte doch mehrheitlich eher die Folge der unmäßigen Genußsucht als der überhöhten Preise gewesen sein.

Das bestätigt auch Heinrich von Neustadt, der im frühen 14. Jahrhundert in seinem geistlichen Gedicht *Von Gottes Ankunft*[24] das Laster von Fraß und Völlerei gewiß nicht zufällig und auch nicht nur, weil es ihm räumlich nahe lag, ausgerechnet am Wiener demonstriert:

Frazheit hat genomen ubern hant,
Und aller meiste in Osterlant:
Trunken, vol und uber sat
Ist manig man in Wiener stat
und etteliche frauwe auch al da.
Wie sie ez gewünne oder wa,
Si muoz immer gnuog haben,
Gar fruhe ir krankes hertze laben.
E sie dann zu der kirchen ge,
Sie drinkt liht ein engstel e
Und ißet auch vil liht ein huon.
Daz muoz ir dann gar sanfte tuon
In dem heubt und in dem magen.
Si machent veizt iren kragen,
Daz sie phnesten als die swin:
Da mit wil sie dann heilig sin.

Die Verfressenheit hat überhand genommen, und zwar am meisten in Österreich. Betrunken, voll und übersatt sind viele Männer in der Stadt der Wiener und etliche Frauen ebenda auch. Wie immer oder wo immer sie dazu kommen kann, sie muß immer genug davon haben und zeitig in der Früh ihr schwaches Herz laben. Ehe sie dann zur Kirche geht, trinkt sie ohne weiteres ein Viertel (Wein) und ißt ganz ein-

[22] Lateinischer Text bei Redlich, Des Gutolf von Heiligenkreuz Translatio, S. 11 Z. 25–27: *montes* [...] *versus septentrionem confertissimis excultos vineis* [...], *quarum clarissimus liquor ita bibentem reficit, ut Falernum querere sit nefas.*

[23] Vgl. Müller, Wiens höfisches und bürgerliches Leben, S. 730. – Ein berühmtes deutsches Pendant zur Weinstadt Wien stellt Trier dar, das z.B. im Carmen Buranum 204 gepriesen wird: (2) *Trevir, metropolis, / urbs amenissima, / que Bacchum recolis, / Baccho gratissima, / da tuis insolis / vina fortissima / per dulzor!*

[24] Ausgabe der Werke Heinrichs von Neustadt von Singer.

fach ein (ganzes) Huhn. Das muß ihr dann äußerst wohltun im Kopf und im Magen. Sie erwerben einen feisten Hals, so daß sie wie die Schweine schnaufen. Damit will die Frau dann (in der Kirche) heilig sein.

So ist denn der literarische Topos vom saufenden und fressenden Wiener keine erst der neuzeitlichen Realität entsprossene dichterische Erfindung. Wie stark er im Mittelalter die Realität überzeichnet hat, wissen wir natürlich nicht. Fraglich auch, was seine Darstellung eigentlich in einem Sammelband über den Rausch zu suchen habe. Der Rausch, gar der in höhere Dimensionen entführende Rausch der Begeisterung, ist wohl kaum je das Ziel dieser Phäaken vom Donaustrand gewesen. Konrad von Haslau, ein fahrender Berufsdichter desselben Landes,[25] gibt gegen Ende des 13. Jahrhunderts in seinem gereimten Erziehungsbüchlein *Der Jüngling*[26] zehn Gründe für den – von ihm natürlich getadelten – Aufenthalt im *lîthûs*, im Weinhaus, an. Man saufe angeblich in der Öffentlichkeit, um daheim niemand bewirten zu müssen, um bei den Leuten als gesellig und freigebig zu gelten, um mit anderen Betrunkenen Blödsinn reden zu können, aus Gewohnheit und aus Durst, zum Zeitvertreib, aus gesundheitlichen Gründen, schließlich aus Schmerz und Kummer – alles sehr banale, dem Niveau dieser Sittenlehre für Krautjunker entsprechende Gründe. Aber sie haben doch, wenigstens die meisten von ihnen, mit „höheren" Zielen eines gemeinsam: Sie entspringen dem Wunsch, der Realität zu entfliehen, weil diese als unerträglich oder unbefriedigend empfunden wird. Zumindest hierin treffen sie sich, der verzückte Visionär, der vom *furor poeticus* ergriffene Dichter und der vom Stuhl fallende und lallende „schlichte" Säufer. Gott sei seiner Seele gnädig!

Literatur

Adam W (1979) Die ‚wandelunge' (Beihefte zum Euphorion 15). Winter Heidelberg

Cairns F (1980) The Archpoet's Confession: Sources, Interpretation and Historical Context. In: Mittellateinisches Jahrbuch 15, S 87–103

Carmina Burana (1970) Bd I 3. Hrsg.von Bernhard Bischoff. Carl Winter Heidelberg

Carmina Burana (1987) Texte und Übersetzung. Hrsg.von Konrad Vollmann (Bibliothek des Mittelalters 13). Deutscher Klassiker-Verlag Frankfurt/Main

Der Stricker: Die Kleindichtung (1975) Bd III, 1. Hrsg. von Moelleken WW, Agler-Beck G, Lewis RE (GAG 107). Kümmerle Göppingen

Die Regel des Hl. Benedikt. Hrsg. und übers. von Basilius Steidle. Beuroner Kunstverlag Beuron

Etymologisches Wörterbuch der deutschen Sprache(1989) Begründet von Friedrich Kluge, bearbeitet von Elmar Seebold. 22. Aufl. de Gruyter Berlin, New York

Glier I (1995) Steinmar. In: Verfasserlexikon IX (1995) (s.u.), Sp 281–284

Grunewald E (1976) Die Zecher- und Schlemmerliteratur des deutschen Spätmittelalters. Diss. Köln

[25] Vgl. Rosenfeld, Konrad von Haslau, Sp. 194–198.

[26] Ausgabe von Stauber.

Hamacher J (1983) Die „Vagantenbeichte“ und ihre Quellen. In: Mittellateinisches Jahrbuch 18. S 160–167

Harmening D (1978) ‚Bruder Rausch‘. In: Verfasserlexikon I (s.u.), Sp 1043–1045.

Heinrich von Neustadt (1906) Die Werke. Hrsg.von Samuel Singer. (Deutsche Texte des Mittelalters 7). Weidmann Berlin

Horatius Flaccus Q (1959) Opera. Hrsg.von Klingner F. Teubner Leipzig

Jauß H-R (1976) Über den Grund des Vergnügens am komischen Helden. In: das Komische. Hrsg von Preisendanz W, Warning R (Poetik und Hermeneutik VII). Fink München, S. 103–132

Knapp FP (1994) Die Literatur des Früh- und Hochmittelalters in den Bistümern Passau, Salzburg, Brixen und Trient von den Anfängen bis zum Jahre 1273 (Geschichte der Literatur in Österreich I). Akademische Druck- und Verlagsanstalt Graz

Kuhlen F-J (1995) Rauschmittel. In: Lexikon des Mittelalters (s.u.), Bd VII, Sp 479 f.

Lancelot (1978) Roman en prose du 13.e siècle. Hrsg. von Alexandre Micha. (Textes Littéraires Français). Bd I. Droz Genf

Lexer M (1876) Mittelhochdeutsches Handwörterbuch. Hirzel Leipzig. Neudruck Hirzel Stuttgart (1992)

Lexikon des Mittelalters (1980 f.) Hrsg.und Berater: Angermann N, Bautier R-H u.a. LexMA-Verlag München, Zürich:,

Matheus M (1997) Wein, -bau, -handel, A. Allgemein; Mittel- und Westeuropa. In: Lexikon des Mittelalters (s.o.), Bd VIII, Sp 2116–2123

Müller R (1907) Wiens höfisches und bürgerliches Leben im ausgehenden Mittelalter. In: Geschichte der Stadt Wien. Hrsg. von Starzer A, Bd III, 2. Hälfte. Holzhausen Wien, S. 626–757

Redlich O, Schönbach AE (1908) Des Gutolf von Heiligenkreuz Translatio s. Delicianae. In: Sitzungsberichte der kaiserlich-königlichen Akademie der Wissenschaften zu Wien, phil.-hist. Klasse, Jg. 159, II. Abh.

Rosenfeld H-F (1985) Konrad von Haslau. In: Verfasserlexikon V (s.u.), Sp 194–198

van Uytven R (1983) Bier und Brauwesen. In: Lexikon des Mittelalters, Bd II (s.o.), Sp 135–139

Verfasserlexikon. Die deutsche Literatur des Mittelalters (1978 ff.) Begr. von Stammler W. 2., völlig neu bearb. Auflage. Hrsg. von Wachinger B, Ruh K u.a. de Gruyter Berlin (u.a.)

von Haslau K (1984) Der Jüngling. Hrsg.von Tauber W (Altdeutsche Textbibiliothek 97). Niemeyer Tübingen

Der revolutionäre Rausch

Bernward Vespers Roman ,Die Reise' und das psychedelische Bewußtsein von 1968

von Roman Luckscheiter

In den sechziger Jahren dieses Jahrhunderts war ein zunehmendes Interesse an Haschisch und LSD festzustellen. Das vermerkte 1970 die Kulturzeitschrift ,Merkur' und widmete den Drogen ein Themenheft mitsamt einer „Nachschrift eines LSD-Rauschs".[1] Damit war das Thema aus der Subkultur emporgestiegen und im anspruchsvollen Diskussionsforum der westdeutschen Intelligenz angekommen. Drei Jahre zuvor war es noch ein brisanter Aufmacher in der Studentenzeitschrift ,Konkret' gewesen, die für alles zuständig war, was die Linke, die Politik, die Literatur oder die Sexualität betraf. Dort klärte Stefan Aust über die vieldiskutierte Droge LSD auf:[2] über Beschaffungswege, Wirkungen, Strafbarkeit und Konsumentenmilieus sowie über die Erfolgsgeschichte der Droge, die 1938 zum ersten Mal synthetisch hergestellt wurde, in Timothy Leary schon in den vierziger Jahren ihren Guru fand, durch die Beatniks popularisiert wurde und mit den Hippies schließlich beim „Fußvolk" angekommen war. Die Jargonbezeichnung für LSD, „acid" (engl. für „Säure"), wurde dabei zu einem Signalwort ästhetischen Protests. Eine Rockgruppe taufte sich ,Acidheads' und etwas später, 1969, sammelte der Kölner Underground-Poet Rolf Dieter Brinkmann angelsächsische Beat- und Pop-Texte für eine vielbeachtete Anthologie namens ,ACID'.

Als Thema subversiver Literatur und Musik, als Hilfsmittel für den Ausstieg aus dem bürgerlichen Leben und als bewußtseinerweiterndes Medium der Selbsterfahrung gehören LSD und andere Drogen untrennbar zu jenem vielschichtigen Komplex der Zeitgeschichte, den man mit der Chiffre „1968" belegt hat. Der 1938 geborene Bernward Vesper bewegte sich in diesem

[1] Merkur 24 (1970), H. 265. Mit Beiträgen von Hans Mayer: Die Literatur der künstlichen Paradiese (S. 514–525), Dieter Baacke: Untergrund (S. 526–541), Dieter Schwarz: Der Rausch am Rausch (553–563), Georg Jappe: Nach-Schrift eines LSD-Rauschs (S. 563–577).

[2] Stefan Aust: LSD in Deutschland. In: Konkret 12/1967, S. 18.

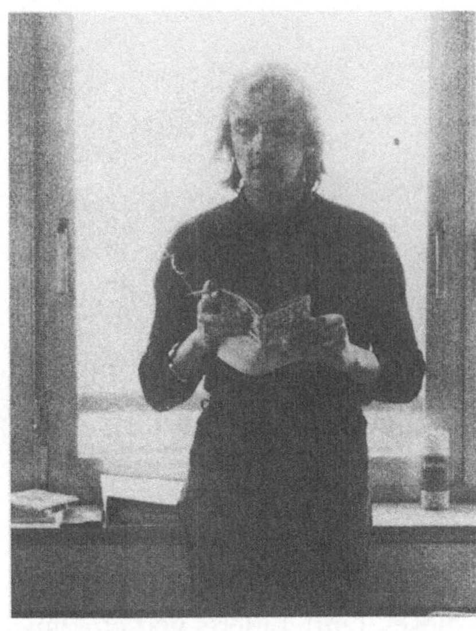

Abb. 1. Bernward Vesper (bei der Lektüre von Günter Amendts ‚Sexfront', 1970, Foto: Jörg Schröder)

Komplex auf mehreren Ebenen: Er war Student und Gelegenheitskommunarde, Verleger und Schriftsteller, Verlobter der späteren Terroristin Gudrun Ensslin und zugleich Sohn des Nazi-Dichters Will Vesper. Im Mai 1971 beging er Selbstmord und hinterließ ein 700 Seiten umfassendes Romanfragment, das erst 1977 unter dem Titel ‚Die Reise' erschien.[3] Diese ‚Reise' führt autobiographisch durch die Gegenwart der Jahre 1969 bis 1971, durch die Kindheit während der Nazizeit und durch die Welten des „inner space" nach der Einnahme diverser Drogen, die bei der „Überprüfung all dessen [...], was seit der Geburt geschehen ist", behilflich sein sollen (S. 36). Der Roman über diesen dreifachen „Trip" wurde – zumal mitten im ‚Deutschen Herbst' von 1977 – als „Vermächtnis einer Generation" gelesen, die ihre Sozialisation unter der Last deutscher Vergangenheit und in den Spannungsfeldern der Außerparlamentarischen Opposition erfahren hat. Bekanntermaßen war ihr Verhältnis zum System der Bundesrepublik gestört, um nicht zu sagen: von tiefem Haß und größtem Mißtrauen geprägt. Vesper hatte zunächst auch vor, sein Buch ‚Haß' zu nennen, und führt einige Beispiele über „Opfer der Kapitalkonzentration" und „Opfer der Technologie unter kapitalistischen Produktionsverhältnissen" des Jahres 1969 an, um damit das Gesicht des Feindes, die „Bauelemente des zweiten deutschen Faschismus" zu illustrieren (S. 431 f.). Für seine Mitbürger hat er nur Verachtung übrig: „Alles hier ist Vegetable. Was nützt es, high zu sein, wenn man auf dem Grund dieses Morastes sitzt?

[3] Alle Seitenangaben beziehen sich auf die in den Anmerkungen angegebene Ausgabe.

Ich seh' sie kaum, ich spreche nicht mit ihnen, und dennoch sind sie überall präsent. Ihre Straßen, Häuser, die Mißbildung der Fenster, der Türen, der Gärten, alles verrät sie“ (S. 69). Die Bezeichnung „faschistischer Deutscher“ gilt ihm schlichtweg als „Pleonasmus“ (S. 54).

1. „High“ Literature

Was also nützt es, high zu sein? Nicht immer ist die Stimmung des Autors so defätistisch. Immerhin erlaubt ihm die Einnahme von Drogen, „alle Konditionierung“ abzulegen (S. 240) und die Hoffnung zu hegen, die Droge werde „in wenigen Jahren die ganze jahrtausendealte Scheiße hinwegfegen“ (S. 207). Während seine Halluzinationen, ausgelöst u.a. durch die „Wahrheitsdroge“ LSD, die „innere Wirklichkeit“ zu erkennen geben, leben „die meisten“ in ihren „autoritätsfixierten Halluzinationen“, „ob sie sie nun Gott, Pflicht, Moral, Revolution nennen oder wie immer“. Selbst die Studentenbewegung, die von der Revolution sprach, scheint ihm noch zu autoritätsorientiert zu sein und kann, so Vesper 1969, keine befreiende Bewegung werden, „wenn ‚sie‘ (d.h. wir) so weitermacht“ (S. 34). In einem Brief vom 23. August 1969 an seinen Verleger entwirft Vesper das Ziel, durch den „Trip“ den „Antrieb“ zur Entfaltung der eigenen Kreativität zu erhalten, da man sich sonst „politisch in eine – an der Revolution vorbeiführende – Gasse“ manövrieren würde (S. 605). Man bedenke, daß er dies noch ein Jahr nach dem Attentat auf Rudi Dutschke sagt, welches von vielen als Endpunkt der Bewegung betrachtet wurde, dem nur die vermeintliche „Rückkehr in die Innerlichkeit“ oder der Weg in den Terrorismus folgen konnten. Den Rausch als revolutionierende Kraft einzusetzen, war allerdings weder im politischen Kontext Vespers noch im kulturgeschichtlichen Horizont des 20. Jahrhunderts eine neue Idee. „Die Kräfte des Rausches für die Revolution zu gewinnen“ war laut Walter Benjamin, der sich einer eingehenden André-Breton-Lektüre unterzogen hatte, die „eigenste Aufgabe“ des Surrealismus.[4] Vesper ist darüber im Bilde und gibt sich auch als Kenner aus: „Bemerkenswert“ findet er, „daß es viele Abhandlungen über den Surrealismus gibt, über automatisches Schreiben, in denen Rauschgift nicht einmal erwähnt wird“ (S. 43). Die Beschäftigung mit dem Surrealismus war dabei keine zufällige. Die Kommune I mit den Chefaktionisten Rainer Langhans und Fritz Teufel, zu deren Umfeld Vesper gehörte, berief sich in ihren Manifesten und Störaktionen mitunter auf surrealistische Theorien, so daß die hochgradig heterogene Bewegung von 1968 von der Forschung mit guten Gründen in primär surrealistische Strömungen einerseits und marxistisch geprägte andererseits unterteilt werden kann[5] – in der ‚Reise‘ verbinden sie sich

[4] Benjamin: Der Sürrealismus, S. 307.

[5] vgl. Bohrer: Die gefährdete Phantasie, S. 32 ff.; Briegleb: 1968, S. 36 ff., Kiesel: Literatur um 1968, S. 598 ff.

wiederum zu einem komplexen Gebilde. Vesper las im Zusammenhang mit dem Verhältnis von Drogen, Literatur und Revolution aber nicht nur die Schriften der Surrealisten; er erwähnt in seinen Notizen die Lektüre von William S. Burroughs, Jack Kerouac, Allen Ginsberg, Ernst Jünger und Jean Cocteau.

Der „Ausstieg aus der Bourgeoisie", den nicht nur Vesper (S. 45), sondern jede Drogenliteratur vor ihm zu erzielen suchte, wird bei ihm nun auf eine Formel gebracht: „E[nergie] = ERFAHRUNG · HASS", die „Formel unserer Krankheit und Exzentrität" (S. 13f.). Das Motiv des Exzentrischen zieht sich durch den Roman hindurch (der Erzähler schildert sich als „eine fliegende marionette" [S. 169] und spricht vom „ende der symmetrie" [S. 702]). Es gehört zu dem Komplex der programmatischen „Selbst-Denormalisierung", wie ihn Jürgen Link als typisch für die „Achtundsechziger" dargestellt hat.[6] Um den eigenen Aufenthalt an den Rändern für andere mitteilbar und zu einem produktiven Modell revolutionärer Energiegewinnung zu machen, mußte er möglichst authentisch dokumentiert werden. Doch die Art und Weise schriftlicher Mitteilung war in den Jahren um 1968 ein Problem und die Entscheidung für einen bestimmten literarischen Stil kam bekanntlich einem Glaubensbekenntnis gleich. Denn mit der Bourgeoisie sollte auch die bürgerliche Literatur verabschiedet werden, und zwar, wie am prägnantesten im Heft 15 der von Hans Magnus Enzensberger herausgegebenen Zeitschrift ‚Kursbuch' nachzulesen ist, zugunsten einer Literatur der Reportage, der Dokumentation, des politischen Kommentars. Allerdings stellte diese Art der Dokumentation für Vesper noch keine befriedigende Überwindung der „Krise unserer Literatur" dar, die er zugleich als eine „Kommunikations-Misere" (S. 17) wahrnahm. Für diese Krise macht er drei Gründe verantwortlich: Erstens entschieden sich junge, innovative Künstler nicht mehr dazu, Autoren zu werden, sondern würden „Musiker oder Filmemacher", zweitens – und das ist ein überraschendes Argument – sei die Bibel „verschwunden" und drittens herrsche noch immer der „Zwang der Linie", der eins „aufs andre" folgen lasse und Widersprüche als Hierarchie darstellen würde.

Wie also den unter Drogeneinfluß eroberten „inner space", der „ja schließlich auch nicht auf einer Linie" hänge, adäquat wiedergeben? Im Genre des Tagebuchs findet Vesper einen Fortschritt „gegenüber dem Roman", da der Mensch sich hier weigere, „seine Bedürfnisse zugunsten einer ‚Form' hintenanzustellen". So wird das Tagebuch zur „materialistische[n] Auflösung der Kunst", zur „Aufhebung des Dualismus von Form und Inhalt" (S. 47). Bernward Vespers Stil nährt dementsprechend die Illusion, jede Zeile sei eins zu eins aus dem Gedankengang des Autors übernommen, und unterscheidet nicht zwischen alltäglichsten Beobachtungen und quasi philosophischen Sentenzen.

[6] Link: Versuch über den Normalismus, S. 118.

Darin kommt er der von den Autoren der „beat generation“ propagierten Methode des „speed writing“ nahe, derzufolge man im Rausch alles auf ein Tonband sprechen solle, was einem in den Kopf kommt, um es dann später zu transkribieren. Und auch der strenge Wahrheits- und Realitätsanspruch, den man im allgemeinen Streben nach dem „Authentischen“ pflegte, konnte eingelöst werden: „Man sollte meinen, die Berichte des LSD-Schluckers seien ungenau und phantastisch in dem Sinne, daß sie phantasiert, ausgedacht sind und sich in der Imagination nicht zugetragen haben. [...] Im Gegenteil: Das Bestreben, sich auszudrücken, leidet geradezu zwanghaft unter der Pflicht, präzise und genau zu sein. Der Drang, die Wahrheiten, die man gesehn hat, mitzuteilen, ist geprägt von der Überzeugung, daß es Wahrheiten sind. [...] Die innere Wirklichkeit zertrümmert die äußere“ (S. 47). Damit steht überraschenderweise fest, daß Drogenliteratur zum Realismus gezählt werden will, ja seine eigentliche Einlösung zu sein beansprucht, die berserkerhaft noch das Innerste an den Tag legt. Seine drogengestützte Schreibweise bezeichnet Vesper als „Harakiri, ich ziehe meine Gedärme heraus“ (S. 116). Als Friedrich Schlegel im Jahre 1800 für einen neuen, grenzenlosen Realismus eintrat, verstand er darunter die „Harmonie des Ideellen und Reellen“.[7] Vesper aktualisierte das romantische Konzept zu einer mehr oder minder harmonischen Synthese von innerer und äußerer Wirklichkeit. Dadurch konnte der als unzeitgemäß empfundene Idealismus aufgegeben werden, ohne daß man in die von Marcuse beklagte „Eindimensionalität“ geriet, und gleichzeitig konnte die Erkenntnis integriert werden, daß die Definition der Wirklichkeit vor allem von der eigenen Wahrnehmung abhänge. Zu diesem Schluß war zwar schon Friedrich Nietzsche gekommen, aber durch die ‚Phänomenologie der Wahrnehmung‘ von Maurice Merleau-Ponty (dt. 1966) und dem neu aufgelegten ‚Tractatus logico-philosophicus‘ von Ludwig Wittgenstein (Suhrkamp, 1969) war die Sensibilität dafür wieder stärker ins Bewußtsein gerückt.

2. *Rauschsymptome mit Revolutionsrelevanz*

Aus der Perspektive der „äußeren“ Wirklichkeit bietet Vespers Romanessay Informationen über die Umstände und physischen Folgen des Drogenkonsums. Der Leser erfährt mit relativer Genauigkeit, wann welche Drogen auf welche Weise zum Einsatz kommen. Es handelt sich dabei um Haschisch, Opium, Pot, Präludin, Meskalin und LSD, wobei die beiden letzteren bevorzugt eingenommen werden. Über ihre negativen Auswirkungen wird Buch geführt: Von Schmerzen ist die Rede (S. 151), von Übelkeit (S. 156) und von Erstickungsanfällen (S. 247). Des weiteren findet sich der Ratschlag, daß man es mithilfe von „Joghurt und Bananen, Schokolade und Granini“ erreichen

[7] Friedrich Schlegel: Werke, Bd. 2/I. München: 1967, S. 315.

könnte, „Acid zum gedämpften Feierabendzauber zu reduzieren", um nicht am Ende eines Trips „erschöpft, körperlich fertig" zu sein wie der Autor, als er von diesen „Requisiten" noch nichts gewußt hatte (S. 169). Wesentlich mehr Raum als die praktischen Fragen nehmen aber die Schilderungen der Halluzinationen als Wirklichkeit aus der „inneren" Perspektive ein. Diese Halluzinationen lassen sich schwerpunktmäßig in vier Gruppen einteilen: in Halluzinationen 1.) von Farben und Dingen, 2.) von Licht und Gott, 3.) von „inner space" und Weltraum, 4.) von Urmensch und Nomadenstamm.

1) Vesper beschreibt, wie im Rausch die „Dinge" auf ihn zukommen, sich ausbreiten, „zu Ländern, Zeitaltern" werden, während er selbst versinkt in einem „Violett der Vorgewitterstunde", das sich über alles legt (S. 52). Die eintretende Freiheit „von materieller Sorge, von Not und Bedrohung durch den Untergang" sei ein „wunderbarer Moment in der Geschichte des Lebendigen auf diesem Planeten". Denn nun sei klar, daß es „keine Künstler mehr" gebe: „Jeder kann es, jeder!" (S. 53). Dieses Gefühl löst unmittelbar den Anspruch ein, dem das Tagebuch formal entsprechen sollte: der „Auflösung der Kunst". Die Strategie, daß jeder ein Künstler sei, hatte bereits die Arbeiterliteratur der ‚Gruppe 61' verfolgt, war dabei aber weder auf allzu große Erfolge noch auf interessante Innovationen gestoßen. Andy Warhol war mit dem gleichen Anspruch, jedoch mit einem anderen Konzept, der Pop Art, angetreten und erreichte eine sehr hohe Aufmerksamkeit und eine breite Rezeption. Das sogenannte ‚Ende der Kunst' wurde emphatisch als der Anfang der wahren Demokratie gedeutet. Für die Drogenliteratur hatte diese Orientierung am breiten Volk aber nicht die Vernachlässigung der Vertikalen zur Folge. So spielt der Himmel für Vesper immer wieder eine entscheidende Rolle: Einmal bricht über ihm „aus dem Zenit ein Fallschirm aus tiefem warmen Blau" und öffnet sich langsam: „Das ganze Gewölbe des Himmels bis hinunter zu den Fransen der Dächer eine einzige samtene, blaue Zeltkuppel" (S. 91). Der Erzähler öffnet daraufhin seine Arme und zieht aus dem „blauen Schimmer den Strom der kräftigen Orgonen" – hier zeigt nicht nur die Droge, sondern auch die intensive Lektüre von Wilhelm Reich Wirkung, der u.a. in seiner Schrift über die ‚Funktion des Orgasmus' die Theorie der kosmischen Lebensenergie entfaltet hatte. Das Blau, das Vesper als „mild und barmherzig" empfindet, reißt ihn dann nach oben und läßt ihn „nackt zwischen Sternen und Erde" schweben (S. 92). Das ist die „Große Fahrt nach oben", die ihn auch später wieder „aus der Schwärze des Straßenschachts ins Blau des Untergrunds der tausend Knoten" führt (S. 101), weshalb sich sein Tripgefährte Burton wohl auch so ausdrücklich für Teppiche und deren „Geflecht der Knoten" interessiert: „Ein TEPPICH, ein TEPPICH!", ruft er begeistert an einem Schaufenster (S. 102). Nichts anderes als ein Knotengeflecht ist auch der Text selber: Als Flickwerk der unterschiedlichen „Reise"-Erlebnisse, Stillagen und Refle-

xionsebenen ist ‚Die Reise' ein „Pastiche". In Kunst und Literatur ist das Pastiche seit dem 18. Jahrhundert und besonders wieder in der Postmoderne die Antwort auf ein gesteigertes Komplexitätsbewußtsein und der Versuch, die als komplex erfahrene Gegenwart ästhetisch zu bewältigen – in gewisser Weise die oben zitierte Verabschiedung der Linie. In den sechziger Jahren, die man nachträglich als den Beginn der „nachindustriellen Gesellschaft" tituliert hat, begann die Pluralismus-Diskussion, schrieb Arnold Gehlen über die „Kristallisation" moderner Gesellschaften und sprach Jürgen Habermas über das Verhältnis von sozialem Strukturwandel und Öffentlichkeit. Die von Karl Popper in den fünfziger Jahren definierte „offene Gesellschaft" gelangte immer stärker in das Bewußtsein, während Ralf Dahrendorf in seinen Vorlesungen, denen Vesper beiwohnte, die Vorstellung zu bedenken gab, daß in der Demokratie „jeder von jedem abhängig ist" (S. 583). All das waren Verunsicherungen, welche ein lineares Denken nachhaltig irritieren mußten. Eine These von McLuhan, dem amerikanischen Medienwissenschaftler, lautete, daß das Lineare durch das Konfigurative ersetzt werde.[8] Die Einnahme von Halluzinogenen machte diesen Übergang intensiv erfahrbar.

2) Außer dem beruhigend wirkenden Blau spielt die Farbe Weiß eine besondere Rolle. Sie entspricht dem hellsten denkbaren Licht, dem Licht also, dem man beim Blick in die Sonne begegnet. Auf den Erzähler hat die Sonne eine unheimliche Anziehungskraft: „Man soll angeblich nie wieder zurückkommen, weil das WEISS die ganze Hirnschale füllt und man sich weigert, von dieser Stufe, aus der Zone der größten Klarheit in die alten Bedingungen hinabzukommen" (S. 111). „Unter der Hirnschale" begreife man dann die „Ewigkeit der Dialektik" von „Nicht-Ewigkeit" und dem unmittelbaren „weißen Glanz GOTTES" (S. 112). Angeregt durch ein Gemälde von Albrecht Altdorfer in der Münchner Pinakothek phantasiert Vesper über den dargestellten „Ball von Licht", der „nichts nahelegt als die Gestalt des gen Himmel fahrenden JÜNGLINGS, des überall Zeichen gebenden Aufbruchs in die revolutionäre Umwälzung" (S. 102). Die Einnahme von Meskalin, von der er im eingefügten ‚Peyotl-Märchen' berichtet (Peyotl ist der Name des Kaktus, aus dem Meskalin gewonnen wird), ermöglicht es ihm später, selbst dieser Jüngling zu sein: „Ich war ein Heiliger, von allen verlassen" (S. 219). Er steht „im Garten Gethsemane", überblickt im Koma sein ganzes Leben und sieht, „daß es gut war". Er grüßt Jesus „wie einen Bruder", da dieser „auf seinem Trip [...] die Sache bis zu Ende gedacht" und den Gott „vor zweitausend Jahren" herausgefordert habe – nur habe Gott versagt (S. 221). Jetzt scheint der richtige Zeitpunkt gekommen zu sein, Jesu Auftrag einzulösen. Bei einem berauschten Aufenthalt in der Theatinerkirche hatte er schon einmal die Begegnung mit Gott er-

[8] Zit. n. Schmidt-Joos: Beat-Kultur. Die Generation des »Involvement". In: Der Monat 19 (1967), H. 230, S. 59–66. Hier: S. 59.

lebt: „Oben, zwischen den Kapitellen, spannten sich die Drähte des dreieckigen Auge Gottes“ (S. 123). Und da Vesper schon als kleiner Junge seinen Vater und Gott miteinander in Verbindung gebracht hatte („Und Gott war mein Vater und mein Vater war Gott, morgen früh, wenn Gott *will*, wirst Du wieder geweckt, mein Vater hieß *Will*“; S. 377), ist es nur konsequent, wenn er nun im ‚Peyotl-Märchen‘ als Jesus „im Weiß der Wolke über den Baumkronen“ seinem „Vater“ in doppelter Hinsicht begegnet: „Vater, ich bin gekommen, ich bin Jesus!“ (S. 220). Das ist blasphemische Selbsterhöhung und biblische Versöhnungsgeste zugleich – Größenwahn und unio mystica als typische Phänomene des Rauschs,[9] die bei Vesper aufgrund seiner guten Bibelkenntnis ihren Ausdruck in christlichen Bildern und in einer am Neuen Testament geschulten Sprache finden. Vielleicht liegt in diesen Schilderungen die Antwort auf das beklagte „Verschwundensein“ der Bibel. Das religiöse Selbstgefühl, das der Drogenrausch vermitteln kann, und nach dem Vesper aufgrund seiner biographischen Voraussetzungen zu streben schien, ist ein nicht unwesentliches Element der Studentenbewegung, die man auch als Ausdruck religiöser Mangelerscheinungen interpretieren kann. Ein nicht geringer Aspekt des Erfolgs von Herbert Marcuse beispielsweise war sein Vermögen, eine „innerweltliche Eschatologie“ zu predigen.[10] Und noch ein anderer Vordenker der Revolte wollte nicht ganz ohne Religiosität auskommen. Im ‚Prinzip Hoffnung‘, dem Werk, das auch als „Bibel“ der Studentenbewegung bezeichnet wurde,[11] spricht Ernst Bloch über das Verhältnis von Atheismus und religiöser Utopie: „Der echte Materialismus, der dialektische, hebt eben die Transzendenz jeder Gott-Hypostase auf. [...] Das macht: das Reich, selbst in säkularisierter Form, wie erst in utopisch-totaler, bleibt als messianischer Front-Raum auch ohne allen Theismus. [...] Glaube ist einzig der an ein messianisches Reich Gottes – ohne Gott. Atheismus ist folglich so wenig der Feind religiöser Utopie, daß er deren Voraussetzung bildet: ohne Atheismus hat Messianismus keinen Platz.“[12] In den messianischen Fronträumen der Kommunen wurde dann vor allem der Sexualität mithilfe der Lehre von Wilhelm Reich und Reimut Reiche eine göttliche Heilskraft zugesprochen. Schon Anfang der sechziger Jahre beschreibt Dieter Kunzelmann im ‚Kanon der Revolution‘ für die ‚Gruppe Spur‘ das Haar der Geliebten als „brennenden Dornbusch des Moses“ und ihren Körper als „Himmelsleiter des Jakob“.[13] Bei Bernward Vesper verursacht die Religion des Eros eine unangenehme Ver-

[9] Vgl. Kupfer, Künstliche Paradiese, S. 253 f.

[10] Gerhard Bauß: Die Studentenbewegung der sechziger Jahre in der Bundesrepublik und Westberlin. Köln: Pahl-Rugenstein, 1977, S. 308.

[11] Holthusen, Hans Egon: Tradition und neue Aufklärung. Zur gegenwärtigen Situation der deutschen Intelligenz. In: Beiträge zu den Sommerkursen des Goethe-Instituts 1969, S. 9–19.

[12] Bloch: Das Prinzip Hoffnung, S. 1413.

[13] Dieter Kunzelmann 1962. In: Subversive Aktion, S. 46.

bindung von Trip und Tripper; das hält ihn aber nicht davon ab, in beschwörendem Ton seine Vorstellungen von orgiastischer Synästhesie niederzuschreiben: „ich kann nicht aufhören, an diese einheiten, ihre versöhnende, ihre heilige macht zu glauben, an den frieden, den vater, die [religiösen] heiligen gefühle dem leben gegenüber, der moral und der ethik und der ekstase des sexus" (S. 634). Die halluzinogenen Drogen ermöglichten und intensivierten solche Synästhesie-Erfahrungen.

3) Weniger in religiösen Gefühlen als in technischer Besessenheit und kosmologischem Bewußtsein wirkte sich das gemeinschaftliche Kiffen aus, das Freunde von Vesper anläßlich der Fernsehübertragung der Mondlandung am 20. Juli 1969 arrangiert hatten (S. 177). Man wollte „das Ereignis richtig aufnehmen", denn wie Vesper Parallelen zwischen sich und Jesus gesehen hatte, ging man auch von Affinitäten zwischen sich und Neil Armstrong aus: „Der innere Raum ist schwerelos wie der Weltraum. [...] ein Schuß Meskalin schickt einen drei Stunden auf den totalen Sonnentrip" (S. 178). Der Weltraum, dessen Weite das Fernsehen nun anschaulich machte, wurde zunehmend zur Metapher des erweiterten Bewußtseins. Rolf Dieter Brinkmann bezeichnete schon 1968 den Wahn von Schizophrenen als „Vorstöße von Kosmonauten des Innern in ein anderes Land".[14] Gleich einem Astronauten geht Vesper später auf die „Fahndung nach den ‚letzten Dingen'": „Es gelang mir, die Magnetbänder meines Hirns mitzunehmen auf meinen freien Spaziergang durch die Ewigkeit" (S. 213). Damit verknüpft er die Hoffnung, daß er nach seiner Rückkehr die gesammelten Daten „nur noch in einen leistungsfähigen Computer zu füttern" bräuchte, um die „fernste Zukunft der Welt und jedes Menschen" ermitteln zu können (S. 214). So könnte sich auf der Erde ein Zustand einstellen, den er im Rausch als eine „Sphäre" erlebte, „in der eine ungeheure Energie das Chaos in Zeit, Raum und Materie trennte. Kausalität trat erst in einigen Zentren auf und durchdrang dann alles" (S. 213f.). Der Computer also als Hoffnungsträger, als Apparat zur Bewältigung der Komplexität durch eine alles durchdringende Kausalität. Er wäre in dieser Hinsicht die technische Korrelation zum Konfigurativen des Teppichmusters und die technisch-rationale Entsprechung des Drogenbewußtseins.

4) Diametral steht dieser von der Technik inspirierten Vision eine andere Sehnsucht gegenüber, die ebenfalls durch die Einnahme von Drogen verstärkt und für den Moment eingelöst wird. In einem acht Stationen umfassenden „kleinen Trip-Baedeker" gibt Vesper zuerst noch folgende Reiseanweisung: „Du bist ein Stück belebter Materie von größter Komplexität; ein Computer, der die Funktionen deines Kopfes übernehmen sollte, müßte so groß wie die

[14] Rolf Dieter Brinkmann: Angriff aufs Monopol. In: Christ und Welt, 15. 11. 1968, S. 15f. Hier: S. 16.

Erde sein. Du bist das lebendige Glied in der milliardenjahralten Schlange des Lebens" (S. 502). In diesem Bewußtsein solle man sich dann aber in naturwissenschaftliche Museen begeben, danach die Stadt verlassen, ein Observatorium besuchen, durch ein Warenhaus, dem „Alptraum aus Plastik", gehen und in einem historischen Museum die verschiedenen Etappen der Zivilisationsgeschichte durchlaufen: „Lebe mit der Urhorde, dem Nomadenstamm, der Sklavenhaltergesellschaft, im Feudalismus, im aufgeklärten Absolutismus; verfolge die Entwicklung der technischen und künstlerischen Fähigkeiten des Menschen in allen Erdteilen bis hin zum von Europa und Amerika ausgehenden alles übrige zerstörenden Kapitalismus" (S. 503 f.). Diese Beschreibung der zivilisatorischen Entwicklung legt die Vermutung nahe, daß der gesündeste Aufenthaltsort die „Urhorde" oder der „Nomadenstamm" sein müßte. Auch an anderen Stellen klingt große Sympathie mit Stammeskulturen an: So wird den „imperialistischen Staaten", der „einzige[n] menschliche[n] Kultur ohne tiefgreifende Drogenerfahrung" vorgeworfen, sie habe mit bornierter Brutalität hohe Drogenkulturen zerstört. Aus der „vorimperialistischen Geschichte Asiens, Afrikas und Amerikas" seien „das Soma der Inder, das Bhang und Haschisch der Hindus und Mohammedaner, der Peyotl, der Teonanácatl und das Ololiuqui der Azteken und Mayas, das Cohoba, Caapi und Yagé der Amazonasindianer [...] nicht wegzudenken" (S. 505). In den Jahren um 1968 stieg das Interesse an Kulturen jenseits der abendländischen Zivilisation; ihr „Tribalismus" galt als vielversprechendes Gegenmodell zur bürgerlichen Familie.[15] Die 1961 verfaßten Untersuchungen von Claude Lévi-Strauss, ‚Das wilde Denken', erschienen 1968 auf deutsch und wurden zum Bestseller. Lévi-Strauss rühmt darin die „sogenannten primitiven Völker" dafür, daß sie mit ihren Riten und Mythen „vernünftige Methoden" erarbeitet hätten, „um die Irrationalität [...] in die Rationalität einzufügen".[16] Das entsprach genau dem situationistischen Anspruch, die „Rationalisten des Irrationalismus" zu sein.[17] Das mythische Denken der primitiven Völker, so Lévi-Strauss, sei „bricolage", eine Art intellektueller „Bastelei",[18] „zeitlos"[19] und „totalisierend".[20] Genau diese drei Eigenschaften treffen auch auf das Bewußtsein im Rauschzustand zu, wie es von Bernward Vesper geschildert wird: Flickwerk, kosmos-umgreifend und absolut gegenwärtig: „*Ich schwebte losgelöst von der Vergangenheit*" (S. 109).

---

[15] Baacke: Untergrund, S. 539. (S. Anm. 1)
[16] Lévi-Strauss: Das wilde Denken. S. 281.
[17] Kunzelmann in: Böckelmann/Nagel, S. 46.
[18] Lévi-Strauss, S. 29.
[19] Ebd., S. 302.
[20] Ebd., S. 282.

3. Die Auswirkungen auf die Sprache

Es ist kaum definitiv zu sagen, inwiefern sich der Drogenkonsum auf die Sprache der ‚Reise' ausgewirkt hat. Zu unterschiedlich sind die Stillagen innerhalb der Rauschdokumentationen, zu sehr ähneln ihre meist im Präteritum verbleibenden erzählerischen Passagen dem Stil des „einfachen Berichts". Im Unterschied zu Gottfried Benn legt Vesper auch keine lexikalischen Neuschöpfungen vor. Somit ist zwar festzustellen, daß keiner von Vespers Sätzen nicht auch ohne Drogen hätte geschrieben werden können, doch läßt sich erkennen, wie einige Tendenzen seines Schreibens durch den Rausch verstärkt werden. Wie bereits erwähnt fällt ein geradezu exzessiver Gebrauch des religiösen Vokabulars und des dazugehörigen messianischen Tons auf, wenn die Halluzinationen zu Transzendenzerfahrungen führen. Ebenso verhält es sich mit dem technischen Vokabular, wenn das erweiterte Bewußtsein nach Vergleichsmustern in der Welt der Computer sucht. Vespers Devise von der demokratischen Wirkung der Drogen („Jeder kann es!") erscheint dort, wo der Text diese christlichen, technischen und philosophischen Kenntnisse seines Autors nicht verbergen kann, allerdings problematisch. Denn gerade in der Wiedergabe der Rauschgefühle wird die banale, dem Vulgären nicht abgeneigende Sprache der nüchternen Berichte von einem gehobenen Stil verdrängt, der nur durch ausgiebige Lektüre geschult worden sein kann.

Die Spezifik des drogengestützten Schreibens scheint aber weniger im Vokabular als in der Art und Weise der Komposition zu liegen. Der „Stummfilm" (S. 277), den Vesper wiedergibt, zeichnet sich immer wieder durch eine ungeheuer rasche Bilderfolge aus. Die „Unruhe des Speeds" (S. 225) führt dazu, daß beinahe mit jedem Satz ein neuer Kontext geöffnet, ein anderer Vergleich unternommen, eine neue Synästhesie hergestellt wird. So liest sich die Prosabeschreibung eines Rauschs wie ein surrealistisches Gedicht:

> UND IN DER K 1 lag ich auf dem Rücken, sank tief unter das grüne Wasser, als die Nacht kam, die Fenster noch rötlich, Fritz Teufel saß in Moabit, die andren am Tisch, Gudrun Schmitz, auch Ruth tanzte in Gestalt des Teufels mit brennenden Haaren. Mein Grab aber war aus weißem Marmor, der Boden sank, wie ein Fahrstuhl, und Gudrun saß am Rand des Brunnens und versuchte, mit mir zu sprechen, aber ich war längst Isabella in der Kathedrale von Granada. Ihr Kopf drückte sich tiefer ins Kissen als der Ferdinands, weil er voller gewesen, und erst Frank spielte auf seiner Flöte und riß mich aus dem Wasser, aus dem reinen Marmorbecken, in dem ich meinen versteinerten Leichnam zurückließ (S. 75).

Hier vermischen sich innerhalb von drei nicht überproportionierten Sätzen fünf Räume (die Kommune, Moabit, das fantasierte Marmorgrab, der Fahrstuhl und die Kathedrale von Granada), in denen sieben verschiedene Bewegungen vollzogen werden (liegen, sinken, kommen, tanzen, drücken, reißen), vier Farben dominieren (grün, rötlich, weiß und die Farbe des Feuers) und zwei Figuren aus der Tradition des Christentums aufeinandertreffen: der Teufel (von zwei Frauen verkörpert) und die heilige Isabella, in deren Haut der männliche Erzähler zu stecken glaubt. Die *„Maschine im Kopf*“, die *„Ariadne, die ihr rotes Netz auswirft und die* Objekte *einfängt und zu einem* Kosmos *organisiert*“ (S. 122), funktioniert in solchen Momenten auf Hochtouren. Die dabei explosionsartig hervortretenden Assoziationsschübe können von der Syntax dann fast nur noch in reinen Aufzählungen erfaßt werden:

> hinter mir die Fliegen, die sich auf den Nacken setzten, und brennende Stiche, und ‚Orestes irrend durchs Gefilde‘, die Fliegen im Nacken, heiliger Wahnsinn, mein Gehirn, die phantastische Maschine war defekt geworden, der Energiestoß hatte Wicklungen durchschmoren lassen, die Hitze hatte meinen Körper in eine Flamme verwandelt, die zuckend um die Knochen loderte, jetzt, hier in der Kühle des Morgens, Tau noch auf dem Gras, BLUMEN (synthetische Gebilde), die Rückkehr aus der Wüste: die Nacht voll tausend Blumen, der erträumte Anblick, nach Monaten aber alles synthetisch (S. 269 f.).

4. Psychedelische Porträts

Auf eine scheinbar unmittelbarere, aber zugleich äußerst reduzierte Weise können Vespers Zeichnungen die Eindrücke und das Selbstgefühl des Berauschten, die Vorstellung von Kosmosverbundenheit und ganzheitlichem Ich, abbilden. Die im Rausch angefertigten Zeichnungen, die das Tagebuch ergänzen und vom Herausgeber in das literarische Flickwerk aufgenommen worden sind, sind keine unerläßlichen Bestandteile des Textes, sondern dokumentieren sinnbildhaft die in den Tagebüchern erzählerisch erfaßten Erfahrungen. Vesper zeichnet Menschen, von denen man nicht sagen kann, ob sie völlig nackt oder bekleidet sind. Hier herrscht kein Flickwerk vor, hier fügt sich das Bild aus einer einzigen, in Mäandern fein und vielfach gewundenen, mit äußerst zittriger Hand geführten Linie. Dadurch lösen sich bekannte Formen auf und ergeben eine weichere, vielschichtigere Form. Die Skizzen sind nicht „realistisch“ im herkömmlichen Verständnis des Begriffs, sondern authentisch aus der Perspektive ihres Zeichners. Besonders eindrucksvoll ist das vermutliche Selbstbildnis (S. 111, Abb. 2). Man erkennt neben Kopf und Füßen vor allem einen überdimensionierten Phallus und eine unterdimensionierte Hand. Alles andere verschwimmt zu bizarren Mustern. Die Oberfläche ist durch die eng geschwungene Linienführung um ein mehrfaches vergrößert – das Sinnesorgan Haut hat somit sehr viel mehr Fläche, um Reize entgegennehmen zu können. Hinzu kommt das sternförmig gezeichnete Ohr, das wie eine Krake am Kopf sitzt und die Fühler nach außen streckt. Damit sind zwei zentrale Sinnesorgane überdimensioniert und lassen die gesteigerte Sensibilität und Wahrnehmungsfähigkeit des Berauschten erkennen. Der übergroße Phallus ist das Symbol der Potenz, die sich im Rausch zum Gefühl der Omnipotenz verabsolutiert. Der Körper lebt hier nach dem Lustprinzip, er steht unter der Macht des Eros – in der Zeichnung ist deutlich zu erkennen, wie der Kopf sich in eine andere Richtung als der Phallus wendet. Das phallische Selbstge-

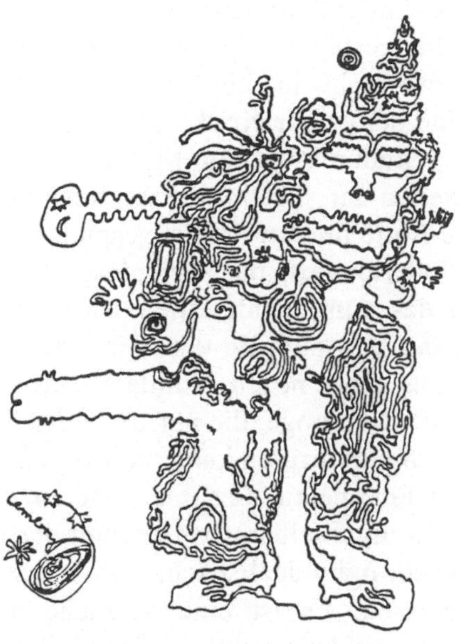

Abb. 2. Psychedelisches Selbstporträt

fühl ist unbeherrscht von der Rationalität des Kopfes. Die ununterbrochene Linie verhindert allerdings ein Auseinanderfallen von beiden, was besonders an den Füßen bemerkbar wird: Dort führt die Linie einen großen Bogen vom einen zum anderen Fuß und vermeidet so den Eindruck der Gespaltenheit, läßt vielmehr das Gefühl von wohliger Ganzheitlichkeit erahnen.

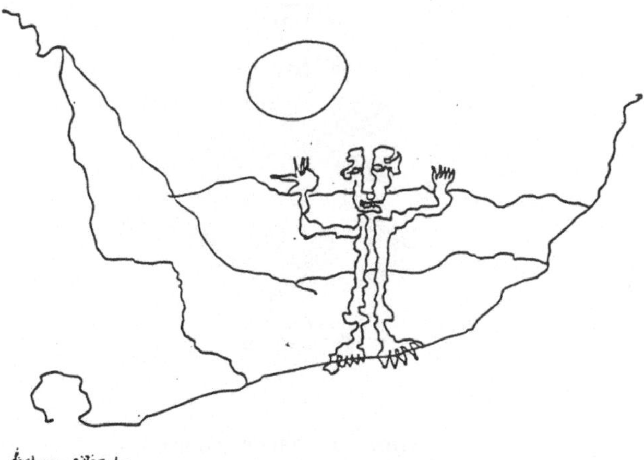

Abb. 3. Der Mensch in der Wüste

Anders verhält sich die Linienführung in der Zeichnung ‚hombre en el deserto‘ (S. 303, Abb. 3). Hier zerfällt ein geschlechtsloser Mensch, der allein in der Wüste unter der Sonne steht, in drei Teile: die linke Körperhälfte, die rechte und der Kopf. Und selbst der Kopf weist einen tiefen Spalt auf, der sich zwischen den Augen hindurch bis zum Mund zieht. Dieses Bildnis stellt drei zentrale Befindlichkeiten dar, die in theoretischen Texten der Revolte eine große und legitimierende Rolle für den Protest gespielt haben: Einsamkeitsgefühle des atomisierten Individuums, die seelenlose Wüste der technokratischen Gesellschaft und das Auseinanderfallen der Persönlichkeit in einen schizophrenen Zustand, der erst mithilfe der amerikanischen Psychoanalyse als „gesund“ und im Sinne einer neuen Realitätswahrnehmung als gewinnbringend gedeutet wurde.[21] Die Droge, die auf der einen Seite das selbstherrliche Gefühl des totalen Ich hervorrufen kann, vermag auch den Eindruck der Bewußtseinsspaltung und Fragmentierung intensivieren. Das „überschwache Ich“, so schreibt Vesper in unmittelbarer Umgebung der Zeichnung, „neurotisch, entfremdet, egoistisch, individualistisch, manipuliert, ist eine Tatsache, mit der wir rechnen müssen: Es ist eine Tatsache unserer Revolution“ (S. 303). Was dem hier Abgebildeten fehlt, ist das Gefühl von Harmonie und Schutz. Das Porträt seines Sohnes (S. 165, Abb. 4) zeigt, wie dieses ersehnte Gefühl sich illustrieren ließe: Über den phantasievoll geschmückten Kopf des Kindes spannt sich ein Bogen, dessen Enden ein Stern, bzw. eine Blume

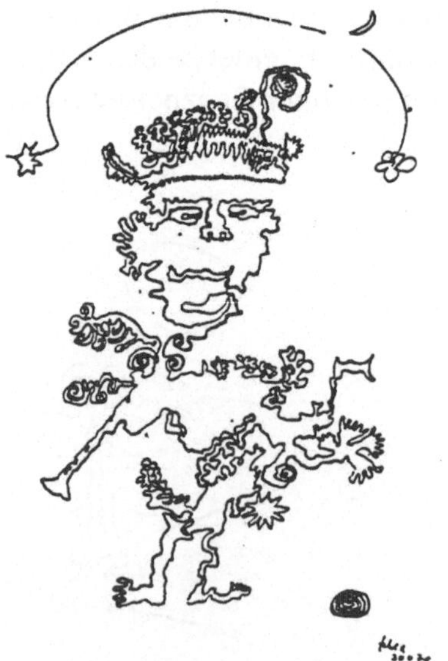

Abb. 4. Porträt des Sohnes

[21] Vgl. Laing: Das geteilte Selbst.

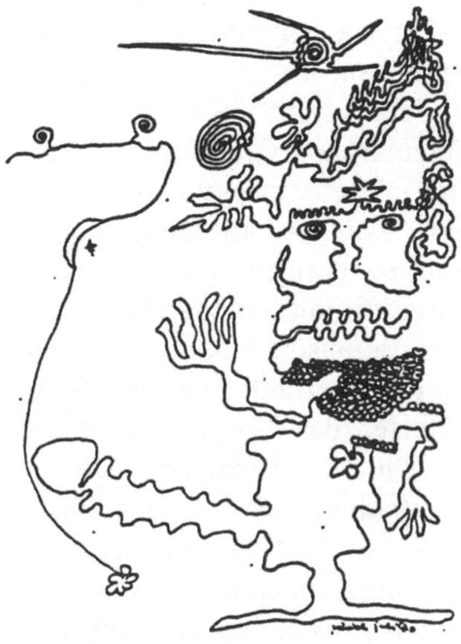

Abb. 5. Weiblicher Schutzschild?

sind. Der Halbkreis wirkt wie ein Schutzschild, ja wie ein Heiligenschein mit romantischen Insignien. Ähnlich stellt Vesper zwei Freunde dar, bei denen er sich mit der Zeichnung für ein Abendessen bedankt (S. 280). Und in einer weiteren Abbildung sieht es so aus, als könne die Funktion dieses Schutzschildes oder Heiligenscheins auch von einem weiblichen Wesen übernommen werden. Der Bogen zwischen Stern und Blume spannt sich diesmal nicht über dem Kopf, sondern vertikal entlang des porträtierten Körpers, mit einer größeren Ausbuchtung um den zu enormer Größe erigierten Phallus (S. 232, Abb. 5). Stern und Blume: Kosmos und Natur scheinen die beiden Bezugsgrößen für Vesper im Drogenrausch zu sein. Der Kosmos umgreift das Unendliche, die Natur stellt den Kontakt zum Urtümlichen her.

5. Die Reise in die Postmoderne

Die halluzinogenen Drogen schufen offenbar nicht nur – gemäß der damaligen Ideologie – die Voraussetzung für ein erweitertes, revolutionäres Bewußtsein im Sinne der Selbstermächtigung des unterdrückten Subjekts; sie stellten über das konkrete politische Programm hinweg den Bezug zu Urkräften her, die für die Entwicklung eines „Neuen Menschen" jenseits der verhaßten abendländischen Zivilisation die nötigen Energien bereitstellen würden. Eine Rückkehr zu Mythos und Ritus als „nicht erwartetes Schlußprodukt des fortgeschrittenen technischen Zeitalters" hielt Leslie Fiedler für „offenkundig". Fiedler, ein amerikanischer Literaturkritiker und Romancier, war im Juni

1968 zu einem Symposium nach Freiburg eingeladen worden, um über Gegenwartsliteratur zu sprechen. Er nahm seinen Auftritt zum Anlaß, das „Zeitalter der neuen Literatur" auszurufen, das er als ein „nachmodernes" bezeichnete und damit einen frühen Grundstein für die deutsche Postmoderne legte. LSD und Meskalin zählte er zu den Bestandteilen einer „großen religiösen Erweckungskampagne", die sich allerdings nicht in einer „neuen Kirchengründung" niederschlage, sondern in „permanenter religiöser Revolution".[22] Die jungen Rebellen waren für ihn – im durchaus positiven Sinne – „Rasende, Enthusiasten, Dionysisch-Berauschte oder Anabaptisten", die sich auf ihre aktualisierte Version einer Pilgerfahrt begäben: Dies seien die auf Transzendenz zielende „große Reise" des Drogenrauschs, der „Trip", die „orgiastischen Phantasmorgien". Die Marxisten, so Fiedler, hätten dagegen den Zug der Zeit verpaßt: Sie verteidigten die „letzten Bastionen des Rationalismus und der Vormachtstellung des Politisch-Faktischen"[23] und würden übersehen, daß man längst in einer „völlig anderen, einer apokalyptischen, antirationalen, betont romantischen und sentimentalen Zeit" lebe. Daniel Bell hätte ihm gewiß Recht gegeben. Der Verfasser der „nachindustriellen Gesellschaft" deutete das „psychedelische Bewußtsein" als Zeichen für einen Bewußtseinswandel, der das Fehlen einer transzendenten Ethik, eines tragfähigen Glaubenssystems in der „nachindustriellen Gesellschaft" kompensiere.[24] Diesem Wandel wollte der postmoderne Literaturbegriff nun gerecht werden; die Kluft zwischen hoher und trivialer Kultur sollte überbrückt und dem Bedürfnis der Massengesellschaft nach Trivialmythen, nach „Traum, Vision, Ekstase" und der „Sehnsucht nach dem Stamm" entgegenkommen. Als exemplarische Genres benannte Fiedler daher die Genres der Science-Fiction als „Aufbruch ins All", des Westerns als „Fahrt ins Reich der Indianer" und der Pornographie. Das klang für deutsche Hörer und Leser zunächst mehr als befremdlich; im deutschen Kino dagegen waren die genannten Genres allesamt präsent und überaus erfolgreich. Neben den (für Fieders Konzept zu harmlosen) Sexfilmen von Oswald Kolle liefen im Jahr 1968 ‚2001: Odyssee im Weltraum' und Rudi Dutschkes Lieblingsfilm ‚Viva Maria'.

Fiedler warb im Jahr 1968 für ein entgrenzendes Literaturmodell, das wesentliche Elemente dessen vorwegnahm, was Vesper erst in den Jahren 1969 bis 1971 als revolutionären Rausch beschrieb. Vesper selbst nahm in seinen Aufzeichnungen nur insofern von der Postmoderne-Debatte Notiz, als er auf die Stellungnahme des erklärten Fiedler-Gegners Martin Walser einging. Der hatte auf dem Freiburger Symposium vor neuen Mythen gewarnt und deren Nähe zu faschistischem Denken kritisiert. 1970 baute Walser dann seine

[22] Fiedler: Das Zeitalter der neuen Literatur, S. 16.
[23] Ebd., S. 9.
[24] Bell: Die nachindustrielle Gesellschaft, S. 361, S. 367.

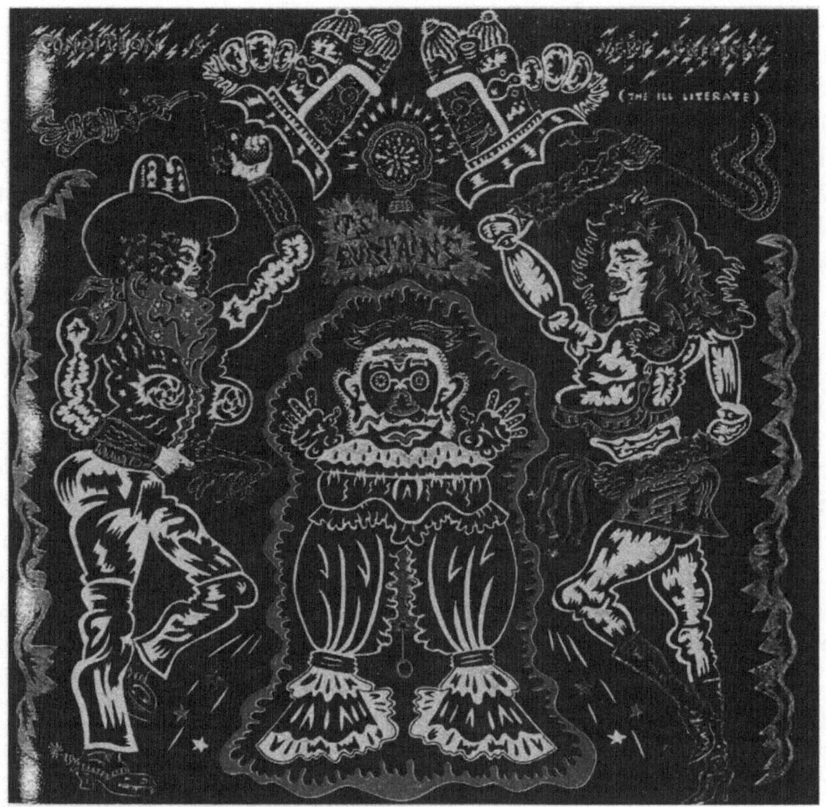

Abb. 6. Illustration zur englischen Fassung von Fiedlers Postmoderne-Manifest: ‚Cross the border, close the gap' (Playboy 12/1969)

Vorwürfe gegen Fiedler und seine deutschsprachigen Adepten Rolf Dieter Brinkmann und Peter Handke unter dem vielzitierten Titel ‚Die neueste Stimmung im Westen' für das ‚Kursbuch' aus.[25] Daraus zitiert Vesper Walsers skeptische Äußerung, noch sei nicht gezeigt, „wie einer, der vom Trip zurückkommt, etwas mitbringen kann, was ihm hier hilft". Diese Argumentation, so Vesper, sei ein „Trick", den Trip auf „Stimmung" zu reduzieren: „Das ist der Bogen, den ein paranoider Alkoholiker um die Selbsterkenntnis herumschlägt" (S. 115).

Doch so adäquat das postmoderne Konzept als Antwort auf die Krise der Literatur erscheint, ganz geklärt waren die Positionen damit noch nicht. In der Gemengelage von Marxismus und Surrealismus, von politischem Engagement und ästhetischer Subversion, von Massenwirkung und elitärer Philosophie, von artistischem Eskapismus im Drogenrausch und gleichzeitiger „revolu-

[25] Kursbuch 20 (1970), S. 19–41.

tionärer“ Bewußtseinserweiterung taten sich immer wieder Widersprüche auf. Bernward Vesper bezeichnet sie meist als „Hänger“ und denkt dabei wohl an den Stillstand eines Computers, der sich in einer Endlosschleife befindet. Ein „typischer ‚hänger‘“ wird ihm bewußt, als er bei seiner Arbeit als Verleger der ‚edition voltaire‘ feststellt: „es war mir unmöglich, eine verbindung zwischen der von mir verbreiteten theorie und meiner praxis herzustellen. war der inhalt revolutionär, so die arbeitsweise individualistisch, kollektivfeindlich“ (S. 692). Diese Gespaltenheit drückt sich dann auch bei der Arbeit am Roman aus: „WOZU DIESE GANZE PAPIERVERSCHWENDUNG, far out notes of the inner space oder ‚politischer Essay‘“, fragt er sich und konstatiert: „Einmal liefre ich und das andre Mal werd’ ich geliefert“ (S. 446). Die Drogenszene selbst scheint ein „Kampfplatz unsichtbarer, sich kreuzender Interessen“ zu sein (S. 507), weshalb Vesper das Desiderat einer wissenschaftlichen Beschäftigung mit LSD formuliert (S. 514). Diese müsse sich mit den „ideologiebildenden Wirkungen der Drogen“ beschäftigen und die „typische Trip-Ideologie [...] entmystifizieren“, indem sie zeigen würde, daß die „Erlebnisse, die unter dem Einfluß der Droge als transzendental erfahren werden, ihre Ursache im phylo-, ontogenetischen und gesellschaftlichen Prozeß haben“ (S. 515). Das entspricht der These von Walter Benjamin, der die Rauschgifte als „Vorschule“ zu einer „*profanen Erleuchtung,* einer materialistischen, anthropologischen Inspiration“ bezeichnet hat.[26]

Daran anschließend setzt im Roman die Entmystifizierung von Timothy Leary ein. Vesper beklagt gegen Ende seiner Aufzeichnungen die Versuchung der „Trip-Generation“ („und Leary war ihr Prophet“) mit ihrem „kosmische[n] Bewußtsein“ nur eine „neue Form der alten Flucht in die Abstraktion“ gefunden zu haben (S. 497). Learys Visionen, die er gerade aus dem kalifornischen Gefängnis heraus unter dem Titel ‚Love Nr. 5‘ veröffentlicht hatte, werden von Vesper zitiert: „Brüder & Schwestern! Dies ist ein Krieg um das Überleben. Ich erkläre, daß der 3. Weltkrieg jetzt geführt wird.“ Daß einige seiner Berliner Freunde Timothy Leary bei seinem Berlinbesuch scharf attakkierten, mit einem „Good bye, Mr. Leary“ das „Resultat der psychedelischen Politik der Ekstase“ verabschiedeten und für Pazifismus warben („Laßt Gewaltlosigkeit herrschen!“), kann Vesper allerdings nicht nachvollziehen: „So kann nur jemand resignieren, der allen Ernstes geglaubt hat, *Acid* [...] werde etwas Neues in den Köpfen entstehen lassen.“ Für Vesper entspringt diese Reaktion einem idealistischen Denken, das der irrigen Ansicht sei, „daß die Welt aus dem Kopf und nicht der Kopf aus der Welt“ entstünde (S. 498). Sein Resümee lautet: „Nehmen wir lieber eine Waffe, organisieren wir uns lieber und verlassen wir uns lieber auf uns.“

---

[26] Benjamin: Der Sürrealismus, S. 297.

So ist letztlich festzustellen, daß der Totalitätsanspruch, den die politische Revolte hatte, im Terrorismus enden mußte. Der Totalitätsanspruch, den die politische Revolte in die Literatur hineingetragen hat, konnte dort dagegen im positiven Sinne fruchtbar werden, sobald der Anspruch auf Wirkung vom Ziel der Unmittelbarkeit auf die Strategie der Subversion verlagert wurde: Kunst als Gegenwelt, welche die Strukturen der Gesellschaft unterläuft und durch ständige Ironisierung aufzulösen beginnt. Intensiviert durch das erweiterte Bewußtsein im Drogenrausch wurden Visionen von einer Lebensgemeinschaft entworfen, in der jeder ein Künstler wäre, in der eine ständige Verbindung zwischen Himmel und Erde bestünde, in der die Komplexität der Welt in Knotenmustern und Netzwerken aufgefangen würde und in der Mythen und Rituale einen Halt in der säkularisierten Gegenwart gäben. In der Ästhetik der Postmoderne wird dies eingelöst, ohne die „Großen Erzählungen" zu reetablieren. In der Vielzahl der „kleinen Erzählungen" der Postmoderne gelingt ihr die Verbindung von egalitärer Gemeinschaft und transzendiertem Individuum. Dabei findet sie eine Vermittlung zwischen dem Bewußtsein, in einer komplexen, offenen, aber verwalteten Gesellschaft zu leben, und dem Bedürfnis, dieses Bewußtsein durch die Stärkung von eigener Subjektivität und Gruppenidentitäten zu kompensieren. Das Wechselspiel zwischen Narzißmus und Schizophrenie, das sonst nur ein „Jüngling" auf dem Trip erleben konnte, wird zum Gerüst der Postmoderne.[27] Und aus der Perspektive, daß die Postmoderne im Umfeld von „1968" ihren wesentlichen Ursprung hat, ist es wichtig festzuhalten, daß durch ihr „exzentrisches" Konzept gesellschaftliche Minderheiten ein neues Gewicht erhalten. Das Interesse an den Drogenkonsumenten und ihren Erfahrungen war ein programmatischer Beginn. Denn das Rauschgift wurde in einer „ähnlichen Funktion kollektiver Verdrängung und Rechtfertigung" gesehen „wie ehemals Juden oder Homosexuelle",[28] weshalb Fiedler in Anlehnung an Leonard Cohen von den dionysisch Berauschten als den „neuen Juden" sprach. Sie seien der erlöste Rest, „der die Wüste der Langeweile durchzieht".[29]

---

[27] Vgl. Smirnov: Sein und Kreativität oder Das Ende der Postmoderne, S. 11.
[28] Schwarz: Der Rausch am Rausch, S. 560. (s. Anm. 1)
[29] Fiedler: Zeitalter der neuen Kritik, S. 16.

Literatur

Vesper B (1977) Die Reise. Roman-Essay. Ausgabe letzter Hand. Nach dem unvollendeten Manuskript hrsg. von Schröder J. 1. Aufl Juli 1977, 16. Aufl Ausgabe letzter Hand Dezember 1979. März-Verlag Berlin, Jossa

Bell D (1985) Die nachindustrielle Gesellschaft. Campus Frankfurt/Main

Benjamin W (1977) Der Sürrealismus. In: Schriften. Bd II-1. Hrsg. von Tiedemann R, Scheppenhäuser H. Suhrkamp Frankfurt/Main, S 295–310

Bloch E (1973) Das Prinzip Hoffnung. Bd 3. Suhrkamp Frankfurt/Main

Böckelmann F, Nagel H (Hrsg.) (1976) Subversive Aktion. Der Sinn der Organisation ist ihr Scheitern. Verlag Neue Kritik

Bohrer KH (1970) Die gefährdete Phantasie, oder Surrealismus und Terror. Hanser München

Briegleb K (1993) 1968. Literatur in der antiautoritären Bewegung. Suhrkamp Frankfur/Main

Fiedler LA (1968) Das Zeitalter der neuen Literatur. In: Christ und Welt, 13. 9. 1968, S 9–16

Kiesel H (1998) Literatur um 1968. Politischer Protest und postmoderner Impuls. In: Ott U, Pfäfflin F (Hrsg.) Protest! S 593-640

Kraushaar W (Hrsg.) (1998) Frankfurter Schule und Studentenbewegung. Von der Flaschenpost zum Molotowcocktail. 1946 bis 1995. 3 Bde. Rogner & Bernhard bei Zweitausendeins Hamburg

Kupfer A (1996) Die künstlichen Paradiese. Rausch und Realität seit der Romantik. Ein Handbuch. Metzler Stuttgart

Kupfer A (1996) Göttliche Gifte. Kleine Kulturgeschichte des Rausches seit dem Garten Eden. Metzler Stuttgart

Laing R (1994) Das geteilte Selbst. Eine existentielle Studie über geistige Gesundheit und Wahnsinn. Kiepenheuer & Witsch Köln

Lévi-Strauss C (1997[10]) Das wilde Denken. Suhrkamp Frankfurt/Main

Link J (1996) Versuch über den Normalismus. Wie Normalität produziert wird. Westdeutscher Verlag Opladen

Ott U, Pfäfflin F (Hrsg.) (1998) Protest! Literatur um 1968. Ausstellungskatalog des Deutschen Literaturarchis Marbach (Bd 51). Deutsche Schillergesellschaft Marbach/Neckar

Smirnov IP (1997) Sein und Kreativität oder Das Ende der Postmoderne. Edition Tertium Ostfildern

Welsch W (1993[4]) Unsere postmoderne Moderne. Akademie Berlin

„Schmutzige Riten"? Ekstase, Schamanismus und pflanzliche Drogen als tabuisierte Formen des Zugangs zum Gotteserlebnis

von Klaus-Peter Köpping

Die negative Bewertung von in ekstatischen Zuständen gewonnenen direkten Gotteserlebnissen in der abendländisch-christlichen (und bereits vorchristlichen griechischen) Einstellung zum Religiösen ist ein immer wieder diskutiertes erklärungsbedürftiges Phänomen. Nur in Randgruppen der Gesellschaft, bei Außenseitern und unterdrückten oder ausgegrenzten Teilen der Bevölkerung (und der hohe Anteil von Frauen unter den inzwischen wieder sehr populären mittelalterlichen Mystikerinnen ist ein genauso typisches Beispiel dafür wie die Suche der Romantiker, die auch als soziale Außenseiter galten) scheinen sich Individuen oder Gruppen einer solchen Gottesschau hingegeben zu haben. In manchen Fällen wird sie auch als Mittel des sozialen Protestes eingesetzt. Diese in westlichen Kulturen bis in die Moderne vorherrschende Tendenz steht in eklatantem Kontrast zu vielen sogenannten früher als schriftlos oder primitiv bezeichneten Kulturen, insbesondere zu den Ritualpraktiken von Sammler- und Jägervölkern des eurasischen Kontinents und der gesamten Neuen Welt. Bei diesen gehören solche ekstatischen Zustände sozusagen zur Normalität, indem sie entweder individuell durch einen Ritualführer errungen werden, oder ein solcher Ritualführer (Schamane) die gesamte Kollektivgruppe (häufig allerdings nur den männlichen Teil der Bevölkerung) in diesen Ekstasereisen anleitet, insbesondere bei risiko-behafteten Situationen, wie Jagd, Kriegszügen, Krankenheilungen oder Divinationen.

Im folgenden soll dieser Frage der Ablehnung ekstatischer Zustände, insbesondere solcher, die unter dem Einfluß von pflanzlichen (psychotropischen) Drogen stattfinden, nachgegangen werden, und zwar durch einen Vergleich der Rezeptionsgeschichte der Erscheinungsformen der Ekstase in traditionell vom Schamanismus geprägten Regionen, vornehmlich Sibirien und der gesamten Neuen Welt, mit der Reaktion auf jene rituellen Handlungen, die sowohl bei den religiösen Dissidenten des 17. Jahrhunderts in England wie bei der „counter-culture“ der 60er Jahre in allen Industrienationen zum Ausbruch kamen. Der Gegensatz zwischen den rituellen Praktiken scheint bei einer solchen Gegenüberstellung sehr augenfällig, als ob wir es hier mit zwei „Kulturen“ des Religiösen zu tun hätten, einer solchen, die den direkten erlebnishaften Zugang zum Heiligen für Individuen und Gemeinschaft anstrebt und hochschätzt, und einer solchen, die eher den zeremoniösen indirekten und priesterlich vermittelten Zugang durch symbolische Handlungen zuläßt. Alle im Vergleich angeführten Beispiele, die Praktiken der Jägerkulturen wie die der modernen „Gegenkulturen“, scheinen in die Kategorie der Suche nach dem direkten Erleben der Gottesbegegnung zu gehören, während die „mainstream“ Kultur, die der institutionalisierten Religion, wie auch die von professionellen Kreisen getragene Kritik, sowie die vom Staat eingeleiteten Reaktionen auf eine durch „rationale“ Kriterien legitimierte Negierung dieses Direktzugangs hinauszulaufen scheint. Wenn wir einmal von dem inzwischen überholten evolutionistischen Tenor absehen, scheint Roger Caillois diesen Gegensatz einmal sehr prägnant erfaßt zu haben, wenn er ausführt:

> „Der Schamane, der Mann der Besessenheit, des Rausches und der Ekstase hat sich in den Beamten, den Mandarin, den Zeremonienmeister verwandelt ... Welche fast übertriebene und karikierende Illustration der Revolution, die sich vollzogen hat“ (Caillois 1982, 114).

Um der Aversion gegen ekstatische Zustände auf die Spur zu kommen, muß man meiner Ansicht nach auf die berichteten Inhalte der Erlebniswelten der Gottesbegegnung, Himmelsreise oder Reise zu den Ursprüngen eingehen. In den Bildern, Metaphern und Symbolen dieser Erlebniswelten könnte der Schlüssel für die Ablehnung durch die westliche Episteme zu finden sein, eine Ablehnung, die sich in ihrer Ambivalenz bis auf die griechische Philosophie zurückverfolgen läßt. Für diese Ambivalenz und Ablehnung, vor allem der durch Pflanzendrogen herbeigeführten Ekstase, können im folgenden nur wenige Punkte aus der langen historischen Entwicklung von Attitüden herausgegriffen werden, und innerhalb der Erlebniswelten können nur einige prägnante, abstrahierte Merkmale als konstitutive Elemente der symbolischen Strukturen der verschiedenen ekstatischen religiösen Systeme herausgegriffen werden. Selbst aus interpretativen Mißverständnissen fremder symbolischer Systeme können jedoch noch Einstellungen und Aversionen zum Phänomen herausgelesen werden. Die ambivalente und ablehnende Haltung gegenüber durch pflanzliche Drogen induzierte Ekstase erinnert, wie gezeigt werden soll, an die Haltung Europas zu indigenen Religionen im allgemeinen, die Stephen Greenblatt mit dem Stichwort der „schmutzigen Riten“ sehr treffend umschrieben hat (Greenblatt 1991).

Greenblatt bringt die Abneigung europäischer Beobachter gegenüber den Riten der sogenannten Primitivvölker mit der gleichzeitigen Unterdrückung der Lach- und Festkultur in Europa in Verbindung (siehe auch Köpping

1997a). Aber es sind nicht nur jene Riten, die mit skatologischen Elementen zu tun haben, die in Europa bis heute abgelehnt werden, sondern eben auch die bis ins Innerste des individuellen Bewußtseins und bis zu den Grundfesten der Wirklichkeitswahrnehmung gehenden Praktiken, und wir müssen wohl dem Begriff des Ekels auch in anderen Manifestationen der Verteufelung und den von Europäern für die Eingeborenenreligionen reklamierten „Verunreinigungen" nachgehen, um ein umfassenderes Bild der Aversion und ihrer Gründe zu finden. Ich will daher im folgenden versuchen, diese Ebenen wenigstens einmal in aller Kürze anzupeilen, um verborgene Gemeinsamkeiten aufzuzeigen. Ob diese Vermutungen stichhaltig sind, würde nur eine akribische Quellenforschung zeigen können; die vorgeschlagenen Beziehungen in der europäischen Einstellung können also nur als eine Art von Forschungszielsetzung verstanden werden.

Mit spezifischem Rückbezug auf die möglichen Gründe für die Einstellung zur Ekstase und zu pflanzlichen Drogen im europäischen Denken würde ich die Ideen von Greenblatt in folgenden Punkten erweitern wollen:

1. Die romantisierende Hochschätzung von „authentischen" Rekonstruktionen des Schamanen als homo religiosus führte zunächst zwar zu einer Abkehr von der Psychotisierung der Ekstase, aber gleichzeitig zu einer Abwertung von Mischkulten;
2. Es ist nicht nur die Betonung der Affektkontrolle im modernen westlichen Wertesystem, sondern auch die Angst vor einer multiplen Wirklichkeitswahrnehmung und vor nicht-stabilen Bewußtseinszuständen, die den Grund dafür abgeben, daß die körperlichen, geistigen und seelischen Dissoziationen auf verschiedenen Ebenen abgelehnt werden;
3. Es sind die Mißverständnisse von Symbolsystemen, die die Erlebniszustände von Ekstatikern, in denen sich die Bilder der körperlichen Auflösung und Zerstückelung mit denen der erotischen Schöpfungskraft in realitätskonstituierenden Ursprungsmythen verbinden, die nicht nur die größten Tabuzonen westlichen Denkens berühren, sondern auch durch ihre vermutete und implizierte Ähnlichkeit zu christlichen Symbolen den Verdacht der Blasphemie im weitesten Sinne nach sich ziehen;
4. Ekstatische Zustände sind nicht nur mit Euphorie verbunden, sondern auch der Weg des direkten Zugangs zum Göttlichen; da diese Zugangsformen in nicht-europäischen Kulturen allen offen stehen, gibt es keinen Grund, sich der christlichen Mission anzuschließen, und die von den Imperialmächten unterdrückten Völker können diesen direkten Weg als Form der Subversion der Macht oder als passive Überlebensstrategie einsetzen. Auf der anderen Seite wird das Auftreten von ekstatischen Erlebnismöglichkeiten innerhalb der westlichen Gesellschaft deshalb abgelehnt, weil es zu aus den körperlichen Symptomen gefolgerten Dissoziationen kommt, die deshalb gefürchtet

werden, weil Menschen angeblich dazu verführt werden, die bestehenden sozialen Hierarchien aufzulösen, zu hinterfragen oder abzulehnen.

Die letztere Schlußfolgerung ist besonders problematisch, da sie entweder der Logik der empirischen Materialsammlung widerspricht, die zeigt, daß es Gesellschaften wohl seit Tausenden von Jahren gibt, die trotz der Einnahme von psychoaktiven Pflanzendrogen nicht im Chaos versunken sind; auf der anderen Seite sind diese Schlußfolgerungen deshalb prekär, weil man damit eigentlich das offene Eingeständnis macht, daß man die „primitiven Gesellschaftsformen“ nicht als geordnete, regelgebundene menschliche Gesellschaft im wahren Sinne anerkennt. Damit sind wir zurück zum Problem der „schmutzigen Riten“, die man gerne dem Fremden zuschreibt, um damit das Fremde aus der zivilisierten Gesellschaft auszugrenzen (als asozial, irre, schmutzig oder alles zugleich).

Um diese Korrelationen aufzuzeigen, vergleiche ich im folgenden die Reaktionen auf den Schamanismus Nordostasiens und der Neuen Welt mit denen auf die LSD Versuche der 60er Jahre und mit den Reaktionen, die die Dissidenten des 17. Jahrhunderts in England erfuhren.

Schockierende Direktheit des Ekstatikers

Nietzsche fühlte sich – nach einer eindringlichen Beschreibung des Gefühls der Verquickung von unendlicher Freiheit und hingebender Bindung im ekstatischen Zustand der begeisterten Inspiration des Außer-sich-Seins, das mit einer distinktiven Klarheit des Bewußtseins zusammengeht – veranlaßt, über diese seine Erfahrung zu erklären: „ich zweifle nicht, daß man Jahrtausende zurückgehn muß, um jemanden zu finden, der mir sagen darf, es ist auch die meine“ („Ecce Homo“, in Nietzsche 1955, 1131; über Spuren weiblichen Schamanentums in der europäischen Dichtung siehe Mühlmann 1981).

Wäre er ethnographisch bewandert gewesen, hätte er viele solcher Menschen getroffen, die beileibe nicht alle begabte Dichter oder Künstler oder Heiler sind.

„The white man talks about Jesus, we talk with him“, so zitiert der Ethnologe Slotkin die Worte eines Comanche Indianers, der als Mitglied der Native American Church, die den Peyote Kaktus als pflanzliche Droge bei religiösen Ritualen verwendet, über den Unterschied des Zugangs zum Heiligen zwischen Weißen und Indianern: auf der einen Seite das Erleben der direkten Begegnung mit Gott, auf der anderen Seite die kirchliche und priesterlich vermittelten indirekten Formen der Erfahrung durch Symbolik und Diskurs (siehe Slotkin 1955).

Erlebnisberichte dieser Art, viele in erstaunlichem Detail, über Begegnungen mit der Gottheit im rituellen Kontext bei Einnahme von pflanzlichen Drogen (u.a. das aus dem Peyote gewonnene *Meskalin*, das südamerikanische

Yaje und *Ayahuasca*, das *Psilocybin* aus dem mexikanischen Pilz *Psilocybe* oder die Stoffe des Fliegenpilzes *amanita muscaria*, das sibirische Schamanen benutzten) finden sich in der ethnologischen Literatur inzwischen mit zunehmender Häufigkeit, insbesondere aus allen Gegenden der indigenen Bevölkerung des amerikanischen Kontinents (Harner 1968; Furst 1972; für Pilze siehe Wasson 1968; zur pharmakologischen und ethnobotanischen Zuordnung siehe die Arbeiten von Schultes in den Literaturangaben). Sie werden als psychotrope Substanzen bezeichnet (da sie pflanzlichen Ursprungs sind, im Gegensatz zum künstlich im Labor hergestellten LSD, das ähnliche Eigenschaften aufweist). Sie besitzen chemische Eigenschaften, die psycho-aktiv wirken, indem sie psychedelische oder halluzinatorische Wahrnehmungen begünstigen, die also sogenannte veränderte Bewußtseinslagen hervorzubringen imstande sind (abgekürzt als ASCs oder „altered states of consciousness", nach Ludwig 1966, auf den Ideen von William James von 1902 aufbauend, der das normale wachende „rationale" Bewußtsein von diesem „noch zu benennenden" Zustand abhob).

Es handelt sich dabei um Erlebnisse einer Ekstase oder eines enthusiastischen Rausches, wobei eine klare Klassifizierung dieser Zustände und Trennung von Phänomenen der Trance und Besessenheit nicht leicht ist, zumal diese sich auch im indigenen Denken oft überschneiden, wenn z.B. der Schamane auf der einen Seite jener Heiler ist, der seine Seele in die Welt der Geister und Götter entsenden kann, andererseits ihm aber Tiergeister als „Diener" oder „Helfer" zugeordnet werden, deren Verhalten er imitiert, während sein Körperzustand sich in rituellen Sitzungen von einem der äußersten Bewegtheit zu einem der leblos wirkenden Starre wandeln kann (schon die mittelalterlichen Scholastiker des Islam und des Christentums hatten damit Probleme, die Besessenheit von der gottsuchenden Ekstase zu unterscheiden, wie es Gazzali mit den Begriffen der „Eingebung" als von dem Engel Gottes und der „Einflüsterung" durch den Engel des Teufels im Herzen des Menschen zu differenzieren versuchte; siehe Schipperges 1972, 85).

Diese ekstatischen Zustände führen zu einer veränderten Wahrnehmung der Wirklichkeit, deren Erlebnisinhalt zwar sehr verschieden gestaltet sein kann, deren auslösende Faktoren jedoch auf zwei Grundprinzipien zurückzuführen sind: beide haben mit dem Zufluß sensorischer Reize zu tun, wobei es sich entweder um eine Überflutung und Überlastung der Sinneseindrücke („sensory overload") oder um deren Verarmung oder Unterdrückung und Unterbindung („sensory deprivation") handelt (siehe Ludwig 1966; Toffler 1971; Köpping 1972; Legnaro 1982). Es handelt sich hier um die zwei Wege, die von Nietzsche mit Rückbezug auf Plato als die beiden Zugangswege zur Wirklichkeit für das griechische Weltverständnis mit den Begriffen des formgebenden apollinischen und des sich entgrenzenden dionysischen Strebens metaphorisch umschrieben wurden, deren verhaltensmäßige Äquivalente Ruth Benedict bei verschiedenen Stämmen des nordamerikanischen Kontinents wiederzufinden glaubte (die exzessiven Indianer der Prärien, die durch Torturen und Askese den Schutzgeist suchten, und die seßhaften Pueblo Völker des Südwestens, die den zeremoniell umschriebenen Zugang zu den Göttern hochschätzten; siehe Benedict 1934).

Der Schamane als Superheroe

In der „klassischen" Region des Schamanismus, im sibirischen Raum, gilt der Schamane als der Meister und Beherrscher der Ekstase, die er für seine Funktionen als Seelenführer und Heiler nach Belieben herbeizuführen in der Lage ist, nachdem er einmal als passiv Leidender und von Geistern Berufener die Symptome seiner initiatorischen Berufungskrankheit zu beherrschen gelernt hat. Der Schamane hat hier derart vielfältige Rollen auf sich vereinigt, daß seine Position nicht leicht in die Sprache der vergleichenden Kultur- oder Religionswissenschaften zu übersetzen ist. Es ist daher häufig das Bild des religiösen „Supermannes" heraufbeschworen worden, der durch seelische Begabungen, aber auch durch ein Meistern von verschiedenen Körpertechniken sowie durch überlegenes Erfahrungswissen (häufig in durch Askese herbeigeführter Trance in der Geister- und Götterwelt während der langen Initiationsperiode gewonnen) Herr über Natur, Menschen und Geisterwesen sei. Es scheint, als sei der Schamane der Ur-Typus des *homo religiosus*, vor jeder Differenzierung in „professionelles" Spezialistentum; er erscheint als ein Idealtyp, der gleichzeitig alle Rollen des Platonischen Mantikers auf sich vereinigt: die des apollinischen durch Orakel kündenden Sehers, des durch dionysische Rauschzustände aktiven Verwandlers, des durch die Musen in den Künsten unterwiesenen Barden, der gleichzeitig ein vom Eros der Neugier nach neuem Wissen getriebener Charismatiker, als Philosoph und Interpret von Traditionen, als Übersetzer des Willens der Geister und Götter gilt. Diesem oft auch aus indigenem Denken berichteten Bild von Ehrfurcht und Bewunderung für solche unspezifischen religiösen Persönlichkeiten mit polyästhetischen Sensibilitäten begegnete mancher Feldforscher in der Realität (eine solche Figur war sicherlich der Gewährsmann von Furst bei den Huichol, Ramon, der sowohl Sänger, Dichter, Maler wie Heiler und Psychopomp war, Furst 1971; es wird weitgehend vermutet, daß die Figur des Don Juan, bei dem Castaneda angeblich seine Lehrzeit verbrachte, diesem Huichol nachgebildet ist[1]).

---

[1] Zur Problematik der Echtheit der Erlebnisse von Carlos Castaneda gibt es eine umfangreiche und polemische Literatur, auf die hier nicht eingegangen werden kann, obwohl sie für die epistemologische Fragestellung über den Status der Wahrnehmung in ekstatischen Zuständen von einiger Bedeutung ist, wie die in Deutschland von Hans Peter Duerr unternommene Versuch zeigt; Duerr 1978. Zur Diskussion über den möglichen erkenntnistheroretischen Gewinn siehe

Als idealtypische Figur hat dieser prototypische „Urschamane" auch Eingang in die ethnologische und religionswissenschaftliche Literatur gefunden, vor allem in den vergleichenden literarischen Meta-Beschreibungen und Spekulationen von Mircea Eliade, der das „ursprüngliche schamanische Erlebnis" durch rein seelisch-geistige und möglicherweise körperliche Anstrengungen, auf jeden Fall aber durch „Kontrolle" definiert sieht, wenn er das Streben nach und das Erlingen von ekstatischen Zuständen durch Pflanzensubstanzen wie folgt desavouiert: „Die Narkotika sind nur ein vulgärer Ersatz für die ‚reine' Trance. Wir konnten schon bei mehreren sibirischen Völkern diese Feststellung machen: die Anwendung von Vergiftungen (Alkohol, Tabak) ist eine Neuerung aus jüngerer Zeit und verrät einen gewissen Niedergang der schamanischen Technik. Durch narkotischen Rausch sucht man eine geistigen Zustand *nachzuahmen*, den man nicht mehr anders zu erreichen im Stande ist. Dekadenz, oder auch Vulgarisierung einer mystischen Technik – im alten und im modernen Indien und im ganzen Orient begegnet man immer diesem seltsamen Nebeneinander von ‚schwierigen Wegen' und ‚leichten Wegen' zur mystischen Ekstase oder zu anderen entscheidenden Erfahrungen" (Eliade 1957, 382).

Die wertenden Begriffe der Desavouierung sind hier außerordentlich verräterisch: der Schamane ist nur ein echter, wenn er durch seine „normalen" Kräfte (was auch immer normal hier bedeuten mag) die außergewöhnlichen Fähigkeiten erringt, alles andere ist Nachahmung, Degeneration, Vulgarisierung nach dem Motto, daß die „Plebs" eben nicht jener geistigen Höhenflüge fähig sein kann, ein Urteil, das uns in der modernen „Hexenjagd" gegen Experimente mit LSD wieder begegnen wird. Die Paradoxie, die sich hier ergibt, ist wissenschaftsgeschichtlich höchst interessant: bis zur Veröffentlichung von Eliades bahnbrechendem Werk über das Phänomen des Schamanismus galten diese religiösen Generalisten sowohl bei vielen ethnographischen Beobachtern wie innerhalb der gesamten psychiatrischen Wissenschaft als abnormale Persönlichkeiten mit irrationaler, wahnsinniger und psychotischer Veranlagung (für eine Übersicht über diese Standpunkte siehe Lewis 1972 und Müller 1997). Eliade war es mit seiner generalisierenden Sicht gelungen, den Schamanen als religiösen Typ zu rehabilitieren, indem er als allgemeine Struktur des Schamanendaseins die Meisterung des „Leidens" herausarbeitete. Hinsichtlich der durch Drogen induzierten Ekstase jedoch fällt Eliade in dieselbe Wertung zurück, die er vorher abgelehnt hatte. Eliade teilt damit das Vorurteil, das in der christlichen Hierarchie schon lange vorherrschte, daß

auch Köpping 1982. Ob es sich bei Castaneda um einen „inauthentischen" erfundenen Erlebnisbericht handelt, der aus den Arbeiten von Fuerst plagiarisiert hat, ist nach wie vor umstritten; siehe dazu Köpping 1977 und de Mille 1981, sowie die Aufsatz-Sammlung in Timm 1982; für empirische Nachweise von inauthentischen Details als regelrechtem Betrug siehe Sebald 1987.

nämlich der Zugang zum Göttlichen entweder ein beschwerlicher Weg sein müsse oder daß dieser Weg nur denen zustehe, die für die Vermittlerrolle durch die rituelle Hierarchie, durch eine historische Dogmatik abgedeckt, zur Priesterschaft erkoren wurden. Von biographischem Einfluß für diese Sicht dürfte auch die Erfahrung Eliades bei indischen Asketen gewesen sein. Jedoch ist es seine eigene Sicht über den authentischen Schamanismus, die die Wurzeln des Vorurteils offenlegt: Es ist einfach die Identifizierung des Forschers mit den mythischen Erzählungen über die Ursprünge des Schamanentums bei den sibirischen Völkern, die aus folgenden Zeilen ganz durchsichtig wird:

„Was heutzutage die Schamanen in Ekstase vollbringen, das war einst, am Morgen der Zeiten, allen Menschen in concreto möglich; sie stiegen zum Himmel auf und wieder herab, ohne dazu der Trance zu bedürfen. Die Ekstase bringt vorübergehend und für eine beschränkte Zahl von Menschen, die Schamanen, den uranfänglichen Zustand der ganzen Menschheit zurück. In dieser Hinsicht ist das mystische Erlebnis der ‚Primitiven' eine Rückkehr zu den Ursprüngen, in die mystische Zeit des verlorenen Paradieses" (1957, 449).

Wenn also schon die von ihm sonst recht hoch eingeschätzten Techniken der Meisterung von Symptomen, vom Ergriffenwerden durch die Geister zur Kontrolle über diese als eine Degeneration des paradiesischen Urzustandes gilt, so wird die „instant" Methode der psychotropischen Drogen für Eliade zur absoluten Dekadenz, zum vulgären Ersatz durch „Vergiftungen". Hier hat nicht nur das mythische Denken den Wissenschaftler überwältigt, es ist implizit auch die Tendenz darin ausgedrückt, nicht nur das „demokratische" oder „demotische" Element des Gotteserlebnisses zu bemängeln, sondern auch das Degenerative auf die Kulturmischung, auf die Hybridität, hier insbesondere des „Orients" zurückzuführen. Daß solche Strategien auch als Mittel der Subversion von imperialer Herrschaft eingesetzt werden könnten oder daß die „instant" Methode in den christlich-indigenen Mischkulten auch zur therapeutischen Regeneration benutzt werden könnten, scheint Eliade nicht in den Sinn zu kommen. Dies ist umso erstaunlicher, als einer der frühen ethnologischen Pioniere dieser Phänomene, Paul Radin, dreißig Jahre vor der Schamanismus-Studie, gute Beispiele für solche Praktiken nachweisen konnte. So heißt es in der Autobiographie des Winnebago Crashing Thunder über seine Erlebnisse unter Peyote-Einfluß als Mitglied der Native American Church:

„Then again I prayed to Earthmaker. I bowed my head and closed my eyes and began to speak ... As I prayed, I was aware of something above me, and there he was; Earthmaker, to whom I was praying, there he was. That which is called the soul, that is it, that is what one calls Earthmaker ... All of us sitting there, we had all together one spirit or sou ... I instantly became the spirit, and I was their spirit or soul. Whatever they thought, I immediately knew it" (Paul Radin 1920).

Es ist daher nicht verwunderlich, daß die Evidenz, die Ethnographen seit den 60er Jahren zusammengetragen haben, ein ganz anderes Bild vom Schamanismus zeichnen, das für den amerikanischen Kontinent das Überwiegen von Narkotika bei ekstatischen Praktiken beweist. Die Benutzung solcher Narkotika wie des Fliegenpilzes wurde dann durch Wasson für den ganzen sibirischen Raum rekonstruiert, und der Nachweis, daß Eliade die Quellen der Sibirien-Reisenden seit dem 18. Jahrhundert regelrecht selektiv gelesen hatte, indem er alle Hinweise, wie die Schamanen die psychotropischen Substanzen durch den Urin der Rentiere in verdünnter Dosierung zu sich nehmen, unterschlug, war für die komparative Geschichte des Gebrauchs von Halluzinogenen in ritueller Praxis von hervorragender Bedeutung (siehe Wasson 1968).[2]

Fragen zur Wahrnehmung und Bewußtseinsveränderung

Aus diesen Befunden ergeben sich viele Fragen, die für die Religionswissenschaften, aber auch für die komparative Ethnographie von großer Reichweite sind, wie zum Beispiel die, ob es sich bei diesen Erlebnissen unter pflanzlichem Drogeneinfluß um einen Effekt der chemischen Substanzen handelt (und ob somit die Erfahrungen je nach pflanzlichem Modus auch variieren) oder ob das sozio-kulturell geprägte Vorbild und Vorwissen die Erlebnisinhalte strukturiert? Hier sind die Experimente, die unter anderem in einem Psychiatrischen Forschungszentrum in Prag von 1960 bis 1970 über die Resultate von LSD unternommen wurden, von Interesse: So schienen die Patienten zunehmend religiöse Erfahrungen und Erlebnisse zu haben, die auch in östlichen Religionen und im Kulturraum der Amerikanischen Indianer vorkommen, jedoch handelt es sich meist um Erlebnisformen, die in der Symbolsprache so allgemein gefaßt sind, wie z.B. Begriffe des blutigen Opfers, der kosmischen Vereinigung, der Wiedergeburt usw., daß diese wenig aussagekräftig weil unspezifisch sind (siehe Grof 1970). Etwas näher an der indiani-

---

[2] Auf die Hauptthese, die bei Indologen noch umstritten ist, daß es sich bei dem Soma der Vedischen Schriften ebenfalls um den Fliegenpilz handelt, kann hier nicht weiter eingegangen werden. Jedoch sind die sprachwissenschaftlich-etymologischen Korrelationen von Wasson über den Begriff des Pilzes, von *fungus* über *sphongos,* das im Deutschen als „Schwamm" wieder auftaucht, bis zu Altaischen Wortwurzeln von *punx* und der Rückbezug auf das im Altenglischen gebräuchliche *punk* für Funken und Feueranzünder bisher unwidersprochen geblieben, so daß die Spekulationen über das gleichzeitige Auftreten von Gewittern und Fliegenpilzen, das er in die Vedischen Texte hineinliest, nicht ganz ohne linguistische Grundlage bleibt. Als ethnographischer Forscher ist Wasson, ursprünglich Bankier, durch die Entdekkung des Gebrauchs von Psilocybe im mittelamerikanischen Raum bekannt geworden. Seine frühen Berichte sind von vielen Ethnographen inzwischen bestätigt worden, insbesondere über den Gebrauch von psychotropischen Substanzen in rituellen Praktiken wie Krankenheilungen im urbanen wie im dörflichen Umfeld Zentralamerikas, also von Ekstase-Techniken, die wegen der Verfolgung durch Missionare und Regierende seit der spanischen Conquista bis in die Mitte dieses Jahrhunderts geheim gehalten wurden.

schen realsymbolischen Bildwelt waren die Versuche, die Naranjo mit der Pflanzendroge Ayahuasca unternahm, da die Teilnehmer häufig das Bild des Jaguars in ihren Visionen oder Halluzinationen antrafen (Naranjo 1965). Man mag in der Tat die Aussagen über die Sinnhaftigkeit der Erlebnisse, die häufig sehr generell oder inkohärent sind, bezweifeln, wenn man den auf Tonband aufgenommenen Bericht der Erlebnisse des Ethnologen Reichel-Dolmatoff liest, in dem er praktisch nicht viel mehr als ein Feuerwerk von sich verändernden farbigen geometrischen Figuren wahrnahm (siehe Reichel-Dolmatoff 1972), während seine ethnographischen Berichte, die er über die Visionen der Tukano im Amazonas-Gebiet von Kolumbien aufnahm, voller signifikanter Hinweise auf Schöpfungsmythen und klar zugeordnete Symboliken sind, auf die ich im folgenden noch näher eingehen werde.

Hinsichtlich von kulturell und sprachlich vorgeformten Symbolsystemen scheint der Hinweis von Furst ausschlaggebend und prägnant, daß die Huichol von Mexiko über ihre Erlebnisse unter dem Einfluß von Peyote mehr oder weniger das bestätigt finden, was sie schon kennen, insbesondere aber eine Art Rekonstituierung und Validierung ihrer traditionellen Überlieferungen erfahren: „‚Eat peyote‘, the officiating shaman urges his companions, ‚so that you will learn what it is to be Huichol‘“ (Furst 1972, XIII). Es handelt sich also bei den Erlebnissen mehr oder weniger um eine Art Authentisierung von Traditionen auf persönlicher Erlebnisebene, die vorher durch diskursive Interaktion, durch Gespräche, Belehrungen, Mythen und Darstellungen in verschiedenen Medien präsentiert worden sind. Es ist jedoch sehr fraglich, ob man so weit gehen kann zu behaupten, diese Erlebnisse einer veränderten Realität durch pflanzliche Drogeneinnahme seien nicht nur der Urgrund eines Erfahrungs- und Praxis-Komplexes, den wir als Schamanismus umschreiben können, sondern sogar der Urgrund alles Gotteserlebens und damit von Religion überhaupt (Furst 1972, IX).

Auf einer anderen Stufe stehen bedeutende Fragen nach dem Status von Wirklichkeit und Wahrnehmung. Gibt es überhaupt so etwas wie eine Bewußtseinserweiterung oder eine Bewußtseinsveränderung? Oder anders gefragt, kann es im Bewußtsein etwas geben, was nicht eine Widerspiegelung einer „normalen“ Realitätswahrnehmung darstellt, einschließlich der darüber bestehenden Ideen und Diskurse? Es mangelt nicht an Versuchen, eine „religiöse“ Grunderfahrung in den Erlebnissen vor allem westlicher Teilnehmer an Experimenten mit LSD und psychoaktiven (auch psychotropischen) Substanzen herauszuarbeiten, wie z.B. Wahrnehmungen von interner oder externer Einheit, von Transzendenz von Zeit und Raum, von Heiligkeit, Paradox oder Flüchtigkeit (Pahnke 1966; Clark 1970). Diese Umschreibungen oder Denotationen bleiben so sehr im Ungefähren, daß man nicht umhin kann, Roszak in seiner Kritik der „counter-culture“ der 68er Jahre zuzustimmen, daß der intellektuelle Hintergrund vieler Jugendlicher wohl kaum zu großen

Tiefen des religiösen Erlebens führen könne (Roszak 1969). Man muß sicherlich nicht so weit gehen wie Furst, der, aufbauend auf der Definition von Stanislav Grof, daß „Hallucinogene wie LSD als sehr kraftvolle unspezifische Verstärker („amplifier“) von geistigen Prozessen“ funktionierten, ausführt, daß eine „intellektuelle Leere“ kaum mit „instant wisdom“ gefüllt werden könne (Furst 1972, XIV). Andererseits kann man nicht an der Tatsache vorbeiargumentieren, daß es unter dem Einfluß pflanzlicher psychedelischer Substanzen zu Verformungen von in der Realität wahrgenommenen oder imaginären Objekten kommt, ganz allgemein auch zu einer Verfeinerung und Schärfung verschiedener Sinneswahrnehmungen (größere Empfindlichkeit für Geräusche, Farben, Licht z.B.; siehe auch Huxleys Ausführungen in seinem Buch „Doors of Perception“, 1950 und die kritische Gegenstimme eines Meskalinversuchs durch Zaehner 1957 in „Mysticism: Sacred and Profane“; Kritik zu beiden bei Clark 1970).

Ganz allgemein darf man feststellen, daß es genauso absurd wäre, diesen Vorstellungen und Halluzinationen ihren Wirklichkeitsstatus absprechen zu wollen wie wenn man das mit dem Phänomen „Traum“ täte. Dies sind Produkte sowohl der Sinnesorgane wie der geistigen Umarbeitung von Präzepten, und der Rückbezug von Furst auf das Lockesche Gleichnis der tabula rasa, daß nichts aus dem Kopf kommen könne, was nicht vorher durch die Sinne aufgenommen wurde und praktisch schon drin sei, widerspricht eigentlich der Logik wie der Perzeptionsforschung: jede Veränderung der Wahrnehmung produziert eine andere, eine neue Realität, oder wie man heute sagen würde, eine Transformation der Realität, durch Akte der Performanz, des Sprechens und des Handelns, auch des diskursiven Wiederholens von Erlebnissen, durch jede Aneignung von Tradiertem genauso wie durch das Erzählen eines Traumes. So spielen wir dauernd solche „Sprachspiele“, wenn wir sagen, daß das, was wir jetzt tun, ein Spiel, oder ein Ritual ist, und damit wird jede Handlung in diesem Rahmen einschließlich des Kontextes der Handlungen transformiert (siehe Kapferer 1979). Insofern kann man Müller nicht zustimmen, wenn er ausführt, daß sich „die Realitätsfrage für die Ethnologie nicht stelle, oder nur insofern stelle, als Menschen oder Gruppen ... überzeugt sind, daß ihre Geschichte und Vorstellungen realer Wirklichkeit entsprechen und so auch einen bestimmenden Einfluß auf ihre Lebensgestaltung besitzen“ (Müller 1997, 120). Jede Einklammerung im Husserlschen Sinne der Phänomenologie, aber auch jede Rahmung im Sinne von Bateson, und jede Performanz (ob ritueller oder theatraler Form) verändert die Wirklichkeit, da sie die Wahrnehmung wie auch die Produktion dieser Wirklichkeit transformiert, und insofern ist der Gebrauch des Begriffs „altered states of consciousness“ für ekstatische, schamanistische Erfahrungen, ob mit oder ohne psychoaktive oder psychedelische, insbesondere psychotrope Substanzen herbeigeführt, schon sehr treffend. Aber man muß wiederholt betonen, daß die Aussagen, die deskriptiv über Diskurse zum Gefühl des „Religiösen" vorliegen, symbolisch-sprachlich zu vage sind, um spezifische Vergleiche zur Realitätswahrnehmung im allgemeinen, zwischen verschiedenen religiösen Erlebniswelten im besonderen ziehen zu können.

Mißverständnisse der Interpretation von Symbolsystemen: Körperzerstückelung und Sexualität

Eng verbunden mit der Wahrnehmungsproblematik scheint die Ablehnung von ekstatischen Erlebniszugängen aufgrund von Mißinterpretationen zu sein, wenn vorschnelle Vermutungen angestellt und metaphorische Kurzschlüsse gezogen werden über die Bedeutung bestimmter Symbole in anderen Kulturen, ohne daß dies im Detail im Selbstverständnis der Handelnden nachzuweisen ist. So sprechen die Azteken von ihrem heiligen Pilz Psilocybe als dem *„teonanacatl"*, dem „Fleisch der Gottheit" (von Schultes und Mitarbeitern nach 400 Jahren Schweigen über dessen Gebrauch, über den zuerst bei Hernandez 1651 berichtet wurde, bei neun mexikanischen Stammesgruppen in therapeutischen Ritualen nachgewiesen, siehe Schultes 1972, 9–11). Da sie die Pilze verspeisen, könnte man – mit dem Polnischen Theaterwissenschaftler Kott – vom „Gottessen" sprechen. Dies erinnert christliche Denker, Philosophen, aber auch Liturgie-Experten und Gläubige vielleicht vorschnell an die Idee des Abendmahls. Ohne in die Einzelheiten der Interpretation eines dieser Opfersysteme oder Sakramente näher einzugehen, dürfte klar sein, daß eine Gleichsetzung wohl sehr schwer nachzuweisen ist, diese jedoch, wenn sie vorgenommen wird, je nach Kontext sehr verschiedene Bedeutungszusammenhänge haben kann: wenn ein Mazateke das Gleichnis gebraucht, mag er auf die Ebenbürtigkeit seiner Religion mit der christlich-missionarischen pochen, als eine Form des Widerstandes gegen Kolonialismus; wird der Vergleich jedoch von einem christlichen Missionar gezogen, könnte dahinter die Intention stehen, Blasphemie-Verdächtigungen anzusprechen oder gar „Satanismus", Kannibalismus und andere „Abscheulichkeiten"zu implizieren. Nicht umsonst haben die Kirchen Europas für Jahrhunderte über diese Semantik Krieg geführt und streiten sich bis heute in gelehrten theologischen Abhandlungen, so daß eine gewisse Überempfindlichkeit gegen die vermutete Analogie verständlich wird. Der spanische gelehrte Botanist und Conquistador Hernandez beschrieb die Resultate des Pilzverzehrs als „Wahnsinn" und Begegnung mit „Dämonen", aber immerhin auch als „ehrfurchtgebietend und erschreckend" zugleich, was, wenn er Rudolf Otto gelesen hätte, ihn zu der Meinung hätte bringen müssen, daß es sich um „religiöse" Erlebnisse handele (siehe Hernandez 1651 und Schultes 1971, 9; zur Geschichte des *teonanacatl* siehe Knauth 1962).

Stephen Greenblatt hat auf die „Rationalität“ der Zerstörungswut der spanischen Conquistadores aufmerksam gemacht, die genau mit der Paradoxie zu tun hat, daß die Eroberer die „Wunder“ der mittelamerikanischen Kulturen zwar bestaunten, sie aber gleichzeitig für immer zerstörten (Greenblatt 1994). Es gab eine „Methode“ hinter dem Wahnsinn: die Nähe des Opferkultes der Azteken zum christlichen Abendmahl war zu groß, in vermuteter Symbolik, als daß man diesen „heidnischen“ Kult als „Konkurrenz“ zur christlichen, einmaligen Botschaft des „Opfertodes“ hätte bestehen lassen können. Oder die andere Seite der Medaille: diese Kulte kommen einer verborgenen, geheimen Potentialität des Verstehens des Abendmahles zu nahe, sie konkretisieren, was nur symbolisch gemeint ist, zu hautnah, als daß man sie als Zeugen und dauernden Vorwurf hätte überdauern lassen können. Der europäische Transsubstantiationsstreit wurde durch den Genozid in Zentralamerika handfest ausgetragen.

Die Furcht der Conquistadores und ihrer sie beratenden Missionare war nicht unbegründet, wenn man die Bilderwelt der Schamanen und der Drogenerlebnisse aus der Perspektive des indigenen Erzählens betrachtet, oder wenn man einen Vergleich zu mythischen und bildlich dargestellten rituellen Praktiken, die für die Antike in den Dionysos-Kulten vermutet werden können, hinzuzieht. Die Verbindung von körperlichen Dissoziationen in der konkreten Form des hallucinatorischen Erlebens von Körperzerstückelung, von Kochen und Verzehr, mit der Fähigkeit der Begegnung mit der Gottheit, die häufig in erotischer Symbolik graphisch repräsentiert wird und die zusätzliche Verbindung mit Ideen der Weltschöpfung durch oft inzestuöse sexuelle Vereinigungen rührt an die am stärksten verteidigten Tabu-Grenzen der westlichen religiösen Mythologie und gesellschaftlichen Ideologie.

Wie Georges Bataille richtig erkannte, werden Tabu-Grenzen dort am stärksten gezogen, wo man die schlimmsten Transgressionen in einer Gesellschaft befürchtet, und er hat für die meisten Gesellschaften, besonders aber für den europäischen Kulturkreis, die größten Transgressionen in den Vorstellungen und Handlungen gesehen, die die Erotik in das Heilige hineintragen (siehe Köpping 1998).[3] Denn, so Bataille: „Die profane Welt ist die der Verbote. Die heilige Welt steht begrenzten Übertretungen offen. Sie ist die Welt des Festes, der Herrscher und der Götter (Bataille 1979, 63). Da aber Opfer als Ausdruck des Heiligen auf der einen Seite, die Erotik, definiert als die „Zustimmung zum Leben bis in den Tod hinein“ (Bataille 1979, 10) auf der anderen, die Kontinuität des Seins garantieren, kommt es eben gerade im

[3] Auch Victor Turners Theorie des rituellen Prozesses geht von der Annahme aus, daß Rituale unter anderem die Funktion haben, die physiologischen Prozesse, die, wie die Sexualität, wenn ungezähmt, zum sozialen Chaos führen könnten, durch Rituale „kanalisiert“ werden (Turner 1969).

Bereich des Religiösen zu Transgressionen. Um solche transgressiven Vorstellungen, Halluzinationen und Phantasien handelt es sich aber häufig gerade in den Erlebnissen unter dem Einfluß von psychotropischen Substanzen.

Eine typische Kombination zeigen die Mythen, die das Einnehmen solcher Hallucinogene bei den Tukano Indianern Südamerikas legitimieren: So schuf die männliche Sonne durch ihre Samen (Strahlen) zwar den ersten Menschen mit der Erde, wobei der Zeremonienstab des Schamanen als Zeichen von Sonne und Samen gilt. Als sich die ersten männlichen Menschen in einer Hütte versammelten (die auch der Uterus genannt wird, und die heutigen kommunalen Ritualhütten wie auch die Feuerstellen gelten als weiblicher Schoß, deren Tür die Vagina ist), erschien ihnen die erste Frau, die einem Kind das Leben schenkte, das *Yaje* hieß (also die psychotropische Pflanze war). Dieses Kind wurde von den Männern zerrissen und verspeist. Die Männer hatten das Gefühl, daß die Frau sie erstickte: in der Interpretation heißt Ersticken das Einnehmen des Halluzinogens, während beides, Beischlaf und Visionen zu haben als „Ertrinken" bezeichnet wird. In den Mythen sprechen die Tukano davon, wie im täglichen Leben bei Einnahme der Drogen, daß die Yaje Frau sie ertränkt, daß sie genau wie im Beischlaf ertrinken. Da nach dem Bericht des Ethnographen Reichel-Dolmatoff der erste Sexualakt des Sonnenvaters auch mit seiner Tochter durchgeführt wurde, verbinden sich hier die größten Transgressionen miteinander: Kannibalismus und Zerreissen der Kinder, Inzest und Ekstase, und das, so würde Bataille hinzufügen, typischerweise in der die Welt und das Leben konstituierenden Domäne des religiösen Ritus höchster Heiligkeit (Reichel-Dolmatoff 1972, 93 ff.).

Es scheint, als sei die Konkretisierung des „Sündenfalls" wie die des „Abendmahls" in Form von direktem Erleben oder Nacherleben Anathema für christliche Interpreten geblieben.

Solche ethnographischen Erlebnisberichte von Schamanen unter dem Einfluß pflanzlicher Halluzinogene zeigen damit eine deutliche Parallele zu den symbolischen Darstellungen der griechischen Dionysos-Kulte, in denen von der Zerstückelung des Körpers die Rede ist, die ein konstitutives Element sowohl des schamanistischen Initiationserlebnisses wie des Dionysos-Kultes ist, wie er uns in den Tragödien noch begegnet, vor allem in der Rolle des Pentheus bei Euripides (in den *„Bacchae"*). Hier zeigt sich auch die Schwierigkeit der Interpretationsmöglichkeiten: so können wir aus den griechischen Quellen häufig nur einen Sinn der Ritualpraxis erahnen, indem wir uns zurückbeziehen auf Erlebnisberichte schamanistischer Initiationen, und umgekehrt ergeben die Bilderwelten der Schamanen oft einen neuen Sinnhorizont, wenn sie unter dem Blickwinkel der Dionysosgeschichten betrachtet werden. Aber es gibt eben keine genauen Äquivalenzen, und vieles muß hinsichtlich der Bedeutungshorizonte offen bleiben. Man erinnert sich, daß Pentheus, der sicherlich nur als ein Spiegelbild oder Double des Gottes selbst sinnvoll interpretiert werden kann, zunächst ein Gegner des neuen Gottes ist, den dieser aber dazu überredet, die geheimen Riten der Frauen zu beobachten (jene Mänaden-Tänze, bei denen die Frauen im Dionysischen Taumel der Ekstase wilde Tiere lebendig zerreißen und verspeisen, also die rituellen Handlungen des *sparagmos* und der *omophagia* begehen, die der wissenschaftlichen Interpretation so viel Kopfschmerzen bereitet haben). Die Rache des Gottes, der abgelehnt wurde, ist die, seine Gegner und Widersacher mit „echtem“ Wahnsinn zu strafen.

Der rituelle Wahnsinn stellt im Grunde die erlaubte Transgression dar, aber der wahre Wahnsinn, der dann eintritt, wenn man dem Gotte Widerstand leistet, stellt dieselbe Handlung in einen ganz anderen diskursiven Bedeutungskontext. Es ist in diesem Zusammenhang erwähnenswert, daß die meisten Völker, von denen wir Berichte über Besessenheit haben, die Unterscheidung dieses Zustandes der Ekstase vom wirklichen Wahnsinn ganz klar gezogen wird (siehe Lewis 1972 und Nadel 1946). Auf den gespielten Wahnsinn werde ich noch zu sprechen kommen im Zusammenhang mit den Handlungen der englischen religiösen Dissidenten.

In den Dionysos Geschichten tritt die Strafe insofern ein, als die Frauen unter Anführung der Mutter des Pentheus, Agave, Pentheus für ein wildes Tier halten, ihn zerreißen und die Mutter den Kopf des Sohnes bluttriefend auf dem Marktplatz hochhält, bis der Gott sie aus ihrem Wahn aufwachen läßt, um ihre „Beute“ zu erblicken. Solche Szenen gaben den Gräzisten der Jahrhundertwende ebenso Bauchschmerzen, wie jene Riten, die von Eleusis berichtet wurden oder den *Anthesterien*, in denen Jungfrauen Backwaren in Form von Phallen zum Schrein des Dionysos trugen, oder wo Riten stattfanden, die mit der Vereinigung von Dionysos mit Demeter, der Göttin der Fruchtbarkeit zu tun hatten, über deren genauen Inhalt wir aber keine Informationen haben, da selbst Plutarch und andere Priester von Eleusis, ebenso wie Herodot, der diese Kulte und ähnliche in Ägypten gesehen haben will, mit dem Schweigen der „Scham vor dem Heiligen“ umhüllen. Was wir aber schon über die Dionysischen Riten lesen können, reichte, um Interpreten wie Otto Gruppe und die Gräzisten um den Wilamowitz-Kreis schnell die Fußnoten anbringen zu lassen, daß es sich bei solch „schmutzigen“ Riten nicht um griechisches Gedankengut handeln könne, sondern daß diese selbstverständlich aus dem Orient stammen müßten (zweifelsohne typische Formen jenes Orientalismus, den Said anprangerte). Während die moderne Gräzistik diese Schamhaftigkeit über die angeblich „hehren“ Griechen überwunden hat, indem sie nachweisen konnte, daß die Dionysos-Symbolik konstitutiv zur Opfersymbolik esoterischer, meist dem Stadtstaat kritisch gegenüberstehender Kultpraktiken gehörte, die aber in ihrem Exzeß das Pendant in einer strukturellen Opposition zu asketischen Kulten wie den pythagoreisch-orphischen, die nur Pflanzen- oder Gewürzopfer würdigten, darstellten (siehe Detienne 1977).

Es kann vermutet werden, daß die Ablehnung dieser Riten im Interpretationsschema der griechischen Kultur, wie sie im 19. und frühen 20. Jahrhundert dominierte, mit der Ablehnung der ekstatischen Zustände, insbesondere der von Drogen induzierten Ekstasen, in Zusammenhang steht. Und es ist nicht zu übersehen, daß dieselben Elemente, die als explosiv verstandene Mischung der Kategorie des Religiösen mit jener der Körperlichkeit, insbesondere der sexuell-erotischen Symbolik und Erlebniswelt, eine Rolle bei zwei „Kulturrevolutionen" spielen, der der LSD Kultur der 60er Jahre und der des Dissidententums des 17. Jahrhunderts in England.

Sicherlich hat Legnaro Recht, wenn er mit Rückbezug auf die These von Norbert Elias darauf verweist, daß in der modernen Kultur mit ihrem vor allem in den USA vom Puritanismus geprägten Ethos der Affektregulierung „der sündhafte Charakter des rauschhaften Kontrollverlustes (feststeht) ... Die jetzt herrschenden Affektregulierungen erlauben zum Rausch kein ungehemmt-spontanes Verhalten mehr, sondern drängen tendenziell die Individuen in eine Ambivalenz zwischen erwünschter Ich-Transzendierung und der sozial gebotenen Selbst-Kontrolle" (Legnaro 1982, 167, mit Bezug auf den Alkohol-Rausch).

Der Schamanismus gilt inzwischen in der wissenschaftlichen Literatur wie in der populären Vorstellung als die älteste, archaische Form eines direkten, erlebnishaften Zugangs zum Heiligen und wurde als klassischer Topos der Ekstase damit auch zum Angelpunkt des Interesses für diejenigen, die auf der Suche waren nach nicht-institutionalisierten, nicht durch Priesterkaste oder Kirchenorganisationen bestimmten Vermittlungswegen zum Göttlichen. Es ist in diesem Zwischengebiet zwischen rein ethnographischer Forschung und der Suche nach neuen Heilswegen, die zumindest für eine breite Bevölkerungsschicht der westlichen Industrienationen mit dem Schlagwort der 68er-Generation verbunden ist, daß der Diskurs über den Schamanismus und andere Formen des ekstatischen religiösen Erlebens stattfindet. Es wird dabei oft vergessen, daß der Diskurs, der sich über die Vor- und Nachteile von ekstatischen, rauschhaften Zuständen in der Öffentlichkeit entwickelte, also die Zuschreibung von Wertungen zu den in diesen Zuständen stattfindenden Erlebnissen, ob diese Erlebnisse nun echte religiöse Einsichten vermittelten oder zu Psychosen führten oder Ausdruck derselben seien, in einen noch weiteren Rahmen eingebunden ist, der an die Wurzeln des westlichen, wissenschaftlichen wie religiösen Weltverständnisses rührt. Denn es sind nicht nur die Befürchtungen um den Verlust der Ordnung des affektiven Haushalts oder über die Auflösung der wissenschaftlich geordneten Welt von Subjekt und Objekt des cartesischen Systems der Welterfahrung und Welterklärung (wie von Legnaro bereits vermutet, siehe Legnaro 1982), sondern ganz konkrete Ängste über soziale und politische Revolution, die zu einer Ausgrenzung von ekstatischen Zuständen, Verhaltensweisen und Erfahrungssuche führen und führten. Zwei Beispiele für eine Verquickung solcher Ängste sollen am Schluß noch angeführt werden, die LSD-Experimente der 60er Jahre und die Reaktion der herrschenden Klassen auf die Dissidenten des 17. Jahrhunderts. Beide Fälle haben einige wichtige Komponenten gemeinsam.

LSD – die demotische Droge für Heilung aller Entfremdungen

Während der Gebrauch von *Meskalin* (dem Wirkstoff des Peyote-Kaktus) bei indianischen Zeremonien schon lange nachweisbar war und auch indigene autobiographische Notizen des Ethnologen Paul Radin einer Konversion eines Indianers von seinem indigenen Ritualsystem zum synkretistischen der christlich-indigenen Mischung der Native American Church im Druck vorlagen, blieb dieses Phänomen weitgehend aus der Diskussion der Öffentlichkeit auch in den USA ausgeklammert oder unbeachtet. Die Öffentlichkeit und die Medien, vor allem das medizinische und psychiatrische Establishment nahmen erst Kenntnis von bewußtseinsverändernden, aber nicht-süchtig machenden hallucinogenen Drogen, als unter Timothy Leary und seinen Mitarbeitern an der Harvard Universität Experimente mit der chemischen Droge LSD unternommen wurden, jenem Stoff, der von dem Schweizer Pharmakologen Albert Hofmann zufällig 1943 entdeckt wurde, und diese Experimente auf die Stoffe *Meskalin* (des Peyote) und *Psilocybin* ausgedehnt wurden. Durch Medienberichte und lanzierte interessengeleitete Fehlinformationen wurden Proteste über einige angeblich unglücklich verlaufene Versuche öffentlich gemacht, und professionelle berufsgenossenschaftliche Kritik wurde in wissenschaftlichen Zeitschriften veröffentlicht, die vor den mit Sicherheit eintretenden psychotischen Resultaten warnte, ohne die Wirkung dieser Stoffe wirklich zu kennen. Dadurch kam es zu einem Verbot von Versuchen mit diesen nicht zur Sucht führenden Drogen und dem gesamten Gebiet der Forschungen über Bewußtseinsveränderungen. Die Direktoren der Harvard Universität suspendierten ab 1962 die Experimente, und die jungen Psychologen wurden entlassen (über die Manipulation der Ereignisberichterstattung siehe Wakefield 1963). Wie der Pilzspezialist Wasson sarkastisch warnte, warf man denjenigen, die sich auskannten, vor, daß sie Selbstversuche unternahmen, während die, die sich nicht auskannten, vor den Gefahren warnten, die sie gar nicht abschätzen konnten. Der Ethnologe Peter Furst gab zu bedenken, daß man damit jenen Forschungszweig unterband, der über einige der wichtigsten Fragen der Psychologie und der vergleichenden Religionswissenschaften, wie der Neurologie und psychosomatischen Medizin hätte Auskunft geben können, nämlich über die Bedingungen und Möglichkeiten der Konstituierung und Veränderung des menschlichen Wahrnehmens und insbesondere des Bewußtseins hinsichtlich von Alternativen des Weltzuganges und Weltverständnisses. Trotz der inflationären Behauptungen der jungen Forscher, daß die Hallucinogene eine Art Allheilmittel für die „Krankheiten" des Individuums wie der Gesellschaftsordnung sein könne, und daß sie zum Urgrund aller Religionen zurückführten, sei es, so führt der Ethnologe Furst aus, immerhin bedenklich, daß es gerade die ältere Generation war, die diese Forschungen unterband, während sie es sich erlaubte, erwiesenermaßen süchtig machende gefährliche Drogen weiterhin straffrei zu konsumieren.[4]

Mit anderen Worten, die Suche nach und Bedeutung von veränderten Bewußtseinszuständen ist keine Erfindung der „counter-culture", der Gegenkultur der Jugendlichen der 60er Jahre, die der älteren Generation den Kampf angesagt hatte und einer vom Wahn der Rationalität besessenen Wissenschaftskultur, die, wenn politisch umgesetzt, zu solchen Grausamkeiten wie dem Vietnam-Krieg oder dem Holocaust führte.

Es waren zwei verschiedene Weltsichten, die hier aufeinanderprallten: auf der einen Seite die einer in Subjekt und Objekt aufgegliederten, „zersplitterten", differenzierten Weltsicht der Instrumentalisierung von Mensch und Natur durch die Vernunft, auf der anderen Seite die an Adorno und Horkheimer geschulte Kritik dieser Weltsicht, die mit der Suche nach Einheit, Emotionalität und Gleichheit, nach einer Synthese einer „fröhlichen Kosmologie" (um einen damals berühmten Titel des westlichen Zenphilosophen Alan Watts zu benutzen) eine Praxis verband, die sich die Erkundung der menschlichen Innenwelt durch Selbsterfahrung zum Ziel setzte.

Ekstase bei den religiösen Dissidenten – Wahnsinn als Mittel der Revolution und der Unterdrückung

„Come, let's all be mad together", ist der Aufruf, mit dem englische religiöse Dissidenten um 1650, in einer Zeit des Umbruchs zwischen Monarchie und parlamentarischer Regierungsform, etwas durchzusetzen versuchen, was Christopher Hill als Ausdruck der Formierung einer „counter-culture", also eines alternativen Entwurfs für soziales Zusammenleben, bezeichnet (Hill 1982, 339).

Was sich im England der Mitte des 17. Jahrhunderts abspielte, ist jener Kampf um eine Demokratisierung oder Demotisierung des Zugangs zum Hei-

---

[4] Auf jeden Fall verweist die gesammelte ethnologische und ethnopharmakologische Forschung auf die Tatsache hin, daß es sich bei Hallucinogenen um ein Phänomen von erstaunlichem Alter und großer geographischer Verbreitung handelt. Weston La Barre führt die bewußtseinsverändernden Drogen auf das Paläolithikum zurück, der Ethnobotaniker und Pharmakologe Schultes spricht ebenfalls von vielen Tausenden von Jahren von Gebrauch dieser Pflanzen, und Peter Furst sieht in ihnen den Urzustand jener schamanistischen religiösen Erfahrung, die zu den späteren organisierten Kultpraktiken auch der Weltreligionen führte (La Barre 1970; Schultes, Veröffentlichungen seit 1938; Furst 1972).

ligen durch ekstatisches Erleben, das sich in Verhaltensweisen ausdrückt, die als wahnsinnig angesehen werden können. Die Begriffe der „Ekstase" und des „Wahnsinns" werden dabei als Waffen in einem sozialen und politischen Kampf schon in beinahe derselben Weise eingesetzt wie sie in den politischen Kämpfen jener Bewegung der Moderne notorisch wurden, die als „counterculture" der 60er Jahre weltweite Verbreitung finden sollte, als es um den Einsatz von Drogen zur Bewußtseinsveränderung oder, wie es von den Befürwortern derselben formuliert wurde, um eine Bewußtseinserweiterung ging. Die Symptome oder Verhaltensweisen, die dabei in den beiden Kulturrevolutionen zutage traten, ähneln sich in erstaunlicher Weise und verweisen auf die Doppelbödigkeit der angewandten Begriffe: so zogen sich die Prediger neuer religiöser Gruppierungen in England auf dem Markplatz nackt aus (wie der Gründer der Quäker, George Fox in Lichfield), oder probierten neue Lebensformen von Polygamie aus, ganz ähnlich wie sich die Revolte der Jugendlichen der späten 60er Jahre in jenen berühmten „love-ins" oder chaotisch anmutenden Massenveranstaltungen wie Woodstock sowie in einer Vielfalt neuer Lebensformen der Geschlechterbeziehungen ihren kulturellen Ausdruck fand, die für die Gegner einen willkommenen Vorwand lieferten, durch Verweis auf den „Wahnsinn" des chaotischen Lebensstils, der alle bürgerlichen Normen durchbrach, auch das politische Programm der Generationsrevolte zu desavouieren. Trotz der Unterschiede in den sozialen Kontexten der beiden Kulturrevolutionen ist die Ähnlichkeit der Legitimation wie der Desavouierung, die beiden Bewegungen widerfuhr, von großem Interesse für die Ambivalenz, mit der vor allem westliche Gesellschaften und westliches Denken seit langem den Formen des religiösen Erlebens gegenübersteht, die mit dem Begriff der Ekstase oder des Rausches umschrieben werden. So beriefen sich die Dissidenten des 17. Jahrhunderts in England zwar auf biblische Vorbilder, die individuelle Interpretation der heiligen Schriften durch jeden Gläubigen und vor allem auf prophetische Eingebungen – und es war, wie Hill es ausdrückte, ein Jahrhundert oder sogar eine „Nation von Propheten", die sich in den Gründungen von reformatorischen Gruppierungen von Quäkern, Diggern, Rantern und zahllosen weiteren religiös inspirierten „Kommunen" Bahn brach. Dagegen speiste sich die Werteformierung der Jugendrevolte aus jenen Erlebnisbereichen, die sich durch die Einnahme von meist pflanzlichen Drogen eröffneten, die zu jener Bewußtseinserweiterung führen sollten, die, so argumentierten zumindest die Protagonisten der Forschung über die Effekte solcher Drogen, wie Timothy Leary, eine Voraussetzung für soziale und politische Veränderungen seien (so Leary in seinem Manifest mit Richard Alpert in der *Harvard Review* vom Sommer 1963, „The Politics of Consciousness Expansion", und in seinem Vortrag „How to Change Behavior" vor dem *XIV. International Congress of Applied Psychology* in Copenhagen 1962).

Die Ambivalenz der Zuschreibung von „Wahnsinn"

In beiden Fällen spielt das religiöse Erleben als Legitimationsgrundlage für die Umordnung politisch-gesellschaftlicher, traditioneller Strukturen eine ausschlaggebende Rolle, wobei es nicht einer gewissen Ironie entbehrt, daß diejenigen Dissidenten des 17. Jahrhunderts, die wie die Puritaner ekstatisches Verhalten und Erleben zur Grundlage ihres neuen religiösen Lebens erhoben hatten, im Amerika des 20. Jahrhunderts das Erbe der ersten Kulturrevolution, des englischen Puritanismus, für die Einstellung der Mehrheitsgesellschaft gegenüber den Methoden und Zielen der kulturellen Umwälzung der 60er Jahre insofern eine bedeutsame Rolle spielten, als der Begriff des Wahnsinns als ein politisches Werkzeug sowohl zur Unterstützung wie zur Desavouierung der Bewegung eingesetzt wird. Insofern behält der Begriff eine ähnliche Zweideutigkeit, die er schon im 17. Jahrhundert hatte, eine Zweideutigkeit, die wir durch das gesamte abendländische Denken bis zu seinen Anfängen bei Plato zurückverfolgen können. Denn zum einen ist „verrücktes", wahnsinniges Verhalten die Entschuldigung für etwas, was im normalen Sinne sonst unter Strafe stände, wie Kritik an den herrschenden Klassen, die jedoch möglich und straflos bleibt, wenn dieses Verhalten als nicht dem kontrollierten Bewußtsein zuschreibbar ist. Dies wußten die politischen Reformer und Revolutionäre sehr genau und setzen es daher ganz gezielt ein, um eben ihre Kritik durchzusetzen (wie früher die Hofnarren, die das mittelalterliche Wort von der Narrheit, die Sünde ist, umkehrten, indem jetzt Sünde nur noch als Narrheit verstanden wurde, zumindest seit der Renaissance). Auf der anderen Seite wird von den Kritikern der Reformer, vor allem der traditionellen Kirchenhierarchie und den herrschenden Eliten, aber auch jenen Reformern wie den Quäkern, die entweder für eine Restauration hierarchischer Ordnung oder einen „ordentlichen" Neuentwurf für gesellschaftliches Leben optieren, der Vorwurf des Wahnsinns dazu benutzt, das Verhalten und die Ideen von Dissidenten als untragbar abzustempeln.

Insofern sind die Bezeichnung von ekstatischen Zuständen und Verhaltensweisen, des Rausches, als „Wahnsinn", oder die negative Symptomatologie von Schamanen als Irrsinnigen oder das Verkünden des Resultats von LSD Versuchen als garantierte Psychose-Induzierung in der Tat nur Fortsetzungen des ideologischen Streits um „schmutzige Riten", dessen komplexe Beweggründe und Tabuisierungen von Metaphern des Erlebens die tiefsten Ängste der westlichen Episteme widerspiegeln. Eros und Thanatos, Leiden und Sexualität, Opfer und Erlösung, Zerstückelung und Weltkonstitution durch phantastische und phantasierte Akte von Inzest und Mord an Blutsverwandten dürfen nicht zu konkret, auch nicht im Zustand von Bewußtseinsveränderungen, seien sie noch so temporärer Natur, erlebt werden. Europäische Dominanzideologien trauten sich nicht zu, durch Auflösung zur Regenerierung gelangen zu können; man nimmt vielmehr an, daß das Auflösen der Grenzen von Körper und Seele auch zum Untergang des sozialen, des „zivilisierten“ Lebens in der Gesellschaft führen könnte. Wenn Riten die Tabus in der Einbildung überschreiten, wenn sie nicht zur Solidarität und Integration von hierarchischen Ordnungen beizutragen scheinen, werden sie bis heute als „schmutzig“ negativ sanktioniert.

Literatur

Bataille G (1979) Der Heilige Eros (frz. orig. „L'Erotisme“, 1957)
Benedict R (1934) Patterns of Culture. Boston
Caillois R (1982) Die Spiele und die Menschen. München
Castaneda C (1968) The Teachings of Don Juan. New York
Clark WH (1970) The Psychedelics and Religion. In: Aaronson B, Osmond H (eds) Psychedelics, S 182–197. New York
De Mille R (1976) Castaneda's Journey. Santa Barbara
De Mille R (1981) Lottergerede über Castaneda. In: Duerr HP (Hrsg) Der Wissenschaftler und das Irrationale, Bd 1, S 386–393
Detienne M (1977) The Gardens of Adonis. Hassocks
Duerr H-P (1978) Traumzeit. Frankfurt
Eliade M (1957) Schamanismus und archaische Ekstasetechnik. Frankfurt
Furst PT (1971) Psychotropic Flora and Fauna in Precolumbian Art. In: The International Center for Arid and Semi-Arid Land Studies and the Museum of Texas Tech University, Lubbock
Furst PT (ed) (1972) Flesh of the Gods. The Ritual Use of Hallucinogens. New York
Greenblatt S (1991) Schmutzige Riten. Berlin
Greenblatt S (1994) Wunderbare Besitztümer. Berlin
Grof S (1970) Beyond Psychoanalysis I. Implications of LSD Research for Understanding Dimensions of Human Personality. In: Darshana International, X, 3:55–73
Harner M (1968) The Sound of Rushing Water. In: Natural History,, vol 77:28–33 und 60–61
Hill C (1972) The World Turned Upside Down. Penguin
James W (1902) The Varieties of Religious Experience. New York
Kapferer B (ed) (1979) The Power of Ritual: Transition, Transformation and Transcendence in Ritual Practice. In: Social Analysis, No 1
Knauth LG (1962) The Teonanacatl in Pre-Conquest Accounts and Today. In: Estudios de Cultura Nahuatl,, vol 3
Köpping K-P (1972) Bewußtseinszustände und Stufen der Wirklichkeit. In: Kölner Zeitschrift für Soziologie und Sozialpsychologie 24(4):812–835
Köpping K-P (1977) Castaneda and Methodology in the Social Sciences. In: Social Alternatives 1:70–74
Köpping K-P (1982) Castaneda oder die Ethnologische Hermeneutik; Entzauberung oder Fauler Zauber? In: Timm D (Hrsg) Nagual Junior, S. 39–68. Drensteinfurth
Köpping K-P (1997a) Ekstase. In: Wulf C (Hrsg) Vom Menschen. Handbuch Historische Anthropologie, S 548– 567. Weinheim
Köpping K-P (Hrsg) (1997b) Games of Gods and Man: Essays in Play and Performance. Münster
Köpping K-P (1998) „Jenseits“: Bataille und die Transgression des Sprechens über das Erotisch-Heilige. In: Paragrana Bd 7, 2:152–176
La Barre W (1970) The Ghost Dance. New York

La Barre W (1972) Hallucinogens and the Shamanic Origin of Religion. In: Furst P (ed) Flesh of the Gods, S 261–278. New York

Leary T (1962) How to Change Behavior. Proceedings of the XIV International Congress of Applied Psychology, vol4. Copenhagen

Leary T, Alpert R (1963) The Politics of Consciousness Expansion. In: Harvard Review,, vol1, No 4

Legnaro A (1982) Alkoholkonsum und Verhaltenskontrolle. Bedeutungswandel zwischen Mittelalter und Neuzeit in Europa. In: Völger G, von Welck K (Hrsg) Rausch und Realität, Drogen im Kulturvergleich, Bd 1, S 153–176. Hamburg

Lewis IM (1972) Ecstatic Religion. Penguin

Ludwig AM (1966) Altered States of Consciousness. In: Tart C (ed) Altered States of Consciousness, S 9–22. Toronto, New York

Mühlmann WE (1981) Die Metamorphose der Frau. Weiblicher Schamanismus und Dichtung. Berlin

Müller KE (1997) Schamanismus. München

Nadel SF (1946) A Study of Shamanism in the Nuba Mountains. In: Journal of the Royal Anthropological Institute LXXVI 25–37

Naranjo C (1965) Psychological Aspects of Yaje Experience in an Experimental Setting. 64th annual meeting, American Anthropological Association. Denver (mimeo)

Nietzsche F (1955) Ecce Homo. Schlechta

Osmond H (1957) A Review of the Clinical Effects of Psychotomimetic Agents. In: Annals of the NY Acad Sci March 14. New York

Pahnke WN (1966) Drugs and Mysticism. In: International Journal of Parapsychology, vol 8, No 2

Radin P (1920) The Autobiography of a Winnebago Indian. University of California Publications in American Archaeology and Ethnology, vol 16, No 7

Roszak T (1968) The Making of a Counter Culture. New York

Schipperges H (1972) Zum Phänomen der ‚Besessenheit‘ im arabischen und lateinischen Mittelalter. In: Zutt J (Hrsg) Ergriffenheit und Besessenheit, S 81–94. Bern

Schultes RE (1938) The Appeal of peyote (Lophophora williamsii) as a medicine. In: American Anthropologist, XL:698–715

Schultes RE (1969) Hallucinogens of plant origin. In: Science, CLXIII:245–54

Schultes RE (1972) An overview of Hallucinogens in the Western Hemisphere. In: Furst P (ed) Flesch of the Gods, p 3–54. New York

Sebald H (1987) Die Märchenwelt des Carlos Castaneda. In: Duerr HP (Hrsg) Authentizität und Betrug in der Ethnologie, S 280–289. Frankfurt

Slotkin JS (1955) The Peyote Way. In: Tomorrow 4:64 ff

Smith H (1964) Do Drugs Have Religious Import? In: The Journal of Philosophy, vol LXI, No 18

Timm D (Hrsg) (1982) Nagual Junior. Drensteinfurth

Toffler A (1971) Future Shock. New York

Turner V (1969) The Ritual Process. London

Wakefield D (1963) Hallucinogens. A Reporter's Objective View. HMH Publishing Co. Inc. Chicago

Wasson G (1956) Lightning-bolt and mushrooms: an essay in early cultural exploration. In: Festschrift for Roman Jakobson, S 605–12. The Hague

Wasson RG, Wasson V (1957) Mushrooms, Russia and History. New York

Wasson G (1961) The hallucinogenic fungi of Mexico: an inquiry into the origin of religious ideas among primitive peoples. In: Botanical Museum Leaflets, Harvard University, XIX,7:137–62

Wasson RG (1968) Soma. Divine Mushroom of Immortality. New York

Sachregister